经方直解

（第二版）

林盛进 著

U0308522

中国中医药出版社

·北京·

图书在版编目（CIP）数据

经方直解 / 林盛进著 . —2 版 . —北京：中国中医药出版社，
2016.5（2019.2重印）

ISBN 978-7-5132-3244-9

Ⅰ . ①经… Ⅱ . ①林… Ⅲ . ①经方—研究 Ⅳ . ① R289.2

中国版本图书馆 CIP 数据核字（2016）第 063418 号

中 国 中 医 药 出 版 社 出 版

北京市朝阳区北三环东路 28 号易亨大厦 16 层

邮政编码 100013

传真 010 64405750

三河市同力彩印有限公司印刷

各地新华书店经销

*

开本 880×1230 1/32 印张 20 字数 464 千字

2016 年 5 月第 1 版 2019 年 2 月第 2 次印刷

书号 ISBN 978-7-5132-3244-9

*

定价 58.00 元

网址 www.cptcm.com

如有印装质量问题请与本社出版部调换（010 64405510）

版权专有 侵权必究

社长热线 010 64405720

购书热线 010 64065415 010 64065413

微信服务号 zgzyycbs

书店网址 csln.net/qksd/

官方微博 http : //e.weibo.com/cptcm

淘宝天猫网址 http : //zgzyycbs.tmall.com

自 序

余素喜中医医籍，尤钟情于《伤寒论》《金匮要略》二书，十数年来，勤读细思，未尝中辍。从茫然不知所以至自觉游刃有余，约经三个阶段：其始，初读《伤寒论》《金匮要略》二书，觉文简义深，前辈医家之运用神乎其神，难以把握，自用经方，则虽每有小效，然多为生搬硬套，知其然而不知其所以然。继之，余广读注解之书，虽每有所得，然有如堕烟海之感。盖前辈医家之注解多偏于五行六运，似是而非，不易掌握。直至数年之前，余先后喜获《经方实验录》《伤寒质难》《医学衷中参西录》《脉学正义》《伤寒发微》《金匮发微》数书，细研之后，积年之惑始渐消融。忆初获《经方实验录》之时，几手不释卷，积惑消融之乐不可支、心痒难耐状至今记忆犹新。余详读此书之后，经方之药理方始渐明；研读《伤寒质难》一书之后，中医之病理亦始渐明也。其后，熟读、深思、细研群书后，始明治伤寒之学及血运、水运之原理。盖人之所以病者，乃人体血运、水运之病也；用药者，所以复人体血运、水运之常也。血运、水运之原理既明，则犹如庖丁解牛，无往而不利也。

余获治伤寒之钥匙后，复细研《伤寒论》《金匮要略》二书，细读之余，每感条文之编排不尽合理，或重复，或歧出，或错漏，或错位，难以反映其真实之貌，遂萌生重编条文复加以阐释之意。于是乎，乃合二书之条文于一处，重新编排、删减歧出、查漏补缺，并以前辈医家研究之所得，杂以自己之心得发明，对条文加以阐释。以血运、水运之原理贯穿全文，力求融会贯通，使人知其然，知其所以然。本书历时五年有余，几经损益，方始定稿。

古人谓学画之法，必经画山不肖山且无神韵、画山肖山而无神韵、画山不肖山而有神韵三个阶段。余学用经方，其过程亦大约如是，从死搬硬套至择用加减，乃至运用经方化裁、自立新方，从茫然不知所以至游刃有余，期间之苦乐，唯有自知。

今日之中医，日渐昌盛，个人之浅知陋见，犹萤虫之光，不足以言明，然野人献曝，自以为美，不揣浅陋，编写书稿，但求抛砖引玉而已。

林盛进

2016 年 1 月 31 日

前 言

《伤寒杂病论》成书后，因历经战乱，故多有散佚，且颇多手抄传误。现今流传者为经整理后之《伤寒论》《金匮要略》二书。此二书因各得其半，加上后贤整理其条文时，排列之先后又不尽合理，难以反映其真实之面目。而后世医家之注解，多阐之以五行，析之以六气，渗以私智，似是若非，令人雾里看花，无从凭借，实为憾事也。

近代医家余无言先生认为，注解《伤寒论》当从"四纲"立论，"一曰以经注经，即举仲景原文，纵横驰策以相互应也；二曰以精注经，即采诸家学说，择其精英以相发明也；三曰以新注经，即引西医之新说，矫正中医之谬误以资汇通也；四曰以证注经，即以个人之心得及诊疗经验以资参考也"。余今乃按余无言先生之研究方法，根据祝味菊先生的伤寒五段论，即人体机能抗邪变化先后之思路，合《伤寒论》与《金匮要略》二书之条文于一处，采集诸家研究之精华，杂以个人之心得发明，从人体之生理病理、经方之医理药理对条文进行阐释，力求言其然，言其所以然，还经方至平至易之原，并挑选古今名家之医案附于其后，与条文及阐释相互比照，则经方运用之理法可明也。

《伤寒杂病论》一书所言之阴阳者，乃人阳气之盛衰也。阳气盛谓之阳，阳气衰谓之阴。阳气者，人体之机能也。若人体机能壮旺则谓之太阳；机能亢进则喻之两阳相叠，故谓之阳明；体内有障，机能受制，则谓之少阳；机能低微则谓之少阴、太阴；机能低微至极则谓之厥阴；病至厥阴，机能每作最后之抵抗，阳气复者而生，败者死，故阳气复者，古人谓之阴尽阳生也。人体感受外邪之后，开始抵抗而为太阳病。或服药或不服药，人体机能进行自我调整。元气亢盛或服药偏温者，则或愈或病从阳化而成阳明病。用药偏清或其人内有宿障者，则成少阳病。元气素虚或用药清之太过而偏于全身虚寒者则成少阴病，偏于脾胃虚寒者则成太阴病。积虚既久，人体作最后抵抗者，则为厥阴病。其病转化不全者，则为并病或合病；身体机能因各种诱因或医治不得法而失调者，则为杂病。此其大概也。

　　本书方药之剂量乃根据汉代度量衡与当今进行换算而得。据柯雪帆教授考证，汉时一两相当于今之 15.625 克。分温三服之后，其一两则相当于今之 5 克；若分温再服，则相当于 8 克；若一次服之则按原量，可定为 15.5 克。本书中所有药量（除"名医医案选录"外）皆按此方法进行折算，是以也对关于药物剂量及服法的条文在保证原义的基础上进行了一定的修改。书中药物剂量古今对比的换算关系如下：1 升 = 200 毫升，一合 = 20 毫升，一龠 = 10 毫升，一圭 = 0.5 克，1 撮 = 2 克，方寸匕 = 6～9 克（一说为 2.74 毫升，金石类药末约 2 克，草木类约 1 克），1 刀圭 = 1 钱匕 = 1.5 克，1 铢 = 0.7 克，1 分 = 4.2 克，梧桐子大 = 黄豆大，川椒、吴茱萸、五味子之 1 升 = 50 克，半夏 1 升 = 130 克，虻虫 1 升 = 16 克，附子大者 1 枚 = 20～30 克（中者 15 克），乌头 1 枚 = 5～6 克（小者 3 克），瓜蒌 1 枚 = 46 克，枳实 1 枚 = 14～15 克，石膏鸡蛋大 1 枚 = 40 克，杏仁 10 枚 = 4 克，桃仁 10 枚 = 5 克，栀子 10 枚 = 15 克，厚朴 1 尺 = 30 克，竹叶 1 握 = 12 克。

　　本书所有条文录自现刊行的《伤寒论》和《金匮要略》，小部分条文根据高等中医院校教材《伤寒论讲义》《金匮要略讲义》和桂林古本《伤寒杂病论》进行补充完善。因对条文进行全面重新排列，故不再加注原二书的条文编码。

林盛进

2016 年 2 月 3 日

目 录
CONTENTS

导 读

——我所理解的《伤寒杂病论》

　　《伤寒论》《金匮要略》是中医的经典，也是中医的基础。学习二书是我们学中医的必经途径。由于二书年代久远，现代人读起来大多觉得艰涩难懂，一些医家在解释时也经常模棱两可，有的甚至生搬硬套。我认为，如果学习不能知其然知其所以然，临床运用时绝对不可能做到活学活用，更别说扩大其运用范围了。经过近二十多年的学习，我自以为理解、掌握了二书的体系，虽然也曾有过敝帚自珍的想法，但是我还是想通过最通俗易懂的语言，把这两本书的医理、药理及医学体系写出来，这也是我写《经方直解》的初衷。

　　我认为，一个人的学习过程，说白了就是归纳与演绎的过程，即在理解和掌握原文的基础上，把书中的精要归纳起来，形成规律，并推演出新的规律，然后再到实践中运用、检验，确认规律的正确性，这是学中医的必经之路。事实上，所有的学习过程都应该是这样，才能学以致用。我写《经方直解》，也是在学习历代医学大家研究《伤寒论》《金匮要略》的基础上，特别是在学习祝味菊先生、姜佐景先生、章次公先生等医学大家的基础上，进行归纳、总结、推演出来的。我希望，通过我的努力，尽量将《伤寒杂病论》变得通俗易懂，让初学者都能轻松地了解、掌握我们这本中医经典和中医基础学问，不再觉得它是一门艰涩难懂的学问，这也是我的理想。

所以，要想读懂《伤寒杂病论》，首先，要理解书中提到的一些非常重要的概念；其次，要懂得人体的正常生理、病理及疾病的变化规律；第三，要懂得组成经方的各个药物的药性、药理及如何结合病证进行合理运用。

一、关于一些重要的概念

（一）关于"六经"的概念

在《伤寒杂病论》中，最重要的概念莫过于对"六经"的理解。对于这个问题，历代医家有不同的说法。我认为，各个名家之中，以祝味菊先生的解读最合理，最能解释问题。祝味菊先生认为，《伤寒杂病论》一书所说的阴阳，就是指人体阳气之盛衰。阳气，就是人体的机能。阳气盛称之为阳，阳气衰称之为阴。如果人体机能壮旺，称之为太阳。此时邪气入侵肌表而受病，人体进行正常的抵抗，就称之为太阳证。如果两阳相叠，人体机能亢进，称之为阳明。人体机能因功能亢进，对外侵之病邪反抗过度，就称之为阳明证。如果人体体内有障，机能受制，称之为少阳。当外邪入侵，机体却因体内水液运行失调等原有病证的影响，而不能正常抵抗疾病的入侵，就称之为少阳证。如果人体机能低微，称之为少阴、太阴。其中，偏于心脏功能不振，导致血液运行不畅而出现的机能低微，就称之为少阴证；如果是因为胃肠功能不振，导致血液运行不畅而引起的机能低微，就称之为太阴证。如果人体机能低微至极，称之为厥阴。若病情发展到厥阴阶段，人体的机能就每每作最后的抵抗，若抵抗成功，人体机能恢复，就能生还，反之就必死无疑，这就是古人所说的阴尽阳生。

（二）关于"营卫"的概念

营，即营气。其中，营，就是荣养，即营养人体的物质——血液；气，就是功能，即血液运行的功能——血运。此就是《素问·痹论》中所说的"荣者，水谷之精气也，和调于五脏，洒陈于六腑，乃能入于脉也。故循脉上下，贯五脏，络六腑也"。《灵枢·邪客》亦曰："营气者，泌其津液，注之于脉，化以为血，以荣四末，内注五脏六腑。"卫，即卫气。其中，卫，就是护卫，即水液；气，就是人体水液运行之功能，即水运。《素问·痹论》曰："卫者，水谷之悍气也，其气慓疾滑利，不能入于脉也，故循皮肤之中，分肉之间，熏于肓膜，散于胸腹。"《灵枢·本脏》亦曰："卫气者，所以温分肉，充皮肤，肥腠理，司开阖者也。"综合以上理解，所谓荣行脉中，就是血行于血管之中；卫行脉外，就是水液运行于血管壁之结缔组织（三焦的一部分，血与津也因其同处而互相渗透、交换）之中。

所以，为了概念的明确及便于现代人理解，在《经方直解》一书中我重点用血运和水运两个概念来解释一些病理和药理问题。《伤寒论》曰："寸口脉微而缓，微者卫气疏，疏则其肤空；缓者胃气实，实则谷消而水化也。谷入于胃，脉道乃行，水入于经，其血乃成。"这就是说胃肠是血运、水运之始，脉之源也。胃肠或寒或热，皆能影响人体血运、水运之正常运作，从而影响人之脉象。如桂枝汤证、白虎汤证等，皆因胃肠之寒热不同影响血运、水运，故脉亦随之改变。

（三）关于"三焦"的概念

我认为，"三焦"的问题也是以前一直都没有搞清的问题，一直到近代名医唐容川先生才提出了三焦油膜说，张锡纯先生更是进一步进行了阐发，陈潮祖教授对此进行了全面的概括和总结，从而解决了关于三焦的概念问题。虽然现在还有不少人并不认同上述说法，可我认为，关于"三焦"的问题，以上三位前辈的解释最能说明问题，最能解释相应的病理，只要掌握了"三焦"的概念，很多问题就迎刃而解了。

那么什么是"三焦"呢？三焦，就是发源于肝，周身上下无所不在，且内连五脏、外布皮里肉外的膜腠，是一种网纱状的类脂肪性结缔组织，也就是唐容川所谓之网状油膜。我曾仔细观察过新宰杀的猪，在其皮下、肉上、腹内、五脏各处皆发现了这种结构物质，家乡人称之为"网纱膀"。所以三焦就是人体体液的运行通道也，人体的淋巴系统为其中一部分。

陈潮祖教授认为，三焦属于肝系之一，肝系包括肝脏、胆腑、胰体、筋膜、三焦、眼窍六个部分。肝脏之内有肝管与胆囊相连，胆管上接胆囊，下与输送胰液的胰管汇合，与小肠上端相连，合成肝胆管道系统。由肝系筋膜及其膜外组织间隙组成的三焦，遍布全身上下内外，介于一切组织之中。而眼球亦由筋膜层层包裹，内通脑膜，下通三焦，乃肝之外窍。此即肝开窍于目、肝主津液、肝主疏泄、肝主筋膜等说法的由来。

（四）关于一些病名的概念

关于伤寒、温病、暑病的病名，祝味菊先生在《伤寒质难》中指出，所谓风气者，即自然气候，风寒暑湿燥火，即六气也，其实不外乎气候变化而已。风之刺激皮肤，寒之收缩毛腠，暑之蒸发汗腺，湿之障碍放温等，虽皆足以诱起疾病，然非疾病本身，实为无机之邪，着人之后，邪气只有消散不复增加，其证候即疾病之表现，亦皆为人体自我调节机能反应之表现。所谓伤寒、温病、暑病，不过想象之邪也，其所以名之者，皆以愈病之药性而反溯之也。明白了病名的来历，读相关的书籍和注解，才能做到心中有数，不被误导。

解决了以上四个问题，书中的很多问题就都可得到解答了。

二、关于一些重点的规律

（一）一些大的规律

1. 人体生病的一般规律

人体感受外邪之后，其开始抵抗的阶段称之为太阳证，此时病人服药或不服药，人体机能都能进行自我调整，此时治病最容易，只要进行正确的生活调节并服用解表药，自然能病愈。如果感受外邪后，人体机能亢盛，或过用温药，就会变成阳明证；如果体内有宿障，或过用寒药，就会变成少阳证；如果元气素虚，身体机能不好，或过用寒药，这时，若病情偏于全身虚寒就成为少阴证，偏于脾胃虚寒就成为太阴证；用药偏颇，积虚既久，则人体作最后的抵抗，这一阶段就称之为厥阴证。如果病情在转化过程中出现转化不全，即同时出现两个或两个以上阶段的病情时，就称之为并病或合病；如果因为各种诱因，或医治不得法而出现的身体机能失调，就称之为杂病。以上就是外感和杂病的一般规律和情况。

2. 治病时应注意的基本规律

（1）若表病而里亢，当先解表而后始能攻里。如果表证未罢而遽用苦寒之药以攻其里，则可能会有以下变证：一是外则表热未罢，内则胃肠已寒，三焦津液内冷而外热，湿热交结而成结胸诸症，即为大陷胸汤证、小陷胸汤证；二是因机体奋起抵抗，元气归里而见暴利之症，即葛根芩连汤证、承气汤证；

三是表证未罢，因误用清药抑制机体抗力，且苦寒之药使三焦水运缓行而成水滞，则成外有表证内有少阳水液积滞及肠部腑实之证，即小柴胡汤证，这也是为什么小柴胡汤能治外感的原因。

（2）若表病而里怯甚，即内见少阴证外见太阳证者，因里虚寒太甚，若仍循先表后里之顺序治之，恐机体不待表解而已先亡，故当用四逆汤先救里，里温之后再用桂枝汤解表；若又误下之，其救急者，则当白通汤或通脉四逆加葱白汤。

（3）若里虚寒不太甚而又受风寒所袭者，则当用表里同治。其情况也有二：一是里虚寒不甚而外为桂枝汤证，用桂枝汤加附子汤或桂枝新加汤治之；此时若误下之，则协热而利而为桂枝人参汤证或附子泻心汤证也。二是里怯不甚而外见麻黄汤证，则用麻附甘草汤甚或麻附细辛汤治之；若又误下之，其里虚寒甚者，则当用白通汤或通脉四逆加葱白汤。

（二）病情转变的一些规律

1.《伤寒论》曰："太阳之为病，脉浮，头项强痛而恶寒。"描述了太阳中风、太阳伤寒、太阳温病的共同特征。如果内则血运不畅兼胃肠虚寒（其重点在胃，影响到肠，故言之胃肠），外则皮肤毛孔因受寒血运不畅，毛孔括约肌痉挛而处于半开合状态，就是太阳中风，俗称胃肠型感冒，即桂枝汤证。如果寒邪外犯皮毛，内侵肺脏，故其病位在内为肺脏，在外为皮肤，这就是太阳伤寒，即麻黄汤证。如果同时兼有以上二证的，就是麻桂合剂的汤证。如果得太阳病时伤津在先，就是太阳温病，即桂枝加葛根汤证、瓜蒌桂枝汤证、葛根汤证及竹叶汤证。

太阳温病与太阳中风、太阳伤寒的区别就在于是否口渴。即病见桂枝汤证时，若津伤口渴就是桂枝加葛根汤证、瓜蒌桂枝汤证；病见麻黄汤证时，若津伤口渴就是葛根汤证。同理，若见血虚津伤又见表证，就是竹叶汤证。

2. 太阳病转归阳明病者必为体气壮实之人，所以病从阳化。太阳病转为阳明病，其规律有三：一为由寒化热，即从恶风寒转化为恶热；二为由表而里，即从表病转见里病，病进而人之抵抗亦随之进，如桂枝汤证转白虎汤证、麻黄汤证转麻杏石甘汤证、葛根汤证转葛根芩连汤证、竹叶汤证转竹叶石膏汤证，皆是由寒化热、由表而里；三是自上而下，即由肺寒转肺热之后，可由肺热转胃肠热导致便燥结，如麻杏石甘汤证转承气汤证。

我们明白了由寒化热、由表入里、由上而下的规律之后，治病时，遇到很多问题就不会进退失矩。例如患胃肠虚寒型感冒，过用辛温之剂，变为胃肠热盛时，自然就会用白虎汤来治疗；如果又见肠热盛而燥结，自然就可能想到用白虎合承气汤之类；同理，如果见肠热而为葛根芩连汤证，当病重用葛根芩连汤不效时，自然可进一步合承气汤而用之。反之，如果病为承气汤证，然因病人体质已虚不宜用承气汤，则可用葛根芩连汤来代替。所以，只要掌握了规律，明白了病理、医理、药理的所以然，临床治病自然能做到心中有数。古人所说的"运用之妙，存乎一心"也许说的就是这种境界吧。

3. 病入阳明之后，因各人情况不同，临床须辨明其病到底是肺热、胃热、肠热、胃肠皆热、胃热肠寒、胃寒肠热、热盛致瘀，还是热盛发黄等。肺热者有以麻杏石甘汤为主的一系列方，胃热者有以白虎汤为主的一系列方，肠热者有以葛根芩连汤为主的一系列方，胃肠皆热者有以承气汤为主的一系列方，胃热肠寒者有以栀子豉汤为主的一系列方，胃寒肠热者有以半夏泻心汤为主的一系列方，热盛致瘀者有以桃核承气汤为主的一系列方，热盛发黄者有以茵陈蒿汤为主的一系列方。

在阳明病篇中，只要把以上几个系列的方剂了解掌握了，阳明病的治法也基本明了在心了。当遇到具体问题时，先确定大方向，然后根据各人的具体情况，随证加减，自然就应手而效。

4.若太阳病转入少阳病，其人体内必有障碍。这些障碍主要有三种：一是三焦水饮停滞，二是肠部积滞，三是水饮停滞与肠部积滞同见。

三种障碍之中，以肠部积滞对人体影响最小。病重者可用承气汤法下之，病轻者可用小柴胡汤或小柴胡加芒硝汤使上焦津液得通而大便得下。

三种障碍之中，以三焦水饮停滞之证最为复杂。因三焦为人体之水道，内连肠胃等脏器，中连血脉及各种脉管，外连肌肉皮肤，水饮可停于身体各处而表现出独特的症状。三焦水道运行不畅，水浊积于头部水道则为癫、眩、头痛；水浊积于胸部水道，则为水郁；水浊积于两胁水道则为水滞，轻者即为五苓散证，兼有肠滞者为小柴胡汤证，甚者为十枣汤证。人所饮之水不得入三焦水道，直接从大肠排出，则为水泻，故其所泻者，皆为水样状之水浊，即前贤所谓之洞泻。其表现为水样泻泄，且次频无度，甚或空洞无物，多伴肠鸣辘辘、小便不利、渴欲饮水。所饮之水不得入三焦水道，积于肠胃之中，若不能从大便而出，则病为水痞、水逆。水痞者，为水积于心下胃脘部而胀满，多有雷鸣之声，其状与泻心汤证近，然泻心汤证之痞为气痞，没有水饮震荡之鸣声。临床所见，凡水饮积聚之甚者，其痛处皆有水鸣之声也，如十枣汤证、甘遂半夏汤证等。水饮积于肾囊处则为水疝；水饮积于肌腠处，轻者则为积液，重者则为水肿；水饮积于脐下则脐悸动；水饮出于口则为吐涎沫。三焦水道不利，水不得入水道则小便少；水运不利，无法运化水液，则水液可直接从小便出，故可见小便反数；水运不利，津从下出，则肠部不得津液，故又可见便秘；水运不畅或水不得入水道，体内缺乏津液，故口渴；水道不通，津不上承，虽饮水而不解其渴，故可见消渴；水道不利，机体奋起救济，则可见发热。以上种种，皆为水道之病变。

　　章次公先生指出，古医书之痰饮，其义甚广，始则仅指呼吸器之分泌物，继则慢性肠胃炎亦谓之痰饮，其后则淋巴腺之肿胀，关节炎、肋膜炎之渗出物，皆归于痰饮。《金匮要略》中"咳逆上气，时时吐浊"，此为呼吸器之分泌物，狭义之痰饮也；"水走肠间，沥沥有声"，此为慢性肠胃炎，广义之痰饮也。朱丹溪谓，结核或在项，或在胫、在臂、在身，如肿毒者，多是湿痰流注，此以淋巴腺之肿胀为痰也。王隐君谓，冷痰为骨痹，此以关节炎为痰也。《金匮要略》谓，饮后水流在胁下，咳唾引痛，谓之悬饮，此以肋膜炎为痰也。王节斋谓，痰在遍身上下，无处不到，痰之意义，益恢诡而无底止。章次公先生总结之种种，其实皆为三焦之水浊溢出之为病。

　　三种障碍之中，以水饮停滞与腑实相兼者最为严重。其最严重者为上有胶痰，下有燥屎，若欲去其痰饮则受肠之阻不得排出，若欲去其肠结则燥屎虽去而痰仍阻于上，且因此人更虚而病更重也。故治当用大陷胸汤之属，使胶痰与燥屎同去。

　　人体之血运，有动脉、静脉之分。人体之水运，则有入道、行道、出道之分。入道病于胃肠，故药用半夏、陈皮、砂仁、生姜、麦冬、葛根、甘草之属；行道病于脏器、三焦水道，故药用柴胡、百合、白术、茯苓之属；出道病于肾、皮肤及血运，故药用猪苓、泽泻、滑石、防己、黄芪，以及活血药如麻黄、杏仁、桂枝、阿胶之属。

三焦水道病变，不仅有阳虚之证，即三焦功能不振，致水浊瘀滞之病变；也有阴虚之证，即三焦水道水液不足，致全身津液不足，神经不得津液滋养，而致种种病变，如百合汤证与甘麦大枣汤证等。

三焦阴虚之证的表现主要如下：三焦水液不足，则三焦从小肠吸收营养之功能不振，故"意欲食而不能食，饮食或有美时，或有不闻食臭时"，此为三焦病而非肠病。若为肠病，则为"时时不欲食"，而不是"食或有美时"。三焦水液不足，肌体不得津养，则口渴。三焦水液不足，因口需津最多，津不足以承，故化热而口苦。三焦水液不足，则小便因之短少而赤。三焦水液不足，血液中之津液亦不足，心脏因而加速运动，以满足身体所需，然脉管空虚，故见脉微数。三焦水液不足，而人小便时，三焦之水液更见不足，下者不足则上者趋之，故头部之水液、血液随之而下，头部神经一时性缺血，而见头痛、头眩；腠理中之水液也随之下趋，则皮肤不得津液温养，可见淅然恶寒。三焦水液不足则津液不足，津液不足则神经不得滋养，则可见抑郁等情志之病，故其人常见默默、神疲乏力、声低言惰；又可见运动方面的障碍，而见欲卧不能卧，欲行不能行；津液不足则颈部肌肉不得津养，颈部不能承受头部之重，故可见头重不欲举，此与阴阳易之头重不欲举之病理同；又可见感觉神经方面的障碍，而见如寒无寒、如热无热、如有神灵者也，因其病为三焦水道津液不足，病状不显，故其人身形如和。

明白了三焦的概念和以上的一些道理，则少阳篇也就基本掌握了，少阳篇中各个方子的运用也基本能够了然于心了。

5. 太阳病转入少阴病及太阴病者，其人必素秉虚弱，或久服寒凉，滥于攻下，发汗太多，生冷不节，使元气受损，使人抵抗不足。

人体机能抵抗不足，则整体表现为机能不振，即虚寒之象。其中，偏于心脏功能不足，神经不彰的即为《伤寒论》中之少阴病；偏于胃肠功能虚寒不足的为太阴病。因为太阴病的病理与少阴病相同，所以《伤寒论》中云："太阴病，当温之，宜四逆辈也。"

病入少阴、太阴，乃人体机能低微，功用不足。主要有以下九种表现：

（1）心脏虚寒，搏动无力，致血运不畅，而四肢为人体血运之末，血不足以达四肢以温煦之，故可见四肢逆冷，此即四逆的由来也；严重者可见爪甲皆青，即所谓"真心痛，爪甲皆青"。

（2）人体血运不畅，体表得不到血液温煦，可见恶寒、身蜷。因为蜷卧能缩小体表的面积，达到减少体热挥发的效果，也就是我们常说的"蜷卧取暖"。

（3）心脏机能低微，搏动无力、血压不足则可见脉沉微；甚者，反可见虚性兴奋，可见脉七八至。

（4）胃肠虚寒，则食入不化、泄泻下利。

（5）肾脏虚寒，则精寒水冷，小便频数而色白。

（6）肺脏虚寒，则血瘀不行，水运不畅，影响肾功能，故可见小便不利或小便反数。

（7）血不利则为水，故可见三焦虚寒之水运不畅，导致痰湿之种种。

（8）血管机能低下，不能统血则可见衄血、便血，俗称"脾不统血"；肌肉因不得血与津养，则寒凉、消瘦。

（9）神经不得血与津养则可见烦躁、全身痹痛。其剧者，如脑神经失养则失去对人体机能之控制而出现危象，如司温中枢失去控制可见寒热往来、大汗淋漓，呼吸中枢失去控制则喘促、气弱不足息，循环中枢失去控制则怔忡、心脏早搏、心脏纤颤、心跳骤停；如肌肉失去控制则出现角弓反张、全身痹痛、目睛上窜、手脚颤抖，其剧者如撮空理线、循衣摸床、独语如见鬼状等。

患伤寒后，机体抵抗不足，其症或轻或重，临证时宜细加辨别，详察体气与证候，始能对症下药。在这方面，祝味菊有过相当精辟的论述。他于《伤寒质难》中指出，一切内服之药，欲其作用于全体者，必先经胃肠吸收而后能入血运、水运以达全身，所以用药之时，必先考虑胃肠之能力，所谓"量腹节哺啜，慎食之道，循胃而下药，慎补之道也"。伤寒病入少阴者，胃肠因血运不畅而显虚寒之象，故其消化机能无不呆滞，滋补之药因能增加胃肠负担、耗费胃力甚大，故若非虚寒甚且胃力甚强者，不宜用之，用之反可致胃肠功能即胃力更困也，不唯不能补阴，反令病更进也。又人体之脏器（即生活组织），不外乎形与气，即物质与能力而已，即所谓阴阳之道也。当人体机能旺盛时，其物质消耗亦多，所谓阳旺阴耗也，物质不足之人，机能每易虚性兴奋，所谓阴虚阳亢也。故治病之时，当详察人之体气。气不足且形不足者，温养与滋补并重；气不足而形有余者，但当温壮其机能即可，甚者兼用热药鼓舞之；气有余而形有余者，即为壮实之人也；气有余而形不足者，则当滋养其形以补其阳用也。少阴伤寒之人，体力薄弱，抵抗不足，即为气不足者，故治法当始终用温；形不足者，可佐以滋养，缓不济急者，可辅以注射。又有形之精血难以骤然产生，无形之阳气（即脏器之功能）必须随时回护，所谓血脱益气，气足则血自生也，故形不足者，温之以气。因此，当无形之气不足时，即以温养为补，反之，抑无形之气以清；当有形之质不足时，即以滋养为补，即补有形之质以滋，反之，削有形之质以泻。

故若其不足在表，宜温以卫之，如桂附、麻附之用；不足在心，温以通之，如四逆之用；不足在脾，温以和之，如四逆加芍药之用；下虚而上盛，温以潜之，如四逆加磁石之用；少气而有障，温以行之，如桂枝加大黄之用。概而言之，形不足者，温之以气，精不足者，温之以味，非温不足以振其衰惫，非温不足以彰其气化，所谓劳者温之，怯者温之也。

又指出，人之心脏，总揽全体之血液，周流往复，循环无端。心脏一方面输送营养成分于各组织，内至脏腑，外至肌腠，莫不由之灌溉；另一方面转送代谢产物于各排泄器，以使排泄，如肺之呼碳、肾之醇溺、皮肤之发汗，皆来自血液。若血不上大脑则神明不彰，循环止则呼吸自绝，机能不能离血自用，人体不能离血自存。人受风寒所激之后，肌表血运不畅，正气欲趋势向表，因此心脏不得不奋其勇，努力促进血液循环加速，鼓舞汗腺作汗，一方面排泄代谢产物及蕴郁之毒素，一方面减少高热，保持抗体之产生，故病入少阴之后，强心重于增液。若过早用育阴之剂欲增其液，则不单脾胃难于消化，更增加心之负担，令阳气日困，心用日衰也，且阴生于阳，气能化为津，命门、心火足则阴液自能挹注也，故强心重于增液也。

又少阴病中除心阳不足、血运不畅所见之病外，还有心阴不足之病，即血液不足所见之病象。血与津液不足以滋养脏器、神经，脑得不到血与津的滋养，则可见善畏、神魂不宁、合目则欲眠、梦远行而精神离散、妄行等；血与津不足，津不上承，故可见口干、口渴、舌红少苔；血与津不足，脏器、肌肉失养，故可见形容消瘦、食欲不振。若病为血与津皆见不足，故称之为虚烦、虚劳。这些就是炙甘草汤与防己地黄汤的主治范围了。

太阴病中除胃阳不足之病外，还有胃阴不足之病。胃阴不足，胃津少则胃功能虚性亢进，故见干呕、口干渴、欲得凉饮。

胃之阴液不足可致全身之津液不足，可见以下各种病态：上气者，为肺津液不足，肺不得津养，故可见久咳而咯痰不爽、呛咳；咽喉不利者，为咽部津液不足，故可见咽喉干燥不利、咽中堵闷；肠部津液不足，故可见尿黄、便秘；胃津伤，则不纳食，久则肌肉萎缩而羸瘦，故其人多瘦削。这就是麦门冬汤的主治范围了。

明白了以上道理，则少阴病篇、太阴病篇的内容也就基本掌握了。

6. 明白了前面五种病的基本转化规律，就明白了病的来路，来路明白了，去路也就明白了，故病转厥阴篇的道理也就能掌握了。

祝味菊先生在《伤寒质难》中指出，厥阴者，最后之抵抗也，乃病入少阴或太阴后，不治或误治而至之也，其所见之战斗动态，谓之逆转也。逆转者，元气挼转之兆。逆者，顺之反也；转者，挼转之谓也。逆转者，逆极而转也，疾病至于极处转换为另一个趋势，谓之逆转。逆转之方式不一，因人而殊，或为战汗，或为厥逆、戴眼反折，或发疹、躁乱烦懑，或发高热、谵妄痉挛，一切证候，由沉寂见发扬，此为逆转之兆，亦即生死关头，逆而转者生，逆而不转者死。譬如战汗，战而汗不出者多死，此力不足也；其一战不达，再战不彻，三战汗大出，随之以脱，此力不济也；亦有因于药误，势欲作战而不能者，或虽汗而汗出不彻者，此处治不当也。须知厥阴逆转不过有回生之望，非谓一厥可愈也，故病至厥阴，挼转之机，死生系之。盖正邪相争，抵抗不足危，毫无抵抗死，发愤图强，奋起而抵抗，病势虽险，已露生命曙光。故逆转太阳者，不药而能自愈；逆转阳明者，得凉则安；逆转少阳者，得助则生，失助则死；逆转少阴、太阴者，病为渐轻，若逆而不转者死，既转而治疗不当者亦死。故厥阴去路六条，生死参半，医疗之道，如持权衡，稍有偏倾，即成坏症。

逆转太阳者，正气来复，重入新生之道，此时一切紧张症状依次平息，机体自行适度调整，汗出溱溱，煸热渐退，苔垢剥落，神志安静，纳欲初启，思饮汤粥，啜汤而汗出，通身轻快，病人遂知厌恶药物，一番煊烂复归于平淡，此时，可勿药而愈。如果想医治，用平淡温和之品，佐以食养疗法，使体力恢复即可。

逆转阳明者，其人体力未伤，因于药疲，郁极而扬，药误愈久，暴动愈厉，不转则已，转则气亢而热张，如虎出柙、马脱缰，嚣狂猛乱，遏制无从，此时予以羚、知、膏，则如冷水灌顶，顿地清凉，可恢复原来之理智，从事正常之抵抗，则病可愈。时医惯于敷衍，轻清到底，阴伤则风动，气逆则厥冒，此时用三甲复脉，亦有一药而效者，此盖厥阴逆转阳明之类也。医见轻清日久，仍以峻寒收功，遂谓温病始终是热，濒死虚脱亦不敢任用温药，卒之则谓热入心包，泰半不救，亦可悯也。夫厥阴逆转阳明，失凉则死者，亢则害也，得凉则生者，承乃制也，亢热已和，仍用清凉，则是胜利之后，又逢大灾，虽不即死，真元大伤矣。每见伤寒病后多有骨销形毁，毛瘁发落，瘦怯莫能自支，经年累月而犹弱不禁风者，即厥阴逆转之后处理不当之咎。

逆转少阳者，病经逆转而宿障未去。伤寒逆极发厥，厥后郁未散则烦乱不解，积垢未下则晡热不休，胸有痰饮、络有凝瘀，皆是妨碍调节。是故热甚而衄，有因血散而解者；滞壅成热，有因攻下而愈者；痰阻成痞，服疏利即解；积瘀成痈，因毒溃而消。病之当愈不愈者，余障未除也，障去则愈。

逆转少阴、太阴者，病为渐轻，其人血运不畅、脏器虚寒，故仍宜用四逆汤辈以温之。

至此，则《伤寒杂病论》的基本规律也基本讲完了。

三、关于药物的药性、药理及如何合理运用的一些要点

《伤寒论》和《金匮要略》二书中共260多个方子，共使用药物210多种，但常用的药物只有80多种，常用的方子其实也并不太多，很多方子都是复方，就是用两个或几个基础的方子加减得来的。事实上，只要把这80多种药物的药性、药理及如何结合病证进行合理运用的问题解决了，不仅《伤寒论》和《金匮要略》中的很多方子都不用记了，还能够结合每个病人的实际，正确合理地运用经方进行加减，自组新方，用于实际的临床实践中。现举桂枝汤的五味药予以说明。

（一）桂枝

桂枝的主要功能是活人体动脉之血运。人体的动脉血由心脏发射，外达于毛细血管，其范围由小而大。由于桂枝内含挥发油，能促进动脉的血运，使血液到达体表解决表受寒闭的问题，所以前人称桂枝为阳药，又称桂枝能通心阳。因此，桂枝主要用于强心促血运，以达到温通的目的。前贤又有桂枝味芳香，能缓解支气管痉挛而有排痰镇咳之效一说，其实也是因为桂枝能活动脉血运，增强气管之蠕动能力，使痰易于咳出。此外，还有桂枝能作用于肠，有芳香逐秽一说，也是因为其能促进肠之血运，增强肠之蠕动能力，使肠滞易于排出。

因为桂枝能加速动脉血运，所以当病人有出血倾向时，用桂枝则出血更多，因此前贤又称桂枝为血证禁药。蒲辅周老先生曾云，"此物内热之人当先考虑动血之弊"。但为什么在桃核

承气汤中依然使用桂枝呢。因为桃核承气汤证是蓄血远在下腹，恐血运慢而去瘀之力不强，故加桂枝以助动脉之血运，使血流加速而瘀血易于排出。桂枝为血证禁药，是指血热且有出血倾向者，用之则动脉之血加速而血出更多，而对于瘀血者，其血已不出而瘀于血管之内外，故用其加速血运之力助其排出。

掌握了桂枝的功用，我们把桂枝放在相应的方子中作比较，自然就能很好地理解为什么要用桂枝了。例如在桂枝汤中，用桂枝是要使血运达表；桂枝加桂汤中，用桂枝不仅要加速血运，而且使肠滞易于排出；等等。

同为强心，附子比桂枝功能更强，当用桂枝之力不逮时，就加入或换为附子，所以前人常桂附同列，也是这个道理。关于桂枝与附子的关系，事实上我们也可以从《伤寒杂病论》中的一些方子看出一些问题。例如桂枝甘草汤和桂枝加附子汤，二者同治阳虚自汗，若阳虚更甚而冷汗淋漓则用四逆汤；再如，若病见恶寒，其所用不是桂枝而是附子；又如，我们常说的四逆，就是四肢逆冷，既是四逆汤的主症之一，也是当归四逆汤的主症之一；还有，像背心恶寒症一般是心阳虚的特征，为附子的主治，但我在《步入中医之门》中曾看到一个医案，刘新祥教授使用桂枝加厚朴杏仁汤治疗背恶寒；以上等等，都足以证明桂枝与附子的关系。

事实上，只要我们明白了桂枝的功能是强心和促动脉血运之后，再把桂枝放到《伤寒杂病论》的各个方子中，就能很好地理解方意，也能帮助自己在应用桂枝时做到心中有数。

《伤寒杂病论》中提到的桂，有时可能是桂枝，有时可能是肉桂。桂枝与肉桂，一为桂树的嫩枝，一为桂树的根皮，二者的功能基本相同，但也有不同的地方。肉桂味辛而甘，气香而窜，能直接至肠而温之，肠的血运与水运得畅，则全身血运、水运得畅，故古人谓其暖丹田、壮元阳、补相火、助君火、平肝木。临床因肠寒血瘀而见腹痛、二便不畅、呕吐痰涎、咳嗽剧烈而痰多，以及关节腰肢疼痛、疮疽等症，除汤剂外，可另用肉桂冲服。若痰极多而剧者，又可合皂荚末用之，这是章次公先生的经验。对于我个人的使用习惯来说，一般情况下，煎服用桂枝，研末服用肉桂，且肉桂为末较桂枝为汤，其效更捷。所以像五苓散，应该用肉桂效果才好；像桂枝加桂方，若全为煎剂，则用桂枝也无不可，若用肉桂另研末冲服，也无不可。

（二）芍药

芍药的功能与桂枝相近、相反。相近者，同为活血运之药；相反者，桂枝为活动脉血之药，芍药则为活静脉血之药。人体的静脉血由毛细血管收回，内归于心脏，其范围由大而小。由于芍药内含安息酸，能收敛，所以称芍药为阴药。因为芍药能活静脉血，所以能去静脉中之瘀血及血液滞留，能解除身体各处肌肉之痉挛，所以前贤称芍药能散恶血。同时，因为芍药能助静脉血归心，故在《伤寒论》《金匮要略》中，凡症见胸满者即不用芍药，因为胸满多是血瘀于胸部，用之多增病。

明白了芍药的功能，则像桂枝汤之用芍药，芍药甘草汤之用芍药，芍药甘草附子汤之用芍药等皆能明白，临床也可应用自如。像桂枝汤，若欲血运趋表，则当多用桂枝，其甚者当更加附子；若欲血运归里，则当多用芍药。如同四逆汤中，常用附子而少用芍药也是欲助血运趋表。或像芍药甘草汤治脚挛急，以及我常用芍药甘草附子汤治各种挫伤、瘀积等。事实上，只要掌握了芍药的功能，应用时便可信手拈来。

（三）生姜

生姜的作用是温胃止呕。所以，在运用桂枝汤时，如果病人胃寒较重、易干呕、汗出较多，就要多加生姜的药量。这时，千万不可将胃肠虚寒的多汗症误认为胃热的多汗症，从而减少生姜的用量。事实上，也正是因为生姜能温胃肠、除虚寒，所以一般情况下，如果是轻微感冒，我们常常通过服用姜汤发汗而达到痊愈的目的。

因为生姜能温胃，所以亦能加速血液的运行，因而又有温经散寒止痛的功效。《伤寒杂病论》中桂枝新加汤重用生姜四两治疗汗后筋脉失养身疼痛，桂枝芍药知母汤重用生姜五两治疗诸肢节疼痛、身体魁羸、脚肿如脱等，都是很好的证明。我平日里运用桂枝汤合活络效灵丹加减治疗各种骨伤痹痛时，生姜都重用到50克以上，效果相当不错。

与生姜相比，功能相近的还有干姜、半夏、吴茱萸。从温胃的功能上比较，生姜的作用在这几味药中最差，其次是干姜，然后是半夏，功能最好的是吴茱萸。所以，胃寒较轻者，用生姜就可以了；胃寒较重者，要用干姜和半夏；胃寒最重的就要用吴茱萸了。因为生姜、半夏、吴茱萸都能够温胃，所以都能治胃肠寒所导致的呕吐、泄泻、痞满、多唾，只是药性轻重有别而已。

至于生姜与干姜，其实是同一物体，不过在功用上有一定的区别，前人已说得相当详细了。我个人的理解是，生姜用于止呕较好，干姜用于去寒较好；生姜作用于胃肠，干姜作用于全身。

（四）大枣

大枣的功能是保胃津，从而达到大补津液的目的。桂枝汤用大枣是因为桂枝汤能发汗，如果汗出过多，就会伤到津液。同样，十枣汤运用大枣，也是因为它能护胃保津。

也正是因为大枣能大补津液，所以前贤说它恋湿。所以在临床运用时，如果病人痰湿素盛，那么大枣就要少用；如果病人胃津素少，就可以多加大枣。

（五）甘草

甘草的功能是安肠，补津液。桂枝汤中用甘草，一个原因是因为甘草能补津液，这与用大枣的理由相同；另一个原因是因为肠就在胃的下面，胃病了，肠就有可能跟着病了，所以先用甘草来预防。

人体内，凡是有黏膜的地方，都是需要津液最多的地方。因为甘草能安肠补液，即能补充人体内的津液，并能够修复黏膜的溃疡，所以甘草每每用于津液缺失及溃疡的病证。甘草汤、桔梗汤、甘草泻心汤、黄连汤等都是运用甘草的这个作用。

甘草还能增强肾小管对钠的重吸收，起到抗利尿的作用。长期服用或服量过大，能引起水肿、钠潴留、血钾降低等症，所以前人又有"甘令中满""甘能助湿"的说法，所以湿热、食积等实邪阻滞的痞满，就不能用甘草治疗了。而三泻心汤证虽然也有痞满，但这些痞满是脾胃气虚引起的气痞，而不是水痞，所以可以重用甘草补津而不避其痞满。也正是因为甘草有抗利尿的功能，所以甘草一般不跟甘遂同用，因为甘遂有剧毒，如与甘草同用，则甘遂的毒素会因为津液停滞的原因不能随水浊泻下排出体外，故而可能引起中毒，所以说甘草反甘遂。但是甘遂有时也可和甘草同用，那是因为要利用甘草来减缓甘遂的泻下作用，不过，为了防止中毒，甘草的用量一定不能大过甘遂的用量。

因为甘草能恋湿，所以，如果病人出现舌胖大、有齿痕时，也就是说体内湿盛时，甘草就要少用；反之，如果病人出现舌干瘦时，也就是说津液缺乏时，就可以用较大量的甘草。我曾看过刘渡舟先生的一个医案，病人属于苓桂术甘汤证，前医也用了苓桂术甘汤，但是因为甘草的用量太大了，所以没有效果，刘渡舟先生把甘草的量改成了 3 克，病很快就好了。这个医案很好地说明了上述问题。同样，如果临床上出现确实需要运用大量甘草的时候，最好加些泽泻、茯苓之类的药，来达到利湿行水的目的，防止因过量使用甘草而出现水肿。

甘草与大枣相比，虽同为补津液，但作用的位置还是有一定的区别的。大枣偏于胃，甘草则偏于肠，所以说大枣安胃，甘草安肠。

概　述

夫人禀五常，因风气而生长，风气虽能生万物，亦能害万物，如水能浮舟，亦能覆舟。若五脏元真通畅，人即安和。客气邪风，中人多死，千般疢难，不越三条：一者，经络受邪，入脏腑，为内所因也；二者，四肢九窍，血脉相传，壅塞不通，为外皮肤所中也；三者，房室、金刃、虫兽所伤。以此详之，病由都尽。

疢难者，疾苦也。

若人能养慎，不令邪风干忤经络，适中经络，未流传脏腑，即医治之，四肢才觉重滞，即导引、针灸、膏摩，勿令九窍闭塞，更能无犯王法、禽兽灾伤，房室勿令竭乏，服食节其冷、热、苦、酸、辛、甘，不遗形体有衰，病则无由入其腠理。

腠者，是三焦通会元真之处；理者，是皮肤、脏腑之纹理也。

凡人有疾，不时即治，隐忍冀差，以成痼疾，小儿女子，益以滋甚。时气不和，便当早言，寻其邪由，及在腠理，以时治之，罕有不愈者。患人忍之，数日乃说，邪气入脏，则难可制，此为家有患，备虚之要。

问曰：上工治未病，何也？

师曰：夫治未病者，见肝之病，知肝传脾，当先实脾，实脾则肝自愈。四季脾旺不受邪，即勿补之。中工不晓相传，见肝之病，不解实脾，唯治肝也。经曰：无虚虚，无实实，补不足，损有余，是其义也。

古人以津液为肝所主，故津液之病者，皆以为肝之病也。然津液之病，多关乎脾之运化，故治肝之病，多以行血运、水运之治脾药治之，故曰当先实脾也。如以四君子汤之属治肝病也。

问曰：病人有气色见于面部，愿闻其说？

师曰：鼻头色青，腹中冷，苦痛者死；鼻头色微黑色，有水气；色黄者，胸上有寒；色白者，亡血也。设微赤，非时者死。其目正圆者痉，不治。又色青为痛，色黑为劳，色赤为风，色黄者便难，色鲜者有留饮。

问曰：脉何以知气血脏腑之诊也？

师曰：脉乃气血先见，气血有盛衰，脏腑有偏胜。气血俱盛，脉阴阳俱盛；气血俱衰，脉阴阳俱衰；气独盛者，则脉强；血独盛者，则脉滑；气偏衰者，则脉微；血偏衰者，则脉涩；气血和者，则脉缓；气血平者，则脉平；气血乱者，则脉乱；气血脱者，则脉绝；阳迫气血，则脉数；阴阻气血，则脉迟。若感于邪，气血扰动，脉随变化。变化无穷，气血使之；病变百端，本原别之。欲知病源，当凭脉变，欲知病变，先揣其本，本之不齐，在人体躬，相体以诊，病无遁情。

问曰：脉有三部，阴阳相乘。荣卫血气，在人体躬。呼吸出入，上下于中，因息游布，津液流通。随时动作，效象形容，春弦秋浮，冬沉夏洪。察色观脉，大小不同，一时之间，变无经常，尺寸参差，或短或长，上下乖错，或存或亡。病辄改易，进退低昂。心迷意惑，动失纪纲，愿为具陈，令得分明。

师曰：子之所问，道之根源。脉有三部，尺寸及关，荣卫流行，不失衡铨。肾沉、心洪、肺浮、肝弦，此自经常，不失铢分。出入升降，漏刻周旋，水下二刻，一周循环，当复寸口，虚实见焉。变化相乘，阴阳相干。风则浮虚，寒则牢坚，沉潜水蓄，支饮急弦，动则为痛，数则热烦。设有不应，知变所缘，三部不同，病各异端，太过可怪，不及亦然，邪不空见，中必有奸，审察表里，三焦别焉，知其所舍，消息参看，料度腑脏，独见若神。

恽铁樵先生云："心房一次弛张，血行一次激射，脉则一次跳动，是脉之跳动次数与迟数，即心之弛张次数与迟速。而心房之跳动，直接为血之关系，间接因动脉末梢无乎不达，则为四肢百体关系。《内经》尝言脉无胃气者死，何是胃气乎？脉行如波，可以状其源源生机也，是为胃气。心房弛张与脉之起落相应，心房若大弛张，则脉当大起大落；反之，若心房不甚弛张，则脉无甚起落。伤寒传至末期，往往脉无甚起落，西医谓之心脏衰弱，《伤寒论》则谓之脉微。脉微者，即脉不甚有起落之谓；心脏衰弱者，即心房不甚弛张之谓，两者乃一件事也。其次，当知脉之迟数。通常以寒则脉迟，热则脉数，其实血行疾则脉数，血行缓则脉迟。伤寒太阳证，恶寒甚则脉迟，至阳明化热则脉数，引起寒迟热数之说也。然伤寒之中风证，热高汗出者，脉恒缓，风温、暑温亦然。故西医谓伤寒之脉搏不因高热而增数，是寒迟热数之说非确切之事实，唯血行速则数乃确切之事实。然则谓血行增速而脉数，毋宁谓神经过度兴奋而脉数。神经兴奋何以血行增速？则因心脏本体之肌肉与动脉管壁皆有纤维神经密布之故。又人若急步登楼与尽力驰骋，肢体又非常工作，顷刻之间需血甚多，心房尽速供给，弛张奇速，逼血入动脉，弛张之速度过于一定之程限，弛张不及启闭，遂致弛张之程序为乱，而心房感震荡，此时其人之脉搏必乱。乃至有一非常之事，将为未为之顷，与夫非常恐怖之事，将至未至之时，心房亦感震荡者，即神经之作用也。神经以为将供给非常多量之血，遂预先使心房启闭增速，是故遇事抱杞忧者谓之神经过敏。又乱则无至数可言，既无至数可言，复安有圆活意？是乱脉既见，即无胃气可言也。其次为芤脉。夫血行脉中，其量常微溢于脉管所能容，以故脉管常微微紧张，如此则吾人诊脉之顷，必觉指下湛然。若失血，则血在脉管之中分量减少，减少过于适当程限则脉管非但不紧张，且扩然而宽，于是指下觉中空，故云芤脉如慈葱。其次为弦脉。凡肝气者辄见弦脉。顾肝病何以脉弦，鄙意必动脉管壁纤维神经紧张之故也。肝病云者，乃忧郁而病之谓，忧郁则与神经有直接关系。第观此病初步必脉弦，为时既久，必宗气跳动者，自觉其心房震动，即西医所谓心房瓣膜病。以后来之见证测初病之弦脉，则谓弦脉为纤维神经紧张之故。其次为硬脉。《金匮》有弦则为寒，芤则为虚，虚寒相搏，此名革。芤则虚软，芤而弦则虽虚不软；弦则忤指，弦而芤是虽弦而无力也。硬脉即革脉也。又其次为散脉，散脉者，涣散不聚。若血量逾于脉管能容之量，则指下湛圆，断乎不散，是散亦血少近芤。然见此脉者，不必失血，且其至数甚或缓，每分钟不过七十左右，而病人则见高热，所谓热不与脉俱进者。然此脉实非血少之故，乃神经麻痹之故。"

张山雷先生云："脉之应病，所以征气血之虚实盛衰，病机之温凉寒热，有是证当有是脉。浅言之，脉乃气血之先机，气血偶乖，脉必先现，唯脉已变迁，而后有病状以应之，非病先发动，而后有脉象以彰之也。医者察病之时，固已病状昭著，而后为之者，按脉动静，以辨其吉凶也。"

恽、张两位所言者，乃脉诊之基本原理。至于脉诊于寸口者，其实乃诊人手腕部桡动脉之一段，乃古人监测心脏功能之手段，即以候人体血运、水运之正常与否也。然寸口又分为寸、关、尺三部，分别以候心肺、脾胃及肝、肾及大肠、小肠三部之气化。其所依据者，乃人体生物全息学之上以候上、中以候中、下以候下之原理也（尺肤诊法之原理亦然）。其言肺浮、心洪、肝弦、肾沉者，乃言其功能所主也。肺浮者，肺主呼吸，关乎肺循环及皮肤，故浮；心洪者，盖心主血运，血行充沛，故洪；肝弦者，盖肝主津液，主水运，血中水分盛则脉弦也；肾沉者，盖肾主津之分泄而赴下，故沉。此言其脏器功能之常也。其言春弦、秋浮、冬沉、夏洪者，乃因四时气候不同，影响人体血运、水运之运行所致也。春弦者，天气寒而湿，血运、水运因寒湿不畅，故见血流缓慢，且水分不得外越而盛，故弦；秋浮者，天气干燥，血运、水运赴表以润泽皮肤，故浮；夏洪者，天气炎热，血运、水运增速以发汗解热，故洪；冬沉者，天气寒冷，血运、水运赴里以温里生热，故沉。此四时脉搏之常也。

问曰：东方肝脉，其形何似？

师曰：肝者，木也，名厥阴。其脉微弦濡弱而长，是肝脉也。肝病自得濡弱者，愈也。假令得纯弦脉者，死。何以知之？以其脉如弦直，此是肝脏伤，故知死也。

肝死脏，浮之弱，按之如索不来，或曲如蛇行者，死。

问曰：南方心脉，其形何似？

师曰：心者，火也，名少阴。其脉洪大而长，是心脉也。心病自得洪大者，愈也。假令脉来微去大，故名反，病在里也。脉来头小本大者，故名复，病在表也。上微头小者，则汗出。下微本大者，则为关格不通，不得尿。头无汗者可治，有汗者死。

心死脏，浮之实如麻豆，按之益躁疾者，死。

问曰：西方肺脉，其形何似？

师曰：肺者，金也，名太阴。其脉毛浮，是肺脉也。肺病自得毛浮者，愈也。若得缓迟者，皆愈。若得数者，则剧。何以知之？数者，南方火，火克西方金，法当痈肿，为难治也。

肺死脏，浮之虚，按之弱如葱叶，下无根者，死。

问曰：北方肾脉，其形何似？

师曰：肾者，水也，其脉沉而石，肾病自得此脉者，愈。假令脉得实大者，则剧。

问曰：二月得毛浮脉，何以处言至秋当死？

师曰：二月之时，脉当濡弱，反得毛浮者，故知至秋死。二月肝用事，肝属木，脉当濡弱，反得毛浮者，是肺脉也。肺属金，金来克木，故知至秋死。他皆仿此。

立夏得洪大脉，是其本位。其人病身体苦疼重者，须发其汗。若明日身不疼不重者，不须发汗。若汗濈濈自出者，明日便解矣。何以言之？立夏得脉洪大，是其时脉，故使然也。四时仿此。

问曰：经说脉有三菽、六菽重者，何谓也？

师曰：脉人以指按之，如三菽之重者，肺气也；如六菽之重者，心气也；如九菽之重者，脾气也；如十二菽之重者，肝气也；按之至骨者，肾气也。

问曰：脉有阴阳，何谓也？

答曰：凡脉大、浮、数、动、滑，此名阳也；脉沉、涩、弱、弦、微，此名阴也。凡阴病见阳脉者生，阳病见阴脉者死。

本条所言者，为脉证不相应时之一般规律。其言阴病者，指病见虚寒证也；阳病者，指病见实热证也。阳脉者，证气血有余也；阴脉者，证气血不足也。故阴病见阳脉，即证见虚寒而气血有余，当气血复时则其病当愈，故曰生；阳病见阴脉者，即证见实热而气血不足，气血不足以应证，则其病当剧，故曰死。

　　然此仅为一般规律，临证亦可见阴病见阳脉、阳病见阴脉，此即所谓证真脉假与证假脉真之辨也。其实证与脉皆真，只不过与其原定之名义不符，故谓之假也。如大承气汤证，其病燥实热，其脉亦可见迟，此即阳病见阴脉。然其所以脉迟者，以气血因实热而壅塞，故脉反见迟也，非气血因虚寒而动力不足之脉迟也。此实际与原名之义不符，故谓之假也。

　　问曰：脉有残贼，何谓也？

　　师曰：脉有弦、紧、浮、滑、沉、涩，此六脉名曰残贼，能为诸脉作病也。

　　寸口脉微而缓，微者卫气疏，疏则其肤空；缓者胃气实，实则谷消而水化也。谷入于胃，脉道乃行，水入于经，其血乃成。

　　本条明言，胃肠乃血运、水运之始，为脉之源也。胃肠或寒或热，皆能影响人体血运、水运之正常运作，从而影响人之脉象也。后文之桂枝汤证、白虎汤证等，皆胃肠之寒热影响血运、水运，其脉亦随之变也。

　　寸口诸微亡阳，诸濡亡血，诸弱发热，诸紧为寒。诸乘寒者，则为厥，郁冒不仁，以胃无谷气，脾涩不通，口急不能言，战而栗也。

　　病人脉浮者在前，其病在表；浮者在后，其病在里。

　　前者，即病之早期也；后者，即病之后期也。此条所言者，即外感病早期见浮脉者，为表证；中后期见浮脉者，则主里证。其中期见浮脉者，可能为里热证；后期见浮脉者，可能为里虚证也。故脉见浮者，未必皆为表证也，当脉证结合方得其真也。

　　师曰：脉，肥人责浮，瘦人责沉。肥人当沉，今反浮，瘦人当浮，今反沉，故责之。

肥人肌肉丰盛，桡动脉藏于其中，故其脉当沉。若见脉浮则为不正常，故责之。瘦人肌肉不丰，桡动脉显于其外，故其脉当浮。若见脉沉，则为不正常，故责之。

同理，临床所见水肿之患者，由于肢体水肿，故脉体多沉，此时若复感外邪，不能因其脉不浮而谓其无表证也。

师曰：脉病人不病，名曰行尸，以无王气，卒眩仆不识人者，短命则死。人病脉不病，名曰内虚，以无谷神，虽困无苦。

问曰：翕奄沉，名曰滑，何谓也？

师曰：沉为纯阴，翕为正阳，阴阳和合，故令脉滑，关尺自平。阳明脉微沉，食饮自可。

问曰：寸口脉浮微而涩，然当亡血，若汗出，设不汗出者云何？

师曰：若身有疮，被刀斧所伤，亡血故也。

问曰：人病恐怖者，其脉何状？

师曰：脉形如循丝，累累然，其面白如脱色。

问曰：人不饮，其脉何类？

师曰：其脉自涩，唇口干燥也。

问曰：人愧者，其脉何类？

师曰：脉浮，而面色乍白乍赤。

脉阴阳俱盛，大汗出不解者，死。脉阴阳俱虚，热不止者，死。脉至乍数乍疏者，死。脉至如转索，其日死。谵言妄语，身微热，脉浮大，手足温者，生。逆冷，脉沉细者，不过一日，死矣。

问曰：寸脉沉大而滑，沉则为实，滑则为气，实气相搏，血气入脏即死，入腑即愈，此为卒厥。何谓也？

师曰：唇口青，身冷，为入脏，即死；如身和，汗自出，为入腑，则愈。

问曰：脉脱入脏即死，入腑则愈，何谓也？

师曰：非为一病，百病皆然。譬如浸淫疮，从口流向四肢者可治，从四肢流来入口者不可治。病在外者可治，入里者则死。

据廖崇文先生考证，上面两段问答原意是阐述卒厥病的病理转机和症状表现。上一条问者的目的是要求解释寸脉沉大而滑是卒厥的脉，而病却有入脏入腑生死不同的道理。但师曰以下只是说出了入脏入腑的道理，问者仍不明白，便在下一条继续再问："脉脱入脏即死，入腑则愈，何谓也？"此处之"脱"作"或"字解，《辞源》《康熙字典》都有这个释义。此处之"脉"，即指上一条的脉象。于是老师就进一步给他作解释。

廖崇文先生将上面的两个问答翻译如下：

问：寸口脉象沉大而兼滑，沉属实，滑属气，实与气互相搏结，侵入五脏就会死亡，侵入六腑病就会痊愈，这种病证叫作卒厥，这是什么道理呢？

答：病人口唇出现青色，身体发冷，是病邪入脏入里的象征，可能很快会死亡；如果汗出，身体温和，这是病邪入腑向外的象征，病很快就会好转。

问：同是寸脉沉大而滑的卒厥病，何以会有入脏或入腑的区别，这是什么道理呢？

答：不仅是卒厥病如此，任何疾病都是这样，因为"经脉是脏腑的隧道，为邪气所遍（赵良语）"，都有或出外、或入内、或出表、或入里、或入脏、或入腑的可能。以显而易见的浸淫疮为例，从口部向四肢（向外）蔓延的易于治疗，从四肢向口部（向里）蔓延的就难以治愈。总的一句，凡病证从里向外、达外、入腑的好治；从外向里、入里、入脏的便不好治。

问曰：脉病，欲知愈未愈者，何以别之？

答曰：寸口、关上、尺中三处，大小、浮沉、迟数同等，虽有寒热不解者，此脉阴阳为和平，虽剧当愈。

问曰：凡病欲知何时得，何时愈。

答曰：假令夜半得病，明日日中愈；日中得病者，夜半愈。何以言之？日中得病，夜半愈者，以阳得阴则解也；夜半得病，明日日中愈者，以阴得阳则解也。

大下之后，复发汗，小便不利者，亡津液故也。勿治之，得小便利，必自愈。

凡病若发汗，若吐，若下，若亡血、亡津液，阴阳自和者，必自愈。

凡得病，厥脉动数，服汤药更迟，脉浮大减小，初躁后静，此皆愈证也。

阴阳自和，必自愈者，乃指体内无障碍后，人体自能抵抗，调节自身机能而病愈也。

其言厥脉动数者，盖以伤寒言之。其人身有大热，故其脉动数或浮大而躁，即服汤药，数脉转迟，浮者减，大者小，躁者静，此等皆为表解热退之征，故曰愈证也。

病有发热恶寒者，发于阳也；无热恶寒者，发于阴也。发于阳，七日愈；发于阴，六日愈。以阳数七，阴数六故也。

本条所言者，乃阳证（太阳病）与阴证（少阴病）之别。太阳病者，人体机能壮旺，受寒邪之后，能奋起抵抗，故见发热恶寒，后文桂枝汤证、麻黄汤证也；若其人内虚不足、人体机能低下，即病见少阴、太阴，遭受寒邪，正气不足以驱寒于外，又受寒邪所袭，故只见恶寒，不见发热。此后文麻黄附子甘草汤证、麻黄附子细辛甘草汤证是也。

文中"发于阳，七日愈；发于阴，六日愈"，即谓病发于表者，七日人体正气当复而病当愈，病发于里者，六日人体正气当复而病当愈也。其所以病发于里，自愈之期为六日，较病发于表之自愈期少一日者，以人体正气之复，为血运、水运正常后机能自复。而人体血运、水运皆由里而外，故其自愈者，里较表为先也。

《阴阳大论》云：春气温和，夏气暑热，秋气清凉，冬气冷冽，此则四时正气之序也。冬时严寒，万类深藏，君子固密，则不伤于寒，触冒之者，乃名伤寒耳。其伤于四时之气，皆能为病。

此君子春夏养阳，秋冬养阴，顺天地之刚柔也。

脉盛身寒，得之伤寒；脉虚身热，得之伤暑。暑病者，热极重于温也。

伤寒咳逆上气，其脉散者死，谓其形损故也。

春夏养阳、秋冬养阴者，盖春夏之时，天气温热，人之体表因之而热，人体为减温散热，血运、水运多集中于表以散热发汗。血与津盈于此则绌于彼，故体内之脏器尤其是胃肠，多因血与津不足而虚寒，故宜养其内之阳也。是以古人有春夏吃姜之说，盖欲姜之温热助胃肠之血运、水运也。《经方实验录》中云：桂枝汤方独于夏令为宜。又云：桂枝汤实为夏日好冷饮而得表证者之第一要方，即谓其为治夏季感冒最有效之方，其原理亦根于此。而临床见夏季轻易即感冒者，亦多为胃肠虚寒之辈，可反证之也。反之，秋冬之时，天气寒冷，人之体表因之而寒，人体为增温保热，血运、水运多集中于里以生温去寒，故体内之脏器尤其是胃肠，多因血与津聚于其处而积热，故宜养其内之阴也。是以古人有秋冬吃萝卜之说，欲萝卜之清热攻下，以清胃肠之火、去胃肠之燥结也。

其言脉散者死。盖伤寒为外感之病，若有咳逆上气，当为肺有寒饮，是为实证。证实者，脉亦当实，必不至散，如其脉散，则咳逆上气为下虚之真气不摄。外似有余，中则无主，病情脉理本是可危，而又合以伤寒之邪，是为证实脉虚、脉证相反，此即阳病见阴脉者，死也。

凡作汤药，不可避晨夜，觉病须臾，即宜便治，不等早晚，则易愈矣。若或差迟，病即传变，虽欲除治，必难为力。服药不如方法，纵意违师，不须治之。

凡发汗温暖汤药，其方虽言日三服，若病剧不解，当促其间，可半日中尽三服。若与病相阻，即便有所觉。重病者，一日一夜当晬时观之。如服一剂，病证犹在，故当复作本汤服之。至有不肯汗出，服三剂乃解。若汗不出者，死病也。

以上所言者，乃作汤药之法也，临床遵而用之，其效更佳。

太阳篇（抵抗开始篇）

太阳之为病，脉浮，头项强痛而恶寒。

欲自解者，必当先烦，烦乃有汗而解，何以知之？脉浮，故知汗出而解。

夫病脉浮大，问病者，言但便硬尔。设利者，为大逆。硬为实，汗出而解，何以故？脉浮当以汗解。

太阳病欲解时，从巳至未上。

本节乃太阳中风、太阳伤寒、太阳温病的共同特征，故概之为太阳病之大纲。

其言脉浮者，盖人初受风寒所激，肌表血运不畅，心脏欲奋发使血运加速而解肌表血运不畅之症也，故见脉浮。是以后文麻黄汤证条中有"脉但浮而用麻黄汤者"也，此用药助心脏血运之力，使肌表得温而表病解也。若心脏长期奋发，其功用则渐见衰弱，故其脉见沉微。此时则当用附子强心，振奋其功能。

其言欲自解而必当先烦者，盖血运加速则胃肠热，胃热上冲脑神经则烦也。服桂枝汤后见烦者，也是此理。后文大青龙汤证之烦及白虎、承气汤证之烦，皆是胃热致烦也。

末句之意，盖巳至未时乃外界温度最高之时，最易使人肌表之血运不畅因外温而解也。

人体受风寒所激之后，奋起抵抗之开始即为太阳病，其为表病而里未见也。

桂枝汤

太阳病，发热，汗出，恶风，脉缓者，名为中风。

太阳病，头痛，发热，汗出，恶风，桂枝汤主之。

桂枝汤方：

桂枝 15 克，白芍 15 克，生姜 15 克，炙甘草 10 克，大枣 4 枚。

服已须臾，啜热稀粥一升余，以助药力。温覆令一时许，遍身漐漐，微似有汗者益佳，不可令如水流漓，病必不除。若一服汗出病差，停后服，不必尽剂；若不汗，更服，依前法；又不汗，后服小促其间，半日许，令三服尽。若病重者，一日一夜服，周时观之。服一剂尽，病证犹在者，更作服。若汗不出，乃服至二三剂。禁生冷、黏滑、肉面、五辛、酒酪、臭恶等物。

周时者，满十二时辰为一周也，即一天之意。

太阳中风，阳浮而阴弱。阳浮者，热自发；阴弱者，汗自出。啬啬恶寒，淅淅恶风，翕翕发热，鼻鸣干呕者，桂枝汤主之。

《伤寒明理论》云："翕翕发热者，谓若合羽所覆，明其热在外也。"其与后文承气汤所言之蒸蒸发热者相比，蒸蒸者，谓若熏蒸，明其热在内也。

太阳病，初服桂枝汤，反烦不解者，先刺风池、风府，却与桂枝汤则愈。

太阳病，外证未解，脉浮弱者，当以汗解，宜桂枝汤。

太阳病，外证未解，不可下也，下之为逆，欲解外者，宜桂枝汤。

伤寒发汗已解，半日许复烦，脉浮数者，可更发汗，宜桂枝汤。

此处所以脉数者，盖人发热时，体温每升高 1℃，则心率增加 10 次左右，故发热则心跳加速，心跳加速则见脉数也。此即前文恽铁樵先生所言脉之迟数不足以证寒热者也。

太阳病，先发汗不解，而复下之，脉浮者不愈。浮为在外，而反下之，故令不愈。今脉浮，故在外，当须解外则愈，宜桂枝汤。

太阳病，发热汗出者，此为荣弱卫强，故使汗出，欲救邪风者，宜桂枝汤。

病人脏无他病，时发热，自汗出而不愈者，此卫气不和也。先其时发汗则愈，宜桂枝汤。

病常自汗出者，此为荣气和，荣气和者，外不谐，以卫气不共荣气谐和故尔。以荣行脉中，卫行脉外，复发其汗，荣卫和则愈，宜桂枝汤。

荣者，荣养也，即血；气者，功能也。荣气者，血运行之功能也，即血运。《素问·痹论》曰："荣者，水谷之精气也，和调于五脏，洒陈于六腑，乃能入于脉也。故循脉上下，贯五脏，络六腑也。"《灵枢·邪客》曰："营气者，泌其津液，注之于脉，化以为血，以荣四末，内注五脏六腑。"

卫者，护卫也，即水液，盖人体结缔组织中之水液护卫于外也。卫气者，水液运行之功能也，即水运。《素问·痹论》曰："卫者，水谷之悍气也，其气慓疾滑利，不能入于脉也，故循皮肤之中，分肉之间，熏于肓膜，散于胸腹。"《灵枢·本脏》曰："卫气者，所以温分肉，充皮肤，肥腠理，司开合者也。"所谓荣行脉中，即血行于血管之中也；卫行脉外，即水液运行于血管壁之结缔组织（三焦之一部分，血与津也因其同处而得互相渗透、交换）也。

明乎荣卫之理，则上述三个条文所言者自明也。

师曰：妇人得平脉，阴脉小弱，其人渴，不能食，无寒热，名妊娠，桂枝汤主之。于法六十日当有此证，设有医治逆者，却一月，加吐下者，则绝之。

门纯德老中医云：妊娠两个月以后到三个月以内这段时间，孕妇体内有一新生物在子宫内安居，而且还需要各种营养，这时孕妇的体内环境（内分泌）就会有所改变。此时孕妇就会难受，不适，似感冒又不像感冒，全身酸痛困倦，吃东西不香，选择性很强，懒怠，嗜睡，晨起恶寒，中午烦躁，尤其是午饭后非要睡上一会儿，这就是一种"夺血"的征兆。因为婴儿所需的营养物质，需要通过血液循环才能从母体的胎盘过去，妊娠妇人的这种不适感觉就叫作"营卫不和"。我给她调和营卫，诸症就会自除。一些人总是机械地理解妊娠妇人不能用"桂"，这种认识是片面的。

产后风，续之数十日不解，头微痛，恶寒，时时有热，心下闷，干呕汗出，虽久，阳旦证续在耳，可与阳旦汤（即桂枝汤）。

阳明病，脉迟，汗出多，微恶寒者，表未解者，可发汗，宜桂枝汤。

伤寒，不大便五六日，头痛有热者，与承气汤。其小便清者，知不在里，仍在表也，当须发汗。若头痛者必衄，宜桂枝汤。

病人烦热，汗出即解，又如疟状，日晡所发热者，属阳明也。脉实者，宜下之；脉浮虚者，宜发汗。下之，与大承气汤；发汗，宜桂枝汤。

太阴病，脉浮者，可发汗，宜桂枝汤。

太阳病，下之后，其气上冲，可与桂枝汤，方用前法。若不上冲者，不可与之。

吐利止，而身痛不休者，当消息和解其外，宜桂枝汤小和之。

下利，腹胀满，身体疼痛者，先温其里，乃攻其表，温里宜四逆汤，攻表宜桂枝汤。

伤寒，医下之，续得下利清谷不止，身疼痛者，急当救里，后身疼痛，清便自调者，急当救表。救里宜四逆汤，救表宜桂枝汤。

伤寒大下后，复发汗，心下痞，恶寒者，表未解也。不可攻痞，当先解表，表解乃可攻痞。解表宜桂枝汤。

太阳病三日，已发汗，若吐，若下，若温针，仍不解者，此为坏病，桂枝不中与之也。观其脉证，知犯何逆，随证治之。

桂枝本为解肌，若其人脉浮紧，发热汗不出者，不可与之也。常须识此，勿令误也。

桂枝汤证之病理，概而言之，内则血运不畅兼胃肠虚寒（其重点在胃，影响及肠，故言之胃肠），外则皮肤、毛孔受寒，血运不畅，毛孔括约肌痉挛而处于半开合状态，故俗称此为胃肠型感冒。

人之胃肠与皮肤之间的连接枢纽为三焦。当饮食入胃肠之后，其营养津液、水液即被吸入三焦，输注到全身各处。近于皮肤处之三焦部分为腠理，机体通过腠理将水道中的代谢产物送至皮肤毛孔，排出体外而成为汗液。

当人体血运不畅、胃肠虚寒时，送至皮肤及身体各处之营养津液及温度均低，皮肤及身体各处营养、温度不足，故常感畏风、畏寒，剧者可见夏日而以头巾包头也（若见此症可助以附子，若兼见痰饮者则当用真武汤之类）。

人体血运不畅、胃肠虚寒则三焦之津液因之而冷，冷则运行不畅而生水浊，机体奋起抵抗，将其排出体外则为清涕（反之，若胃肠热则其涕为黄浊也），其从气管、食道溢出者则为稀痰（即水气），循经上冲于肺则咳嗽也，故其人常鼻流清涕且咳嗽。后文太阴篇云："中寒家，喜欠，其人清涕出，发热色和者，善嚏。"即为此理。中寒家者，即脏器功能低下，血运不畅而整体呈虚寒之人。因胃肠虚寒之人多血运不畅，肌表血运不畅则皮肤毛孔松弛，是以多为表虚也，故每易受风寒而感冒，即太阳中风也。又胃肠虚寒之人肌表毛孔松弛，故食热食、热饮或稍为运动则大汗淋漓，此时不可因其汗多，而误认为胃热汗出也。临床所见，凡暑月易汗且易感冒者，多为胃肠虚寒之人，此不可不知。

人体血运不畅且胃肠虚寒，则病可见胃痛、腹痛、下利等症也。是以太阴篇又云："中寒，其人下利，以里虚也，欲嚏不能，此人肚中寒。"

人受风寒所袭，人身之司温功能奋起抵抗欲解表之寒，血运增速则发热，水运增速则汗出。其发热汗出的现象有二：一是其人血运不济，胃肠虚寒，三焦水冷，毛孔受风寒所袭而处于半开合状态，故可见发热而时有凉汗出也。这种发热汗出并不剧烈，轻者仅可见皮肤湿润而已。二是肌表血运不畅，午后至早夜胃功能增强，或平卧时血运加速，人体奋起抵抗，使血运加速欲解其表也，故可见发热、汗大出，甚者可自觉身烘热而汗大出，湿透衣衫也。此文中"病人脏无他病，时发热，自汗出而不愈者"所言也。临床上，这种肌表血瘀发热又须和血虚发热进行辨别。血虚发热者多见于夜间，乃气血不和，间有瘀滞，治宜用桂枝茯苓丸等活血补血、凉血去瘀之属。若为受惊所致，或兼见水运不畅，不能濡养神经者，则宜更加龙骨、牡蛎也。

人体受寒之后，血运奋起抵抗，则头部充血而运行不畅，压迫头部神经，故可见头痛。

人体胃肠虚寒则肠蠕动无力，肠蠕动无力则可见大便不畅或便秘。此种便秘，其始大便并不燥硬，积久则可变为燥屎。

此种表郁便秘为病者，外见太阳证，内则见阳明证，依法当先解表后攻里，然临证每见表解之后，其里常不药而自通，盖人体气血盈于此则绌于彼。表束之时，人之元气只顾应付表证，无暇及里；表解之后，元气自能反旌对里，则里亦解。故治病逢表束里张之证，若其便闭未越三日，可暂置通里而不顾，待其表解后便自通也。后文麻黄汤证中，太阳阳明合病之喘而胸满及阳明病之无汗而喘，皆用麻黄汤治之，亦是此理。是以治病之时，当明证候与人体之形能（即气血）变化之理。证候者，为人体局部疾病之表现。形能者，为人体整体元气之表现。明证候发生之机理，知人体整体气血之变化，才不会因治局部之病而害整体。

关于脉见阳浮而阴弱者，盖太阳病之脉浮，非寸关尺三部皆浮也。因病在表、在上，故关前之阳脉（即寸脉）必浮；病不在里、在下，故关后之阴脉（即尺脉）稍弱。弱者，不盛之意，非阴虚之弱。故阳浮而阴弱，表示里未受邪，尺脉不与寸脉同浮，即前所言表病而里未见之义。

桂枝汤之药理，概而言之，能促血运、温胃肠也。

其用桂枝者，因桂枝能促动脉之血运，故曰桂枝为阳药。动脉之血由心脏发射，外达于毛细血管，其范围由小而大。由于桂枝内含挥发油，能发散以助之，故曰桂枝发散为阳。又血之发射始于心脏，桂枝能助之，故曰桂枝通心阳也。前贤谓桂枝为血证禁药，盖当其人有出血倾向时，用桂枝则出血更多也。蒲辅周老先生曾云："此物用内热之人当先考虑动血之弊。"即为此意。

其用芍药者，以芍药能活静脉之血运，故曰芍药为阴药。静脉之血由毛细管收回，内归于心脏，其范围由大而小。芍药内含安息酸，能收敛之，故曰芍药收敛为阴。芍药能活静脉之血运，故能去静脉中之瘀血及血液滞留，解除身体各处肌肉之痉挛，故前贤曰芍药能散恶血也。因芍药能助静脉血归心，故《伤寒论》《金匮要略》中，凡症见胸满者即不用芍药。盖胸满者，多为血瘀于胸部，用之恐更增病也。

人体毛细血管周布全身，与肌肉、神经、汗腺等杂沓而居。服药后，桂枝、芍药二药使动静脉之血运加速，血运加速则势必发热，且较前之热尤甚；又动静脉血运加速，其血盈而运行速，皮肤毛孔之括约肌受温养而开合自如也；热激三焦，汗出而有节，此与剧烈运动之后心脏鼓动加速而汗出之理相同。明乎桂枝、芍药所以能促血运而治血运不济之理，则临床使用桂枝、芍药二药之法自可明也。故若欲血运趋表，则当多用桂枝，甚者当更加附子；若欲血运归里，则当多用芍药。此又可与四逆汤的加减运用进行对照比较，即可明其道理所在。四逆汤中，但用附子而少用芍药，亦为欲助血运趋表也。

其用生姜者，因其功能温胃止呕。故若胃寒重、呕多者，则当多加生姜之量，不可误认胃肠虚寒之汗多症为胃热汗多症，而减生姜之量。因生姜能温胃肠、去虚寒，所以病轻微感冒之后，服用姜汤即可发汗而愈。病胃寒，则胃收缩痉挛，使胃发热以自救，故曰寒主收引。胃寒轻者，用生姜即可；胃寒重者，则当用干姜、半夏；更重者，则当用吴茱萸。因生姜、半夏、吴茱萸皆能温胃，故均能治胃肠寒所致之呕吐、泄泻、痞满、多唾，只是药性轻重有别而已。多唾者，即口中唾液多，不时吐出。后文理中汤治多唾也，是以治胃寒之本。反之，胃肠热之多唾，则当选用泻黄散，加通便、去热、活水运之牛蒡子之属。胃寒而胃肌收缩可以致呕；反之，胃热则胃肌功能亢进，收缩力度加大，亦可致呕，此时则当用石膏之属以清其热而止呕也。生姜能温胃而促血运，又善于温经散寒止痛，后文桂枝新加汤重用生姜四两，治疗汗后筋脉失养之身疼痛，桂枝芍药知母汤重用生姜五两，治疗诸肢节疼痛、身体尪羸、脚肿如脱，皆可证之。李时珍于《本草纲目》中谓其："生用发散，熟用和中，解食野禽中毒成喉痹，浸汁点赤眼，捣汁和黄明胶熬，贴风湿痛。"临床上，余用桂枝汤合活络效灵丹加减治骨伤痹痛时，常重用生姜50克以上，其效颇佳。

其用大枣者，以大枣能保胃津，盖恐汗出过多将伤胃液也。大枣能大补津液，故前贤谓大枣恋湿。临床运用，若其人痰湿素盛，则大枣宜少用；若其人胃津素少，可多加大枣。

其用甘草者，以甘草能安肠补液。肠居胃下，胃失和则肠有受传之虞。甘草能安肠补液，保其在里之津也。人之体内，凡有黏膜之处，皆需津最多，而甘草不仅能补之，而且能修复其处之溃疡，故每用于津缺及溃疡之症。后文之甘草汤、桔梗汤、甘草泻心汤、黄连汤等用甘草者，皆此理也。甘草一药，有抗利尿之作用，能增强肾小管对钠的重吸收，长期服用或服量过大，能引起水肿、钠潴留、血钾降低等症，是以前人有"甘令中满""甘能助湿"之戒，故湿热、食积等实邪阻滞之痞满，当忌用甘草。后文中的三泻心汤证，虽也有痞满，然此等痞满为脾胃气虚所致，为气痞，而非水痞，故宜重用甘草补津而不避其痞满也。水痞、气痞虽皆为痞满，然证治并不相同，临床宜细加辨别。因甘草能恋湿，临床大剂量使用甘草之时，宜加泽泻、茯苓之属利湿行水，防止因过量使用甘草而出现水肿。

人之胃肠，性喜微温，温则能和。今胃肠受生姜、大枣、甘草三药扶护而和，血液循环又被桂、芍激励而急，表里两和，是以桂枝汤外能愈太阳中风之证，内能愈血运不畅而致之胃痛、腹痛及胃肠虚寒泄泻等。近代名医董廷瑶常以此方治小儿外感及厌食症。其治外感者，因小儿肌肤柔弱，肺脾不足，易见营卫失调、气血不足之症也。其治小儿厌食者，因小儿脾胃虚弱，机能不旺，食养不当，营养过剩，此气不足而形有余，故宜温养其阳以化其阴也。

人之血液，温则流畅，寒则凝滞，肌体受寒，血液不行，瘀阻则成冻疮、脑疽等。桂枝汤能促进动静脉之血运，故又能愈因血运不畅而产生之冻疮及脑疽等。

人之脑部供血不足则晕重疼痛，且多呵欠，桂枝汤能促进动静脉血运，故又能治后脑因供血不足而疼痛。人头部各处疼痛不同，其病因也不同。前额疼痛者，多为胃热上冲所致，属阳明头痛；后脑疼痛者，为供血不足，属太阳头痛；两侧头痛者，为血运与水运不畅，属少阳头痛。部位不同，病因不同，治方也异，临床宜细辨也。

服用桂枝汤之后，人之肠胃功能正常，能化谷食为精微，血乃渐滋，故桂枝汤又能治头晕、心悸、经事不调、冬季畏寒及手足不温等，故前贤又谓桂枝汤能补脾。

服用桂枝汤之后，人体血行既畅，则神经得以滋养，故可杜烦躁之渐，前贤又谓桂枝汤能疏肝、平肝。

明乎桂枝汤证之理，即可明四逆汤证之理，因两者之根本所治皆为中寒家，即血运不畅兼见胃肠虚寒者。

使用桂枝汤之时，若欲其药力归表，服汤后当啜热粥或加入表药，如黄芪、防风、薄荷之属，加速三焦水运，达到发汗以解除表寒之目的。若欲其药力归里，则不需啜粥或于方中加入解表之药。若发汗不得法，则汗或可郁于肌腠之间，而致周身瘙痒，此又不可不知。

临床运用时，稀痰多而致咳嗽者，可加山药、牛蒡子、黄芪、杏仁、桔梗之属；甚者可加麻黄、细辛、五味子、半夏、干姜而为小青龙汤也；若清涕多者，可更加苍耳、辛夷以助鼻部之水运也。服药后，血运畅、胃肠温，则三焦水液温，水运正常，则水浊自除，清涕及稀痰自去，故服后多可见呕出大量稀痰及口渴。口渴者，里温寒去之象也，与小青龙汤条之"服汤已渴者，此寒去欲解也"同理。

至于本节末第二句所言"气上冲者，可与桂枝汤"者，盖其人本属胃肠虚寒，今又以苦寒之药下之，其胃肠更寒，蠕动更加无力，气越积越多而往上冲也。其病理与桂枝加桂汤相同，但较之为轻。临床所见，肠得温则蠕动正常，气自然能正常排出，故凡肠部得温、腹泻欲愈之时，气即能正常排出。气能否正常排出，为肠功能正常与否之判断标准。

至于本节末句所言"桂枝本为解肌，脉浮紧，发热汗不出，不可与之"者，实为太阳病之基本治则，又是桂枝汤与麻黄汤之区别。桂枝汤证之肌表血运不畅较麻黄汤证轻，故曰解肌。解肌者，解除肌表痉挛也，是以每见自汗，轻者仅为皮肤潮润。麻黄汤证之肌表受寒严重，故曰表闭。人体肌表毛孔关闭，故其人皮肤干燥无汗也。肌表受寒，轻重有别，病重为麻黄汤证，若误投轻药桂枝汤，不唯汗不得解，反可因鼓舞血行，易致发黄、吐衄之变证，故病不愈而反重也，是以诫之曰"不可与之"也；反之，病轻为桂枝汤证，若误用重药麻黄汤，则可伤其津血，致发热更甚，津血受伤则胃中干燥，胃不和则卧不安，故可见失眠。此种病轻药重，致津伤胃燥之失眠，依轻重不同，又可分为三种情况：一是津伤胃燥轻者，即"太阳病，发汗后，胃中干燥，不得眠，其人欲得饮水者，少少与之，令胃气和则愈"；二是津伤胃燥较重而不得眠者，则当用当归、白芍、生地、麦冬、乌梅之属以补血补津也；三是津伤胃燥严重者，可见汗遂不止、发热心痛、惊悸失眠、筋惕肉瞤、振振动摇，此即"太阳病发汗，汗出不解，其人仍发热，心下悸，身动，振振欲擗地者，真武汤主之"，治当用真武汤以救误也。

又，温覆之法极为重要，惜乎今人多忽视而不用之。温覆者，欲助血运达表也。温者，服药后以热水浸脚或洗热水澡，使血运达表，周身暖和；覆者，进入被窝之中，保持全身温暖舒适也。凡欲血运达表者，皆需温覆，如后文之麻黄汤类方、葛根汤类方、竹叶汤方。

附：名医医案选录

一、师曰：我治一湖北人叶君，住霞飞路霞飞坊。大暑之夜，游大世界屋顶花园，披襟当风，兼进冷饮。当时甚为愉快，觉南面王不易也。顷之，觉恶寒，头痛，急回家，伏枕而睡。适有友人来访，乃强起坐中庭，相与周旋。夜阑客去，背益寒，头痛更甚，自作紫苏、生姜服之，得微汗，但不解。次早乞诊，病者被扶至楼下，即急呼闭户，且吐绿色痰浊甚多，盖系冰饮酿成也。两手臂出汗，抚之潮，随疏方，用：桂枝四钱，白芍三钱，甘草钱半，生姜五片，大枣七枚，浮萍三钱。加浮萍者，因其身无汗，头汗不多故也。次日，未请复诊。某夕，值于途，叶君拱手谢曰：前病承一诊而愈，先生之术，可谓神矣！（《经方实验录》）

二、佐景曰，虞师舜臣尝曰："一·二八之前，闸北有一老妇，其子服务于邮局。妇患脑疽病，周围蔓延，其径近尺许。启其所盖膏药，则热气蒸蒸上冒，头项不能转侧。余与余鸿孙先生会诊之，三日不见大效。四日诊时，天色已晚，见病者伏被中，不肯出。询其故，侍者曰，每日此时恶寒发热汗出。余乃悟此为啬啬恶寒、翕翕发热之桂枝汤证，即用桂枝五分，芍药一钱，加姜、枣、草轻剂投之。次日，病大减。遂逐日增加

药量，至桂枝三钱，芍药五钱，余三味亦加之，不增加他药。数日后，竟告痊愈云。"（《经方实验录》）

三、张某，43 岁，干部，1982 年 8 月 21 日初诊。双足麻木已逾八年，遇冷则小腿挛痛，针灸、服药，多治罔效。纳便正常，经汛如期，舌淡红，苔薄白，脉象沉缓。观其脉症，麻木既非气郁、血瘀所致，亦非痰饮阻滞引起。阴血虚弱，络脉失常乎？则亦似是而非。虽冥思苦想仍不识庐山面目。反复询问，得知自汗出，常恶风，多喷嚏。此风寒所伤，营卫不和也。《素问·逆调论》云："营气虚则不仁，卫气虚则不用，营卫俱虚，则不仁且不用。"不仁者，麻木也。治当调和营卫，营卫和谐，则不仁不用当自灭迹。拟：桂枝 10 克，白芍 10 克，炙甘草 6 克，生姜 6 片，红枣 5 枚。嘱药后服食热粥一碗，覆被取汗。二诊：药后微汗出，麻木几近消失。虑其病程久远，邪未全净，原方加党参 10 克，再进二剂。按：太阳病中风，应解肌发汗、调和营卫。本案因未及时合理以治，致病邪稽留八年之久，其中多治不效者，皆舍表求里，未予调和营卫也。营卫不和，应有发热、汗出、恶风、脉浮缓等症象。而本案虽有恶风、汗出，却不发热，且脉反沉。由此观之，汗出、恶风乃使用桂枝汤之关键症状。（《临证实验录》）

四、王右，无表证，脉缓，月事后期而少，时时微恶寒，背部为甚，纳谷减。此为血运迟滞，胃肠虚弱故也，宜桂枝汤以和之。方用：川桂枝三钱，大白芍（酒炒）三钱，炙甘草三钱，生姜三片，大枣十二枚。（《经方实验录》）

五、谢先生，三伏之天，盛暑逼人，平人汗流浃背，频频呼热，今先生重棉叠衾，尚觉凛然形寒，不吐而下利，日数十行，腹痛而后重，小便短赤，独其脉不沉而浮。大论曰：太阴病，脉浮者，可发汗，宜桂枝汤。本证似之。方用：川桂枝钱

半，大白芍钱半，炙甘草钱半，红枣四枚，六神曲三钱，谷麦芽（炒）各三钱，赤茯苓三钱。（《经方实验录》）

【按】对于受风寒所致的风寒泻，余常用本方加葛根、钩藤。若大便黏滞、小便不利则加茯苓，若兼见轻微便血，则加阿胶，其效颇佳。

六、一商人自汗症，达半年之久，延医服止涩收敛药如龙牡之类，数十帖之多，毫无寸进。请东台虎阜名医王子政治疗，询知病者无发热恶风症状，汗出不温，精神觉得疲倦，脉象弱而不振，温剂收涩药已遍服无效，乃予桂枝汤，不加增减，服五帖而愈。（《伤寒论阐释》）

七、笔者曾治一56岁男子，每日下午3时开始出现烘热，随后即见全身大汗出，以致湿透两层衣服。病程3月，十分痛苦。前医叠用滋阴敛阳、清热降火、益气固表、收涩敛汗等方法，效果不显。特别是用过收涩敛汗重剂之后，病人汗虽不出，但烦热特甚，以至难以忍耐。遂用桂枝汤，嘱其在下午1点半左右服药，服后多饮热水，保温发汗。每日只服一次药，第二天服药仍照上法，连服6剂而愈。3个月后，又有复发，再用6剂痊愈。（《郝万山伤寒论讲稿》）

【按】余曾用桂枝汤原方治产妇产后不久，夜间出现烘热后即大汗出之症，二剂而愈。

八、李士材治一人伤寒六日，谵语狂笑，头痛有汗，大便不通，小便自利，众议承气汤下之。脉之，洪而大，因思仲景云"伤寒不大便六七日，头痛有热，小便清，知不在里，仍在表也"。方今仲冬宜桂枝汤。众皆咋舌掩口，谤甚力，以谵语为阳盛，桂枝入口必毙矣。李曰：汗多神昏，故发谵语，虽不大便，腹无所苦，和其营卫，必自愈矣。遂违众议用之。及夜，笑语皆止，明日大便自通。（《续名医类案》）

九、邱某，女，27岁，北营村农民，1957年秋诊治。代述
病史：口干，咽焦，食欲不良，有时想吃，有时入口即吐，几
经延医服药，不见效果，继而不吃也吐。因病急特派人请余出
诊，余入门便看见患者仰卧于炕头，旁置一脸盆，内盛白水少
许。其母说每天能吐蛔虫数十条，已两日不进饮食，置盆以备
接吐之用，无寒热、头痛、鼻塞的外感证候，二便也无异常，
只是停经已两个多月。诊见颜面红润，唇舌皆燥，语言清晰，
脉象两寸洪数，关滑尺微。诊断为妊娠反应，恶阻。处以桂枝
汤加味，降逆止呕理之。方药：桂枝6克，生白芍12克，半夏
12克，川椒6克，竹茹12克，乌梅30克，麦冬12克，甘草6
克。水煎服。一服吐定，也稍能进食，宗前方加焦三仙12克，
生大黄5克，冬瓜仁10克。水煎空服，药后更感好转，母女皆
喜，病愈停药。讨论：《伤寒论》曰："妇人得平脉，阴脉小弱，
其人渴，不得食，无寒热，名妊娠，桂枝汤主之。"宗仲圣，仿
《千金方》治恶阻加麦冬、竹茹，因吐蛔又取乌梅丸之乌梅、川
椒为辨证之运用。恶阻者，妊娠二三月心烦、恶食、呕吐等
症谓之。仲景书虽无此名，而有是症，辨证用之，自然显效。
(《名老中医阎镛疑难病医案医话》)

麻黄汤

太阳病，或已发热，或未发热，必恶寒，体痛，呕逆，脉
阴阳俱紧者，名曰伤寒。

太阳病，头痛发热，身疼腰痛，骨节疼痛，恶风，无汗而
喘者，麻黄汤主之。

麻黄汤方：

麻黄 15 克，桂枝 10 克，杏仁 15 克，炙甘草 5 克。

上四味，以水九升，先煮麻黄，减二升，去上沫，内诸药，煮取二升半，去滓，温服八合。覆取微似汗，不须啜粥，余如桂枝法将息。

脉浮者，病在表，可发汗，宜麻黄汤。

脉浮而数者，可发汗，宜麻黄汤。

脉浮发热，口干鼻燥，能食者则衄。

太阳病，脉浮紧，发热身无汗，自衄者愈。

伤寒脉浮紧，不发汗，因致衄者，麻黄汤主之。

太阳病，脉浮紧，无汗，发热，身疼痛，八九日不解，表证仍在，此当发其汗。服药已微除，其人发烦，目瞑，剧者必衄，衄乃解。所以然者，阳气重故也。麻黄汤主之。

此节中言及衄及衄乃解者，盖汗血同源也，其在内则为血，在外则为汗。当人体发热，血液加速时，本当由汗出而解，今因毛孔闭塞而汗不得出，故血从人体血管最薄及人体最表之处溢出为之衄。血出之后，体内之热相对消散，轻者经人体自我调节后，毛孔得开可愈，重者热虽得暂时消散，而毛孔仍闭，不久又将发热也，故仍宜用麻黄汤解表发汗。

太阳病，十日已去，脉浮细而嗜卧者，外已解也。设胸满胁痛者，与小柴胡汤。脉但浮者，与麻黄汤。

太阳与阳明合病，喘而胸满者，不可下，宜麻黄汤。

阳明病，脉浮，无汗而喘者，发汗则愈，宜麻黄汤。

脉但浮，无余证者，与麻黄汤，若不尿，腹满加哕者，不治。

麻黄汤证之病理，为寒邪外犯皮毛，内侵肺脏，故其病位内在肺脏，外在皮肤。

其外犯皮毛者，盖肺主皮毛，司呼吸。人之皮肤布满毛孔，当毛孔开合正常时，其主要功能有二：

一、协助肺脏呼吸，由皮肤直接吸入氧气供人体所需。《干祖望医话》中"肺主皮毛"一篇就提到了关于日寇埋人致死和演员全身涂金致死两个例子，并在书中写道："以上两者，并不奇怪，因为缺氧致死。表面上看来人的氧气都是从鼻孔吸入，但更要知道皮肤也是吸氧的器官之一。原来早期的低级动物就是靠皮肤来吸入氧气的，经过亿万年漫长时日的进化，就演变成用鼻子呼吸。虽然皮肤的吸氧功能逐渐退化，但现在还有不少动物仍然保留着用皮肤吸氧的能力，人类也不例外。"

二、通过毛孔排汗散温以调节人体自身之温度，使之保持恒温状态。

当人体受寒气侵袭后，皮肤之毛孔自然关闭以减少散温来维持体温。若受寒轻，寒气散后自然恢复正常的开合状态；若受风寒稍重，毛孔处于半开合状态，则为桂枝汤证；若受寒严重，毛孔括约肌痉挛而使毛孔继续处于关闭状态，则将产生如下之病理状态（即为麻黄汤证）：

（一）毛孔关闭无法吸入氧气和呼出二氧化碳，人体氧气供应量不足，肺脏不得不加大呼吸力度以吸入更多的氧气和呼出二氧化碳，故表现为鼻扇而喘。二氧化碳呼出不足则可见气上冲而呕。

（二）毛孔关闭，人体氧气吸入不足，人体机能自我保护，自然减少脑及其他组织之活动量，故表现为嗜睡。

（三）毛孔关闭，散温不足，人体因对抗寒气而奋起反应，则生温不息。生温不止而放温不及势必发热，甚或高热。

（四）皮肤受寒不仅使毛孔关闭，还使皮肤之血液凝滞。血凝则全身皆痛也，特别是离心脏最远之四肢更为严重，故可见手足厥冷（嗜睡之人更为明显），此其外犯皮毛者之见症也。

静脉血归右心房之后，进入肺脏进行氧气交换变成动脉血。此为肺循环也，是故肺常充满血液。当人受风寒所袭时，内侵肺脏者，肺脏功能不振，血瘀于肺中，则肺泡因之闭塞为肺寒闭也。肺泡闭则难以进行氧气交换，人体因之咳喘促使肺泡开启，此肺闭而咳喘之理也。反之，当瘀血过久，肺因充血而发热或肺功能过于亢进，充血过多，使肺泡闭而为肺热闭，此即后文麻杏石甘汤证也。

又人受寒而血瘀于肺中，则血运不畅，水运亦因之不畅而失其常，是以其人或见小便不利，或见小便数，是以古人有"肺主肃降、主水道及形寒饮冷则伤肺"之说。

麻黄汤能改善肺循环，使血运、水运加速。其药理分析如下。

其用麻黄者，以麻黄功能收缩血管并使血运加速，故内则能开肺闭，外则能开毛孔之闭，故曰其能开肺气，即恢复肺之正常功能也。麻黄一药，章次公先生谓其功用有四：其一，内含麻黄素，能弛缓支气管之痉挛，制止黏液之分泌，故能止喘。小儿痉咳不止（如顿咳、百日咳、虾蟆咳）皆可用之，临床见咳嗽剧者，用之其效颇佳；其二，能亢进血压，活肺循环之瘀血，故能改善呼吸而止、气急鼻扇之症；其三，有强心作用，慢性支管炎续发症，如咯白沫痰、多气泡、呼吸困难等，即俗谓之痰喘，麻黄用之有效；其四，有利小便作用，能通利小便而止因周身浮肿引起之呼吸困难也。盖肿消则不压迫肺，而呼吸困难自然消除也。以麻黄能强心、促血运、活水运，是以后文如麻黄醇酒汤、麻黄连翘赤小豆汤又用以治黄疸，半夏麻黄丸用以活水运、去痰饮。《名医别录》又谓其有"止好睡"之功。

其用桂枝者，以桂枝功能活动脉之血而促血运。麻黄助桂枝，则血运更速，血运速则肺瘀血状态得解，肌表得温，从而达到表解汗出的目的。若其人内怯更甚，则可更桂枝为强心之力更强之附子，而成为麻附甘草汤；若其人寒甚或内有寒饮，则在麻附甘草汤的基础上更增细辛，则成麻附细辛汤。是以麻黄汤与麻附甘草汤、麻附细辛汤皆可治嗜睡之症，然则轻重有别也。不过，若其人内蕴湿热，如酒客之徒，则当去桂枝而改用羌活。此为蒲辅周老先生之经验，老先生曾云："桂枝汤有'若病酒客不可与'的告诫，不能注意了桂枝汤的'汤'而忽略了'桂枝'，此物用内热之人当先考虑动血之弊。寒热外束身痛者可去桂枝加羌活 3 克。"

其用杏仁者，以杏仁能止喘，又能开肺通肠。章次公先生则谓其内含氢氰酸，有麻醉咳嗽神经中枢之作用，故能止咳止喘，减少病人苦闷，用时宜重用之。又以其所含氢氰酸有止痛作用，且含有油脂，能润肠胃、弛痉挛，故又能治胃痛，且配当归、桃仁用之，其行滞化瘀止痛之效更佳。人之肺主血之小循环，血不利则为水，杏仁能开肺活水运，故前人谓其善开上焦、宣通肺气，为开肺要药。临床治湿者，也常加杏仁，谓之开肺之法也。杏仁止喘之功与麻黄近，故临床运用时，凡恐麻黄发散力大者，则每用杏仁代之，但因杏仁所含之氢氰酸有毒，可由胃肠吸收而引起吐泻、腹痛、头晕等中毒症状，故临床以不超过 30 克为度。

其用甘草者，以甘草安肠保津也。

以上四者合用，故肺及肌表之寒郁，可一汗而解也。

因麻黄汤能使人体之血运、水运加速，而血运、水运加速，则经肾之血亦多，故小便亦多，是以服麻黄汤后，多可觉脉搏加速，体温增高，汗出而小便多也。因麻黄汤能开肺利小便，故能治小便不利，古人谓之提壶揭盖之法也。因麻黄汤能发汗利小便，故又可治三焦水道不利之水肿也。

因麻黄汤能改善肺部及皮肤的血液循环，故古人谓之开毛窍、宣肺气，故又可治因受寒致痰滞清道而见寒闭失音者，即金实不鸣也；又麻黄汤能改善皮肤之血运，故又可用于因皮肤血运不畅所致之种种皮肤病变也，如前文中之"口烂食断"，即为其明证也；因麻黄汤能活血，故又能治各种跌仆瘀血、眼部瘀血病变（如歧视者）等。

麻黄汤加减：若其人胃气素弱，或病久而胃功能不振，则当加生姜、大枣，甚则加干姜、半夏、麦冬之属，以补胃阳和胃阴也。当代名医范中林先生临床最喜用麻黄加半夏汤，且云："麻黄汤加法夏者，其用有四：除湿化痰涎，大和脾胃气，痰厥及头疼，非此莫能治。"临床见风寒夹湿者，如头痛、睑肿之属，即用此方，其效颇佳。近代医家张锡纯先生运用此方时，每于本方中加知母，以助发表而清热，或于本方中加黄芪，以补阳助汗也。

文中所以先煮麻黄去沫者，盖古时所用之麻黄，多为新采，辛温之性烈，服后易因心率加快而致心烦心悸，故先煮以减辛烈之性。现今之麻黄，多为炙用，且放置已久，故无须先煮也。

麻黄汤与其他活血方之比较：当动脉血运不畅时，宜用桂枝甘草汤、麻黄汤，更甚者用桂枝附子汤、麻黄附子汤、阳和汤或四逆汤。

阳和汤之组成为麻黄 10 克，肉桂 3 克（寒重者加附子），炮姜 10 克，鹿角胶 10 克，熟地 30 克。曹颖甫谓其为人体外证属寒，即血络凝于寒湿者，如发背脑疽、膝盖忽然酸痛（鹤膝风早期）、骨槽风等之神方。临证见脑疽者，属阴性者方可用阳和汤，即见皮色不变而结块，脉微细者；若见皮色鲜红，化脓甚速者，则为湿热蕴蒸，非寒也，不可用之。他证皆类之。

当静脉血运不畅时，宜用芍药甘草汤，更甚者用芍药附子汤。

当整体血运不畅时，宜用桂枝汤，更甚者用麻黄汤加芍药，更甚者用四逆汤加芍药。

附：名医医案选录

一、师曰：予忆得丁甘仁先生逝世之一年，若华之母于六月二十三日亲至小西门外观看房屋。迨回家，已入暮。曰：今夜我不能亲视举炊，急欲睡矣。遂盖被卧，恶寒甚，覆以重衾，亦不温。口角生疮而目红，又极似热证。腹中和，脉息浮紧有力。温覆已久，汗仍不出，身仍无热。当时天时炎暑，但予：麻黄二钱，桂枝二钱，杏仁三钱，甘草一钱。服后，温覆一时，不动声色。再作一剂，麻、桂均为三钱，仍不效。更予一剂，如是续作续投，计天明至中午，连进四剂，了无影响。计无所出，乃请章生次公来商。次公按脉察证，曰：先生胆量，何其小也？曰：如之何？曰：当予麻、桂各五钱，甘杏如前。服后，果不满半小时，热作，汗大出，臭气及于房外。二房东来视，掩鼻而立，人立房外内望，见病者被上腾出热气。于是太阳病罢，随转属阳明，口干渴，脉洪大而烦躁。乃以调胃承气汤下之。嗣后病证反复，调理月余方愈。周身皮肉多作紫黑色，历久方退。（《经方实验录》）

二、汪某，以养鸭为业。残冬寒风凛冽，雨雪交加，整日随鸭群蹀躞奔波，不胜其劳。某晚归时，感觉不适，饮冷茶一大盅。午夜恶寒发热，咳嗽声嘶，继而语言失音。曾服姜汤冲杉木炭末数盅，声亦不扬。晨间其父伴来就诊，代述失音原委。因知寒袭肺金，闭塞空窍，故咳嗽声哑。按脉浮紧，舌上无苔，身疼无汗，乃太阳表实证。其声暗者，非金破不鸣，是金实不鸣也。《素问·咳论》云："皮毛者，肺之合也。"又《灵枢·邪气脏腑病形》云："形寒寒饮则伤肺。"由于贼风外袭，玄府阻闭，饮冷固邪，痰滞清道，治节失职所致。宜开窍宣肺气，不必治其喑。表邪解，肺气和，声自扬也。疏麻黄汤与之。麻黄9克，桂枝、杏仁各6克，甘草3克。服后，温覆取汗，易衣2次。翌日外邪解，声音略扬，咳嗽有痰，胸微胀，又于前方去桂枝，减麻黄为4.5克，加贝母、桔梗各6克，白豆蔻3克，细辛1.5克，以温肺化痰。继进两剂，遂不咳，声音复常。（《治验回忆录》）

三、陈某，年六旬。小贸营生，日在风雪行走，冬月感寒……病人云头痛甚不能转侧，足筋抽痛，不能履地，稍移动，则痛欲死，发热无汗，脉紧有力。乃太阳伤寒证也。即以麻黄汤取汗，果微汗出而头足痛减，稍能进食。以其元气素亏，继进桂枝新加汤四剂，痛减，食更增，调理月余，始能外贸。（《古方医案选编》）

四、本村宁某之亲戚，男性，年30余，自外地来就医。得嗜睡病已4年，终日倦卧而睡，呼之虽醒，移时又睡，外出行路倒于路旁立时即睡，深以为苦，虽四处求医，又皆不效。乃细查问其素体又毫无他疾，堪称健壮。只其脉象略见浮濡，当属阳气不振。沉思良久，不知从何处方。回忆《灵枢·口问》有"阳气尽阴气盛，则目瞑，阴气尽阳气盛，则寤矣"之句，但其未言人阳气因何不盛，病因何在又不得知，据何立法处方实乃犹豫不定。忽又忆起柯韵伯阳气开阖之论。人之嗜卧乃阳气从阖而不得开，当用麻黄汤从太阳以开阳气，使其开而不阖则病自除，乃处麻黄汤试与服之。麻黄3克，桂枝10克，杏仁10克，甘草6克，升麻3克，党参20克。水煎服，日两次。不料两剂服完，病人复诊时欣喜万分，连连诉说睁开眼了，已不再想睡觉了。病已转愈，乃依原方，麻黄用至 10 克，再服两剂，病未复发，乃欣然而归。一年后相遇，诉其病已痊愈。（《六经辨证实用解》）

五、昔有乡人丘生者病伤寒，予为诊视，发热，头痛，烦渴，脉虽浮数无力，尺以下迟而弱。予曰：虽属麻黄证，而尺迟弱，仲景云"尺中迟者，荣气不足，血气微少，未可发汗"。予建中汤加当归黄芪令饮。翌日脉尚尔，其家煎迫，日夜督发汗药，言几不逊矣。予忍之，但只用建中调营而已。至五日尺部方应，遂投麻黄汤，啜第二服，发狂，须史稍定，略睡，已得汗矣。信知此事是难，仲景虽云不避晨夜，即宜便治。医者亦须顾其表里虚实，待其时日，若不循次第，暂时得安，亏损五脏，以促寿限，何足贵也！（《普济本事方》）

六、陶尚文治一人，伤寒四五日，吐血不止，医以犀角地黄汤等治而反剧。陶切其脉，浮紧而数。若不汗出，邪化由解？遂用麻黄汤，一服汗出而愈。或问：仲景言衄家不可汗，亡血家不可发汗，而此用麻黄汤，何也？瑾曰：久衄之家，亡血已多，故不可汗。今缘当汗不汗，热毒蕴结而成吐血，当分其津液乃愈，故仲景又曰"伤寒脉浮紧，不发汗，因致衄者，麻黄汤主之"。盖发其汗，则热越而出，血自止也。（《名医类案》）

七、郝某，女，14 岁，学生，平遥增依涧村人，1974 年 3 月 2 日诊治。病史：患者因参加文艺演出，日夜排练节目，劳困交加，深夜出入，感受风寒，四肢疲惫，恶寒发热，鼻塞头痛，以致卧床不起。曾延医针药治疗，用费 6～7 元未见好转。另更一医处以参、术温补一方，嘱服三剂。服一煎后，患者浑身悉肿，颜面尤甚，余药不敢服用，其父又急又怕带女来院诊治。诊断：小女纳呆，身冷，二便不畅，无汗，身痛，头也不清，周身皆肿，颜面尤甚，苔腻色白，稍咳无痰，语言清亮，脉象浮迟而稍紧。辨证：劳倦疲困，正气虚，感受风寒，误补身肿。治法：辛温解表合助中气，处以麻黄汤加减。方药：麻黄4克，桂枝6克，生黄芪15克，杏仁9克，生姜皮15克。水煎服。嘱忌风避寒，勿急勿慌。药后津津然，全身出汗，头部出汗尤多，次日清晨肿消大半，全家与邻居称奇。继服二煎，肿消身轻，诸症消失而愈。讨论：本为太阳伤寒证，表证未解，恣用参、术补中固表，若闭门关贼，致毛窍闭塞，汗腺不通，阴寒拘束，邪不宣泄，结果浑身臃肿，纯属药之所为，非病之所有，应以为戒。(《名老中医阎镛疑难病医案医话》)

桂枝麻黄各半汤 桂枝二麻黄一汤

脉浮而大，浮为风虚，大为气强，风气相抟，必成瘾疹，身体为痒。痒者，名泄风，久久为痂癞。

二阳并病，太阳初得病时，发其汗，汗先出不彻，因转属阳明，续自微汗出，不恶寒。若太阳病证不罢者，不可下，下之为逆，如此可小发汗。

设面色缘缘正赤者，阳气怫郁在表，当解之、熏之；若发汗不彻，不足言，阳气怫郁不得越，当汗不汗，其人躁烦，不知痛处，乍在腹中，乍在四肢，按之不可得，其人短气，但坐以汗出不彻故也，更发汗则愈，何以知汗出不彻？以脉涩故知也。

太阳病，得之八九日，如疟状，发热恶寒，热多寒少，其人不呕，清便欲自可，一日二三度发。脉微缓者，为欲愈也。脉微而恶寒者，此阴阳俱虚，不可更汗、更下、更吐也。面色反有热色者，未欲解也，以其不能得小汗出，身必痒，宜桂枝麻黄各半汤。

桂枝麻黄各半汤方：

桂枝9克，麻黄5克，杏仁12克，芍药5克，生姜5克，炙甘草5克，大枣4枚。

清便欲自可，"清"者，通"圊"，本义为厕所。《说文解字》："厕，清也。"此处作上厕所解。《伤寒论》中清便即排便，清血即便血，清脓血即便脓血，下利清谷即泻下不消化之食物，清水即泻下水样便也。"欲"通"续"，即持续。可者，犹宜也。清便欲自可，即大便正常，里热未结也。

服桂枝汤，大汗出，脉洪大者，与桂枝汤如前法。若形如疟，一日再发者，汗出必解，宜桂枝二麻黄一汤。

桂枝二麻黄一汤方：

桂枝13克，麻黄5克，杏仁9克，芍药10克，生姜10克，炙甘草9克，大枣5枚。

以上两条皆为麻黄汤、桂枝汤两汤之合方，故皆属太阳病。

桂枝麻黄各半汤证之病理：其人本属胃肠虚寒，又受寒袭，机能奋起抵抗，故病如疟；血瘀于表，故面红赤，甚或红肿而痛；血瘀于表而不畅，故脉涩；汗不得出或发汗不彻，汗郁于肌腠，故痒。因其具桂枝汤、麻黄汤证之病机，故合二汤为用。若其人见津伤之候，如口燥咽痛等，则又宜加葛根、花粉之属。

桂枝二麻黄一汤证之病理：其所以病者，如文中所述，乃服桂枝汤后，其人大汗出，将息失宜，于汗出时又受风寒所袭，或其人本有血运不畅、胃肠虚寒之内因，于汗出时受寒所袭，故毛孔转闭而外见麻黄汤证。因其人胃肠虚寒之内因较重而外闭较轻，故重用桂枝汤而轻用麻黄汤也。

临床所见，麻桂合剂之症，其初起多为感冒，经误治后表郁而不畅，见寒热往来如疟状（其状多始于发热，继之大汗出，继而恶寒战栗），里有积热而见咳嗽、咽痛白腐、便秘等。故余每先用麻桂合剂解其表，除其往来寒热如疟状，继则用麻杏石甘汤加牛蒡子，除其咳嗽、咽痛白腐之症也。

太阳病恶寒发热如疟状与少阳病往来寒热之疟疾，表面上颇为相似，其实并不相同，其区别在于：凡发热恶寒一日再发（指发热两次，非发热恶寒两次），乃至一日数十度发，皆为太阳病，且多先发热后恶寒，故曰发热恶寒如疟状，方用麻桂合剂；若一日一发，乃至多日一发，期间有间隔，如无病之人者，为少阳病，且多先恶寒后发热，故曰往来寒热。

太阳病之所以发热恶寒如疟状者，盖发热、恶寒皆人体机能之反应。当人体肌表受风寒所袭之后，毛孔闭塞或处于半痉挛状态，血运不畅则为恶寒；人体奋起反应，使血运加速，生温功能亢进而肌表毛孔放温不及则为发热。论中所言者，即为其人伤寒延久不愈或太阳中风证汗出之时，又受风寒所袭，而毛孔为之闭塞（即轻微重感也）。毛孔闭塞则放温不及，人体奋起抵抗，生温功能亢进则发热。因其人本属血运不畅，胃肠虚寒，人体机能救济之力不足以解表，故其肌表仍属血运不畅，是以发热之后又可见恶寒，特别是离心脏最远端之四肢，更可因供血不足而见厥冷。以肌体救济之发热不能解除肌表血运不畅，故恶寒之感不能除却，人体不久又积蓄力量，重新救济，故又见发热。如此可见往来反复，故曰发热恶寒如疟状也。因人体血运之救济速度较快，故一日可见两次，甚者数十次也，是以用麻、杏、桂、芍促血运，生姜温和其胃肠，使血运救济有力。肌表血运得畅而温，则恶寒解；毛孔开放而使放温正常，则发热不再，汗出而病解。因其属肌表血运不畅，故名之太阳。

少阳病往来寒热之成因与太阳病不同。其所以寒者，乃三焦水道中水浊郁滞，水运不畅，水道之津液寒冷，则肌表受温不足而恶寒。人体为解除之奋起抵抗，而使水运加速，故发热。然因水道中有郁滞，故不久水运又暂缓，而发热自止。此期间因发热能暂解水液之寒，故发热之后，有较长时间如无病之人也。水道之中，郁滞不解，则恶寒之病源不除，则发热不能止也，故病见往来寒热。因人体水运起救济之速度较慢，故需一日乃至数日，甚或更久，始可见恶寒发热一度发也。以其病之根本属三焦水运不畅，故名之少阳病。

此麻桂合剂与柴胡汤剂应用之别，临床宜细加辨别也。

附：名医医案选录

一、王右，寒热往来，一日两度发，仲景所谓桂枝二麻黄一汤证也。前医用小柴胡汤，原自不谬，但差一间耳。川桂枝三钱，白芍四钱，生草三钱，生麻黄二钱，光杏仁五钱，生姜三片，红枣五枚。（《经方实验录》）

【按】余临床所见，此类病症最多，有见每日寒热往来两次至五六次者，且每用此方解表后，常宜用麻杏石甘汤继其后也。

二、万密斋治郑氏子。痘将见形，作痒不能禁……因思仲景《伤寒明理论》云：病身痒，此邪在表，欲出不得，桂枝麻黄各半汤；阳明经病，皮中如虫行，此肌肉虚也，建中汤。今此身痒，正是欲出不得出，与太阳证同，非阳明肌肉虚也，乃以各半汤去桂、杏，加升麻、葛根、牛蒡，一服痒止，痘出甚密。调治半月而安。（《伤寒论类方法案汇集》）

三、杨某，女，26 岁，蔚野村人。据其母言，1 岁麻疹后，疙瘩时起时伏，至今已 25 年。着凉、触冷或遇风吹拂，便疙瘩满身，成块汇片，肤痒难忍，越搔越痒，常致坐卧不宁。除此之外，别无不适，舌脉一如常人。麻疹后体弱阴亏，邪风乘虚而入，稽伏血分，致瘾疹时隐时现，终不得消失。宗治血灭风之理，予活血祛风。拟桂枝麻黄各半汤加味。麻黄 6 克，桂枝 6 克，赤芍 10 克，杏仁 6 克，甘草 4.5 克，川芎 6 克，生地 10 克，生姜 3 片，红枣 5 枚。二剂。二诊：药后微汗出，25 年之苦消于旦夕。近疲乏无力，动则汗出，此气虚也，原方减麻黄，加黄芪 15 克，续服三剂。后因牙痛来诊，知凤疾再未发生。（《临证实验录》）

【按】荨麻疹一证，有急、慢性之分。急性发作者为风热，宜用麻黄连翘赤小豆汤或麻杏石甘汤加蝉衣、苦参、银花；慢性者为风寒，则宜用本方或桂枝汤加蝉衣。若其人表有血瘀，则又加茯苓、桃仁之属。

师曰：病跌蹶，其人但能前，不能却，刺腨入二寸，此太阳经伤也。

太阳病，发热，脉沉而细者，名曰痉，为难治。

太阳病，发汗太多，因致痉。

夫风病，下之则痉，复发汗，必拘急。

疮家，虽身疼痛，不可发汗，汗出则痉。

病者，身热足寒，颈项强急，恶寒，时头热，面赤，目赤，独头动摇，卒口噤，背反张者，痉病也。若发其汗者，寒湿相得，其表益虚，即恶寒甚。发其汗已，其脉如蛇。

暴腹胀大者，为欲解，脉如故，反伏弦者，痉。

夫痉脉，按之紧如弦，直上下行。

陈逊斋老先生云："其脉如蛇"句，诸注家皆在"蛇"字上做文章，什么样的脉象曲如蛇呢？指下体会不到。其实这应是指疾病的动态变化，以脉言证。有种情况是"暴腹胀大"，即由太阳到阳明，往往可一下而愈。如脉反伏弦者，为痉病未解。从全段来看，不外说刚痉可用汗法，汗后有三种转归：一是误汗虚其虚，一是欲解，一是原病仍在，无任何变化。

痉病有灸疮，难治。

太阳病，发热汗出而不恶寒，名曰柔痉。

太阳病，发热无汗，反恶寒者，名曰刚痉。

痉病，本属太阳，若发热汗出，脉弦而实者，转属阳明也，宜承气辈与之。

风温为病，脉阴阳俱浮，自汗出，身重，多眠睡，鼻息必鼾，语言难出。若被下者，小便不利，直视失溲；若被火者，微发黄色，剧则如惊痫，时瘛疭，若火熏之。一逆尚引日，再逆促命期。

成无己之《伤寒明理论》曰：瘛者，筋脉急也；疭者，筋脉缓也。急则引而缩，缓则纵而伸，或缩或伸，动而不止者，名曰瘛疭，俗谓之搐是也。《内经》云：病筋脉相引而急，名曰瘛疭。瘛若契合之契也，疭若放纵之纵也。

桂枝加葛根汤 瓜蒌桂枝汤 葛根汤 葛根加半夏汤

太阳病，项背强几几者，反汗出恶风者，桂枝加葛根汤主之。

桂枝加葛根汤方：

葛根20克，桂枝10克，芍药10克，生姜15克，大枣4

枚，炙甘草 10 克。

太阳病，其证备，身体强几几然，脉反沉迟，此为痉，瓜蒌桂枝汤主之。

瓜蒌桂枝汤方：

瓜蒌根 10 克，桂枝 15 克，芍药 15 克，甘草 10 克，生姜 15 克，大枣 4 枚。

太阳病，发热而渴，不恶寒者，为温病。

太阳病，项背强几几，无汗，恶风，葛根汤主之。

葛根汤方：

葛根 20 克，麻黄 15 克，桂枝 10 克，芍药 10 克，生姜 15 克，大枣 4 枚，炙甘草 10 克。

先煮麻黄、葛根，去白沫，内诸药，去滓。覆取微似汗，余如桂枝法将息。

太阳病，无汗而小便反少，气上冲胸，口噤不得语，欲作刚痉，葛根汤主之。

太阳阳明合病者，必自下利，葛根汤主之。

太阳阳明合病，不下利，但呕者，葛根加半夏汤主之。

葛根加半夏汤方：

葛根 20 克，麻黄 15 克，桂枝 10 克，芍药 10 克，生姜 15 克，大枣 4 枚，炙甘草 10 克，半夏 21 克。

温服，覆取微似汗。

桂枝加葛根汤、瓜蒌桂枝汤与葛根汤证之病理为，内则津伤，外则表郁。其病位，内则为胃肠部，外则为身体血脉集中之处也。

津液者，人体内一切营养液体，包括精、血、汗、淋巴等。津液之得，来自于胃肠，且最多来自于肠，以三焦与肠相通。饮食入胃肠后，其水液即为三焦所吸入而为津液也。若肠部功能失调，水不得入三焦，则其人必缺津液而渴。

人体全身之组织皆靠津液以营养，津伤则不能营养血脉、神经、肌肉，尤以血脉、神经之敏感度最高，津液一缺则其症状立现。人之项背、眼部、肠部等处，皆神经密集之地，故对津伤之反应最速也，故病可见项强几几、眼红、下利等。

人之血脉也为津液所充，津伤则血道不充，故可见脉沉、迟、细、弦，甚则可见脉曲如蛇行也。

因其人内则津伤，外受风寒所袭，故仍有轻微恶寒之感，只是因津伤于内，且津伤化热极速，而致表寒难以觉察，故曰恶风。恶风、恶寒所言之风、寒者，本为互称，然恶寒重而恶风轻。若以恶风寒之轻重程度来比较，则太阳温病最轻，为恶风；太阳中风次之，为恶寒不恶风；太阳伤寒最重，为恶风又恶寒。

太阳中风、太阳伤寒皆太阳病而津液未伤者。若其人津液素伤，又受风寒所袭，则为太阳温病，即桂枝加葛根汤证、瓜蒌桂枝汤证与葛根汤证也。

太阳中风、太阳伤寒以其人津液未伤，故必不口燥渴；太阳温病以其人津液已伤，故必口燥渴或兼见项背强几几，甚则见项背反张，而成刚痉、柔痉。是以病见桂枝汤证，而兼见口燥渴、项背强几几时，用桂枝加葛根汤；其更甚者，则用瓜蒌桂枝汤；病见麻黄汤证，又兼口燥渴、项背强几几者，则当用葛根汤也。

以其人内有津伤，故临床不能误桂枝加葛根汤证、瓜蒌桂枝汤证与葛根汤证为桂枝汤证、麻黄汤证也，是以论中有"反恶寒汗出"之语。

若辨证不清而误用之，则表虽解而津更伤也，必致全身灼热，而为风温之病，即病因抵抗过度而转入阳明证也。风温之病，以其表里皆有热，故脉阴阳俱浮也。此与前文桂枝汤证之阳浮而阴弱相对应也。故治风温之病，当用阳明清热之法，方能得愈。是以条文再三申明：津液伤者，禁下、禁火也。盖津伤者，若下之、火之，则津伤更甚。津伤严重而又以下法攻之，则小便不利、直视、失溲之症先后可见也；津伤严重而又以火法治之，则发黄、惊痫诸症亦必先后而见也。

桂枝加葛根汤、瓜蒌桂枝汤与葛根汤之药理如下。

葛根、瓜蒌根（花粉）二药，均能清热生津止痛，且花粉清热生津之力较葛根强也。以此二药之性凉，故曰葛根、花粉能清热；葛根、花粉皆富含淀粉，有缓和包摄的作用，能使肠蠕动正常而止泻，肠吸收津液之功能正常，则三焦之津液运化也正常，故曰葛根、花粉能生津；人之津液运化正常，则人体各部，尤其是腰背项等部，因缺津致局部痉挛而引起之神经末梢疼痛也能自止，故曰葛根、花粉能止痛也。葛根能活水运，又能活血运，是以日人宇津木昆台谓其专主皮里之瘀血，且疏通项背至腰部之瘀血尤佳。《临床应用汉方处方解说》中即有葛根煎水浴洗以治下肢麻痹、手足挛急之记载。

临床见桂枝汤与麻黄汤证时，若兼见口燥渴、项背强几几，或更重之刚痉、柔痉、痉病等，即当用桂枝加葛根汤、瓜蒌桂枝汤或葛根汤等方。其中，血运不畅轻，而表虚有汗者，用桂枝加葛根汤或瓜蒌桂枝汤；血运不畅甚，而表实无汗者，则用葛根汤；津伤甚者，则可合葛根、花粉以用之。此三方皆为葛根汤类方，明乎葛根、花粉之功用，明乎桂枝汤、麻黄汤之功用，则葛根汤类方之功能自可明也。

条文中所以言葛根汤治太阳阳明合病者，盖肠之部位属阳明，其病又属太阳，故曰太阳阳明合病也。其下利者，乃肠部寒郁致也。临床所见，多为感冒之后而见腹泻，且多为晨起、饭后或活动量较大之时。盖此等时候，肠部被动加速蠕动而致腹泻也。方中麻、桂、芍行血运以温之，葛根改善其津液吸收功能，则水液得入三焦而下利自止也。

其言呕者加半夏，盖胃功能弱（胃寒）而致水饮积聚也，故加半夏助生姜以温胃阳，此与桂枝汤加半夏、麻黄汤加半夏等同理。

临床运用，葛根汤类方不仅可用于太阳温病等，还能治落枕。盖落枕为颈部受风寒所袭，局部见血瘀津伤，不能濡养项颈、肩背之肌肉所致，故病见颈部、肩背强几几也。

葛根汤类方又能治小儿麻疹初起之身热不扬、疹遏伏甚而不透发者。盖小儿生长迅速而需津多，若肠部津不得入三焦则津伤，又兼表闭者，则表现为疹遏而身热不扬，即俗称"白面痧"。

葛根汤类方又能治小儿急惊风，即发热抽风。盖此病为热灼津液，筋脉失养而致挛急。此病初起，若胃肠热盛，当用连翘散重加葛根、花粉；病久不愈，过用寒凉，或本属胃肠虚寒者，则当用本类方。

葛根汤类方又可用于积年之肩背凝结。盖人初受风寒之袭时，其症不显，血瘀津伤，凝积既久则成肩凝。其症见肩背凝结，酸痛不已，不能自转侧，用葛根汤往往可一汗而愈。葛根汤与柴胡桂枝汤、柴胡桂枝干姜汤三方皆能治肩背痛，然葛根汤之痛主要集中在脖子、后背中央部分，柴胡桂枝汤与柴胡桂枝干姜汤之痛则主要集中在肩胛及后背两侧。刘渡舟教授以为，脖子及后背中央一带为太阳经循行部位，而肩胛及后背两侧为少阳经循行部位，故当用柴胡类方剂。若痛在整个后背，两者也可合用，如柴葛解肌汤之属。临床运用柴胡、桂枝类方剂治肩痹（"五十肩"）之属，宜加白芥子以消肿止痛、通经活络。

葛根汤又可治不停眨眼及眼不闭，盖此二症皆因眼皮肌肉紧张痉挛所致。葛根汤能解除肌肉痉挛，故能治之。临床每加秦艽、钩藤，以此二药能改善血液循环，解除肌肉痉挛，使之松弛也。

葛根汤类方能活血补津，改善脑部血液循环，故又每每用于提神醒脑，改善疲劳也。

附：名医医案选录

一、师曰：南阳桥有屠宰公司伙友三人，一日同病，求余往诊。诊视既毕，心甚奇之，盖三人均病头痛，身恶寒，项背强痛，脉浮数。二人无汗，一人有汗。余乃从其证情，无汗者同与葛根汤，有汗者去麻黄，即桂枝汤加葛根。服后皆愈。后询三人何以同病，盖三人于夜半同起宰猪，深宵受寒之所致也。（《经方实验录》）

二、师曰：葛根汤治取效之速，与麻黄汤略同，且此证兼有渴饮者。予近日在陕州治一夏姓妇人。其太阳穴剧痛，微恶寒，脉浮紧，口燥。予用：葛根六钱，麻黄二钱，桂枝三钱，白芍三钱，生草一钱，天花粉四钱，枣七枚。按：诊病时已南归之前晚，亦未暇问其效否。及明日，其夫送至车站，谓夜得微汗，症已痊愈矣。予盖因其燥渴，参用瓜蒌桂枝汤意。吾愿读经方者，皆当临证化裁也。（《经方实验录》）

【按】太阳穴痛是太阳表病的辨证要点之一。若其人表证明显而里热不明显者，葛根汤为最佳选择；若其人表证明显且里热明显偏于肺胃者，麻杏石甘汤加葛根是最佳选择，这也从另一个角度说明麻杏石甘汤为麻黄汤化热入里；若其人表证不明显而肺胃热盛者，麻杏石甘汤当为首选；若其人无表证或表证不明显而里热明显偏于肠者，葛根芩连汤或黄芩汤又当为首选；同理，若其人外有表证，内有里热，且肺胃与肠热皆见者，又当合方以用之，余则常用葛根加麻杏石甘汤合黄芩加柴胡汤。

三、贾某，男，36 岁，素体健身强，为摔跤健将。因食不洁之物，患痢疾，住院三天，下痢不止，发热不退（常在 38℃以上），求服中药。患者禀赋素盛，虽下痢数日，面色不衰，舌淡红，苔腻微黄。询知发热，恶寒，汗出，痢下白多赤少，里急后重，昼夜十余行，肛门不热，口不苦，不渴，饮食不思，脉浮滑数，诊腹不胀满，亦无压痛。观其脉症，病属协热下痢。因表邪未解，宜用逆流挽舟法治之。然既非无汗、恶寒之葛根汤证，亦非喘而汗出、表里俱热之葛根芩连汤证，乃系表虚而里热未成之桂枝加葛根汤证。拟：葛根 30 克，桂枝 10 克，白芍 10 克，甘草 6 克，当归 10 克，木香 6 克。一剂。二诊：下痢日行二三次，发热减（37.5℃），微恶寒。章虚谷谓："有一分恶寒，亦当从温散。"遵此说，复拟原方，二剂得愈。（《临证实验录》）

【按】余用此方与葛根汤治类似之病时，对于恶寒重者，特别是自觉手足冰冷者，必遵药后温覆之法，要求病人先洗热水澡或用热水浸脚后服药，服药后立即用厚被温覆，效果显著。

四、李某，42 岁。1994 年 4 月 2 日以腹泻 2 年就诊。自述 2 年前曾患感冒，愈后大便次数增多，每日 5 至 6 次，每日晨起、饭后、活动量大时即欲如厕，急不可待。询知脘腹不胀，便溏不清稀；观其舌质正常，舌苔薄白；细审脉缓而兼有弦象。诊断：慢性腹泻。辨证：寒郁伤阳，津气不升。治法：散寒开郁，提气升津。方用葛根汤：葛根 40 克，麻黄 10 克，桂枝 15 克，白芍 15 克，生姜 15 克，甘草 10 克，大枣 20 克。上方水煎服，每日 1 剂。4 月 9 日再诊时，每日解便减至 2 次。效不更方，续服 3 剂，2 日 1 剂。2 年腹泻，半月痊愈。（《陈潮祖学

术经验研究》）

五、王某，男，7 岁，1996 年 10 月 16 日初诊。患乙型脑炎病，愈后颈项肌肉弛缓，头不能正常挺立，流涎，四肢运动正常，舌质嫩红，苔剥，脉细数。此为热病损伤阴津，筋脉失养所致。遂处《金匮要略》瓜蒌桂枝汤加味：花粉 20 克，桂枝 6 克，白芍 30 克，葛根 20 克，当归 10 克，甘草 6 克，生姜 6 克，大枣 5 枚（去核），7 剂。半月后其朋友转告，服药后颈项功能恢复正常。（《中医临证家诊集要》）

六、许某，女，35 岁。左半身汗出半年，恶风，手足屈伸无力，苔白润，脉缓。辨证给予桂枝汤加味，收效甚微，遂于原方中加入葛根 60 克。2 剂后自诉右侧半身有微汗，此营卫经络调和，气血津液畅行之象，继服 3 剂后左半身汗止，病告痊愈。（丁济良《中医杂志》）

【按】据丁济良先生之经验，重用葛根 30～60 克加入辨证方药中，治疗汗出偏沮症（即半身汗出），收效甚佳。

七、裴小孩，风邪外来，而津伤于内，自汗出，面赤头摇，转为柔痉。项背强直，目直视，头仰，是其据也。脉见沉迟，乃风寒所致。沉本痉脉，迟则为寒，亦在太阳经，与伤寒相似，其实不同。方用桂枝汤调和营卫以祛风寒之邪，加瓜蒌根清气分之热而大调太阳之经气，经气疏通则风邪自解矣。桂枝 4.5克，生白芍 9 克，炙甘草 3 克，天花粉 9 克，生姜 3 克，红枣12 枚。（《范文甫专辑》）

八、一人患痉病，昏昏不识人，已备后事，延余出诊。大小便皆无。余曰，幸而大小便不起，脉弦紧，或曰可救。以《伤寒论》葛根汤与之。下午服药，夜半起大便，竟一服而热瘥，二服而愈。按：大小便不起，乃指未见二便自遗，无正气虚脱之象，故曰"可救"。以葛根汤发汗解肌，药后热瘥、得大

便为津液承济，故一服而瘥，二服而愈。(《范文甫专辑》)

竹叶汤

太阳病，先下而不愈，因复发汗，以此表里俱虚，其人因致冒，冒家汗出自愈。所以然者，汗出表和故也。里未和，然后复下之。

问曰：新产妇人有三病，一者病痉，二者病郁冒，三者大便难，何谓也？师曰：新产血虚，多汗出，喜中风，故令病痉；亡血复汗，寒多，故令郁冒；亡津液，胃燥，故大便难。

产妇郁冒，其脉微弱，不能食，大便反坚，但头汗出。所以然者，血虚而厥，厥而必冒，冒家欲解，必大汗出。以血虚下厥，孤阳上出，故头汗出。所以产妇喜汗出者，亡阴血虚，阳气独盛，故当汗出，阴阳乃复。

产后中风发热，面正赤，喘而头痛，竹叶汤主之。

竹叶汤方：

竹叶12克，葛根15克，桂枝5克，炮附子5克，防风5克，人参5克，桔梗5克，生姜25克，甘草5克，大枣5枚。

温覆使汗出。颈项强者，炮附子加至8克；呕者，加半夏21克。

太阳病至此，则太阳中风、太阳伤寒、太阳温病之证全矣。

竹叶汤证之病理，概而言之，内则血虚津伤，外则风寒表郁也。

本证与桂枝加葛根汤证相比，两者同为太阳温病，然桂枝加葛根汤证仅为津伤而已，本汤证则为血虚津伤也。其表证较桂枝加葛根汤证轻，彼尚有轻微之恶寒，故曰恶风，本汤证仅为头痛而已，即使有恶风寒之症，亦极轻微；然其血虚津伤较桂枝加葛根汤证更重，故发热更甚，而面正赤。因二证同为表闭不开，故可见喘也；血虚津伤者，则口燥渴自不在言下也。

血虚津伤之人，以其血虚，故里多虚寒。胃肠虚寒之人则喜汗出，其理已于桂枝汤证处详解也。喜汗之人则表虚津伤，故易受风而病痉，其理已于葛根汤证处详解之。喜汗之人多津伤，胃肠缺津液之濡润，故常可见便秘，此即太阳病便秘之理，于桂枝汤处亦有详解。临床有"调和营卫、止汗、治便秘"之法，其理亦根于此。

竹叶汤之药理如下。

因本汤之血虚津伤程度较重，故用葛根之余，更加竹叶以清热生津。竹叶能清胃热而除烦，又能行血运而解表，兼能通水运而利小便，故为主药。用桂枝之余，更加附子、人参、防风、桔梗以助血运而解表，用生姜以助胃阳，其甚者更加半夏以温胃止呕，用大枣以补胃液，用甘草以安肠补液也。

桂枝加葛根汤证为太阳温病之轻者，本汤证为太阳温病之重者。其条文言产后者，欲人更明其血虚津伤之理。其所以治者，原不限于产后也。

其方加减：颈项强则更加附子之量者，以颈项强、汗出而津伤更甚也，故更增附子之量以温阳止汗也。此与桂枝加附子汤中加附子以治汗遂漏不止者同理。其呕加半夏者，欲用半夏以温胃阳止呕也。

历代前贤注解《伤寒杂病论》时，多谓太阳病一篇仅有桂枝汤、麻黄汤二汤。至曹颖甫先生之高徒姜佐景先生，于《经方实验录》中谓太阳病篇当有三方，即增入太阳温病之葛根汤类方也。余则谓太阳病篇当有四方，即当更加竹叶汤也。竹叶汤为葛根汤之进一步，其反面为竹叶石膏汤也。纵观《伤寒论》

《金匮要略》二书之全文，仅此四方要求药后温覆，盖皆欲其血运趋表也。由此可知，竹叶汤等四方皆属外有表证也。余等从上面竹叶汤之病理、药理分析也可明白，竹叶汤为太阳病篇之第四方，其理由是十分充分的。

附：名医医案选录

邓某，女，40岁。分娩四五日，忽然恶寒发热、头痛，其夫以产后不比常人，恐生恶变，急邀余治。患者面赤如妆，大汗淋漓，恶风发热，头痛气喘，语言滞钝，脉象虚浮多弦，舌苔淡白而润，询得口不渴，腹不痛，饮食二便俱无变化。已产数胎，皆无病难，向无喘疾，而素体欠强。仔细思量其发热恶风、头痛，是风邪在表之候；面赤、大汗、气喘，为虚阳上浮之征；语言滞钝，乃气液两亏。明系产后中风，虚阳上浮之征。幸喜发病不久，尚可施治，若稍迁延，法难图也。观其脉象虚浮而弦，已伏痉病之机矣。当温阳益气以调其内，搜风散邪以解其外，偏执一面，证必生变。《金匮要略》云："产后中风发热，面正赤，喘而头痛，竹叶汤主之。"乃师其旨，书竹叶汤原方一剂与之。淡竹叶三钱，葛根三钱，桂枝一钱五分，防风一钱五分，桔梗一钱五分，西党三钱，附片二钱，甘草一钱五分，生姜三片，大枣三枚，煎服。翌日复诊，喘汗俱减，热亦渐退，仍以原方再进一剂，三诊病已瘥矣。(《湖北中医医案选集》)

脉浮紧者，法当身疼痛，宜以汗解之。假令尺中迟者，不可发汗。何以知之然？以荣气不足，血少故也。

本条明言：里虚者不可发汗也。以其人外虽有麻黄汤证，若血与津不足，不可强发其汗。此与后文"少阴病，脉微，不可发汗，亡阳故也"之理相近。此时若强发其汗，则津血伤之更甚，恐有他变，故宜先用小建中汤加归芪之属补其津血，待尺脉实后，方可用麻黄汤解其表也。许叔微《普济本事方》中有详细记述，医案见前文麻黄汤条下之"名医医案选录五"。

咽中闭塞，不可发汗，发汗则吐血，气微绝，手足厥冷，欲得蜷卧，不能自温。

咽喉干燥者，不可发汗。

疮家，虽身疼痛，不可发汗，汗出则痉。

衄家，不可发汗，汗出，必额上陷脉紧急，直视不能眴，不得眠。

"必额上陷脉紧急"一句，原来多断为"必额上陷，脉紧急"，但是李今庸先生认为，这种断句是错误的。因为衄家发汗后，阴重伤而邪独盛，引起寸口之脉紧急固属可有，但导致额部陷塌则未见之，亦未闻之也，故当以"必额上陷脉紧急"为妥。"陷脉"者，指骨陷中脉。"额上陷脉"，即两额角陷中之动脉，亦是古人候脉部位之一，且临床所见邪实的急性发热病人每有两额陷中动脉紧急而显于目视中者。

眴者，瞬也。直视不能眴，即眼睛直视而不能动也。

亡血家，不可发汗，发汗则寒栗而振。

亡血家不可发汗者，盖亡血之人已血亏津伤，复发其汗则血亏津伤更甚，不能温煦全身，故可见寒栗而振也。

汗多者必亡阳，阳虚不得重发汗也。

汗家，重发汗，必恍惚心乱，小便已，阴疼，宜禹余粮丸（宜大承气汤）。

汗家，乃指阳明病多汗者。以其时常胃热多汗，故谓之汗家。胃热多汗而复发其汗，则津伤更甚，故其人可见恍惚心乱、烦躁谵语、小便已、阴痛也。

咳而小便利，若失小便者，不可发汗，汗出则四肢厥逆冷。

病人有寒，复发汗，胃中冷，必吐蛔。

本条言胃肠素寒之人，若感外邪，则当先温其里，后解其表，或用少阴篇麻附细辛汤之属。若误发其汗，则更伤胃肠之阳，而致胃肠更为虚寒。若其人素有蛔虫寄生，因蛔虫有喜温避寒之特性，常因肠寒而上行扰动，故而吐蛔也。

诸脉得数动微弱者，不可发汗。发汗则大便难，腹中干，胃躁而烦，其形相象，根本异源。

厥，脉紧，不可发汗，发汗则声乱、咽嘶舌萎、声不得前。

脉浮数者，法当汗出而愈。若下之，身重心悸者，不可发汗，当自汗出乃解。所以然者，尺中脉微，此里虚，须表里实，津液自和，便自汗出愈。

诸逆发汗，病微者难差；剧者言乱，目眩者死。

本节所言者，为血虚及津液内伤者禁汗之，盖汗与津血同源也。汗之则血与津更伤，可见种种血伤、津伤、津竭之变证也。其言身重与心悸同见者，乃气虚（即阳虚，动脉血运不畅也）。若兼见尺脉微，则为里虚寒不足也。

凡伤寒之病，多从风寒得之，始表中风寒，入里则不消矣。未有温覆而当不消散者，不在证治，拟欲攻之，犹当先解表，乃可下之。若表已解，而内不消，非大满，犹生寒热，病不除。若表已解，而内不消，大满大实，坚有燥屎，自可除下之，虽四五日，不能为祸也。若不宜下，而便攻之，内虚热入，协热遂利，烦躁诸变，不可胜数，轻者困笃，重者必死矣。

凡两感病俱作，治有先后，发表攻里，本自不同。而执迷用意者，乃云神丹、甘遂合而饮之，且解其表，又除其里。言巧似是，其理实违。

寸口脉浮大，而医反下之，此为大逆。浮则无血，大则为寒，寒气相搏，则为肠鸣，医乃不知，而反饮冷水，令汗大出，水得寒气，冷必相搏，其人即饲。

跌阳脉浮，浮则为虚，浮虚相抟，故令气饲，言胃气虚竭也。脉滑则为哕，此为医咎，责虚取实，守空迫血。

成无己曰：饲近于哕，饲者但胸喉间气，饲塞不得下通，然而无声也。若哕，则吃吃然有声者也，哕者成金也，胃受疾故哕。哕、饲也，皆胃之疾，但轻重有差尔。虚寒相搏，反饮水令汗大出，水得寒气，冷必相搏，其人即饲，言其胃气虚竭也……然饲者，正为水寒相搏，必曰小青龙汤去麻黄加附子而可矣。

太阳病，外证未解，不可下也，下之为逆。

夫病阳多者热，下之则硬。

无阳阴强，大便硬者，下之则必清谷腹满。

本发汗而复下之，此为逆也；若先发汗，治不为逆。本先下之，而反汗之，为逆；若先下之，治不为逆。

伤寒，医下之，续得下利，清谷不止，身疼痛者，急当救里；后身疼痛，清便自调者，急当救表。

太阳病，先下而不愈，因复发汗，以此表里俱虚，其人因致冒，冒家汗出自愈。所以然者，汗出表和故也。里未和，然后复下之。

夫病痼疾，加以卒病，当先治其卒病，后乃治其痼疾也。

本节所言者，乃治病最基本之三原则：

一、当其人表病而里亢时，当先解表，而后始能攻里，此乃顺其元气斡旋之序。若表证未罢而遽用苦寒之药以攻其里，则其人外则表热未罢，内则胃肠已寒，三焦津液内冷而外热，湿热交结而成结胸诸症，即为大陷胸汤证、小陷胸汤证，此其一也。又可见身体奋起抵抗，元气归里而见暴利之症，此即葛根芩连汤证、承气汤证也，此其二也。又或可见其人表证未罢，因误用清药抑制其抵抗力，且苦寒之药使三焦水运减缓而成水滞，则成外有表证、内有少阳水液积滞及肠部腑实之证，此所以小柴胡汤能治外感也，此其三也。故概而言之，即当先解表之后方可攻里。

二、若其人表病而里怯甚，即内见少阴证，外见太阳证。因其人里虚寒太甚，若仍循先表后里之顺序治之，恐人体不待表解而已亡也，故急当救里而用四逆汤。里温之后再用桂枝汤解表。若误下之，其救急者当白通汤或通脉四逆加葱白汤也。

三、若里虚寒不太甚而又受风寒所袭，则用表里同治之法。若其人里虚寒不甚而外为桂枝汤证，用桂枝加附子汤或桂枝汤治之，此其一也。此时若误下之，则协热而利，为桂枝人参汤证或附子泻心汤证也。若其人里怯不太甚，又外见麻黄汤证，则用麻黄附子甘草汤，甚或麻黄附子细辛汤治之，此其二也。若误下之，则里虚寒甚，而为白通汤证或通脉四逆加葱白汤证也。

以上治病之三原则，实教人治病之时当详察人之体气与证候，不可见证候而忘体气，只攻病而不顾人也。

伤寒一日，太阳受之，脉若静者为不传。颇欲吐，若躁烦，脉数急者，为传也。

伤寒二三日，阳明、少阳证不见者，为不传也。

风家，表解而不了了者，十二日愈。

太阳病，头痛至七日以上自愈者，以行其经尽故也。若欲作再经者，针足阳明，使经不传则愈。

本节所言者，乃判断太阳病经人体抵抗之后是否传变也。若脉静，则为表解热平而愈也；若欲吐、躁烦、脉数急者，皆里热之表现也，故曰其为传也；又若人抵抗力强，多能自愈而不传也。

其言"伤寒一日、伤寒二三日"之"日"者，为"候"也，即一个时间段。"一候"即七日也，故下文有"太阳病，头痛七日以上自愈者，以行其经尽故也"一说。前文"病发于阳者，七日愈，病发于阴者，六日愈"所言，也是指病发于表者，以七日为一个时间段，病发于里者，以六日为一个时间段。此又可证之后文"黄疸病，当以十八日为期"一说也。

病转阳明篇

（转归篇之一）

伤寒三日，阳明脉大。阳明之为病，胃家实也。

本处之"日"，也为前所言之"候"也，即七日为一候。二日者，第二候也，即言七日之后，病转阳明也。

其原文为"伤寒三日"，"三日"当为"二日"之误。观下文"二日自止"及其他相关条文，以及少阳篇之"伤寒三日"，则其义自明也。

此曹颖甫先生之考证，详见《伤寒发微》。

问曰：病有太阳阳明，有正阳阳明，有少阳阳明，何谓也？答曰：太阳阳明者，脾约是也；正阳阳明者，胃家实是也；少阳阳明者，发汗利小便已，胃中燥烦实、大便难是也。

问曰：何缘得阳明病？答曰：太阳病，若发汗，若下，若利小便，此亡津液，胃中干燥，因转属阳明。不更衣，内实，大便难者，此名阳明也。

问曰：阳明证，外证云何？答曰：身热，汗自出，不恶寒，反恶热也。

问曰：病有得之一日，不发热而恶寒者，何也？答曰：虽得之一日，恶寒将自罢，即自汗出而恶热也。

问曰：恶寒何故自罢？答曰：阳明居中，主土也，万物所归，无所复传，始虽恶寒，二日自止，此为阳明病也。

本太阳初得病时，发其汗，汗先出不彻，因转属阳明也。伤寒发热无汗，呕不能食，而反汗出濈濈然者，是转属阳明也。

伤寒转系阳明者，其人濈然微汗出也。

太阳病，二日反躁，凡熨其背，而大汗出，大热入胃，胃中水竭，躁烦，必发谵语。十余日振栗自下利者，此为欲解也。故其汗从腰以下不得汗，欲小便不得，反呕，欲失溲，足下恶风，大便硬，小便当数，而反不数，及不多，大便已，头卓然而痛，其人足心必热，谷气下流故也。

形作伤寒，其脉不弦紧而弱。弱者必渴，被火者必谵语。弱者发热，脉浮，解之当汗出，愈。

太阳病，以火熏之，不得汗，其人必躁，到经不解，必清血，名为火邪。

脉浮，宜以汗解，用火灸之，邪无从出，因火而盛，病从腰以下必重而痹，名火逆也。

阳明病，脉浮而紧者，必潮热，发作有时。但浮者，必盗汗出。

脉浮而紧者，里热盛，逼血运加速也，故为阳明里热，可见潮热，发作有时；脉但浮而发热，即仍为太阳表证也，故此处之盗汗为外感，宜解表而愈。

阳明病，口燥，但欲漱水，不欲咽者，此必衄。

此为血热致衄之理。热盛则血运加速，鼻腔血管壁较薄，故易衄也。若出血多而阴分亏损，其人多见舌红苔黄短，面色苍白，则宜用甘寒存阴之品，以刘清臣《医学集成》之验方，功效为佳。方用：茅花（茅根亦可）30 克，生地 18 克，当归 9 克，白芍 9 克，焦栀 9 克，香附 9 克，木通 6 克，炒荆芥 6 克，辛夷 5 克。

阳明病，本自汗出，医更重发汗，病已差，尚微烦不了了者，此必大便硬故也。以亡津液，胃中干燥，故令大便硬。当问其小便日几行，若本小便日三四行，今日再行，故知大便不久出。今为小便数少，以津液当还入胃中，故知不久必大便也。

本条原文曰阳明病，然阳明病其症本自多汗，医者未有更发汗也，故当为太阳病，传抄之误也。

阳明病，法多汗，反无汗，其身如虫行皮中状者，此以其久虚故也。

问曰：伤寒三日，脉浮数而微，病人身凉和者，何也？答曰：此为欲解也，解以夜半。脉浮而解者，濈然汗出也；脉数而解者，必能食也；脉微而解者，必大汗出也。

阳明病，初欲食，小便反不利，大便自调，其人骨节疼，翕翕如有热状，奄然发狂，濈然汗出而解者，此水不胜谷气，与汗共并，脉紧则愈。

阳明病，欲解时，从申至戌上。

阳明者，抵抗太过也，即人体对邪毒之反应过激。盖体气壮实之人，其反应亦猛，过猛之反应易致抵抗太过，此其一也。非寒而温，未虚而补，应汗失表，宜攻失下，服药不当，以致机能抵抗太过者，此其二也。以上各条，概而言之，即此二义也。

太阳转归阳明，其人必为体气壮实之人，故病从阳化。太阳病转为阳明病，其规律有三：一为由寒化热，即从恶风寒转化为恶热，此人体抵抗表现之一也。二为由表而里，即从表病转见里病也，此病进而人抵抗亦随之进也，此人体抵抗表现之二也。如桂枝汤证转白虎汤证、麻黄汤证转麻杏石甘汤证、葛根汤证转葛根芩连汤证、竹叶汤证转竹叶石膏汤证。此等之转化皆由寒化热、由表而里也。三为自上而下，即由肺寒转肺热之后，可由肺转胃肠而使便燥结也，此人体抵抗表现之三也。如麻杏石甘汤证转承气汤证。

病转阳明，其所用之药皆苦寒攻下之品，此为体气壮实之人所设也。若非体气壮实之人，则攻下之时宜用温药助之，即于苦寒攻下药中加入温壮之药，如姜、桂、附等，成为温下、温潜之法，此祝味菊先生之法也。

白虎汤 白虎加人参汤

伤寒脉浮滑，此以表有热，里有寒（热），白虎汤主之。

白虎汤方：

石膏 90 克，知母 30 克，甘草 10 克，粳米 30 克。

伤寒脉滑而厥者，里有热也，白虎汤主之。

服桂枝汤，大汗出后，大烦，渴不解，脉洪大者，白虎加人参汤主之。

白虎加人参汤方：

石膏 90 克，知母 30 克，甘草 10 克，粳米 30 克，人参 15 克。

伤寒脉浮，发热无汗，其表不解，不可与白虎汤，渴欲饮水，无表证者，白虎加人参汤主之。

伤寒无大热，口燥渴，心烦，背微恶寒者，白虎加人参汤主之。

此处之"背微恶寒"为热极转阴之征兆，即心阳虚之预兆，故加人参以强心补津。刘绍武老中医云："背恶寒"为火极转阴的一个征兆，凡热性病出现此症，不管热象如何，都要加附子以复心阳。

伤寒若吐、若下后，七八日不解，热结在里，表里俱热，时时恶风，大渴，舌上干燥而烦，欲饮水数升者，白虎加人参汤主之。

此条明言吐者，为热在胃脘，因胃热盛，胃强力收缩致吐也。吐、下之后，脉多虚而大，此乃胃强力收缩后，胃肠血脉进行暂时性休整所致。此时不可以为其人里虚而不敢用清热之剂。本处所以白虎汤加人参者，实因吐下之后津液大伤也。又余临床亲察，胃寒致呕者，剧烈呕吐刚止之时，其脉多见洪盛，此乃胃强力收缩致血脉贲张。此时又不可以因脉洪盛而谓其为里热甚也。

三阳合病，脉浮大，上关上，但欲眠睡，目合则汗（白虎加人参汤主之）。

三阳合病，腹满身重，难以转侧，口不仁，面垢，谵语，遗尿（白虎加人参汤主之）。发汗则谵语，下之则额上生汗，手足逆冷。若自汗出者，白虎汤主之。

口不仁者，渴而舌上干燥生苔，而见言语不利，且食不知味也；面垢者，热盛则皮脂分泌亢进而见面色垢晦，俗谓之油妆也；身重遗尿者，以热盛津伤，神经得不到濡养而失控也。

阳明病（三阳合病），脉浮而紧，咽燥口苦，腹满而喘，发热汗出，不恶寒，反恶热，身重。若发汗则躁，心愦愦，反谵语。若加温针，必怵惕，烦躁不得眠。

若渴欲饮水，口干舌燥者，白虎加人参汤主之。

其原文曰阳明病，然其后文所言之种种症状及治法，皆三阳合病之证治，而非阳明病之证治也，故当为传抄之误也。

本条与后文栀子豉汤条、猪苓汤条，皆为三阳合病之救误法也。其证治详于后文各条文。

太阳中暍者，发热恶寒，身重而疼痛，其脉弦细芤迟，小便已，洒洒然毛耸，手足逆冷，小有劳，身即热，口开，前板齿燥，若发汗则恶寒甚，加温针则发热甚，数下，则淋甚。

太阳中热者，暍是也，其人汗出恶寒，身热而渴，白虎加人参汤主之。

此节所言者，为白虎汤证、白虎加人参汤证，或从桂枝汤证转入，或从麻黄汤证转入，或不药而人体自我抵抗后转入。

　　白虎汤证及白虎加人参汤证之病理，为胃肠热化。二方为凉胃和肠之方。其病位在胃肠，重点在胃，表现为胃功能亢进而见胃热之证。患胃病而肠不病或病轻者，其病理与桂枝汤刚好相反。

　　人病者，失于寒则当温，失于热则当凉，取其平也。平者，人体机能之正常状态也。太过与不及，皆病也。桂枝汤证之胃肠虚寒，或由于病者素体积弱使然，或由于偶受风寒使然，或合二因而兼有之。白虎汤证与白虎加人参汤证之胃肠实热也是如此，或由于病者素体积热使然，或由于由寒化热使然（即胃肠机能自我救济，一发不能自己），或由于直接受热邪后机体反应使然，或由于药误（如过用麻黄汤或桂枝汤）使然，或合诸因兼有之。虽来路不一，症状参差，然其病理同，则用药亦同也。

　　胃肠热化，消耗津液，故其人可见大渴；热迫三焦，则可见汗大出；胃热上冲脑神经，则可见阙上痛（眉中间直上前额部位）、头眩晕、头胀痛、烦躁；血运加速则脉洪大；胃功能亢进，又可见消食善饥、喜饮冷水，且水入即消，而成消渴证（即今糖尿病之一种）；热盛津伤，又可致筋弛不收，而见脚痿不行（即阳明痿证）。

　　其论中所言脉滑有厥者，乃指其人四肢厥冷也。其所以然者，以人之血液盈于此则绌于彼。当胃肠功能亢进时，血液集中于胃肠，而心脏远端之四肢可因缺血而厥冷，高热之人尤其多见也。下文厥深热也深同理，不可见手足厥冷即误认为虚寒而用热药，而当用白虎汤或白虎人参汤泄其内郁热，热消而血运正常，则手足自温。

　　《医学达变》云：温热汗后，应身凉脉静为可治。若汗后身热脉躁，是热与脉不为汗而衰，故《内经》谓不治。人亦患之，然治之得法，亦有生者，倘未至狂言不能者，可用白虎汤，或加人参汤治之。因尝读《伤寒论》，不禁恍然。太阳篇中云：大汗后，大烦渴不解，脉洪大者，白虎加人参汤乎。盖表热得汗应解，今汗后热仍不解，脉洪大，此非液伤热盛，即内热因汗而透发，伏气温热往往有之，故本论又曰：身灼热者，名曰风温，其义亦可参观。所以仲师序中谓：若能寻余所集，思过半矣。

《医学达变》又云：烦躁渴饮，虽多实证，然久病血虚亦有此证，不可不辨明之。午后颧颊带红，寒热烦躁渴饮，脉浮洪，按之无力，但不喜冷饮，此为血虚烦躁渴饮也。宜当归补血汤，神效。

白虎汤之药理，概而言之，为清胃肠之热、补胃肠之津也。

白虎汤与桂枝汤所用之药物比较如下：

桂枝汤有桂枝、白芍以活人体之血运而温胃肠，白虎汤则有石膏之寒以抑制血运而清胃热。桂枝一药，本有阳盛下咽即毙一说，其实即为胃热甚不宜用也。

桂枝汤有生姜以温胃止呕；白虎汤则有知母之苦甘清胃热，液浓滋胃阴补胃液，即所谓清实热而滋阴也。知母清热而滋阴，与生地益阴以退虚热者不同，临床运用宜细加辨别。

桂枝汤中有大枣以复胃液之伤而补胃，白虎汤则有粳米以补胃液而养胃。桂枝汤要求服药后啜粥，其实也为养胃补津之意。

桂枝汤、白虎汤中，同有一味甘草，是为和肠、安肠补津，防病下传至肠也。

通过上面桂枝、白虎二汤组成之相互对勘，则两汤功用相反之理可明也。临床每每发现，服桂枝汤过量者可转见白虎汤证，用白虎汤治之即愈也。如其人鼻流清涕，本属血运不畅、胃肠虚寒之桂枝汤证，过服桂枝汤后，其人反见鼻流浊涕，此胃肠转热之象，当轻用白虎汤与之；若过用白虎汤，则其人又可见鼻流清涕，胃肠转寒而不欲食，故又当以桂枝汤与之。

临床用白虎汤之时，若惧知母过于寒，则可遵张锡纯先生之经验，更知母为玄参、白芍之属。粳米即老米，药铺常不备用，故又可更为山药之属，或直接用新米也无不可。若病兼见湿重，即所谓温邪湿重，则宜加苍术、白术之属以健脾燥湿。

又白虎汤为胃热而肠未病者而设，若兼见肠热，如胃热重而肠热轻者，可用白虎汤加黄连、枳实之属。其所以加用枳实者，丁甘仁先生谓知母与枳实合用最善清肠热也。盖知母性凉而液多，既能凉肠之血运，补肠之津液，又能活肠之水运。枳实能引起胃肠收缩，能去肠中郁热积滞，故谓之最善清肠热也，临床每用于因胃肠之热上传而引起之肺热咳喘证。是以前辈医家张寿杰先生云：知母一药，人皆知其清肺，不知其最清肠热，与枳实相须为用，投剂得当，立竿见影。反之，胃热轻而肠热重者则当用承气汤，详见承气汤各条。

又白虎汤本为高热所设，若药证尚合而用之无效以致高热缠绵者，宜于方中加入酸寒之药，如马齿苋、乌梅、犀牛角（水牛角代）之属，此即前贤所谓"治热不用酸寒，如救火不用水"也。此为近代名医靳文清先生之经验。

白虎加人参汤证之药理与白虎汤证近，其所以加人参者，乃为热盛津大伤者及年高或体虚者所设也。盖胃热盛津大伤或年高或体虚者，其人必不堪津之大伤。故此时若用白虎汤，虽有知母之生津，然其身体机能功能已低，不能运化各药而立复其津，故热虽可得暂减，而津终不得复。津不得复，则其热终不得除也，故需石膏与强心、生津解渴之人参同用，始能于清胃热之时立复其津液也，此即补气生津之法也。故文中论及白虎加人参汤者，多津液大伤而见口大渴与口燥渴，或气虚津伤而见小有劳即发热，小便已洒洒然毛耸，汗出，后背恶寒等。

又若脉见散大，则亡阳将立至矣，此时虽倍人参，恐不足为功，则又宜加入附子以强心救阳也。此所以祝味菊先生高热而不避附子也。

文中太阳中暍者，即为今之中暑，其病因为汗出多而致津伤发热也。津伤则脉得弦细芤迟，故方用白虎汤清暑解热，用人参强心、生津解渴也。因其证为热盛津伤，故方中之人参当用清热、补气、生津之西洋参，若无，则可用补而升散之党参，不能用补阳助热之高丽参也。

中暑，未病者，当用生脉饮，即人参、麦冬、五味子、甘草数药，用以强心护阳、生津止渴；已病者，当用白虎加人参汤。为增强白虎加人参汤的退热效果，据段钦权先生经验，可加青蒿，以青蒿能清热解暑，有清实热退虚热的特效。若中暑后，汗出多而水分摄取少，致尿少而黄，造成泌尿障碍者，则当用六一散，或加强心之朱砂。是以生脉饮、白虎加人参汤、六一散为夏日治中暑之鼎足三方也。

三阳合病者，盖里热极盛，在脉可见上关上也，即脉气盛而溢入鱼际，尺部几于无脉也；壮火食气，热灼神经，故可见精神无主而欲睡也，故曰"但欲眠者"；热灼神经，神经不得津养，甚或失控，故其人又可见昏热谵语、烦躁、遗尿也（据许叔微《普济本事方》一书可知，热盛所致之遗尿并不少见）；热盛逼肺，其人可见喘促；热盛津伤，其人可见咽燥口苦、口不仁、面垢、腹满身重、难以转侧；阳焰极盛，热迫津出，故可见目合则汗。以上种种三阳合病之症，皆为热盛津伤诸候，故方用白虎加人参汤清胃热、补津液，而诸症自愈也。

三阳合病，张石顽谓其为仲景暑证也。盖暑证者，也为热盛津伤也，是以张石顽用本方治秋患瘅疟，症见昏热谵语、喘乏遗尿者。

　　白虎汤及白虎加人参汤皆为胃肠热而无表证者而设，故其人多见汗出而口燥渴。若其人兼有表证，如恶寒、头痛、汗不出等，则当视其轻重，择用白虎桂枝汤或大青龙汤也。

　　又石膏一药，有言大寒者，有言微寒者，其实乃因人而异。阴盛之体，虽微寒亦不能受，故于脾胃虚寒之人宜小量用之，故有石膏性大寒一说；阳盛之体，虽大寒亦不觉凉，内热炽盛者宜大剂量用之，故有石膏性微寒一说也。临床运用，当细察患者之体质，适量用之，未可执其性大寒或性微寒之说。且使用石膏，宜中病即止。余临床发现，过用石膏能抑人体之血运，病虽得愈，却每每留有畏寒肢冷等阳虚之弊。

附：名医医案选录

　　一、师曰：江阴缪姓女，予族侄子良妇，自江阴来上海，居小西门寓所。偶受风寒，恶风自汗，脉浮，两太阳穴痛。投以轻剂桂枝汤，计桂枝二钱，芍药三钱，甘草一钱，生姜二片，大枣三枚。汗出，头痛差，寒热亦止。不料一日后，忽又发热，脉转大，身烦乱，因与白虎汤。生石膏八钱，知母五钱，生草三钱，粳米一撮。服后病如故。次日，又服白虎汤，孰知身热更高，烦躁更甚，大渴引饮，汗出如浆。又增药量为石膏二两，知母一两，生草五钱，粳米二杯，并加鲜生地二两，天花粉一两，大小蓟各五钱，丹皮五钱。令以大锅煎汁，口渴即饮。共饮三大碗，神志略清，头不痛，壮热退，并能自起大小便。尽剂后，烦躁亦安，口渴大减。翌日停服。至第三日，热又发，且加剧，周身骨节疼痛，思饮冰凉之品，病中令其子取自来水饮之，尽一桶。因思此症乍发乍止，发则加剧，热又不退，证大可疑。适余子湘人在，曰：论证情，确系白虎，其热盛，则用药亦宜加重。第就白虎原方，加石膏至八两，余仍其旧。仍以大锅煎汁冷饮。服后，大汗如注，湿透衣襟，诸恙悉除，不复发，唯大便不行，用麻仁丸二钱，芒硝汤送下，一剂而瘳。（《经方实验录》）

二、张某，女，21岁，纺织厂工人。勤奋好学，纺织工作已很辛苦，为完成自考学业，下班之后，仍诵文啃书。夜以继日，废寝忘食，心血暗耗，犹不知晓。当出现前额、巅顶痛时，为时已晚，虽废学而痛不止，历时一年半矣。头痛时轻时重，多痛于午未之际，痛剧时筋脉怒张，抚摸、按压均不减缓。询知五心烦热，眩晕少寐，易饥纳多，思饮思冷，大便干秘，一日一行；视其赤颊朱唇，舌红少苔；诊得脉象沉滑略数。由病位视之，病在阳明、厥阴二经；据症状辨析，则属肝肾阴虚。治宜滋养肝阴，清降胃火。拟白虎汤加味：石膏60克，知母10克，粳米15克，甘草6克，丹皮10克，生地30克，菊花10克。三剂。二诊：头痛止，寐好转，时微眩晕，脉舌如前，原方续服三剂。（《临证实验录》）

三、佐景曰：友人郁祖安君之女公子，方三龄，患消渴病。每夜须大饮十余次，每饮且两大杯，勿与之，则吵闹不休，小便之多亦如之，大便不行，脉数，别无他苦。时方炎夏，尝受治于某保险公司之西医，盖友人也，逐日用灌肠法，大便方下，否则不下。医诚勿与多饮，此乃事实所绝不可能者。累治多日，迄无一效。余诊之，曰：是白虎汤证也。方与：生石膏四钱，知母二钱，生草钱半，粳米一撮，加其他生津止渴之品，如洋参、花粉、茅根之属。五剂而病瘳。顾余热未除，孩又不肯服药，遂止服。越五日，旧恙复发，仍与原方加减，先后计服石膏达半斤之谱。（《经方实验录》）

四、孟用滋，患伤寒，发热头痛，口中不和，心烦躁乱，语言谵狂，腹满身重。有医云：表里俱有热邪，宜大柴胡汤下之。予曰：脉浮洪滑，此三阳合病，不可汗下。急用白虎汤以清肺胃之热，主家信服。两剂诸症大减，更加花粉、麦冬、竹叶，三帖霍然矣。（《临证医案笔记》）

五、师曰：住三角街梅寄里屠人吴某之室，病起四五日，脉大，身热，大汗，不谵语，不头痛，唯口中大渴。时方初夏，思食西瓜，家人不敢以应，乃延予诊。予曰：此白虎汤证也，随书方如下：生石膏一两，肥知母八钱，生甘草三钱，洋参一钱，粳米一小杯。服后，渴稍解，知药不误，明日再服原方。至第三日，仍如是，唯较初时略安，本拟用犀角地黄汤，以其家寒，仍以白虎汤原剂，增石膏至二两，加赤芍一两，丹皮一两，生地一两，大小蓟各五钱，并令买西瓜与食，二剂略安，五剂痊愈。（《经方实验录》）

六、林某，女，38 岁。夏月午睡后，昏不知人，身热肢厥，汗多，气粗如喘，不声不语，牙关微紧，舌苔黄燥，脉象洪大而芤。证属暑厥。暑为大热之邪，燔灼阳明，故见身热炽盛；暑热内蒸，迫津外出，则多汗而气粗如喘；热郁气机，所以四肢反见厥冷；邪热内迫，扰于心神，正又不能胜邪，故神昏不语，脉见洪大而芤。治以清暑泄热、益气生津，投以白虎人参汤。朝鲜白参、知母、粳米各 15 克，石膏 30 克，甘草 9 克。服一剂后，脉静汗止，手足转温，神识清爽，频呼口渴，且欲冷饮，再投一剂而愈。（苏伯鳌《浙江中医杂志》）

七、张某，女，24 岁。四川郫县红光乡农民。病史：1960 年 10 月某日于田间劳动后，自觉身热头痛，周身不适，入夜尤甚。次日，某医院按感冒论治，后改服中药，反复汗出，而热势不减。十余日后，忽感下肢痿弱无力，难以移步，遂来就诊。按阳明经证论治，一诊而痊愈。诊治：蒸蒸发热已十余日。几天前，突然下肢痿软，步履维艰，甚至难以站立。自觉口干烦渴，身热汗多，不恶寒，反恶热，面赤，舌质鲜红少津，无苔，脉洪大。此系阳明高热不退，肺胃津气两伤，以致筋骨失养成痿。法宜泄热润燥，补气生津，以大剂白虎人参汤加味与之。处方：知母60克，生石膏120克，生甘草15克，粳米30克，北沙参60克，竹茹30克，灯心草1克为引。二剂。连服两剂，一剂热势衰，二剂高热退，渐能独自行走，遂停药。嘱其注意调养，旬日痊愈。（《范中林六经辨证医案选》）

八、癸丑年，故人王彦龙作毗陵推官，季夏得疾。胸颈多汗，两足逆冷，谵语。医者不晓，杂进药已经旬日。予诊之，其脉关前濡，关后数。予曰：当作湿温治。盖先受暑后受湿，暑湿相抟，是名湿温。先以白虎加人参汤，次以白虎加苍术汤，头痛渐退，足渐温，汗渐止，三日愈……不特此也，予素有停饮之疾，每至暑月，两足汗漐漐未尝干，每服此药（白虎加苍术汤）二三盏，即便愈。（《普济本事方》）

九、一社员四十余，仲夏患温，一身酸楚，两腿痿软，热势炎炎，大渴引饮，十指麻木，唇齿及足趾亦麻木，脉虚而长。经云：气虚身热，得之伤暑。此脾胃为暑湿所伤，脾主四肢，胃脉环唇夹口入齿，故有此见证。治以白虎加苍术汤。以白虎解热，苍术燥湿而陡健阳明经，一方两扼其要。生石膏21克，知母4克，甘草3克，苍术6克，粳米1把，水煎服。一剂后，大便泻一次，热退体舒，唇齿不麻木，手足麻木十去八九。又改服一剂而安。生石膏15克，知母4克，甘草3克，苍术6克，生山药15克。水煎服。（《王修善临证笔记》）

师曰：阴气孤绝，阳气独发，则热而少气烦冤，手足热而欲呕，名曰瘅疟。若但热不寒者，邪气内藏于心，外舍分肉之间，令人消铄脱肉。

本节为温疟之标准。其言阴气孤绝者，阴气乃阴精水液也，即言其人阴液内伤之甚也。此或可因汗出太过，或可因亡血失精等致体内津液不足也。其言阳气独发者，盖阴伤则热盛，此所以病阳明也。津液不足，则亡阳无制，是为厥阳独行也。胃热盛则胃蠕动加速，故欲呕、少气烦冤；胃热则血热，血热盛则手足热也；胃热盛则但热不寒，即使有寒亦极轻微也；热盛津伤，血分渐枯，肌肉不得津与血养，则令人消铄脱肉也，其重者可见大肉瘘陷、大骨枯槁也。

白虎加桂枝汤

温疟者，其脉如平，身无寒但热，骨节疼烦，时呕，白虎加桂枝汤主之。

白虎加桂枝汤方：

石膏 125 克，知母 90 克，炙甘草 10 克，粳米 30 克，桂枝 45 克。

上锉，每用 6～9 克，水盏半煎八分，去渣，温服，汗出愈。

白虎加桂枝汤证之病理，概而言之，为内则胃肠热盛，外则表受寒而郁也。

若服桂枝汤不如法或过服，或其人胃肠素热，其过剧者，当转为明显之白虎汤证；其轻者，但胃肠热化而已，此时轻用白虎汤或用其他清剂亦可愈之。若病家不知养护，或胃肠本为热盛，此时外受风寒所袭，则可见内有白虎汤证，外为表虚有汗之太阳桂枝汤证，即为白虎加桂枝汤证；同理，若内为胃肠热盛之白虎汤证，外受寒甚而为表实无汗之麻黄汤证，则当合白虎汤、麻黄汤为用，是为大青龙汤也。

言其温疟者，以其午后申酉之时（即下午 3 ～ 5 时）即可见潮热。因其无寒或极轻微恶寒，而热象明显，故曰温；因其潮热，故曰如疟状，合则为温疟也。其所以潮热者，盖胃肠热化。其剧者，胃肠功能过亢则全天可见高热之象（申酉之时，热当更高，然因其已见高热之象，人多不察之，且因其不明显，故多不言也），如白虎汤证；其不剧者，因胃肠功能旺于申酉之时，此时胃肠奋起救济，欲解表寒，故见发热，且至夜热势不减，其余时间则其热不显，如白虎桂枝汤证。又如承气汤类证亦可见潮热，其理亦同，皆为胃肠热也。

胃热则胃收缩加剧，故可见时呕也；热盛津伤，肌肉与神经不得津养，故可见骨节疼烦；因本证为胃有热而肠无积滞，故大便正常；热盛津伤，则可见小便微黄，鼻流浊涕；热逼津越，故可见汗出；又胃肠既热，外证之恶寒则不甚明显，然表寒未解，则恶风、头痛之症仍或可见之。陈慎吾先生云：本节为热性疟病，兼骨节疼烦者，犹应注意时呕一症。古人常以本方治热疟之呕者，宜先以冷水试之，喜冷则可以白虎，若得冷，呕吐稍止，即与本方之时呕相合，则治无不验也。温疟本无寒，服汤后多先寒后发热，汗出而解。服药先微寒为中病，此不可不知也。

白虎加桂枝汤之药理如下。

因内热重而表寒轻，故重用白虎汤以清里，轻用桂枝促血运趋表，以解表之血运不畅也。

因其本属阳明热证，故表解之后，病转入里。其人或可见腹及少腹胀痛，或腹痛下利，或腹不痛而大便不行等阳明实证。

此时可用承气汤类，下之即愈。

运用白虎桂枝汤时，若虑桂枝辛温助热，可遵张锡纯先生之经验，更桂枝为其他辛凉解表之药，如连翘、薄荷、蝉蜕之属，以此数药亦能达表，助表之血运，而无助热之弊也。

白虎桂枝汤为里热兼见表证之治，若里热兼见湿者，则又当用白虎加苍术汤也。

又本方之中，桂枝与石膏寒热并用而不悖。关于药之寒热并用，祝味菊先生于《伤寒质难》中云："医之用药，或用以消除证候，或用以扶挟体力。证候有余而体力不足者，应用消除证候之专药，更当兼用驾驭元气之药，以之为君，此标本兼顾之道也。譬如肺炎，高热多汗，咳呛气粗，胁痛顿闷，形瘁舌白，而脉细数，此证候有余而体力不足也。法用麻黄开达肺气，协助其自疗之机转；石膏抑制分泌，消除病灶之炎肿；佐以薤白、瓜蒌、芥子、杏仁、紫菀、郁金之属，各以其所长，消减并发之证候。凡此者，所以治病也。附子扶阳，枣仁强心，半夏温胃，牡蛎行水，鼓舞细胞，协力歼敌，所以疗人也。温凉寒热并用而不悖，其趣异也。"又云："医之用药，如持权衡，气味性质，皆须推寻。附子、石膏同用，一以扶阳，一以制炎。附子之温，固可减低石膏之凉，然不能消除其制止分泌之功。体虚而炎热过盛，重附而轻膏，仍是温壮之剂。阳明伤寒，全身抵抗太过，而心力不振。《千金》越婢汤，石膏与附子同用，一以制亢，一以强心，石膏之寒，已足抵消附子之温，然附子虽失其热，而不减其强心之用。气盛而心盛者，用寒多于用热，亦不失为清凉之方。大凡药性寒热，可因朋侪之同化而变易其个性，然药味之本质仍能各个发挥其特效，此复方之妙也。"

明乎药物寒热并用之理，则本方药理可明。后文诸多寒热并用之方，其理亦自可明也。

因白虎桂枝汤证如疟状，故用时宜与柴胡剂与麻桂合剂细加区别。

白虎桂枝汤证者，其脉如平常之人，即文中"温疟者，其脉如平"，其人多先热后寒，且一日仅一次，盖其气血之旺衰有定时也；柴胡剂之疟证，以其病在三焦津伤，故其脉当弦，其人多先寒后热，且一日仅见一次或数日仅见一次；麻桂合剂之如疟状，其病在血运，其人多先热后寒，且一日可见数次也。故汤药不可误投，病为白虎加桂枝汤证，若误投柴胡剂，则病但不愈而已；若误投麻桂合剂，则表解而里更热也。

附：名医医案选录

一、陈右，发热，微恶寒，口燥渴，脉弦滑，牙龈肿痛。病名瘟证，证属阳明，宜桂枝白虎汤。川桂枝三钱，地骨皮三钱，生甘草三钱，知母三钱，生石膏六钱，芦根一两，米一撮。二诊：昨进桂枝白虎汤，略有微汗，热邪应汗而解，脉左三部已和，右脉尚弦，仍从原法加减。川桂枝三钱，知母钱半，白薇三钱，生石膏三钱，青蒿三钱，生甘草一钱，米一撮。（《经方实验录》）

二、沈右，妊娠，温疟日作，脉不弦，肢节及腰酸，燥渴，宜桂枝白虎汤。川桂枝三钱，知母四钱，石膏六钱，生草二钱，米一撮。二诊：温疟止，壮热，多汗，脉大而实，宜调胃承气汤。大生川军三钱，枳实四钱，生草一钱，芒硝四钱。曹颖甫曰：同一桂枝白虎汤证，一则仍用前法而愈，一则改用调胃承气汤而愈，一为胃热而无宿食者，一为胃热而兼有宿食者，其病气殊也，故用药宜随证变化，而不当执一法守成方则殆矣。（《经方实验录》）

【按】以上两案，现今刊行的《经方实验录》一书中并未收录，是从新中国成立前出版的中医杂志《医界春秋》中找到并摘录出来的。这几期杂志是我通过一个朋友从当地一老中医后人手中得到的。

三、1974 年，刘永昌，男，4 岁。发热 20 余天，午后较热，热高时两颧微赤，饮食、大小便正常。诊断为瘅疟，邪在皮肤分肉之间。处方：生石膏 17 克，知母 6 克，甘草 3 克，桂枝 3 克，粳米 9 克。服 2 剂，热稍退，面仍赤，眼有些红筋，原方减粳米，去桂枝，加葛根 9 克，服三剂。热退大半，面赤红筋退，再将前方生石膏减为 9 克，葛根 6 克，加花旗参 6 克，服 2 剂热全退。（卢宗强《广东中医》）

四、张某，男，20 岁。患者膝关节疼痛三天，伴有全身发热，尤以膝关节为甚，疼痛难忍，自汗出，脉平。辨证为风热为患。方用：知母 18 克，生石膏 48 克，甘草（炙）6 克，粳米 18 克，桂枝 9 克。水煎，分二次服，一剂。二诊：患者服上药一剂后，疼痛即止，再未发作。（《古方新用》）

【按】本证为热痹，临床每加夏枯草以清散郁结之火，达到行经络、消结核之功。

五、一农民，长夏患两足痿软，不随人用。每天下午高烧，大渴引饮，大汗淋漓，脉洪而数。病由冬不藏精，至春感温，至夏感热，伏火内发上并于阳明。纯热不寒者为瘅疟，宜先治其疟，后治其痿。治疟以白虎加桂枝汤。生石膏 15 克，知母 4 克，甘草 3 克，桂枝 6 克，粳米一把为引。服后大汗，高烧稍止，而痿依然。又予白虎合二妙生脉散，一副愈。党参、麦冬各 9 克，生石膏 15 克，甘草 3 克，知母 4 克，苍术、黄柏各 6 克，粳米 21 克，水煎服。（《王修善临证笔记》）

六、韦某，男，40 岁，1978 年 7 月 15 日初诊。盛夏难耐暑热，露宿受寒以致头痛咳嗽，微恶寒，壮热汗出，渴欲饮冷，纳呆便少，舌红苔黄干，脉洪数。此乃阳热素盛之体，复为风寒外客，法当泻火生津，辅以温开太阳。生石膏45克，知母15克，甘草9克，桂枝3克，白芍10克，粳米10克。三剂诸症霍然。按：合病乃起病即现两经或三经症状，在某些急性传染病或非传染性急性热病初期可以出现。此案系热多寒少的太阳阳明合病，故应重用白虎汤，以甘寒相合，直清阳明经热，辅以小剂桂枝汤辛解外寒而效。此证无汗者，去白芍；表重里轻者，加生姜，酌减石膏；渴饮不止者，加葛根、芦根、蒌根。（《闻过喜医辑》）

【按】上案及其按语能使人更加清晰地理解白虎桂枝汤的原理及运用之法，故录之。

竹皮大丸

妇人乳中虚，烦乱呕逆，（宜）安中益气，竹皮大丸主之。

竹皮大丸方：

生竹茹2份，石膏2份，桂枝1份，白薇1份，甘草7份。

末之，枣肉和丸，弹子大，以饮服一丸，日三夜二服。有热者，倍白薇；烦喘者，加柏实1份。

竹皮大丸证之病理与白虎桂枝汤证相近，为胃肠热而兼有轻微表证，只不过竹皮大丸证较白虎桂枝汤证之津伤更甚也。

胃肠热盛则胃收缩加快，故其人心中烦乱，时时呕吐；热盛津伤，故口干；津伤则人之神经不得养，故失眠多梦，情绪异常，即俗谓之"胃不和则卧不安也"；其人兼有轻微表证，故可见恶寒头痛，此与上方及竹叶汤之表证相近；热盛津伤，故其脉虚数也。

门纯德老中医认为，"乳中虚"是指哺乳中间虚，虚就出现烦乱、呕逆、恶心（不吐），应安中益气。

竹皮大丸之药理如下。

因其胃热，故用竹茹（即嫩竹子皮）、石膏、白薇清其胃热；因其胃津伤，故用大枣之肉以大补胃津；因其肠热津伤，故重用甘草以安肠补液；其用桂枝者，欲助血之运行以解表证也。

其方后加减：烦喘而加柏子仁者，以柏子仁能补心血而通大便；妇人乳时，其人血多不足，故以之补血兼通肠滞。肠得通自然热不上攻而喘自止也。

今人用此方，多依照原方之比例改为汤剂。

附：名医医案选录

一、熊某，28岁，岳阳铁路职工宿舍。时值夏暑，小产后感于风寒。症见恶寒发热，神昏自汗，头痛身疼，口渴，便结，溲热，恶露不尽，已持续旬余，经妇检诊断为"产褥热"。邀余会诊，时高热达40.2℃，体若燔炭，腹部尤感灼热，小腹胀痛拒按，不思饮食，舌苔薄白，脉洪大而数。参之脉症，系产后冒风夹暑，败血留滞为病。治宜清解暑热为先，次则养血祛瘀。方用桂枝9克，石膏24克，竹叶9克，黄芩9克，麦冬12克，沙参12克，甘草3克。2剂，热减而恶寒已罢，但脉转虚数，腹痛如故，证之脉象，是血流过多，而为血虚夹瘀之候，改用当归补血汤合失笑散，10剂诸症悉除，嘱其静养，美膳调之，不需再药。（《湖南中医医案选》）

二、王某，女，50岁，1994年8月29日初诊。近半年来感觉周身不适，心中烦乱，遇事情绪易激动，常常多愁善感，悲恸欲哭，胸闷，心悸，气短，呕恶不食，口干喜饮，失眠多梦，颜面潮红，但头汗出，月经周期不定，时有时无。某医院诊断为更年期综合征，服更年康及维生素等药物，未见效果。舌苔薄白，脉来滑大，按之则软。刘老辨为妇女五十乳中虚，阳明之气阴不足，虚热内扰之证。治宜养阴益气，清热除烦，为疏《金匮要略》竹皮大丸加减。白薇10克，生石膏30克，玉竹20克，竹茹30克，炙甘草10克，桂枝6克，大枣5枚。服药5剂，自觉周身轻松，烦乱呕逆之症减轻，又续服7剂，其病已去大半，情绪安宁，睡眠转佳，病有向愈之势。守方化裁，共服20余剂而病瘳。（《刘渡舟临证验案精选》）

大青龙汤

太阳中风，脉浮紧，发热恶寒，身疼痛，不汗出而烦躁者，大青龙汤主之。若脉微弱，汗出恶风者，不可服之。服之则厥逆，筋惕肉瞤，此为逆也。

大青龙汤方：

石膏15克，麻黄30克，桂枝10克，杏仁5克，生姜15克，大枣3枚，炙甘草10克。

取微汗，汗出多者，温粉粉之。一服汗者，停后服。若复服，汗多亡阳遂虚，恶风，烦躁，不得眠也。

瞤者，本义为眼睑跳动，本处引为肌肉跳动。筋惕肉瞤者，指肌肉不自主跳动也。

伤寒脉浮缓，身不疼，但重，乍有轻时，无少阴证者，大青龙汤发之。

病溢饮者，当发其汗，大青龙汤主之，小青龙汤亦主之。

大青龙汤证之病理，乃素体阳盛，胃肠原有蕴热，外又受风寒所袭，肌表血运不畅而见麻黄汤证，故当用白虎汤合麻黄汤而为大青龙汤治之。

大青龙汤之药理为，外用麻黄汤解表，内用石膏清胃热、除烦躁。生石膏虽能清胃热，但亦能缓血运，故欲血运畅而使血归表，须轻用石膏，重用麻黄。然重用麻黄之后，其发汗之力极强，故汗出后当停服，否则汗多亡阳而胃热更亢，胃热更亢则烦躁更甚，烦躁甚则不得眠，此"胃不和则卧不安"之理。

其所以烦躁者，为胃热上冲脑神经所致，即俗谓之阳盛则烦，与少阴篇之因血运、水运不畅而神经不得养之烦躁，即俗谓之阴盛则躁不同，故临床宜细加辨别，不可见烦躁即用之。此即文中所以言"若脉微弱，汗出恶风者，不可服之"之义。盖阴盛者，其脉多微弱也。阴盛之人，若误用大青龙汤，发汗太甚，大汗亡阳则四肢厥逆，津伤太甚则见筋惕肉瞤也。

因其重用麻黄汤，发汗利小便之力极强，故又可治溢饮。其言"身不疼但重，乍有轻时"者，实乃溢饮之证，盖水积于肌腠之内外，则觉身重也。

附：名医医案选录

一、程某，60岁。一日忽发寒热无汗，精神疲倦，神态较模糊。家人屡问所苦，才勉强答以心烦，全身疼痛，难以转侧。有人认为是少阴证，须急用姜、附回阳。家属犹豫不决，请我诊治。我按他的脉象是浮而微数，摸他的两足胫又很热。遂断为大青龙汤证。因患者恶寒发热，无汗，脉浮数，大青龙汤的证候已具。虽然精神疲倦呈嗜睡状态和大青龙汤证的烦躁不得眠有异，但这是老年患病，精神不支的缘故，所以患者外表虽无烦躁现象，但却自觉心烦。本病容易被认为少阴病的原因，除上述精神疲倦而呈嗜睡易被误认为少阴证之"但欲寐"外，尚有身体疼痛难于转侧的症状；但脉象浮而不微细，足胫温而不冷，则和少阴病有很大区别。本证因风寒外束，所以身疼不能转侧；阳热内郁，所以发热而烦，可用大青龙汤双解表里邪热。处方：生石膏30克，麻黄、桂枝、杏仁、生姜各9克，炙甘草6克，大枣5枚，水煎服。考虑患者年老体虚，发汗太过可能导致虚脱，故嘱其将药分3次温服，每2小时服1次，如得汗出，即停服。果服2次，全身微汗出，所有症状完全消失。（沈炎南《江苏中医》）

二、杨某，女，35岁，农民，1987年8月31日就诊。18年前患麻疹合并肺炎，治愈后，遗留周身无汗，沉重拘紧，两目肿如卧蚕，即使是夏暑野外劳动，肌肤仍不汗出，甚或战栗起粟。近1年内日益加重，且时时欲伸臂后仰，上肢拘紧而酸痛。虽经多方诊治，但无起色，遂来就诊。细察皮肤，汗毛倒伏，汗孔不显，舌淡暗，苔白腻微黄，脉滑。纵观患者脉症，病虽十几载，但疹后复感外邪，表气郁闭，汗不得泄是其基本病机。《内经》谓"其在皮者，汗而发之"。又忆医圣《伤寒论》有用大青龙汤治无汗表实之法，《金匮要略》更有"饮水流行，归于四肢，当汗出而不汗出，身体疼痛"，治用大青龙汤之训。故拟用大青龙汤加味，处方：麻黄12克，桂枝9克，杏仁9克，生石膏24克，炙甘草6克，生姜6克，大枣6枚，白芍9克，苍术9克。4剂，日1剂。以水900毫升，煮取300毫升，分3次温服。服药2剂，病无变化，患者自行将后2剂合煎，分2次服。药后胸背及上肢汗出如珠，上半身肢体顿觉轻快，汗也显露。二诊：因下肢汗出较少，故以上方去白芍，加炮附子6克通达阳气。又服药6剂，下肢也絷絷汗出，诸症悉除。（吕志杰《北京中医药大学学报》）

三、高某，男，25岁，农民。患者1969年趟冰河后觉双下肢发冷，酸痛。月余后，又觉双下肢发痒，以膝关节周围为重，服用中西药无效，痒越甚。1973 年 5 月 22 日初诊。诉除上述症状外，自趟冰河后，无论用什么方法或者天再热，下肢均不见汗，服止痒药也无效。遂想起《伤寒论》第 23 条曰："以其不能得小汗出，身必痒，宜麻黄桂枝各半汤。"麻黄桂枝各半汤为小发汗法，此人用中西药均不能发汗，需用大发汗法。遂投用大青龙汤：麻黄 18 克，石膏 60 克，杏仁 15 克，桂枝 3 克，甘草 6 克，生姜 9 克，大枣 4 枚。服药后半小时许，从手至心出现热感，渐至全身，而后大汗。约 2 小时后热感逐渐见轻，出汗也停止，唯下肢出汗较少。3～4 小时后，下肢发痒停止。2 天后又出现痒感，但较前为轻。又将上方服 2 剂，下肢出汗较前增多，服后下肢冷、发痒、酸痛消失。观察一年，未见复发。(《刘绍武三部六病传讲录》)

四、一妇人，产后发生浮肿，腹部胀满，大小便不利，饮食不进，其夫为医师，治疗无效。一年许病情愈进，呼吸困难，呈喘息样。与桃花加芒硝汤无效，于是恳请往诊。诊之脉浮滑，按其腹水声辘辘然，按开南窗而北窗自通之理，与大青龙汤，温而覆被。其夜大发热，汗出如流，3～4 日后小便通利，日数行，5～6 日后腹满消，继与大青龙汤，百日而愈。(中神琴溪《生生堂治验》)

文蛤汤

吐后，渴欲得水而贪饮者，文蛤汤主之。兼主微风，脉紧头痛。

文蛤汤方：

文蛤 40 克，石膏 40 克，麻黄 24 克，杏仁 10 克，生姜 24 克，甘草 24 克，大枣 6 枚。

汗出即愈。假令汗出已，腹中痛者，与芍药 45 克。

文蛤汤证之病理与大青龙汤证近。与大青龙汤证相比，本方证表郁较轻而内热更甚，故其人除见大青龙汤证外，更见渴欲得水而贪饮也。以其身不疼，故减去助肌表血运之桂枝而增加行水运化痰湿之文蛤也。

李克绍先生认为，贪饮者，为渴饮无度，饮不解渴，为化热入里之象，故取麻黄与石膏同用以清透里热，且文蛤汤之渴饮程度远胜于文蛤散之渴欲饮水不止。李老认为，渴欲饮水不止者，只是言其人欲饮水无休止，是时间上的持续，其渴之程度并不严重，故其渴者为痰湿留滞之渴，非热盛津伤之渴，故用海蛤除痰湿、行水运，即可治其口渴也。

其言"汗出即愈"者，即言本方有发汗之功。近代经方大家胡希恕先生认为，本方之文蛤当为海花蛤而非五倍子。盖五倍子虽解渴作用较强，然因其可贴肚脐止大汗，而本方为发汗之方，故文蛤当为海花蛤，而非五倍子。

以上白虎汤证至文蛤汤证，为病化热入里而见胃热者；以下麻黄杏仁石膏甘草汤证至葶苈泻肺汤证，为病化热入里而见肺热者；葛根黄芩黄连汤证至黄芩汤证，为病化热入里而见肠热也。

麻黄杏仁石膏甘草汤

发汗后，不可更行桂枝汤，汗出而喘，无大热者，可与麻黄杏仁石膏甘草汤。

麻黄杏仁石膏甘草汤方：

麻黄 20 克，杏仁 15 克，石膏 40 克，炙甘草 10 克。

下后，不可更行桂枝汤，若汗出而喘，无大热者，可与麻黄杏子甘草石膏汤。

阳明病，但头眩，不恶寒，故能食而咳，其人必咽痛，若不咳者，咽不痛。

脉浮热甚，而反灸之，此为实，实以虚治，因火而动，必咽燥吐血（宜麻黄杏仁石膏甘草汤）。

麻黄杏仁石膏甘草汤（麻杏石甘汤）证之病理，概而言之，为麻黄汤证化热入里而成。故其病理为：内则肺胃热盛，外则表有寒郁。其病位也与麻黄汤证相同，为内在肺脏，外在皮肤也。是以麻杏石甘汤证的主要表现在肺与皮肤。

上文首节者，言发汗后不可更行桂枝汤，盖其证本属麻黄汤证。用麻黄汤发汗，孰料药剂太重，过温使机能反抗太过，致肺部转热而入阳明，故汗出而喘。此时不可因无汗转有汗而误认为桂枝汤证。麻杏石甘汤证与桂枝汤证相比，虽同有汗出、恶风、恶寒等，然桂枝汤证内为胃肠虚寒，故其人口中必和，舌必不红赤；麻杏石甘汤证虽身无大热，然热积于肺胃，故可见舌红赤、小便黄赤也，且肺热闭则喘，热熬津液则成黄痰，机能自然调节欲将痰排出体外，故可见干咳而少痰，痰色黄。

上文第二节者，言肺与大肠相表里，肺热可传大肠而致肠燥结。同样，肠热亦可上攻聚肺而成肺热咳喘之症。故当出现肠燥结，且见肺热咳喘之时，当先去肠燥结之病源，则肺热咳喘或可因病源去而止。若肠燥结之病源不去，则肺热终不得止也。若肠燥结之病源既去，而肺热不止，咳喘汗出仍在者，则当投以清肺热之麻杏石甘汤，不可因其有汗而误投桂枝汤，此即"下后，不可更行桂枝汤"之义。

上文第三节者，乃麻杏石甘汤之正治。盖其人本肺胃有热，血瘀不行，故发热自汗、头痛头眩、咳嗽咽痛、恶热口渴。

麻杏石甘汤之药理如下。

麻杏石甘汤为麻黄汤之反面，其用药与麻黄汤相比，有三味相同，所异者，桂枝、石膏而已。麻黄汤证乃肺寒实，肺因寒闭而咳喘；麻杏石甘汤证乃肺热实，肺因热闭而咳喘。闭者当开，故皆用麻杏开之。寒者当温，故麻黄汤以桂枝温之；热者当凉，故麻杏石甘汤重用石膏凉之。是以麻杏石甘汤为表寒里热夹有喘促者之主治也。

因麻黄、杏仁二药皆温，而生石膏性微寒，故用时须重用，其效方显。

本方之中，因麻黄、杏仁能活血运、行水运，石膏能清肺胃之热、抑制其痰涎分泌，故本汤能治烂喉痧（猩红热）、肺炎、麻疹、急慢性支气管炎、肺水肿等肺热生痰之病，又能治肺胃热盛所致之咽喉痛、扁桃体炎、喉头白腐等。余临床应用，若症见咽痛白腐或咳嗽剧者，每重用杏仁，且加牛蒡子、百部以用之；痰多而黄者，则每加桔梗、枇杷叶、桑白皮之属，其效更佳；若其人素有胃肠虚寒，则可加入生姜、红枣以顾护胃肠，又可防止石膏寒凝之弊，即祝味菊先生所谓"因朋侪之同化而变易其个性，然药味之本质仍能各个发挥其特效，此复方之妙也"。

因麻黄、杏仁能活血运、水运，石膏能清热，故又善治血瘀热痛之头痛、肢体红肿疼痛等，临床每用于痔疮、皮肤痒痛、头皮痒等。临床运用每加连翘、荆芥、防风、丹皮之属，治异位性皮肤炎等；加木贼草、菊花、连翘之属，治眼红肿痒痛。

麻杏石甘汤用以治肺胃积热咳嗽，本为正治，常可一方而愈。然临床上，也有用麻杏石甘汤之后高热虽退，又见低热不退，此为热盛灼伤胃阴所致，宜用护胃阴之益胃汤（沙参、玉竹、麦冬、生地），加鱼腥草、芦根、桑白皮之属，数剂可平。

麻杏石甘汤证与其他各方证比较：麻杏石甘汤证为表寒郁重而肺热甚，病位偏重于肺；白虎桂枝汤证为表寒郁轻而里热较甚，病位偏于胃也；大青龙汤证为外则表寒郁，内则胃热；小青龙汤证为表里皆寒而兼有内饮者；越婢加术汤证为表寒轻、里热重而夹有湿者。

附：名医医案选录

一、冯蘅荪，始则恶寒，发热，无汗，一身尽痛。发热必在暮夜，其病属营，而恶寒发热无汗，则其病属卫，加以咳而咽痛，当由肺热为表寒所束，正以开表为宜。净麻黄三钱，光杏仁四钱，生石膏五钱，青黛（同打）四分，生甘草三钱，浮萍三钱。（《经方实验录》）

二、佐景曰：前年三月间，朱锡基家一女婢病发热，请诊治。予轻剂透发，次日热更甚，未见疹点。续与透发，三日病加剧，群指谓猩红热，当急送传染病医院受治。锡基之房东尤为恐惧，怂恿最力。锡基不能决，请予毅然用方。予允之。细察病者痧已发而不畅，咽喉肿痛，有白腐意，喘声大作，呼吸困难不堪，咯痰不出，身热烦闷，目不能张视，烦躁不得眠，此实烂喉痧之危候。当与：净麻黄钱半，生石膏五钱，光杏仁四钱，生草一钱，略加芦根、竹茹、蝉衣、蚤休等透发清热、化痰之品。服后，即得安睡，痧齐发而明，喉痛渐除。续与调理，三日痊愈。事后婢女叩谢曰：前我病剧之时，服药（指本方）之后，清爽万分，不知如何快适云，意者醍醐灌顶可以仿佛形容之欤。（《经方实验录》）

三、心成兄，幼时出麻，冒风隐伏，喘促烦躁，鼻扇里合，肌肤枯涩，不啼不食。只服麻杏石甘汤一服，肤润，麻渐出，再服，周身麻出如痱，神爽切安，目开喘定。(《程杏轩医案》)

四、李某，男，81岁。症见恶寒发热，是其表邪未解，又兼胸闷，痰嗽，气逆，可知邪入于肺，诊得不能平卧，小便色赤，大便未行，脉滑而数，苔黄而干，中有裂纹，舌质红绛，皆热耗阴津所致，当以清解肺热、养肺津论治。处方：麻黄6克，杏仁10克，生石膏30克，甘草6克，麦冬15克，石斛10克，沙参15克，竹叶10克，芦根30克，2剂。服后身热、咳喘减，舌已转润，大便仍未行，于方中加瓜蒌仁15克，麻仁10克，郁李仁10克，2剂。服后饮食正常，大便已行，唯行动短气，乃因年高体虚，邪退而正未复，与竹叶石膏汤2剂善后。(《六经辨证实用解》)

五、43岁妇女。1周前感冒，咳嗽频发，因而引发痔疮疼痛。咳嗽持续不止，影响痔痛。食欲、二便无异常，无热，不恶寒，只咳时痔痛。诊痔，拇指头大之外痔，红肿且胀而紧，触之疼痛不止。此症与麻杏石甘汤，3日量未服完，咳嗽、痔痛均除，痔亦缩小。古矢知白用本方治睾丸炎和痔核。本方为麻黄汤去桂枝加石膏，虽可用于自然汗出，但用于无热无汗亦佳。(大塚敬节《汉方治疗三十年》)

六、宋某，女，31岁，教师。欲尿不出，不尿自溢，已逾旬日。每课皆须临厕二三次，且小腹拘急，尿道灼痛。化验尿常规：白细胞＋＋。望其面色红润有神，舌淡红，苔薄白。询知有咳嗽夙疾，至今仍胸满气短，咳痰黏稠，饮食喜冷，大便正常，五心烦热，腰脊酸软，诊得脉象滑而略数。观其脉症，知系痰热蕴肺，通调失职而见州都病变。盖肺为水之上源，与膀胱同司气化，今肺气壅遏、痹塞而小便频涩，标在膀胱而本于肺也。治宜宣肺气，清热化痰，启上窍而利下窍。拟：麻黄10克，杏仁10克，石膏30克，甘草6克，瓜蒌15克，桔梗15克。二剂。二诊：淋涩愈，咳嗽气短止，仍五心烦热，腰膝酸困，此阴虚之候也，拟麦味地黄丸治之。（《临证实验录》）

七、杜某，男，13岁，学生。1971年秋，忽作头项强痛，微有寒热，历2小时许而渐减。自是，或一二日或二三日则一作，时轻时重，重时辍学。曾诊为神经性头痛，未断治疗而期年不除。至1972年8月23日就诊时，发热为38℃，洒渐恶寒，脉浮而数，苔薄微黄，舌红少津。此邪热久居致阴津损伤，证仍为太阳，方用葛根麻黄汤。方用：葛根30克，麻黄10克，杏仁15克，生石膏30克，甘草10克。葛根清热解表，有生津之用，即《本经》所谓之"起阴气"，况邪热除则津自复，故不必另用生津之品。一剂寒热除，痛减大半，二剂痊愈。（《刘绍武三部六病传讲录》）

【按】在麻杏石甘汤中加入葛根为名老中医刘绍武所创，其辨证要点为头项强痛，发热恶寒，舌尖红赤（即内有热象）。刘老中医云：葛根辛凉以散太阳之热，麻黄辛温以驱太阳之实。麻杏石甘四药合用，宣通肺气以清泄肺中之热，肺与皮毛相表里；葛根麻黄汤五药并用，体表与肺内之热可除，有病可治，无病可防，共同担负着表部太阳病的防治，十余年来应用千余例，无一不见功。

八、汪某，男性，29岁。近三年来每届夏季则发哮喘，气温高时哮喘犹甚，秋凉后逐步减轻至消失。本年因气温高于往年，故哮喘特甚，痰多不易咳出，气逆喘促，状甚痛苦，此次又发三天。诊察：脉细数，舌红，苔薄黄。听诊：两肺布哮鸣音。辨证：痰热蓄肺，肺气失宣，痰气上逆。治法：宣肺热、定喘。处方：麻黄6克，杏仁10克，生石膏30克，甘草8克，款冬花10克，法半夏10克，黄芩10克，桑白皮10克，苏子10克，知母10克，紫菀10克。2剂。二诊：服前方后，喘止，痰黄稠量多，乃以清热化痰，守原方去麻黄、款冬花，加竹茹10克，胆星10克，3剂。三诊：热痰逐步减少，再给原方3剂。注：哮喘多在冬季发作，气温转暖则不发或少发。少数患者冬寒不发，遇暖则作，则火喘（热哮）是也，亦有因其他因素发作者。本例为热喘，故服宣肺清热定喘药，立可见效，但不能制止不再复发。嘱患者注意保健锻炼，增强抗病能力，可望不再发作。(《风火痰瘀论》)

【按】小儿因麻疹后肺脏火毒未尽，误进荤油腻补，使痰热闭伏，也可成哮喘或咳喘，治法也当用麻杏石甘汤加减。

九、上海一名贾，年30余。形气壮实，饮食如常，而苦于泄泻，日五六次，已五月余。遍历名医，投清利、峻攻、固涩、温脾、温肾之剂皆无效果。邀余至上海往诊。余按其脉，右寸独紧，其余皆平，呼吸略气促，便意迫急。余曰：此乃肺移热于大肠之候也。肺与大肠相表里，肺有余热则下移大肠，大肠受之，则为暴注下利。前医治病，未求其本，故而不效也。投麻杏石甘汤，麻黄用9克。药后当夜得微汗，次日余按其脉，右寸转平。告曰：此将愈之兆也。果然，即日泄泻停止。五月之病，安然而愈。按：上案右寸独紧，呼吸气促，此乃邪袭于肺，肺气闭阻之候。肺热下移大肠，则泄泻不止。先生根据"肺与大肠相表里"之理论，用辛凉疏达，清肺泄热之法获愈。独具匠心，允称至当。(《范文甫专辑》)

麻黄升麻汤

伤寒六七日，大下后，寸脉沉而迟，手足厥逆，下部脉不至，喉咽不利，唾脓血，泄利不止者，为难治，麻黄升麻汤主之。

麻黄升麻汤方：

麻黄13克，升麻6克，石膏2克，桂枝2克，当归6克，芍药2克，干姜2克，白术2克，麦冬4克，天冬2克，知母4克，黄芩4克，炙甘草2克。

日三服，相去如炊三斗米顷，汗出愈。

本方为麻杏石甘汤证误治之补救方也。盖其人本为喉痛而当治以麻杏石甘汤，然医者不识而以苦寒大下之，故病见喉痛未愈。又见胃阳与胃阴皆因攻下而伤，胃阳不振则血运不畅，故可见四肢厥逆，下部脉不至；胃阳伤则食不得化，肠起补偿作用则见肠热下利、泄利不止；胃阴伤，肠热下利则津伤更甚，喉部需津最多，津伤则咽喉不利之症更重，而喉痛更甚也。

麻黄升麻汤之药理如下。

有是证即用是方，故方用麻杏石甘汤、桂枝汤、麦门冬汤、黄芩汤四方进行加减。其用麻黄、升麻、石膏以治喉咽不利、唾脓血；用桂枝、当归、白芍、白术、干姜活血运水运、温胃阳兼止泄利；以天冬、麦冬、知母补胃之阴液；以黄芩清肠热而止泄利；以甘草安肠补肠液。服后人体血运、水运畅通，自当汗出而愈也。然因其病情错综复杂，故曰难治。

学习麻黄升麻汤，最重要的不是这个方子本身，而是这个方子背后辨证运用多个经方的思想。麻黄升麻汤就是《伤寒杂病论》中灵活运用多个经方进行加减的典范。事实上，白虎桂枝汤、柴胡桂枝汤等也是这种组合运用的结果。在现实的临证过程中，非常纯粹地运用单个经方来治病的机会比较少，更多的是通过正确的辨证之后，将多个经方糅合在一起进行治病，真正表现为一人一方、一病一方。之所以临床上麻黄升麻汤运用的机会比较少，也是因为它是由多个方子加减后组成的，针对性太强，所以灵活运用的空间就较小。这就是逻辑学中"内涵越大，外延越小，内涵越小，外延越大"的表现。

附：名医医案选录

李梦如子，曾两次患喉炎，一次患溏泄，治之愈。今复患寒热病，历十余日不退，邀作诊。切脉未竟，已下利两次，头痛，腹痛，骨节痛，喉头尽白而痛，吐脓样痰夹血，六脉浮，中两按皆无，重按亦微缓，不能辨其至数，口渴需水，小便少，两足少阴脉似有似无。诊毕无法立方，且不明其病理。连拟排脓汤、黄连阿胶汤、苦酒汤，皆不惬意，复拟黄连黄芩人参汤，终觉未妥，又改拟小柴胡汤加减以求稳妥。继而因雨阻，寓李宅附近，然沉思不得寐，复讯李父，病人曾出汗几次？曰：始终无汗。曾服下剂否？曰曾服泻盐三次而至水泻频仍，脉忽变阴。余曰：得之矣，此麻黄升麻汤证也。病人脉弱易动，素有喉炎，是下虚上热体质。新患太阳伤寒而误下之，表邪不退，外热内陷，触动喉内旧疾，故喉间白腐，脓血交并。脾弱湿重之体，复因大下而成水泻，水走大肠，故小便不利。上焦热盛，故口渴。表邪未退，故寒热头痛、骨节痛各症仍在。热闭于内，故四肢厥冷。大下之后，气血奔集于里，故阳脉沉弱。水液趋于下部，故阴脉亦闭歇。本方组成，有桂枝汤加麻黄，所以解表发汗；有苓、术、干姜化水，利小便，所以止利；用当归助其行血通脉；用黄芩、知母、石膏消炎清热，兼生津液；用升麻解咽喉之毒；用玉竹祛脓血；用天冬清利痰脓。明日，即可照服此方。李终疑脉有败证，恐不胜麻、桂之温，欲加丽参。余曰：脉沉弱、肢冷是阳郁，非阳虚也。加参恐掣消炎解毒之肘，不如勿用，经方以不加减为贵也。后果愈。(《陈逊斋治案》)

师曰：息摇肩者，心中坚；息引胸中上气者，咳；息张口短气者，肺痿唾沫。

问曰：热在上焦者，因咳为肺痿。肺痿之病，何从得之？

师曰：或从汗出，或从呕吐，或从消渴，小便利数，或从便难，又被快药下利，重亡津液，故得之。

问曰：寸口脉数，其人咳，口中反有浊唾涎沫者何？

师曰：为肺痿之病，若口中辟辟燥，咳即胸中隐隐痛，脉反滑数，此为肺痈，咳唾脓血。脉数虚者为肺痿，数实者为肺痈。

问曰：病咳逆，脉之何以知此为肺痈？当有脓血，吐之则死，其脉何类？

师曰：寸口脉微而数，微则为风，数则为热；微则汗出，数则恶寒。风中于卫，呼气不入；热过于荣，吸而不出。风伤皮毛，热伤血脉。风舍于肺，其人则咳，口干喘满，咽燥不渴，时唾浊沫，时时振寒。热之所过，血为之凝滞，蓄结痈脓，吐如米粥。始萌可救，脓成则死。

若酒客病，不可与桂枝汤，得汤则呕，以酒客不喜甘故也。

凡服桂枝汤吐者，其后必吐脓血也。

此节所言之肺痈，比上节之肺热生痰更进一层。肺热生痰，热极则血为之凝滞，蓄结而为痈脓。其症状为先唾浊沫，后吐脓血。浊沫者，肺津为热熏灼所成；脓血者，津尽则肺体腐化也。咳吐浊沫之时，胸中必隐隐作痛。咳吐浓厚之痰，其痰状如米粥，咳出至地时甚有力，不久则发酵成气泡，不复平塌在地也。盖胸中热如沸汤，蒸烂肺体，故其痰仍能发酵也；其后肺体腐烂，则必吐脓血也。

肺主皮毛，肺热闭则内为血热闭，外为恶寒发热、汗出，此与麻杏石甘汤之病理同。

末段所言者，盖肺痈多见于大便久秘之酒客烟徒，不可因其恶寒发热、汗出而误认为桂枝汤证而投之也。因其证本为胃肠热化，肠热上攻而为肺痈之证（肠热则血与津皆热，故易郁于肺中而成肺热闭、肺痈之证，此肺与大肠相表里之理也），今又以促血运、温胃肠之桂枝汤与之，则更增其胃热而致呕也，故其呕必夹带肺之脓血也。

本条因其置于太阳篇桂枝汤方证之后，前贤多随文释义，谓嗜饮之人，若病中风，不可投桂枝汤，其说极为牵强。陆渊雷先生《伤寒论今释》中有医案可资证明。嗜酒之人，若病太阳中风，仍当用桂枝汤而愈，可反证前贤所言为非也。徐灵胎批《临证指南医案》中的周案云："风嗽夹火者，服桂枝汤必吐血，百试百验。"此也足以说明，热入肺经血络，服桂枝汤就必吐脓血也。

肺与大肠相表里，故治肺热闭、肺痈时，务必令其大便不闭结。肠不热化则血与津液不热，肺热可平，俗谓肺热有下行之路。前文麻杏石甘汤条中论及肠燥结与肺热之关系时，已有详解也。

苇茎汤

咳有微热，烦满，胸中甲错，是为肺痈，苇茎汤主之。

苇茎汤方：

苇茎30克，薏苡仁20克，桃仁10克，瓜瓣（冬瓜子）15克。

服后当吐如脓。

苇茎汤证之病理：肺热熏灼肺津成痰，是为麻杏石甘汤证。苟若不治或治不得法，肺热不解，积久则痰多而见胸烦满；肺部水道不通则血运也不通，胸部肌肤不得血与津养，是以胸中甲错；热聚于肺，故外则为咳而微热；肺部血与水皆郁，受热之蒸，则肺痈之证成矣。

苇茎汤之药理：其治以苇茎（芦根）清肺热而行水运；薏苡仁健脾利湿除痰涎；冬瓜子润肠通便、清肺热，使肺热有下行之路；桃仁活血行血，解肺之瘀血，去胸中肌肤甲错也。

该方虽方简而意宏，临床随症加减，其效极佳。

附：名医医案选录

一、陈左，初诊，七月十二日。肺痈，咳嗽，胸中痛，上连缺盆，而所吐绝非涎沫。此与悬饮内痛者固自不同，宜桔梗甘草汤。桔梗五钱，甘草五钱。二诊：七月十八日，五进桔梗汤，胸中痛止，而左缺盆痛。此肺脏壅阻不通也，宜葶苈大枣汤。葶苈子五钱，黑大枣（先煎）十二枚。三诊：七月二十四日，五进泻肺汤，左缺盆痛止，痰黄厚，时见腥臭，及如米粥者。此湿邪去，而燥气胜也。宜《千金》苇茎汤。鲜芦根四两，生薏仁一两，桃仁五十粒，冬瓜子五钱。四诊：七月二十九日，服《千金》苇茎汤五剂后，咯痰腥臭止，而如米粒者亦除，唯痰尚黄厚。肺痈消，而胃热尚盛也。右三部脉浮滑，不复见沉弦之象，可以无后患矣。粉前胡三钱，生苡仁一两，桔梗三钱，生草三钱，冬瓜子八十粒，桃仁三钱，杜赤豆六钱，大小蓟各三钱，海藻二钱，芦根五两。拙巢注：服此二三日，痊愈。(《经方实验录》)

二、张某，男，20岁，农民，1989年4月27日初诊。一周前，发热恶寒，咳痰，继则痰转黄色，右侧胸痛，咳嗽及呼吸时痛甚，经治疗无效而来我院诊治。症见面红，汗出，身热微寒，胸痛，咯出多量腥臭脓浊痰，咳嗽气急，烦躁不安，便秘，体温39℃……胸透：右肺大片阴影，内中有乒乓球大的空洞，并有液平面存在（西医诊为右肺脓疡）。舌质红，苔黄腻，脉滑数。肺中热毒炽盛，用大黄牡丹皮汤合《千金》苇茎汤加减：大黄15克，芒硝9克，牡丹皮10克，桃仁10克，冬瓜仁15克，薏苡仁20克，苇茎30克，鱼腥草30克，黄芩12克，瓜蒌30克，枳实10克。水煎服。3剂后体温38.2℃，咳脓痰及胸痛稍减，大便利。原方芒硝减为6克，瓜蒌减为20克。服10剂后脓痰消失，体温36.8℃，咳痰，乏力，食少，苔薄黄，脉细。胸透见空洞明显缩小，病变有所吸收。尚感有余邪，气阴已伤，用济生桔梗汤加减善后。按：肺脓疡以《千金》苇茎汤治之已为人们所熟悉，然喻昌认为，凡治肺痈病，以清肺热……而清热必须涤其壅塞，分杀其势于大肠，令浊秽脓血日渐下移为佳。若但清解其上，不引之下出，医之罪也。大黄牡丹皮汤能令浊秽脓血下移，故以二方合治，收效甚捷。（黄勤《河南中医》）

甘草汤 桔梗汤

少阴病，二三日，咽痛者，可与甘草汤；不差者，与桔梗汤。

甘草汤方：

甘草 10 克。

桔梗汤方：

桔梗 8 克，甘草 15 克。

咳而胸满，振寒，脉数，咽干不渴，时出浊唾腥臭，久久吐脓如米粥者，为肺痈，桔梗汤主之。

甘草汤证之病理：人之肠部若不能吸收津液，并将津液运入三焦水道，则全身缺乏津液。人之喉部需津最多，若人体津液缺乏则咽部失津所养，其人咽喉必痛。

甘草汤之药理：甘草能安肠补液，且其富含之糖分能促进气管之分泌（此与以冰糖、梨子同蒸以治干咳不爽相近），故用甘草安肠补液之余，兼修复其处之溃疡也。津足且溃疡愈则自然咽不痛也。

因甘草能补津去痰，兼能修复溃疡，是以后文桔梗汤、甘草泻心汤、黄连粉等皆用之也。

桔梗汤证之病理不仅是甘草汤证的进一步，即先是喉部缺津，继而痰滞；而且是苇茎汤证的更进一层，即由肺热痰凝、时出浊唾腥臭逐渐转见痰液积聚成脓、吐脓如米粥也。

桔梗汤之药理如下。

其用甘草者，以其能安肠补液，又能祛痰，且能修复溃疡。盖肺热伤津日久，非重用甘草不能峻补其液也。其用桔梗者，以桔梗含石碱素，能使痰从附着之处脱落，或从咳出，或从大便出，故能消食管、气管中所积之痰，痰去则肺热自平。

因甘草能补液、去痰、修复溃疡，桔梗能去其处之痰滞，故本方又能治缺津痰滞之咽痛也。因本方能排脓解毒，临床每加细辛以治鼻渊。

临床有不明桔梗汤证之病理、桔梗汤之药理者，以伤风之咯痰不爽误与劳怯之干咳等视，常误投阿胶、石斛、五味等滋润之药，则痰浊每因之增加，而咳唾亦因之益甚，其剧者则成肺炎之势也。

《王修善临证笔记》载此方能治人干咳失音，其方用桔梗9克，甘草4克。并谓此汤治人失音、声不出者，用桔梗一半生一半炒，甘草亦是半生半炙，加诃子肉4克，亦是半煨半生，水煎服之甚妙。

附：名医医案选录

一、徐某，女，20岁，1989年4月18日初诊。患慢性咽炎，咽部不适，疼痛且干，服抗生素及含嗽药，效果不显。咽部红肿，脉沉略数，苔薄白。证属邪热客咽而致，治宜清热利咽，宗桔梗汤加味。生甘草、炙甘草各3克，桔梗15克，金银花15克，板蓝根10克，水煎温服。进药六剂，诸症锐减。二诊：上方加麦冬10克，去板蓝根。服药六剂，基本痊愈。嗣后以生甘草5克，桔梗5克，金银花5克，沸水浸渍，代茶频服，未见复发。（《伤寒论与临证》）

二、闽候雪峰林某，患咳嗽，胸中隐隐作痛，经中西医调治，均不见效，后延余往诊。见其吐痰盈盆，滑如米粥，腥臭不可闻，按其右寸脉象滑数，舌质微绛，查其所服中药，大约清痰降火，大同小异而已。余再三考虑，药尚对症，何以不见效？必系用量太轻。余照《金匮要略》桔梗汤施以重剂。处方：甘草四两，桔梗二两，法夏六钱，白及粉五钱，蜜紫菀三钱。是日下午服药一剂，至夜半已觉胸中痛减，嗽痰稀少。次日早晨复诊，患者自谓病已减轻大半，余复按其两寸微数，舌中部微现白苔。患者曰：我服药多次，未见药量如是之多，见效亦未得如是之速，请问其故？余谓：前医轻描淡写，药品驳杂，故难以见功。夫肺为华盖，中已罅漏成脓，非用原方之重剂，焉能为力？盖以白及粉之填补漏孔，法夏之消痰降气，蜜紫菀之清火宁金，所以幸能见功也。是日复诊，予以甘桔汤分量减半，白及粉再加三钱，法夏、紫菀仍旧，连服三剂而愈。（《福建中医药》）

三、22岁男子，食深川名产蛤仔饭后，发生腹痛，心下部剧痛，翻滚不安。附近内科医师因诊其脉沉伏，遂告以心脏衰弱，病情危笃。注射吗啡痛未止，再注射疼痛尤为剧烈，彻夜叫喊，闷乱不止，夜间注射吗啡亦无效。翌日正午出诊，脉沉伏而迟，舌苔黄，口臭，心下坚如石，在床上辗转反侧，呻吟不止。遂与中药大承气汤及紫丸，症状更为加剧，灌肠亦未排便，疑为肠梗阻。仔细考虑之后，甚为紧急，诊为甘草汤证。急以甘草8克，加水270毫升，煎取180毫升，劝患者喝两口后，呻吟立止，呕吐亦停。继咽两口闷乱消失，再喝两口痛除，数分钟后安宁入眠。腹硬缓解，患者昏昏沉睡。之后，用小建中汤，因排便和矢气而痊愈。（矢数道明《汉方与汉药》）

猪肤汤

少阴病，下利，咽痛，胸满，心烦，猪肤汤主之。

猪肤汤方：

猪肤 40 克。

和蜜、白粉，熬香呷服。

本条所言之"少阴证，下利、咽痛、胸满、心烦"者，盖其人本为黄连阿胶汤证，肠热盛则心烦、下利，治不得法，则因下利津伤而见咽痛也。

猪肤汤之药理：以其为肠热下利而津伤喉痛，故选用猪皮，以其能滋补津液，兼能补血行血；其性凉能清热，更助蜜与米粉，则更能滋润和胃也。慢慢呷服则咽得津而痛自止也。

因猪皮能补血行血，其功与驴皮所熬之阿胶近，故该汤又可用于贫血及血行不畅，全身有血瘀斑点（如紫癜）、鼻衄、牙龈出血等。然猪皮胶性凉而润，阿胶性温而润也。

人之咽喉部为吞咽、出声之处，需津最多，也是三焦水浊最易停滞之处，故最易出现咽喉疼痛。

猪肤汤与治咽喉疼痛之其他方比较：

一、咽喉部津液不足，轻者，咽部水运影响血运，其处肌肉不得津润且血运不畅，则可见发热、咽痛；重者则可见失音、生疮、红肿而痛。病属咽喉部津液不足轻者，用甘草汤（若兼轻微之痰滞则当用桔梗汤）补其液则可愈；重者，当用猪肤汤、甘草泻心汤；更重者，当用麦门冬汤大补肺胃之津。

二、咽喉部血瘀不畅者，轻者咽喉肿痛，重者咽喉肿痛而唾脓血。病属咽喉部血运不畅轻者，用麻杏石甘汤清热行血即可；更甚者，则用升麻鳖甲去雄黄蜀椒汤也。

三、咽喉部为水浊积滞不行，湿痰结于其处，轻者但觉咽部如有炙脔，吐之不出，咽之不下，重者则为咽痛痰滞，更重者为红肿、生疮、失音。病属咽喉部水浊积滞者，其轻者当用半夏厚朴汤，重者则当用苦酒汤也。

四、血运、水运皆见不畅，表郁里怯致喉部痰聚而痛，即阳虚痰滞者，轻则当用半夏散或半夏汤，重则为麻黄附子甘草汤，更甚者为麻黄附子细辛汤。

故热盛津伤、津伤血瘀、痰浊积滞、阳虚痰凝为咽喉病之四大证，皆可见咽痛、发热。然热盛津伤、津伤血瘀者，其人多口渴而痰涎少，痰浊积滞者多不口渴而痰涎多，阳虚痰凝者则多有表证且见里怯也。临证时当细加辨别，依证择方也。

附：名医医案选录

一、李某，女，22岁，擅唱歌之能，经常业余演出。一日忽嗓音嘶哑，屡服麦冬、胖大海等药无效。诊为肺肾津液亏耗，授以猪肤汤调和鸡子白，徐徐咽服，四五次即音出而愈。（《伤寒挈要》）

二、徐君育素禀阴虚多为，且有脾约便血证。十月间患冬温，发热咽痛。医用麻仁、杏仁、半夏、枳壳、橘皮之属，遂喘逆倚息不得卧，声嘶如哑，头面赤热，手足逆冷，右手寸关虚大微数，此热伤手太阴气分也。与葳蕤、甘草均不应。为制猪肤汤一瓯，令隔汤顿热，不时挑服，三日声清，终剂而痛如失。（《张氏医通》）

三、毕某，女，34岁。两年来自觉疲乏无力，牙龈出血，双下肢复出现紫斑。近两个月来加重，月经增多，四肢紫斑增多，头晕痛，惊悸失眠，少食，全身无力，不能参加体力劳动。既往健康。检查：全身有散在瘀点，双下肢有弥漫性瘀斑，心尖区可闻及Ⅲ级吹风样杂音，脾在左乳线肋下1.5厘米。血液检查：红细胞3.2×10^9/L，血色素70g/L，血小板42×10^9/L，出血时间7分钟，凝血时间9分钟，毛细血管脆性试验阳性。诊断为原发性血小板减少性紫癜，服猪皮胶（猪皮胶一两，烊化或做成胶冻，白开水送服，每天 2 次，8 天为一个疗程），两个疗程后，临床症状全部消失，能参加劳动。检查心尖区闻及Ⅱ级吹风样杂音，脾未触及，血液检查基本正常。随访一年无复发。（郭泗川《新中医》）

葶苈大枣泻肺汤

肺痈，喘不得卧，葶苈大枣泻肺汤主之。

葶苈大枣泻肺汤方：

葶苈子 15 克，大枣 12 枚。

肺痈胸满胀，一身面目浮肿，鼻塞清涕出，不闻香臭酸辛，咳逆上气，喘鸣迫塞，葶苈大枣泻肺汤主之。

方见上，三日一剂，可至三四剂，此先服小青龙汤一剂乃进。

支饮不得息，葶苈大枣泻肺汤主之。

葶苈大枣泻肺汤证之病理：该汤又比桔梗汤证更进一层，其胸胀满者，为肺津肺体所化之痰涎、脓血积于胸中所致也。痰涎壅肺则咳逆上气，喘鸣迫塞，喘不得卧；水道壅塞则可见其人一身面目浮肿，鼻塞而清涕出。本处之"痈"通"壅"，即"壅塞"，指饮邪逆于肺部，致肺气壅闭之意。先服小青龙汤者，因本处为水饮壅肺，其人多兼有寒邪束表也。外有寒邪束表，里有水饮者，此小青龙汤证。故先用小青龙汤解表逐水，表解而水饮未除者，更用葶苈大枣泻肺汤逐痰泻饮。

葶苈大枣泻肺汤之药理：其用葶苈者，以其苦寒泻肺，善清降逐痰，使痰饮降入肠中而排出体外。痰饮除则三焦水道复常，则浮肿、鼻流清涕自止也。鼻功能正常，自然香臭得闻。

其用大枣者，恐葶苈连同胃津一同涤去也。

葶苈一药，据现代药理研究，有强心作用，故对肺心病、心衰所致之咳喘、心悸、浮肿等，葶苈大枣泻肺汤有心肺同治之功。

本病之治，可先用小青龙汤治标以解表逐水，继用此汤泻其所积之痰饮、脓血。

肺痈之最后，肺体腐烂，泻去之后，欲用药补其破碎之处，则合欢皮最宜，以此物最善黏合肺之绽裂也。宜用合欢皮巴掌大一块，煎汤分二次服。此曹颖甫先生法。

附：名医医案选录

一、师曰：辛未七月中旬，余治厂陈姓痰。初发时，咳嗽，胸中隐隐作痛，痛连缺盆。其所吐者，浊痰腥臭，与悬饮内痛之吐涎沫固自不同，决为肺痈之始萌。遂以桔梗汤乘其未集而先排之。进五剂，痛稍止，诸症依然，脉滑实。因思是证确为肺痈之病，必其肺脏壅阻不通而腐，腐而乃吐脓，所谓久久吐脓如米粥者，治以桔梗汤。今当壅塞之时，不去其壅，反排其腐，何怪其不效也。《淮南子》云：葶苈愈胀，胀者，壅极不通之谓。《金匮要略》曰：肺痈，喘而不得眠，即胀也。《千金》重申其义曰：肺痈胸满胀，故知葶苈泻肺汤非泻肺也，泻肺中壅胀。今有此证，必用此方，乃以葶苈子五钱，大黑枣十二枚。凡五进，痛渐止，咳亦爽。其腥臭夹有米粥状之痰，即腐脓也。后乃以《千金》苇茎汤，并以大小蓟、海藻、桔梗、甘草、杜赤豆出入加减成方。至八月朔日，先后凡十五是有奇，用药凡十余剂，始告全瘥。九月底，其人偶受寒凉，宿恙又发，乃嘱兼服犀黄醒消丸，以一两五钱分作五服。服后腥臭全去，但尚有绿色之痰，复制一料服之。乃愈，而不复来诊矣。（《经方实

验录》）

二、浮肿咳喘，颈项强大，饮不得下，溺不得出，此肺病也。不下行而反上逆，治节之权废矣。虽有良剂，恐难奏功。葶苈大枣泻肺汤。（《增评柳选四家医案·静香楼医案》）

三、朱某，男，55 岁。患喘咳病已 20 余年，每值秋冬受凉或劳累后复发。近 1 个多月来加重，咳吐黄痰，后双下肢出现浮肿，渐延及全身，尿少，胸闷。现症：气喘，不能平卧，口唇紫绀，全身肿胀，两足胫尤甚，上腹部可扪及肿大之肝脏，舌暗红，苔黄腻，脉细数。证属水饮痰血阻于胸膈，以致肺气不利。拟葶苈大枣泻肺汤。处方：葶苈子 15 克，大枣 10 枚。水煎，日 1 剂，2 次分服。翌晨，喘息减轻，精神略有好转。上方葶苈子增至 30 克，续服 2 剂，喘减大半，能平卧，眼睑浮肿消退，足胫仍肿。上方配合五苓散、真武汤调理半月，浮肿全消，喘息已止。（王端岳《四川中医》）

四、某女，17 岁，住湖北省黄陵坡县。1963 年秋，因突然发生全身浮肿而来汉就治于中医。症见恶寒，发热，咳嗽，气粗，小便短少色黄，全身洪肿，苔白，脉浮，面呈急性病容。西医检查血压增高。诊断为"急性肾炎"而收留住院治疗。一医投以小青龙汤一剂，寒热已而余症不减。后一医改为利水药加降压药，服至数十剂而不效。后一医本葶苈大枣泻肺汤之法，于前方利水药中加入葶苈三钱，服后即小便如涌，旋而诸症悉退而血压也降至正常，病愈出院。（李今庸《读古医书随笔》）

桂枝二越婢一汤

太阳病，发热恶寒，热多寒少，脉微弱者，此无阳也，不可更汗，宜桂枝二越婢一汤。

桂枝二越婢一汤方：

桂枝 5 克，麻黄 5 克，芍药 5 克，生石膏 8 克，生姜 10 克，甘草 5 克，大枣 4 枚。

该证为桂枝麻黄各半汤与桂枝二麻黄一汤证之反面。其病理与大青龙汤证近而较之为轻，为外见桂枝麻黄各半汤或桂枝二麻黄一汤证，内则肺部郁久化热或其人本有肺胃积热也。故轻用桂枝汤治其本，轻用麻黄汤解其表，用石膏清其肺胃之内热也，故服药后汗出而病除。

其言"脉微弱者，此无阳也"，乃言其阴盛烦躁也，不可误为内热烦躁而发其汗。此与大青龙汤条下之"脉微弱，汗出恶风者，不可用大青龙汤"同理。故临证之时，对烦躁要细加辨别也。

附：名医医案选录

一、王某，女，20 岁，门诊号 48942。1963 年 10 月 16 日初诊：三日前因接触冷水，当即感寒意。昨日上午开始头痛，恶寒发热，寒多热少，伴发咳嗽，咯痰白黏。今晨仍头痛，发热（体温 38.2℃），虽得微汗，但尚恶风，喜着厚衣，咳嗽，痰色转赭色，咽痛而干，口渴而不多饮，胃纳欠佳，腰背酸痛（据云今年二月分娩后，因不慎闪挫，以致腰痛至今），二便自调，形体较瘦，神色无异常，舌质无变，苔薄黄而滑，手足欠温，但未至厥冷，六脉滑数……病发于暮秋入冬之际，天气骤然转冷，风寒有机可乘。唯其体虚形瘦，应虑秋令燥气早伏，更因冒寒触冷，邪由皮毛袭肺，寒邪与燥邪相搏……应当太阳伤寒治例，但燥气内伏，又当稍变其制……拟桂枝二越婢一汤、麻杏石甘汤两方并用，以散寒疏卫，和营清热。处方：桂枝三钱，白芍三钱，麻黄二钱，杏仁二钱，甘草二钱，生姜二钱，生石膏八钱，红枣三枚。仅服一剂，除闪挫伤腰痛宿疾外，诸症悉除，继以自创"忍冬路通汤"专治腰痛。(《伤寒论汇要分析》)

二、白某，女，75岁，神头村人。因冠心病往本院内科治疗。近感冒发热五日，症见头痛骨楚，腰背疼痛，无汗恶寒，咽干微痛，口渴思饮，大便秘结，舌淡红，苔薄白，脉象浮细。脉症相通参析之，酷似太阳病表寒内热之大青龙汤证，然年高体弱，脉象浮细，大青龙发散峻猛，显然不宜，似此气血不足者，不予扶正，何以汗出热退？桂枝二越婢一汤与大青龙汤功用相近，既能散表寒，复可清内热，唯力小性缓耳，体虚脉弱者，正所宜也。拟麻黄6克，桂枝4.5克，白芍4.5克，甘草3克，石膏15克，生姜3片，红枣5枚。一剂症减，二剂痊愈。(《临证实验录》)

续命汤

治中风痱，身体不能自收，口不能言，冒昧不知痛处，或拘急不得转侧姚云：与大续命同，兼治妇人产后去血者及老人、小儿。续命汤主之。

续命汤方：

麻黄12克，杏仁12克，桂枝12克，当归12克，川芎4克，人参12克，干姜12克，石膏12克，甘草12克。

温服，当小汗，薄覆脊，凭几坐，汗出则愈。不汗，更服，无所禁，勿当风。并治但伏不得卧，咳逆上气，面目浮肿。

续命汤证之病理，为肌肉与膜腠受寒，纵横于肌肉、肤腠之间的神经因受寒而骤然麻痹，故见四肢骤然呈弛缓性瘫痪，甚或全身肌肉瘫痪、失去痛觉。其中，口部肌肉神经失控，则不能言；腿部神经失去控制，则肌张力缺乏，腱反射消失；膀胱肌肉神经失控，则不能自主排尿；肠部神经失控，则大便艰涩。此即文中"身体不能自收，口不能言，冒昧不知痛处，或拘急不得转侧"所言者也。

因受寒者为身体之肌腠，麻痹者为身体的部分神经，大脑的神经并没有受到侵犯，故其人多神志清醒。此与脑血管意外、癔症、风湿、类风湿等引起之瘫痪迥然不同。

续命汤之药理：方用麻黄、桂枝、当归、人参、川芎强心、活血运、促水运，用杏仁活水运，用干姜温胃促血运、水运，用石膏消痰行水兼消诸药之热，用甘草补肠津。其实，本方即为麻桂合剂减去助血归心之芍药，更加强心促血运之人参、当归、川芎，并用干姜代生姜而成也。

故药后血运、水运畅通，神经得养而诸症皆愈，此即文中"温服，当小汗，汗出则愈"所言者也。

陆渊雷云：《千金》《外台》所载中风方，以续命名汤者，无虑数十首，其方不过数味出入，皆以麻桂为主药。麻桂所以发表散热，为表证所设，然今所见江浙一带，表证皆不急，无有需麻桂者。时师或以此疑古方不可用，此误也。周君价人，尝治军朔方，言其地甘寒，大风时起，走石扬沙，部伍巡徼，往往喝僻不遂而归，数见亦不以为怪。但当异置帷幕中，勿遽温覆，稍灌温汤，俟口噤略缓，则与续命汤发其汗，数日便复常。周君尝治某权要，与麻黄八钱而不知，加至一两二钱，始得汗，药量之重，有如此者。此等中风，本非脑出血，不过受风寒剧烈刺激，末梢运动神经起病变，故喝僻不遂。其表证乃因肌腠紧缩，汗腺固闭所致，与太阳伤寒之由于菌毒者，亦证同而因异。知觉神经受剧烈刺激，影响大脑，故令冒昧不知。

凡此皆是官能上疾患，非若脑出血之实质上起病变，而续命汤实为适应之方。乃知续命汤证，北地所常用，特江南少见耳。或者因此谓仲景方适于河北，不适于江南，则又执一之论，举一而废百者矣。

以该方能强心、促血运、助水运，故又能治水运不畅之咳逆上气、面目浮肿，此与小青龙汤加石膏汤之用相近。

近代名医陈鼎三、江乃逊先生，常用此方治上病及食用粗盐后氯化钡中毒致四肢瘫痪等神经骤然麻痹之病，临床亦有用于颜面神经麻痹致颜面肌肉痉挛者。

附：名医医案选录

一、孔某，男，44岁，通渭县食品厂干部，1979年5月25日初诊。患者1个月前早晨起床时，突然发生右侧半身不遂，并伴有失语、自汗、遗尿。立即送医院抢救，病情稳定后，仍有半身不遂、失语，遂特邀中医治疗。舌质暗，苔白滑，脉弦滞。辨证为中风不语、半身不遂。方用：麻黄9克，桂枝9克，党参9克，甘草9克，生石膏9克，当归9克，川芎4.5克，杏仁4.5克。水煎，分二次服，三剂。二诊：患者服上药后，上下肢稍能活动，下肢好转更著，能发单音字，唇音多于舌音，脉舌如上。继用上方，再服三剂。三诊：又服上方三剂后，已能开始下地试走，发音也较前好转，能发三四个字连续音，脉弦而不滞。继用上方，再服六剂。四诊：服上方六剂后，别人搀扶可步行300～500米，上肢能自动做屈肘伸肘活动，但仍感无力，发音较前清晰有力。遂改方调养。（《古方新用》）

二、张某，男，36岁，农民，1986年10月24日诊。病史摘要：患者素来体健，偶感外邪，发热，头痛，体倦，咳嗽。曾间断服用中、西药物，诸症已经缓解，未尝介意。谁知于14

天前使用压水机抽水时，渐感双下肢酸软、麻木，约4小时后双下肢完全失去知觉（神志清楚），伴小便不通。急送当地县医院，西医抽取脑脊液检查，发现蛋白含量及白细胞增高，遂诊断为急性脊髓炎。立即使用肾上腺皮质激素、维生素和多种营养神经药物，以对症治疗。同时配合服中药。曾用过大秦艽汤、三痹汤各3剂，补阳还五汤4剂，疗效不佳。刻下双下肢仍呈弛缓性瘫痪，肌张力缺乏，腱反射消失，不能自动排尿，大便艰涩。因患者转院困难，家属仅带来病历，要求我室开一方试服。根据以上病史，中医诊断为风痱。予《金匮要略》所载《古今录验》续命汤原方：麻黄9克，桂枝9克，潞党参9克，甘草9克，生石膏9克，当归9克，川芎4.5克，杏仁12克。仅服2剂，双下肢即恢复知觉，且能下床行走，大小便亦较为通畅。改为八珍汤合补阳还五汤化裁，连服10剂后，康复如常人。（余国俊《中医师承录》）

三、某氏之室，得外感，表证解后，右脚拘急肿痛，不能起步，脉浮数。余诊曰：热虽解而脉浮数，此邪气下注，筋脉不能流通也。与《金匮要略》续命汤，四五日而愈。汤本氏云：余每以续命汤治前证，及历节风越婢汤之证而兼血者，又用于后世五积散之证，皆有速效。古方之妙，不可轻视。（《橘窗书影》）

葛根黄芩黄连汤

太阳病，桂枝证，医反下之，利遂不止，脉促者，表未解也（宜葛根汤），喘而汗出者，葛根黄芩黄连汤主之。

葛根黄芩黄连汤方：

葛根 40 克，黄芩 10 克，黄连 15 克，炙甘草 10 克。

本节所言者，为太阳温病不治或误治，即由葛根汤证转为葛根黄芩黄连汤（葛根芩连汤）证也。

盖太阳温病不治或误治，其人津伤则口渴，口渴则多饮水，加上人体机能奋起抵抗，欲以下利方式把邪热从大便中排出，故其人可见下利。这也从另一个侧面说明，人体肠胃功能仍然健全。若下利后病仍不愈，则将转为肠热下利更甚，或成燥结，而变为承气汤证。故临床见葛根芩连汤证而投之效微者，可更进一步合承气汤法；反之，虚人不可重虚，即病属承气汤证，而又不宜用承气汤者，可退一步用葛根芩连汤治之。故临床运用，若能明乎其理，自然心中有数，应用自如。

葛根芩连汤证之病理为葛根汤证之反面。太阳温病化热入里，其病位与葛根汤证同，即为内则在肠，为外则在身体血脉、神经集中之处。

本条文所言者，即为太阳病经误治后之变证及救逆之方法。盖其人本属太阳病，医者反下之而伤其津液，其津伤而表不解，则为太阳温病，此时当用葛根汤或桂枝加葛根汤之属治之。若其表邪已散（即表证因人体自我调节而消失），热盛津伤，化热入里，即可引起肠部反应过亢（即肠热），见肠热下利；大肠与肺相表里，肠热上攻于肺，则可致肺热闭，见喘而汗出也。此与麻杏石甘汤证之肺热闭致喘而汗出之理同。故葛根芩连汤证为下利而喘，麻杏石甘汤证则为喘而下利，然则一为利重，一为喘重也。

因其本为伤津，反抗过亢即热甚，并使需津最多且最为敏感之血脉、神经表现为病态，故见满口生疮、身热溲少、脉洪数、目赤（角膜炎）、唇干口裂、咽痛下利诸症。

葛根芩连汤之药理：本方用葛根改善肠部功能，清热生津，解津液之缺乏；黄芩清肺热而止喘，清肠热而止下利；黄连苦寒燥湿，除肠热止下利；甘草安肠生津。数药合用，则津足而热除，汗与喘皆止也。

章次公先生用此方治小儿热利，每结合小儿大便之色与质。大便色绿者用葛根芩连汤，质黏者用痛泻要方，若两者兼见，则合两方而用之。余临床应用，便质黏者加茯苓，其效也佳。盖便质黏者，多为内有湿浊也。

附：名医医案选录

一、李孩，疹发未畅，下利而臭，日行二十余次，舌质绛而苔白腐，唇干，目赤，脉数，寐不安，宜葛根芩连汤加味。粉葛根六钱，细川连一钱，怀山药五钱，生甘草三钱，淡黄芩二钱，天花粉六钱，升麻钱半。佐景按：李孩服后，其利渐稀，疹透有增无减，逐渐调理而安。湘人师兄亦在红十字医院，屡遇小孩发麻疹时下利，必治以本汤，良佳。又有溏泄发于疹后者，亦可推治。（《经方实验录》）

二、孙宝宝，住厅西路。初诊：满舌生疮，环唇纹裂，不能吮饮，饮则痛哭，身热，溲少，脉洪而数，常烦躁不安，大便自可。拟葛根黄芩黄连汤加味。粉葛根四钱，淡黄芩钱半，小川连六分，生甘草三钱，灯心三扎，活芦根一尺。二诊：口疮，投葛根芩连汤，不见大效，宜进一步合承气法。粉葛根四钱，细川连八分，生川军二钱，生甘草三钱，淡黄芩钱半，枳实钱半，玄明粉（分冲）钱半。佐景按：又次日，孙君来告，此方之效乃无出其右者，服后一小时许，能饮水不作痛状，夜寐甚安。越宿醒来，舌疮大退，肯吮乳。嘱减量再服，遂愈。乃知大黄内服却胜冰硼外搽，因此散我固曾用于二三日前也。（《经方实验录》）

三、徐左，美亚十厂，六月十二日。小便已，阴疼，此本大肠燥气，熏灼膀胱，《伤寒论》所谓宜大承气汤之证也。乃治之不当，服某种丸药，以致大便日滞，小便转数，阴疼如故，足腿酸，上及背脊俱酸，而胃纳不减者，阳明燥气用事也。阙上略痛，阳明余热为病也。右脉滑大，仍宜大承气汤，唯虚者不可重虚，姑宜葛根芩连加绿豆，以清下陷之热，而兼消丸药之毒。葛根一两五钱，淡芩三钱，川连一钱，绿豆一两，生草一钱。（《经方实验录》）

四、杨某，男，29岁，山西省人，兰州医学院干部，1980年4月5日初诊。患者于一月前曾饮酒，之后自感疲乏无力，心慌，胸闷，失眠。后经心电图检查，诊断为频发性房性期前收缩，部分未下传，并室内差异传导，结论为异常心电图。舌红苔薄白，脉促有力。辨证为心阳亢。方用葛根芩连汤加阿胶：葛根24克，甘草6克，黄芩6克，黄连6克，阿胶（另包，烊服）9克。水煎，分二次服，三剂。二诊：患者服上药后，自感心慌、胸闷好转，不再失眠，遂停药。十余天后，因劳累病又复发，症状同前，又服上药三剂。三诊：患者又服上药三剂后，病情又好转而停药。但之后，每遇劳累，病情极易复发，故嘱其连续服药十余剂后方停药。观察一月余，再未复发。经心电图检查，除Ⅰ导联和V_1导联的T波与主波相反外，余无异常，结论为心电图大致正常。体会：《伤寒论》谓"酒客病不可与桂枝汤"，前人注解云"可用葛根芩连汤"，其意为葛花能解酒，葛根亦能解酒。该患者因酒后发病，且本方又能主治脉促之症，故用本方治疗而获效。加阿胶者，是因患者属阳盛伤阴之证，以其滋阴，使亢奋平、伤者补。（《古方新用》）

五、黄儿3岁，夏月伤于饮食，寻患泄泻，心烦口渴，便利腥黄，小便赤短，病经旬日。医用胃苓汤治之，利稍减，渴

加剧，声嘶不食，日多不少效，易余诊治。患儿僵卧不语，视
目尚有神光，白珠微现红丝，舌质红，唇绛，苔干黄，口常作
饮状，头额略热，腹肤热犹剧，呼之不应，现昏迷状，指纹青
紫。正沉思间，值小儿大便，下如黄水，腥秽难闻，仍憬然慧
悟。盖由肠胃积热之为祟也，疏导之则愈。处葛根黄芩黄连甘
草汤、小承气合剂，加花粉、前仁生津利尿。谓曰："服此泻增
勿惊，药以逐积，故利多，积去则利止。"果一剂而利剧，再剂
寝减，神清思食，三剂利全止，能起坐。继以滋阴养胃剂清补，
半月而安。（《治验回忆录》）

黄连阿胶汤

少阴病，得之二三日以上，心中烦，不得卧，黄连阿胶汤
主之。

黄连阿胶汤方：

黄连 20 克，黄芩 5 克，芍药 10 克，阿胶 15 克，鸡子黄
1 枚。

先煮芩、连、芍，去滓，内阿胶，小冷，内鸡子黄，搅令
相得。

黄连阿胶汤证之病理，为肠热极，热盛则津伤，津伤则脑
神经不得津养，故见心烦，不得卧，此与"胃不和则卧不安"
同理也。若其人热盛津伤更甚，则又可兼见高热、神昏、痉厥
诸症，此与后文承气汤诸证致神经失其滋养之种种症状，相同
道理也。肠热则津伤，故其人可见口燥咽干、面红唇赤、舌红
绛少津、小便短赤、大便不解、烦躁、烦渴；肠热则蠕动加速，
故其人又可见热利，此与葛根芩连汤证同。

因其人肠热极则肠充血而亢进，血聚于肠则四肢因血少而厥冷，与少阴病之厥冷相似，故谓之少阴病。此与大承气汤证之少阴三急下证之理相同。本方证与白虎汤证同为胃肠热，然白虎汤证重在胃热，本方证重在肠热，故其外见之证候每有相同之处。

黄连阿胶汤之药理：本方重用黄连以清肠热；轻用黄芩以清肺热，使之不移热于大肠；用芍药改善肠部之静脉循环，使血不瘀于肠部而使其功能不亢进，自然热平也；用鸡子黄者，以其善滋阴除热而濡养神经，故前贤谓其能滋阴息风，吴鞠通则称之为定风珠；用阿胶者，以其能补血行血而峻补肾阴，使肾功能正常，小便乃至水道亦正常，热自然随小溲而出也。

以本方能清热滋阴息风，故刘绍武先生每用此方治热极伤阴而动风者，甚效。

以方中阿胶能补血养阴，滋润皮肤；白芍能改善静脉血运，除恶血，促进皮肤的血液循环；鸡子黄能滋阴除热，营养皮肤；黄连、黄芩能解里热。故该方又用于治妇女因里热所致的皮肤干燥、颜面发疹等皮肤病。

据近代董汉良先生考证，鸡子黄用法为鸡蛋煮熟后去壳及蛋白，取蛋黄冲入药汁而成。此即"小冷，内鸡子黄"之义，意谓稍温之药汁并无法使鸡子黄变熟，若用生鸡子黄冲入稍温的药汁，半生不熟的鸡蛋黄则可致腹痛腹泻。并举一例证之。董先生之法颇为有理，然余以前也曾读类似医案，却是以生鸡子黄冲入药汁成悬浊液状而治病。

附：名医医案选录

一、张某，男，26岁。素壮鲜病，近苦于婚姻大事诸多不顺，百忧汇集，万绪纷来，致心烦失眠。初，翻转时许尚可入梦。后，通宵达旦难以成寐。头痛脑涨，耳内蝉鸣。服安定等镇静药，量小无济于事，量大亦仅可寐两三小时，寐后多梦，梦中遗精，久久不愈，心烦益甚，舌红少津，边尖尤甚，苔薄黄燥。诊其脉，弦细而数。观其脉症，此心肾不交证也。先贤谓五志过极，皆可化火。盖忧思气结日久，心火亢盛，如赤日炎炎，致真阴内耗，肾水亏虚，水火不济，故而不寐。张景岳云："精之藏制虽在肾，而精之主宰则在心。"故当清心火，滋肾水，务求水火相济，主明神安。拟黄连阿胶汤原方：黄连6克，黄芩10克，阿胶10克，白芍15克，鸡子黄2枚。三剂。二诊：一剂即可入睡，三剂尽，每晚可睡五六小时，心烦耳鸣亦明显减轻，嘱守方续进。三诊：共服12剂，睡眠恢复如前，遂停药。（《临证实验录》）

二、田姓儿，方1岁。患脑炎高热不退，神昏痉厥，病儿床置巨冰一块，另以冰囊敷其头部，复以冬眠灵使其沉睡，但儿醒时痉厥即作，高热如故，邀余诊。凡安宫牛黄、局方至宝、紫雪、白虎及清热解毒、滋阴增液等剂均用之不效，查其舌赤烦躁，遂以黄连阿胶汤治之，服后热退病愈。（《赵锡武医疗经验》）

三、吴某，昆明人，住昆明市绣衣街，有长子年15岁，于1921年3月患病延余诊视。发热不退已11日，面红唇赤而焦，舌红苔黄而无津，虚烦不得卧，食物不进，渴喜冷饮，小便短赤，大便不解，脉来沉细而数。查其先前所服之方，始而九味羌活汤，继则服以黄连、栀子、连翘、黄芩、银花、桑叶、薄荷等未效。此系春温病误以辛温发散，又复苦燥清热，耗伤真阴，邪热内蕴，转为少阴阴虚热化证。拟黄连阿胶汤治之。黄连10克，黄芩12克，杭芍24克，阿胶（烊化兑入）10克，鸡子黄2枚。先煎芩、连、芍为汤，稍凉，兑入烊化之阿胶，再搅入生鸡子黄2枚和匀而服。服1剂后即得安静，烦渴已止，唇舌转润，脉静身凉。继以生脉散加生地、玄参、黄连。上方连进2剂而愈。（《吴佩衡医案》）

四、舌为心之苗，舌上之苔剥落不生久矣，是心阴不足、心阳有余也。黄连阿胶汤去芩加大生地。诒按：胃阴枯涸者，每有此病。心阴不足之说，亦可备一法也。邓评：苔之剥落，不归咎胃阴，而独责心阴，想其舌必绛色。（《增评柳选四家医案·继志堂医案》）

五、妇女颜面患皮肤病，此方有良效。约30年前，余妻子为顽固皮肤病而苦恼。其疹稍圆，两颊中心向外扩展，瘙痒，略赤而干燥，可见小落屑。受强风吹或日光晒，色更赤，瘙痒加剧。投与大柴胡加石膏、大黄牡丹皮汤加薏苡仁、桂枝茯苓丸、黄连解毒丸等，治疗百余日均不愈，反而病情恶化。因此，经仔细考虑，阿胶、芍药润皮肤之干燥，黄连、黄芩解里热，故与黄连阿胶汤。用一服赤色消退，一周后痒止，约一个月痊愈。发疹主要见于颜面，隆起低而不甚显著，以指抚摸，稍稍粗糙，略带赤色而干燥，很少作痒，以有米糠状落屑，受风吹或日晒即恶化为目标，其后治愈数例妇女皮肤病。（大塚敬节《汉方诊疗三十年》）

白头翁汤　白头翁加甘草阿胶汤

热利下重者，白头翁汤主之。

白头翁汤方：

白头翁15克，秦皮21克，黄连21克，黄柏21克。

下利，欲饮水者，以有热故也，白头翁汤主之。

产后下利虚极，白头翁加甘草阿胶汤主之。

白头翁加甘草阿胶汤方：

白头翁 15 克，秦皮 21 克，黄连 21 克，黄柏 21 克，甘草 15 克，阿胶 15 克。

白头翁汤证与白头翁加甘草阿胶汤证之病理：此二汤为肠热血瘀也。盖肠热既久，血运亢盛则瘀于肠中，久而为瘀血也。瘀血积于肠中既多，则每随便下而不爽，故其人可见下痢脓血、腹痛、里急后重、肛门灼热等。

白头翁汤之药理：方中白头翁能清热凉血解毒，秦皮能清热涩肠止痢，黄连、黄柏清热解毒、燥湿止痢。四药均有清肠热、止脓血之功，是以四者合用之，自然痢与脓血皆止也。以其病为肠部瘀血，临床每加白芍用之。

白头翁加甘草阿胶汤之药理如下。

若其人下痢脓血既久，或其人本有血虚，或病见于产后，则在用白头翁汤时，又当加补血补液之药，是以加甘草补液安肠，更加阿胶补血行血、止肠出血也。

阿胶一药，富含胶黏性，能使破绽之血管易于凝结，或增加血液凝固，不至于向外渗漏也，故对于微细血管之轻微出血者，用之颇佳。若吐血盈碗或大出血者，阿胶则力不逮也。又阿胶之止血，全在其胶质，故炒用则无效也。余临床运用，若见便血不甚者，则在辨证基础上加入阿胶烊服，其效颇佳。

白头翁汤与葛根芩连汤、黄连阿胶汤、黄芩汤等相比，均治肠热下利，但白头翁汤证则不仅下利，而且便脓血也。因白头翁汤证的根本也是肠热下利，故又每可见有腹胀痛、里急、舌苔黄燥等承气汤证，此时则当合承气汤以用之。此与前文所言之葛根芩连汤合承气汤等用法的道理是相同的。

附：名医医案选录

一、米右，住方浜路肇方弄十四号，高年七十有八，而体气壮实，热利下重，两脉大，苔黄，夜不安寐，宜白头翁汤为主方。白头翁三钱，秦皮三钱，川连五分，黄柏三钱，生川军（后下）三钱，枳实一钱，桃仁泥三钱，芒硝（另冲）二钱。（《经方实验录》）

二、患者，女，60岁。痢下赤白，日数十遍，里急后重。曾服呋喃西林两日效果不显。发热不高，口干，尚不作渴，舌质淡红，舌边呈细小赤点，干而无津，脉象细数。老年津血不足，又患热痢，津血更易耗损，拟白头翁汤加甘草阿胶汤。白头翁12克，黄连6克，川黄柏6克，秦皮9克，阿胶（烊）9克，甘草6克。煎至200毫升，分2次服。上午服第一剂，至晚大便已变硬，续服一剂病愈。（汤万春《中医杂志》）

三、一妇女子宫脱垂，久服补中益气升提举陷、强肾补血之药不应。师谓："口渴，下脱。口渴者，里热也；下脱者，下部迫急也。仲景曰：热利下重。热利者，肠中郁热也；下重者，下部迫急也。悟义达理，柳暗花明。"师疏白头翁汤方，患者服用仅数日，长年脱垂的子宫不觉收入。我曾依据张师的这次经验，用白头翁汤治愈一例遍治不效的习惯性流产患者。（《十一师秘要》）

黄芩汤 黄芩加生姜半夏汤

太阳与少阳合病，自下利者，与黄芩汤。若呕者，黄芩加生姜半夏汤主之。

黄芩汤方：

黄芩 15 克，芍药 10 克，炙甘草 10 克，大枣 4 枚。

黄芩加生姜半夏汤方：

黄芩 15 克，芍药 10 克，炙甘草 10 克，大枣 4 枚，生姜 15 克，半夏 21 克。

黄芩汤证与黄芩加生姜半夏汤证之病理与葛根芩连汤证近，皆为肠热，但两汤证津伤的程度较轻，肠吸收津液之功能尚属正常，且其人肠热并不甚剧，故无需用葛根与黄连，而选用与黄连相近的黄芩来清肠热、止下利，并配合能活静脉血、止腹痛、除肠热、止下利的白芍。其用大枣、甘草者，也是补胃肠津液之义。

若其人见胃寒生水饮而呕之症，则宜加温胃阳之生姜、半夏也。黄芩汤止热利，小半夏汤止呕，二方合用即为黄芩加生姜半夏汤。是以本方善治上呕下利，对于肠炎引起的呕利尤为有效，为临床常用验方。

本方与桂枝汤相比，仅差一味，且条文谓其为"太阳与少阳合病"，即言有轻微表证也。是以日本《古方药囊》谓其主治为：发热、下利、腹痛者，或头痛，或发冷，或有咽干，或腹痛里急，下利频数而急，或外热轻里热重之下利，咽干，或大便夹杂有血者。

因芍药能改善血滞而散恶血、疏通脏腑，黄芩能清里热、破气滞、除肺部郁热，故二者合用又能治麻疹内攻致肺部郁热引起之肺炎、脑炎。《寿世保元·麻疹门》中的二仙汤，就是黄芩、白芍二药。方治虚弱儿童患麻疹，疹发后突然消失，引起所谓麻疹内攻，出现肺炎或脑炎之危笃病情。

附：名医医案选录

一、沈学生，男，13岁。症状：腹痛下利，日三五行，有红白黏液，脉弦舌红，苔薄。诊为少阳胆热乘于肠胃，迫其阴液下注。为疏：黄芩三钱，白芍六钱，甘草二钱，大枣四枚。服二剂而下利、腹痛俱除。（《伤寒挈要》）

二、姜某，男性，年三十余。患腹痛、泄利数月不愈。医令服泻痢停等药，利可止，而停药即复利。乃服中药数十副，病仍不除，求为一治。询其症，谓日利五六次，利前腹痛，利后痛解，时时呕恶，不思饮食，头时痛，口干燥。诊其脉弦数，舌红，黄薄苔。此乃木火之邪内犯。不解少阳之火，病何能去？视前所服方，为当归、山楂、肉桂、莱菔子、黄连、车前子等药，皆与证不符，故虽服不效。乃处方：黄芩15克，白芍30克，炙甘草30克，生姜3克，清半夏10克，大枣10枚，3剂，水煎服，日2次。二诊：服后下利减至日行两次，腹痛亦缓，呕恶减，仍有头痛未除，乃于方中加柴胡10克，继服3剂，其病皆愈。（《六经辨证实用解》）

三、张某，女，36岁，山西大同人。患者是盲人，1972年5月求医。自诉胸中满闷，烦躁，时有阵阵发热，全身烧灼难忍，咽痛口苦，小便黄赤，平素食冷则肚胀、腹泻，食热则头昏、失眠。曾先后在几个医院诊治，经检查均未发现异常变化。此次来诊，检查舌质红绛，苔薄微黄，脉滑而数。诊为少阳病，处以黄芩汤。黄芩30克，柴胡15克，白芍15克，甘草10克，大枣10枚。患者回旅馆后，他人告知其方中仅有五味药，患者弃方不用，巧遇一大夫，劝其可试，勉强取药煎服。一剂症状大减，再剂胸烦消失，又服四剂，诸症尽退，数日后，患者欢欣面告而别。（《刘绍武三部六病传讲录》）

【按】在黄芩汤中加入柴胡，为刘绍武老中医所创。其辨证要点为胸满，烦热，舌质红赤，小便色黄。刘老先生认为，本方加入柴胡，能助机体之枢转以去郁热，使邪有所去。

竹叶石膏汤

伤寒解后，虚羸少气，气逆欲吐，竹叶石膏汤主之。

竹叶石膏汤方：

竹叶 24 克，石膏 90 克，麦门冬 30 克，半夏 21 克，人参 15 克，炙甘草 10 克，粳米 30 克。

竹叶石膏汤证之病理，概而言之，为血虚津伤、肺胃热盛，其病位偏重于肺胃二脏。

若谓桂枝汤之反面为白虎汤，麻黄汤之反面为麻杏石甘汤，桂枝二麻黄一汤与桂枝麻黄各半汤之反面为桂枝二越婢一汤，葛根汤之反面为葛根芩连汤，则竹叶汤之反面为竹叶石膏汤也。

论中条文言"伤寒解后，虚羸少气"者，盖伤寒若治不得法，表解之后，多见血虚津伤之证也。血虚津伤不治或治不得法，必食欲大减、日渐消瘦、肌肤枯燥，故谓之"虚羸少气"也；若化热入里，胃热上冲，则又可见气逆欲吐也。是以病见竹叶汤证者，若化热入里则为竹叶石膏汤证也。

竹叶石膏汤之药理如下。

竹叶汤与竹叶石膏汤相比：竹叶汤用竹叶清热生津，用桂枝、附子、防风、桔梗解表，用人参、半夏、生姜、大枣、甘草温胃补津；竹叶石膏汤则重用竹叶清热生津除烦，用石膏清肺胃之热，用麦冬、粳米助胃之阴液而养胃，用人参、半夏、炙甘草温胃补津。两相对勘，竹叶石膏汤治血虚津伤又兼里热者，其理可明也。

以竹叶石膏汤能治血虚津伤兼里热盛者，故症见高热、烦渴、呕而不食、神疲、舌红脉数者，用之捷效也。又每加杏仁以治外感后热盛津伤、咳嗽吐痰。

该方又可用于因里热津伤、眼压过高所致的眼病出血、红眼病。

竹叶石膏汤证与白虎人参汤证相比，两者皆为热盛津伤，然白虎人参汤证偏于热盛，竹叶石膏汤证偏于津伤，故白虎人参汤每用于前，而竹叶石膏汤每用于后也。

附：名医医案选录

一、张某，女，23岁。因患乳腺炎，手术后发热在38.5℃～39.5℃间。西医认为手术后感染，注射各种抗生素无效。后用安乃近发汗退热，然旋退旋升，不能巩固。因手术之后，又几经发汗，患者疲惫不堪。症见呕吐而不欲饮食、心烦、口干、头晕、肢颤，切其脉数而有力，舌质嫩红而苔微黄。余问主治医师，此何病耶？答曰：此乃败血病，不知中医能治愈否？余曰：患者已气阴两伤，犹以胃津匮乏为甚，而又气逆作呕，不能进食，则正气何以堪？必须清热扶虚，气阴两顾，方为合法。处方：生石膏30克，麦冬24克，党参10克，炙甘草10克，粳米1大撮，半夏10克，竹叶10克。此方仅服四剂，热退呕止，而胃开能食。(《伤寒十四讲》)

二、王某，女，6岁，兰州市人，1978年12月20日初诊。患者3天前发热38.5℃，伴有咳嗽，少痰，头痛，纳差，X线未见异常。先用四环素、甘草片、克感敏等药物治疗，因无效而改用静脉点滴红霉素2天，体温仍在38℃以上，故邀中医诊治。患儿症同上，乏力懒动，舌尖红苔薄黄，中心略厚，脉弦细。辨证为余热未净、气阴两伤。方用：党参9克，半夏9克，粳米12克，麦冬24克，竹叶9克，生石膏48克，甘草6克。水煎，分三次服。二剂。二诊：服上药二剂后，热退症消，体温降至36℃。停药观察三日，未再见发热，饮食渐增，开始下地玩耍。体会：本方不仅用于热病后期余热未净之证，凡在热性病过程中只要见到气阴已伤之候者，均可应用。小儿为稚阳之体，气血均未充盛，故在热病过程中极易伤阴耗气，因而用本方治疗也能获得满意疗效。(《古方新用》)

三、邓某，女，82岁。左侧下牙疼痛20余日，昼夜不得眠，呻吟之声不绝于口。牙不松动，齿无龋孔。或谓牙根尖炎，注射青霉素，口服消炎剂；或云胃火盛，用牛黄解毒丸、黄连上清丸，虽倍量之服，皆难得减。服强痛定、美散痛亦仅缓解一时。后某医院口腔科行拔牙术，岂料术后邻牙疼痛益甚。邓妪大便干秘，数日一行，口干口苦，思冷欲饮，舌苔黄腻，显属胃热无疑。继从牙龈虽红不肿，舌红多裂，脉沉滑、两尺无力论，系少阴不足之候。阳明有余、少阴不足之证，单纯苦寒清热，徒有败胃伤阴之弊。况耄耋之年，阴血不足，纵有胃火，亦当滋水清之，岂可苦寒燥之？是宜大队滋肾益阴，少佐苦寒清降以治。倘若津血得充，阴液得复，则少阴自有归藏之安，阳明绝无赤燔之摇。拟竹叶石膏汤加味：竹叶10克，石膏30克，麦冬15克，甘草6克，半夏10克，生地30克，知母10克，怀牛膝10克，骨碎补30克，白芍15克，丹皮10克，二剂。二诊：药后当晚疼痛减轻，复诊时仅留微痛而已，大便仍秘，于原方加肉苁蓉30克，三剂。(《临证实验录》)

四、刘小毛，男，3岁。先患吐泻，服药一周后，吐泻全止。旋而烦渴，引饮不休，小便每小时十至十五次不等。舌紫红无苔，指纹显露深红，喜卧地下，午后有潮热，夜半汗出而解，食欲不振，尿清长，时作干呕，肌肉日形干瘦，睛光尚好，犹可自由行动。此为阴虚内热，治宜滋阴清燥法，处竹叶石膏汤加减。查《伤寒论》有说："伤寒解后，虚羸少气，气逆欲吐，竹叶石膏汤主之。"本方虽为病后津气两伤，余热未尽之清补一法，但移以治肺胃之热，未尝不可。其方竹叶、麦冬清心肺之热；石膏原治烦渴引饮，与麦冬配用，效力尤巨；又人参改洋参，则具强心生津作用；去半夏之辛燥，易花粉之清润，甘草和中，粳米益胃，实有相辅相成之义。是以用之清肺热，肺清则宣化，宣化则津生，津液四布，不专下注，则尿少而渴自止，自以清肺热为第一要着。因此，更知本病之适用竹叶石膏汤，乃依上法煎服。另以蚕茧、麦冬、山药，水煎作茶饮。药进三剂，疗效显著，渴尿均减，稍能进食，潮热止，汗不出，只余渴尿两症，势亦已衰。再四剂，口不渴，尿亦趋正常，遂用参苓白术散调理收功。（《治验回忆录》）

五、刘姓妇，40岁，蒲老的同乡人。初夏患温热，战汗后，脉静身凉，状如尸厥。其夫问："是脱阳吗？"蒲老说："不，这是大热退后，身冷脉静，如天时酷热，骤然大雨，炎热顿息，风凉气爽。今脉息皆平静，颇能安睡，黏汗不息，余热续出之象，非脱，勿惧；若汗出身冷脉躁，烦躁不宁，珠汗发润，鼻煽膈动，即是脱证。任其熟睡，慎勿呼之，待睡醒后，只以西洋参三钱，大麦冬六钱，煎水频频予之，兼徐徐进清米汤，不可予食。"蒲老因远出巡诊，傍晚始归，而家人告之："刘姓已来四次，病有变。"急往视之，患者果然高热气促，烦躁不安，口渴无汗，脉象急数。问其原因，其夫欲言不言，再追问之，乃说："中午亲戚宋某过访，说汗出身冷，脉微欲绝，乃脱阳之征。处于附子三钱，西洋参三钱，浓煎服之。服后一小时，而烦躁高热顿起，以致气促。"蒲老再以竹叶石膏汤重用西洋参，佐以苇根、玄参。西洋参五钱，大寸冬五钱，茯神三钱，法半夏三钱，生石膏（先煎）一两，粳米五钱，鲜苇根五钱，竹叶三钱，玄参四钱。煎成频频予之，以代茶饮，而汗再出，热退气平，仍须进清米汤复其胃气，再以和胃养阴法而愈。蒲老曰："上述所见病汗，与脱汗迥然不同，常须识此，勿致误也。"（《蒲辅周医案》）

三物黄芩汤

治妇人在草蓐，自发露得风，四肢苦烦热，头痛者，与小柴胡汤。头不痛但烦者，三物黄芩汤主之。

三物黄芩汤方：

黄芩 8 克，生地 30 克，苦参 15 克。

多吐下虫。

三物黄芩汤证之病理，概而言之，为血虚津伤、肠部热盛，其病位为肠。

妇人产后，津血大伤，若保养不当，受风寒所袭，则可为竹叶汤证也；其化热入里偏于胃者，则为竹叶石膏汤证；其化热入里偏于肠者，则为三物黄芩汤证者也。

热盛而津伤，津伤则血热、血燥，故四肢特别是手足心发热；热盛津伤，神经不得津养则烦；血与津伤，则入夜发热更甚；津伤则小便不利、唇舌干燥。

若其人兼见头痛，则不仅津伤，且三焦水运不畅，故用小柴胡汤治之；若不见头痛，则仅为血与津伤而已，故治以本方。

三物黄芩汤之药理：本方用黄芩清肺与肠热，重用生地以补血补津，用苦参以解热利尿。以苦参味甚苦，而兼有杀虫之功，胃功能弱者服后可见呕吐。若其人肠内有寄生虫，则可见大便有寄生虫，故云"多吐下虫"也。对于胃功能弱之患者，可用小柴胡汤加生地以代之。

本方临床主要用于产后发热（蓐劳），夏月手掌足心烦热难忍，夜间尤甚，不得眠者，以及失血之后身体烦热倦怠、手足心热甚、唇舌干燥者；也有用于手足汗疱，症见表皮干燥，遍处肤裂，瘙痒疼痛者，可服用本方，并以苦参煎煮洗之。余临床运用，若病见手足心烦热，则在辨证基础上加入三物黄芩汤，其效颇佳。

附：名医医案选录

一、日本桥之某妻，产后烦热，头痛如劈，饮食不进，日渐衰弱。他医生多诊为产后结核，推辞不治。余与三物黄芩汤4～5日，烦热大减，头痛治愈。（浅田宗伯《橘窗书影》）

二、33岁妇女。4年前生产，此后一直不眠，经久不愈，苦于手足灼热，发烧而不眠，别无痛苦。用三物黄芩汤1周，能眠6～7小时，手足烦热亦奏效。（大塚敬节《汉方诊疗三十年》）

栀子豉汤类

寸口脉弱而迟，弱者卫气微，迟者荣中寒。荣为血，血寒则发热；卫为气，气微者心内饥，饥而虚满，不能食也。

发汗吐下后，虚烦不得眠，若剧者，必反复颠倒，心中懊恼，属栀子豉汤。

栀子豉汤方：

栀子 10 克，香豉 10 克。

发汗，若下之，而烦热，胸中窒者，栀子豉汤主之。

伤寒五六日，大下之后，身热不去，心中结痛者，未欲解也，栀子豉汤主之。

阳明病，下之，其外有热，手足温，不结胸，心中懊恼，饮不能食，但头汗出者，栀子豉汤主之。

阳明病，无汗，小便不利，心中懊恼，身必发黄（栀子豉汤主之）。

阳明病，脉浮而紧，咽燥口苦，腹满而喘，发热汗出，不恶寒，反恶热，身重。若发汗则躁，心愦愦，反谵语；若加温针，必怵惕烦躁不得眠；若下之，则胃中空虚，客气动膈，心中懊恼，舌上胎者，属栀子豉汤。

若少气者，栀子甘草豉汤主之。

栀子甘草豉汤方：

栀子 10 克，香豉 10 克，甘草 10 克。

若呕者，栀子生姜豉汤主之。

栀子生姜豉汤方：

栀子 10 克，香豉 10 克，生姜 25 克。

伤寒下后，心烦，腹满，卧起不安者，栀子厚朴汤主之。

栀子厚朴汤方：

栀子 10 克，厚朴 10 克，枳壳 10 克。

大病差后，劳复者，枳实栀子汤主之。

枳实栀子汤方：

栀子 10 克，枳实 21 克，香豉 25 克。

若有宿食者，加大黄 5 克。

伤寒，医以丸药大下之，身热不去，微烦者，栀子干姜汤主之。

栀子干姜汤方：

栀子 10 克，干姜 15 克。

凡用栀子汤，病人旧微溏者，不可与服之。

栀子豉汤类方证之病理，概而言之，为胃热肠寒。其病位在胃肠。

阳明病篇自白虎汤至三物黄芩汤等方证之病理均为肺胃热、胃肠皆热，栀子豉汤类方证则为胃热肠寒。

因其胃热，故善消食而有饥饿感；因其肠寒，肠蠕动无力，故食入之物难以消化且常阻于肠中，难以排出，故又有不喜食且有欲吐而不能之感。此俗称"口饥而腹不饥"，故条文中有"饥不能食、饥而虚满不能食"等语。胃肠之蠕动本是同步，即所谓之"胃气以下为顺"，今胃肠蠕动失调，胃中必嘈杂难受，即条文所谓"心中懊憹"也。肠中寒气上逼而下壅，故恶心而兼见腹满。胃肠不和则卧不安，故其人可见卧起不安、虚烦不得眠、反复颠倒等症。胃热则收缩加剧，而胃酸分泌增多，肠有积则胃酸不得入，反流至食管部，其人可见烧心、吐酸、胸后骨疼痛等症，其剧者可挤压肺部而引起咳喘。胃热则血因之热，故其人多汗出。若不得汗出，兼见小便不利，则血瘀而见黄疸（详见后文黄疸条）。

因其病机为肠寒在先，故条文明言"旧有微溏者，不可用之"。盖旧有微溏者，胃肠皆寒，又服苦寒败胃之药，脾胃中阳败坏，则病入少阴而难治也。

栀子豉汤类方之药理如下。

其用栀子者，以栀子味苦性寒，能清三焦之热，能清心火、胆火，使邪热下泄，从小便而出；又善消胃肠中热气，能抑制胃之功能，使其达于平态。其用香豉者，以其顾护胃气，又能松透肠胃，使肠积下排。栀子、香豉合用，外能透肌表浮游之热，内能清胃脘郁积之火。肠既松透，上越则吐，使肠空而止欲吐不能之感，下排亦可使肠空，终达于平态，故诸症得愈。以二者能泻火除表热，故临床又用于皮肤痒疹。热不甚者可单用豆豉。

其加甘草治少气者，盖人体内津液不足，难以滋养神经，则人疲乏无力、气微言惰，故谓之少气。故加用甘草安肠养津，使肠空后神经得以滋养，故精神自然壮旺也。

其加生姜治呕者，以生姜能温胃止呕，且能顾护胃气，不因栀子之苦寒而伤胃也。

其加厚朴、枳壳治腹满者，则为肠积太多而便难下，故腹满。厚朴为肠药，能宽肠壁而透矢气；枳壳能增强胃之排空能力，故能下气逐便消胀。因有厚朴、枳实除肠积，故无须用香豉也。

其治大病瘥后劳复者，盖其人大病后身体素虚、胃肠功能差，食而难化，每因过劳而复发。其人多胃虚热而肠胀满也，故增枳实以助胃之排空。若肠内有宿食不化者，则加大黄以助其出，此即合承气汤法也。

其与干姜配伍而用者，盖用丸药下之乃寒凉败胃之举，故配干姜以温其里。余临床每用栀子干姜汤加枳壳以治寒热夹杂之胃痛。

栀子一药，生用善于解热、散瘀血，焦用善于止血，为呕血之特效药也。是以栀子豉汤类方又用于各种出血证，如子宫出血、衄血、呕血等。

附：名医医案选录

一、袁某，男，24岁。患伤寒恶寒、发热、头痛、无汗。当予麻黄汤一剂，不增减药味，服后汗出而瘥。历大半日许，患者即感心烦，渐渐增剧，自言心中似有万虑纠缠，意难摈弃，有时闷乱不堪，神若无主，辗转床褥，不得安眠。其妻仓惶，恐生恶变，乃复迎余同往诊视。见其神色急躁，面容怫郁，脉微浮带数，两寸尤显，舌尖红苔白，身无寒热。以手按其胸腹，柔软而无所苦。询其病情，曰：心乱如麻，言难表述。余曰无妨，此余热扰乱心神之候，乃书栀子豉汤一剂：栀子9克，淡豆豉9克。先煎栀子，后纳豆豉。一服烦稍安，再服病若失。（《湖北中医医案选集》第一辑）

二、孔某，女，36岁，职工。1972年冬，太原市河西区某职工孔某久闻刘老是我国治疗胃病专家，病人因常年胃脘疼痛，久治不愈，时轻时重，遂慕名来诊。刘老诊病，脉现聚关，刘老令开具一帖栀子豉汤，栀子5钱，香豆豉1两，两味药，令病人如法煎服。3天后，病人就诊，说胃脘部完全不疼了！并诉当天下午服药后，不稍10分钟，疼痛即止，胃中作响，肠中嘟噜有声，响罢，舒服至极，当晚就饱餐一顿，夜晚一觉到天亮，是10余年来未曾有过的事情。后将两剂服完，遂来就诊，问是否还继续再服。刘老诊脉，见聚关较前明显改善，令其继服1周，病者后未来复诊。刘老说，此例乃《伤寒论》第73条"心中结痛，胃脘痞满者，栀子豉汤主之"。（《刘绍武三部六病传讲录》）

三、郑某，胃脘痛。医治之，病不减反增，大便秘硬，胸中满闷不舒，懊恼欲吐，辗转难卧，食少神疲，历七八日。其脉沉弦而滑，验其舌黄腻而浊，检其方多桂、附、香砂之属。此病系宿食为患，初只需消导之品或可获效。今迁延多日，酿成夹食致虚，补之固不可，下之亦不宜，乃针对心中懊恼、欲吐两症，投以栀子生姜豉汤。生栀子9克，生姜15克，香豉15克。分温作两服，尽剂后（未发生呕吐），诸症均瘥，昨夜

安然入睡。今晨大便已下，并能进食少许。(《伤寒汇要分析》)

四、单某，女，29岁，1994年1月10日初诊。素来性急善怒，稍不遂心，则抑郁满怀。产后坐月期间因琐事与家人生气，遂感心胸满闷，腹部胀满，以手按其腹部，咕咕作响，得矢气后则稍舒。病延3月，胸腹满闷不除，近日更增心烦不宁，睡眠欠佳，噫气频作，不欲饮食。曾服中药20余剂不效。视其舌红，苔白腻，脉来稍沉。此气郁化火，扰于胸膈，迫于脘腹所致。治宜清热除烦，宽中除满。方选栀子厚朴汤：栀子12克，枳实12克，厚朴10克。服5剂，胸腹满闷大减，自诉以手按腹，已无咕咕作响之声，心情转佳，噫气消失。又称大便偏干，乃于上方加水红花子10克，大黄1克。又服3剂，胸腹宽，烦满除，胃开能纳，睡眠安然。又予丹栀逍遥散2剂，调理而安。(《刘渡舟临证验案精选》)

五、程杏轩治曹近轩感后食复。夏月患感证，自用白虎汤治愈后，因饮食不节，病得发热，腹胀，服消导药不效，再服白虎汤亦不效，热盛口渴，舌黄便秘。程曰：此食复也。投枳实栀豉汤加大黄，一剂知，二剂已。仲景祖方，用之对证，无不桴鼓相应。(《伤寒论类方法案汇参》)

六、村民金五郎之妻，年25岁。子宫出血持续数日，周身倦怠，心烦微热，服诸药无效。与栀子豉汤2帖，出血减半，更与数帖而痊愈。(松川世德《腹证奇览》)

七、月洞老妃，年70余。鼻衄，滴答流血，服各种止血药无效。余从其神态观之，实为虚烦（身衰但又神经兴奋）之状。选作栀子豉汤与之，立即奏效。(松川世德《腹证奇览》)

八、先师活用古方，常能出奇制胜。抗战初期，重庆山洞地区麻疹流行。冬末诊一男孩，二岁许。病儿初时疹出身热不甚，不恶寒，微烦咳，纳呆神倦，大便二日未下，脉细而数。

及至麻疹出齐后，忽昏愦喘促，病热危笃。先师脉症合参后谓，此可按《伤寒论》"大病差后，劳复者，枳实栀子豉汤主之"。书云：枳实小者（炮，小碎）1枚，山栀子、香豆豉各二钱，加米泔水煎药。仅服一剂即神清，再剂而喘定，三服则余热悉去，病告痊愈。先师谓：劳复多指成人大病之后，复因风寒外袭，多言多怒，形劳房劳，梳洗沐浴，饮食不节等，皆可致之；在幼儿可考虑风寒侵袭，饮食损伤，正衰不胜余热。以该幼儿论，麻疹齐后，病当向愈，然元气受损，气血未复，余热未尽，正不胜邪，重复发热，死灰复燃。故此，有昏愦喘促，病势危急之象。此乃虚热邪火，从内发也。其子又问先师："习俗用枳实，皆以钱计量，而此独以枚计，何也？"师答曰："凡物用枚者，取其气之全也，气全则力足矣，今用气全之物，而力可倍，结可开矣。"（《名老中医之路》）

大黄黄连泻心汤

寸口脉弱而缓，弱者阳气不足，缓者胃气有余，噫而吞酸，食卒不下，气填于膈上也。

心下痞，按之濡，其脉关上浮者，大黄黄连泻心汤主之。

大黄黄连泻心汤方：

大黄15克，黄连8克。

麻沸汤渍之，须臾，去滓，温服。

脉浮而紧，而复下之，紧反入里，则作痞，按之自濡，但气痞耳（大黄黄连泻心汤主之）。

太阳病，医发汗，遂发热（不）恶寒，因复下之，心下痞，表里俱虚，阴阳气并竭，无阳则阴独，复加烧针，因胸烦，面色青黄，肤瞤者，难治；今色微黄，手足温者，易愈。

伤寒大下后，复发汗，心下痞，恶寒者，表未解也，不可攻痞，当先解表，表解乃可攻痞，解表宜桂枝汤，攻痞宜大黄黄连泻心汤。

大黄黄连泻心汤证之病理，概而言之，为胃寒肠热，且主要表现为肠虚热。与栀子豉汤证之胃热肠寒刚好相反。

其病因多为寒药误下而使胃寒也。如文中所言，医发汗后，见发热不恶寒，误认为病入阳明而用承气汤类方下之，寒药攻之，则胃因之而寒也。苦寒大下，而又复发汗亡阳，胃功能因之受损，无法把食物磨成糜状，是以肠就不得不加速蠕动来磨碎食物，代替胃的功能，故表现为肠功能亢进，即肠热。然而，肠的蠕动毕竟不能代替胃的功能，无法真正达到磨糜食物的目的。食物无法磨碎，积于肠中，久则发酵腐败成气。气积于肠胃之中，故膨大而为心下痞，又可见饮食后嗳生食气、噫气频作、呕吐酸苦等症状；因难以从肠中吸收营养，故多见营养不良之状；肠中有积滞，故多见大便不畅；以病于上，故其脉关上浮也。

大黄黄连泻心汤之药理如下。

本方用黄连清肠之热，大黄逐肠之积，肠积与矢气得去则心下痞消而诸症自除。因肠之兴奋为虚性兴奋，即虚热，故当轻用苦寒之药，是以方用麻沸汤渍之，须臾即成，此即后世之浊药轻投之法也。

陆渊雷云：芩连苦寒，专主上部充血，以心下痞、心中烦悸为候。大黄泻下，乃所谓诱导法耳。调胃承气汤亦治发狂面赤、龈肿出血诸症。彼兼胃实，故用芒硝；此则胃不实，故单用大黄。不煮但汤渍者，大黄之树胶质经高热分解，则大黄之有效成分被胃吸收，肠黏膜之刺激因而减少。肠蠕动不能亢进，即不能达诱导之目的故也。

附：名医医案选录

一、王某，女，42岁。患者心下痞满，按之不痛，不欲饮食，小便短赤，大便偏干，心烦，口干，头晕耳鸣。西医诊为植物神经功能紊乱。其舌质红，苔白滑，脉来沉弦小数。此乃无形热邪痞于心下之证。治当泄热消痞，当法《伤寒论》大黄黄连泻心汤之法。大黄3克，黄连10克，沸水浸泡片刻，去滓而饮。服3次后，则心下痞满诸症爽然而愈。（《刘渡舟临床验案精选》）

二、孙某，男，60岁。鼻衄而心烦，心下痞满，小便色黄，大便不爽，舌苔黄，脉寸关皆数。辨为心胃之火，上犯阳络，胃气有余，搏而成痞。用大黄9克，黄连6克，黄芩6克。经麻沸汤浸药，只饮一碗，其病应手而愈。（《通俗伤寒论讲话》）

栀子豉汤类方为胃热肠寒而设，大黄黄连泻心汤至乌梅丸皆为胃寒肠热所设，泻心汤至猪胆汁导方则为胃肠皆热所设也。

附子泻心汤

心下痞，而复恶寒汗出者，附子泻心汤主之。

附子泻心汤方：

大黄15克，黄连8克，黄芩8克，炮附子8克。

用麻沸汤渍前三味药，须臾绞去滓，内附子煎汁即成。

附子泻心汤为里则肠虚热、表则血运不畅者所设。肠虚热则成痞，故胸满；表血运不畅则恶寒发热、汗出；人之四肢为血运之末，故多寒甚。是以症见上则发热汗出，下则恶寒，即俗谓之上热下寒。

方用附子助血运，使内外皆温而发热恶寒、汗出自止；三黄合用，则肠虚热平而痞自消也。

该方与先用桂枝汤解表，后用泻心汤去痞者道理相同。

附：名医医案选录

一、宁乡学生某，得外感数月，屡治不愈。延诊时，自云：胸满、上身热而汗出，腰以下恶风。时夏历六月，以被围绕。取视前所服方，皆时俗清利、搔不着痒之品。舌苔淡黄，脉弦。与附子泻心汤，阅二日复诊，云药完二剂，疾如失矣。为疏善后方而归。（《遁园医案》）

二、韩某，男，28岁。未婚，宁夏回族自治区人。患背热如焚，上身多汗，齿衄，烦躁不安，但自小腹以下发凉，如浴水中，阴缩囊抽，大便溏薄，尿急尿频，每周梦遗2到3次。在当地易数医治疗无效，专程来京请刘老诊治。视其舌质偏红，舌苔根部白腻，切其脉滑而缓。刘老曰：此上热下寒之证，当清上温下，然观病人所服之方，率皆补肾固涩之品，故难取效。刘老处以附子泻心汤：黄芩6克，黄连6克，大黄3克（上三味，沸水浸泡10分钟去渣），炮附子12克（文火煎40分钟，然后兑三黄药汤，加温合服）。药服3剂，大便已成形，背热减轻，汗出止，小腹转暖，阴囊上抽消失。又续服3剂而愈。（《刘渡舟临证验案精选》）

三、民国初年，重庆军阀混战，时为六月炎暑，士卒日夜蹲于战壕中，寒湿侵袭，病倒者甚众。病者谓寒冷难耐，虽复以重被，仍战栗不已。扪之则身若燔炭，汗出淋漓病不退。经治不愈，乃延先师诊治。思忖良久，乃悟"病人身大热，反欲得近衣者，热在皮肤，寒在骨髓也；身大寒，反不欲近衣者，寒在皮肤，热在骨髓也"之理。《伤寒论》原文之后无方药，先师乃据古人论述，立案云：病原酷暑出征，枕戈露卧，以致寒伤骨髓，热淫皮肤。法宜专煎附子以祛寒，轻渍三黄，以涤浮热。当否，可请高明论证。拟方：制附子八钱，黄芩、黄连、大黄各三钱。按古法先煎附子两小时，以不麻口为度。将三黄待水沸时浸半分钟，将药液滤出，合附子汁混合，微温即饮之。服三次，表热退，寒战止，一剂乃瘥。（《名老中医之路》）

半夏泻心汤

呕而肠鸣，心下痞者，半夏泻心汤主之。

半夏泻心汤方：

半夏21克，干姜15克，人参15克，黄芩15克，黄连5克，炙甘草15克，大枣4枚。

半夏泻心汤证之病理亦为胃寒肠热，且胃寒更甚。

胃寒肠热，则不能运化水饮，水饮积于胃脘之处，逆于上则呕，入于肠则鸣；胃不化食，遗入肠中，腐败成气，则胀满而成心下痞；肠功能亢进则肠热，故脉数而小便黄赤（其病理详解见于大黄黄连泻心汤条下）；胃不和则卧不安，故又见失眠之症。

半夏泻心汤之药理如下。

方用半夏、干姜、人参温胃阳，炙甘草、大枣补胃阴，胃功能正常，水饮得化，则呕与肠鸣皆止；黄连、黄芩清肠热、消肠积，则食积与水饮俱得下，是以其所下之物，多为白色黏液。

以肠之热为虚热，故黄连之量当轻用，临床以不超过5克为度，其效方捷。若过用黄连，则反可致肠寒下利也，诸泻心汤类方证皆是如此。

章次公先生每以此方加厚朴，以治湿温痞闷。其云："湿温证之闷，大别有二：热度高时心脏不强之闷，其脉多虚弱；热不高亦闷者，营养缺乏居多，仲景称为虚痞（此实为胃肠不健，不能吸收营养，入胃之食发酵而为之气痞也）。此二者党参皆能治；厚朴、郁金之治闷，纯是健胃作用，因其芳香挥发，多少有催动血行之故，对于心脏不强稍有助益，用于虚痞则无效。病者多汗，面色不华，虚象居多，芳香类药不宜常服。世人只解芳香化浊，不解甘温健脾并用之法，如泻心汤。仲景之说，衰佚久矣。"余临床应用，亦每每加厚朴、枳实以用之。盖厚朴、枳实能宽肠下气，能促进肠之蠕动，故其效更佳。

附：名医医案选录

一、梁某，女，31岁。因出勤时渴甚，遂在河里饮生水，抵家，觉肠鸣腹痛，继之腹泻日十余行。曾先后经中、西医药治疗，腹泻无好转，腹中肠鸣更甚，痞满不舒，所下为黄色水液，奔波下注，转请中医治疗，其下利更多，病情急剧发展。症状：六脉小数，心下痞，肠鸣，持脉未毕，病者则须大便，口干欲引饮，喜凉，舌苔边白，中现微黄，肠鸣辘辘可闻，腹部疼痛，体温38.6℃。处方：半夏泻心汤。果一剂而泻愈病痊。（《伤寒论选读》）

二、李某，女性，年约六旬，山东大学干部家属。1970年春，失眠复发，屡治不愈，日渐严重，竟至烦躁不食，昼夜不眠，每日只得服安眠药片，才能勉强略睡一时。当时我院在曲阜办学，应邀往诊。按其脉涩而不流利，舌苔黄厚黏腻，显系内蕴湿热。问其胃脘满闷否？答曰：非常满闷。并云大便数日未行，腹部并无胀痛。我认为，这就是"胃不和则卧不安"。要使安眠，先要和胃。处方：半夏泻心汤加枳实。傍晚服下，当晚即酣睡一整夜，满闷、烦躁都大见好转。接着又服几剂，终至食欲恢复，大便畅行，一切基本正常。(《伤寒解惑论》)

三、李某，男，45 岁，市委宣传部干部，中文系毕业，读尽三坟五典，文章锦绣生辉。1984 年 1 月 12 日初诊。头痛 15 年余，时轻时重，时缓时急。轻缓时胀闷如裹，尚可工作；重急时剧烈难忍，伏案少动。日发二三次，每次持续 1 小时左右，书不能读，笔难以舞。作脑电图、脑 CT 检查，未见异常。服药、针灸，总不得愈。询知素日脘腹痞闷，恶心嗳逆，头痛剧时，脘胀呕恶尤为突出，纳谷不香，二便尚可，口干，口苦，食冷则脘胀不适。舌苔黄腻，脉象沉缓不足，诊腹心下痞，脐周无压痛。脉症相参，此中虚而痰湿壅盛证也。《素问·通评虚实论》云："头痛，耳鸣，九窍不利，肠胃之所生也。"盖脾胃居中州，主运化，可升降。虚则运化无力，生痰成饮。升降失职，则清浊无序，故有头痛及上热下寒诸症之发生。治宜补脾胃、化痰饮，方如半夏白术天麻汤。考半夏白术天麻汤有二：一为程钟龄制（半夏、天麻、白术、甘草、蔓荆子），一为李东垣创（半夏、天麻、白术、黄柏、干姜、苍术、神曲、陈皮、麦芽、党参、泽泻、黄芪、茯苓）。余于体虚脉弱，寒热夹杂者用东垣方；虚弱不甚，寒热不显者用钟龄方。本案心下痞满，上热下寒，此二方显然不若半夏泻心汤为妥。半夏泻心汤可健脾胃、化痰饮、调寒热、启痞结，虽不言治头痛，然中气健运，升降有序，头痛岂能独存？拟：半夏 15 克，黄芩 6 克，黄连 4.5 克，干姜 6 克，党参 10 克，炙甘草 6 克，藿香 10 克，生姜 6 片，红枣 6 枚，三剂。并嘱节晚餐，少肥甘。二诊：头胀痛明显减轻，胃纳增加，脘腹呕恶止，脉舌同前，守方续服三剂。三诊：头痛止，诸症悉减，苔仍腻，嘱守方续服，苔净药停。（《临证实验录》）

四、黄平福，形瘦面白，时当暑热，得呕吐、泄泻之病。医见口渴溺赤，与竹叶石膏汤，而呕泄未止，反加心胸胀满，神气自昏，躁扰不安，势甚危急。诊之脉来浮数，肌热灼指，舌边红刺，满舌白苔，中心黄黑。伊父绍邦，年老独子，求治甚切。因慰之曰：俟吾以二法治之，毋庸惧也。先与连理汤，继进半夏泻心汤，果得呕泄顿止，热退纳食而安。门人问曰：吾师治病，每预定安危，令人莫测，此证先定二法，服下丝毫不爽，其理安在？答曰：业医必揣摩有素，方有把握。《内经》有云"肠中热、胃中寒，胃中热、肠中寒"。肠中热，则出黄如糜；胃中热，则消谷善饥；胃中寒，则腹胀；肠中寒，则肠鸣飧泄；胃中寒、肠中热，则胀而且泻；胃中热、肠中热，则饥而小腹痛胀。斯人斯症，合乎胃中寒、肠中热，故胀而且泻也。然胃中之寒，始先盛暑逼于外，阴冷伏其中，而医又以大寒之药清胃，则胃愈寒矣。故虽寒热错杂，不得不先与连理汤调其胃气、分其阴阳也。然阳邪内陷，已成痞结，非苦以泻之，辛以通之，其何以解寒热错杂之邪耶？世医治病，但守寒以热治、热以寒治，倘遇寒热错杂之邪，不知《内经》胃热肠寒、胃寒肠热之旨及仲景诸泻心，嘉言进退黄连汤者，其何以肩斯任也？（《谢映庐医案》）

生姜泻心汤

伤寒汗出，解之后，胃中不和，心下痞硬，干噫食臭，胁下有水气，腹中雷鸣，下利者，生姜泻心汤主之。

生姜泻心汤方：

半夏21克，干姜15克，人参15克，黄芩15克，黄连5克，炙甘草15克，大枣4枚，生姜20克。

生姜泻心汤证之病理与上方近，然其胃寒更甚，水饮更多，故见心下痞硬且腹中雷鸣、干噫食臭、胁下有水气，是以重加温胃阳、逐水气之生姜。

临床运用，若其人更见浮肿、小便不利等症，可更加茯苓之属以利小便也。

附：名医医案选录

一、胡某，男性，患慢性胃炎。自觉心下有膨闷感，经年累月，当饱食后嗳生食气，所谓"干噫食臭"；腹中常有走注之雷鸣声，体形瘦削，面少光泽，认为胃肠机能衰弱，食物停滞，腐败成气，容积增大，所谓"心下痞硬"；胃中停水不去，有时下走肠间，所谓"腹中雷鸣"。以上种种见证，都符合仲景生姜泻心汤证。因疏方予之：生姜12克，炙甘草9克，党参9克，干姜9克，黄芩9克，黄连3克（忌用大量），半夏9克，大枣（擘）4枚。以水8盏，煎至4盏，去滓再煎，取2盏，分2次温服。服1周后，所有症状基本消失，唯食欲不振，投以加味六君子汤，胃纳见佳。（《岳美中医案集》）

二、潘某，女，49岁，湖北潜江人。主诉心下痞满，噫气频作，呕吐酸苦，小便少而大便稀溏，每日三四次，肠鸣辘辘，饮食少思。望其人体质肥胖，面部浮肿，色青黄而不泽。视其心下隆起一包，按之不痛，抬手即起。舌苔带水，脉滑无力。辨为脾胃之气不和，以致升降失序，中夹水饮，而成水气之痞。气聚不散则心下隆起，然按之柔软无物，但气痞耳。遵仲景之法，为疏生姜泻心汤加茯苓。生姜12克，干姜3克，黄连6克，黄芩6克，党参9克，半夏10克，炙甘草6克，大枣12枚，茯苓20克。连服8剂，则痞消，大便成形而愈。(《刘渡舟临证验案精选》)

甘草泻心汤

伤寒中风，医反下之，其人下利日数十行，谷不化，腹中雷鸣，心下痞硬而满，干呕，心烦不得安，医见心下痞，谓病不尽，复下之，其痞益甚。此非结热，但以胃中虚，客气上逆，故使硬也，甘草泻心汤主之。

甘草泻心汤方：

半夏21克，干姜15克，人参15克，黄芩15克，黄连5克，炙甘草20克，大枣4枚。

狐蟨之为病，状如伤寒，默默欲眠，目不得闭，卧起不安，蚀于喉为蟨，蚀于阴为狐，不欲饮食，恶闻食臭，其面目乍赤、乍黑、乍白。蚀于上部则声嗄，甘草泻心汤主之。

甘草泻心汤证之病理与上方同，然因再三下之，胃虚寒已极，故其人不欲饮食、恶闻食臭；胃不和则卧不安；胃生水饮则干呕；水饮入肠则肠中雷鸣；肠热则下利；下利太甚，津不得入三焦，则其人津液大缺，而人体内凡黏膜多者皆为需津液最多之处，如口腔、咽喉、胃、肠、外阴等，津液一缺则黏膜生病变，咽喉不得津则为蟨（即口腔、咽喉部痛而溃疡），下阴又津缺而为狐（即肛门、外阴部溃疡），是以病者每每下利与口腔等处溃疡同见也；津液大缺则水运不畅，或可见面部水液骤多骤少，故面目乍赤、乍黑、乍白也；津伤甚则黏膜病而神经失养，故黏膜破损者，多与心烦失眠同见也。

甘草泻心汤之药理如下。

该方除用温胃阳、去肠热之药外，又重加炙甘草以安肠补液，兼修复各处之黏膜溃疡也。津液得补，溃疡得愈则诸症及狐蜜自愈也。是以临床该方每用于复发型口腔溃疡、慢性胃炎、胃溃疡、结肠炎、阴道溃疡等黏膜破损之病变。

人之胃有神经上通于脑，且胃寒与胃热皆可致津伤血病，使脑部神经不得血与津养，故每可见神经之病变。其轻者为卧不安，重者则为头痛、神昏、烦躁也。此处之"心烦不得安"即为胃寒之卧起不安，故多表现为默默欲眠而目不得闭。此处之卧起不安宜与胃热烦躁之卧起不安细加辨别。胃寒轻者之失眠，其治有半夏汤与泻心汤辈；胃热轻者之失眠，有栀子豉汤辈；胃肠寒甚之头晕头痛、烦躁失眠，有吴茱萸汤；胃肠热甚之头晕头痛、失眠烦躁，则有黄连阿胶汤、白虎汤、承气汤等。

《临床应用汉方处方解说》载此方治梦游。盖梦游一证，也属卧起不安之一，多为精神压力大、神经过分紧张所致。甘草泻心汤能治胃寒肠热，兼能补津以濡养神经，故能治之。梦游一证，其病机在于胃不和则卧不安，然胃病有寒有热，故临床当细辨其病机，然后依证而择方，不可死搬硬套。

附：名医医案选录

一、陈某，男，45 岁。患慢性肠炎两年余，每日腹泻五六次。自觉腹中痞胀不舒，肠鸣有声，所泻皆为不消化之食物。曾服多种止泻药皆不效。后又服某中医之中药 20 余剂，亦不见效。又更医以消化不良论治，改服山楂、麦芽、榔片等，病更剧。乃诊其脉沉而弱，更见面容憔悴、色黄、无神、舌上黄白苔、舌体胖大，触其腹胀满，按之痞硬，不痛。乃处方：炙甘草30克，党参30克，干姜15克，黄芩10克，川黄连3克，清半夏10克，大枣4枚。水煎服，日2次，4剂。二诊：利已止，腹胀消，脉仍沉弱。处方：党参30克，白术10克，炙甘草30克，茯苓20克，桂枝10克，白芍6克，生姜10克，大枣4枚。水煎服，日服2次，4剂，服后病愈。（《六经辨证实用解》）

二、邢某，女，30岁，1985年7月初诊。患口腔溃疡十余年之久，反复发作，每至月经之前，口腔溃疡复发，少则一处，多则数处，溃疡大小如黄豆，或如米粒，口干，心烦，不欲饮食，脉沉弦略数，舌根部苔厚而淡黄。治以补中清热消疮，用甘草泻心汤加炒苡仁、茯苓、山栀等。守方化裁，服药30余剂，溃疡痊愈。（《伤寒论与临证》）

三、焦某，女，41岁，干部，1962年6月初诊。患者于二十年前因在狱中居处潮湿得病，发冷发热，关节疼痛，目赤，视物不清，皮肤起大小不等之硬斑，口腔、前阴、肛门均见溃疡。二十年来，时轻时重，缠绵不愈。近来月经先期，色紫有块，有黄白带，五心烦热，失眠，咽干，声哑，手指足趾硬斑，日久已成角化，肛门周围及直肠溃疡严重，不能正坐，口腔黏膜及舌面也有溃疡，满舌白如粉霜，便干硬，小溲短黄，脉滑数。诊为狐蚤病，即予治蚤丸、甘草泻心汤加减内服，苦参煎水熏洗前阴，并以雄黄粉熏肛。肛门熏后，见有蕈状物突出肛门，奇痒难忍，用苦参汤洗涤后，渐即收回。服药期间，大便排出恶臭黏液多量，阴道也有多量带状浊液排出，病情日有起色，四肢角化硬斑亦渐消失。治疗四个月后，诸症消失，经停药观察一年余，未见复发。治蚤丸处方及制服法：槐实、苦参各二两，芦荟一两，干漆（炒令烟尽）六分，广木香、桃仁（炒微黄）各二两，青葙子、明雄黄（飞）、广犀角各一两，共

研极细末，泛水为丸，滑石为衣，每服一至二钱，每日二至三次。（王子和《中医杂志》）

四、郭某，女，36 岁。口腔及外阴溃疡半年，在某院确诊为口、眼、生殖器综合征，曾用激素治疗，效果不好。据其脉症，诊为狐惑病。采用甘草泻心汤加味，方用：生甘草 30 克，党参 18 克，生姜 6 克，干姜 3 克，半夏 12 克，黄连 6 克，黄芩 9 克，大枣（擘）7 枚，生地 30 克，水煎服十二剂。另用生甘草 12 克，苦参 12 克，四剂煎水，外洗阴部。复诊时口腔及外阴溃疡已基本愈合。仍按前方再服十四剂，外洗方四剂，患者未再复诊。（《赵锡武医疗经验》）

五、陈儿，男，11 岁，蚌埠市人。1953 年夏，母携来就诊。问其病况，儿笑而不答。其母云："儿生奇病，每夜窃起开灯，整理课本和文具，检查毕，仍将书包放原处，即关灯就寝。多夜若此，不改常度，日间读书，依然如故。问其所以，则愕然不信，岂非邪灵？"乃诊其脉，沉弦有力，关前尤甚。余告之曰："非邪灵也，乃梦游病也。"与半夏泻心汤二剂而愈。处方：半夏 6 克，黄芩 6 克，黄连 2.4 克，党参 4.5 克，干姜 3 克，甘草 6 克，大枣 4.5 克。二剂，水煎服。（《唐福舟医验汇粹》）

【按】本方唐福舟先生虽谓之半夏泻心汤，其实为甘草泻心汤也。

以上泻心汤类方证，其共同之特点为肠胃中有胀气，故若加厚朴以宽其肠壁，逐其矢气，其效当更捷。

苦参汤

蚀于下部则咽干，苦参汤洗之。

苦参汤方：

苦参 60 克。

煎，去滓，熏洗，日三次。

本汤为狐蜜病之外治方。其病理与上方同，为肠部湿热下注于前阴，故用苦参清热解毒，祛湿杀虫，常加蛇床子以治妇人阴痒也。

附：名医医案选录

梁某，女，35 岁。患白带下注 3 年之久，近一年来加重，并发外阴瘙痒难忍。经妇科检查，诊断为滴虫性阴道炎。经用灭滴灵等治疗 2 个疗程，效果不明显。后用苦参汤熏，每晚一小时，兼服清热利湿之中药。两周后，带净痒止。又经妇科数次检查，阴道未见滴虫，而且炎症也愈。(《经方发挥》)

雄黄熏方

蚀于肛者，雄黄熏之。

雄黄熏方：

雄黄一味。

为末，以筒瓦二枚合之，烧，向肛熏之。

雄黄熏方之病理与上方同，为湿热下注于后阴也，故用味苦性寒善杀虫之雄黄熏之也。

黄连汤

伤寒，胸中有热，胃中有邪气，腹中痛，欲呕吐者，黄连汤主之。

黄连汤方：

黄连9克，干姜9克，半夏21克，桂枝9克，人参6克，炙甘草9克，大枣3枚。

日三夜二服。

黄连汤证与附子泻心汤证之病理近，然胃寒肠热更甚也。胃寒甚则胃痉挛收缩以发热自救，故可见呕吐、时有冲气上逆、胸闷、口不知味等症，故谓之"胃有邪气"；肠热甚则肠部血瘀而不行，见腹痛、舌尖红燥。

黄连汤之药理：方中用干姜、半夏、桂枝、人参温胃，重用黄连清肠热，用甘草、大枣补肠胃之液也。以其动脉血运不畅不甚，且未见恶寒，故但用桂枝、人参，而未用附子也。

附：名医医案选录

一、陈某，男，25岁。久泻愈后，又复呕吐，医者以为虚也，进以参、术、砂、半；又以为热也，复进竹茹、麦冬、芦根，诸药杂投，终属无效。其症身微热，呕吐清水，水入则不纳，时有冲气上逆，胸略痞闷，口不知味，舌尖红燥，苔腻，不渴，脉阴沉而阳则浮数，乃上热中虚之证。治以黄连汤。此用姜、桂、参、草温脾胃而降冲逆，黄连清胸热，半夏止呕吐，为一寒热错综之良方。服药后呕吐渐止，再剂，症全除，能进

稀糜，后用异功散加生姜温胃益气而安。(《治验回忆录》)

二、孙某，男，55岁，南高村人，脘腹疼痛，已历年余。痛时按之不减，起床睡觉，衣被稍冷便腹痛泄泻，杂治不效。查阅所服之方，皆有干姜、肉桂等温中之品，既属寒证，何以服之不效？再询之，知其干呕恶心，口苦思饮。视其舌，边尖红赤，苔黄厚腻。诊其脉，脉象弦滑。证候分析：受冷则腹痛泄泻为肠寒之证，然口苦思饮、舌红苔黄则属胃热之象。由此视之，当系上热下寒，中脘痞塞之证，故屡投温药不效也。宜寒热并用，苦辛同施，拟黄连汤原方。黄连4.5克，党参15克，肉桂6克，半夏10克，炙甘草4.5克，红枣3枚。三剂。二诊：脘痛大减，畏寒亦轻，纳运仍差，原方加神曲10克，连服五剂而愈。(《临证实验录》)

半夏泻心汤类之肠热为虚热，故黄连须轻用。黄连汤、干姜黄芩黄连人参汤及后文所言之泻心汤等皆属肠实热，故黄连须重用。

干姜黄芩黄连人参汤

伤寒本自寒下，医复吐下之，寒格，更逆吐下，若食入口即吐，干姜黄芩黄连人参汤主之。

干姜黄芩黄连人参汤方：

干姜15克，人参15克，黄芩15克，黄连15克。

干姜黄芩黄连人参汤证之病理与黄连汤证相同，也为胃寒肠热，但胃寒较之为轻。

　　胃寒则体虚神疲，纳呆呕吐；肠热则口苦思冷，舌红少津，小便短赤，大便干秘或热利。因胃寒较黄连汤为轻，故减去桂枝、半夏，若胃寒重者，也可加之，甚可加生姜。以其因胃寒肠热而吐，吐为胃寒所致，故谓之寒格。

　　胃寒与胃热皆可见呕吐之症，然二者有别：胃寒致呕者，其人多见纳呆而恶寒无汗，呕吐物多为不消化之食物；胃热致呕者，其人多食欲盛而恶热汗出，呕吐物多酸臭腐败也。胃寒致呕者，其药多用干姜、半夏、吴萸、桂枝、人参之属；胃热致呕者，其药多用栀子、石膏之属。

附：名医医案选录

　　一、林某，50岁，患胃病已久。近来时常呕吐，胸间痞闷，一见食物便产生恶心感，有时勉强进食少许，有时食下即呕，口微燥，大便溏泄，一日2～3次，脉虚数。与干姜黄芩黄连汤。处方：潞党参15克，北干姜9克，黄芩6克，黄连4.5克，水煎，分4次服。本案属上热下寒，如单用苦寒，必致下泄更甚，单用辛热，必致口燥、呕吐增剧。因此，只宜寒热苦辛并用，调和其上下阴阳。又因素来胃寒，且脉微弱，故以潞党参甘温为君，扶其中气。药液不冷不热分4次服，是含"少少与微和之"之义。因胸间痞闷热烙，如果顿服，虑药被拒不入。服1剂后，呕吐、泄泻均愈。因病者中寒为本，上热为标，现标已愈，应扶其本。乃仿《内经》"寒淫于内，治以甘热"之旨，嘱病者购生姜、红枣各一斤，切碎和捣，于每日三餐蒸饭时，量取一酒盏，置米上蒸熟，饭后服食。生姜辛热散寒和胃气，大枣甘温健脾补中，置米上蒸熟，是取谷气而养中土。服一个疗程后，胃病几瘥大半，食欲大振。后病者又照法服用一疗程，胃病因而获

愈。(《伤寒汇要分析》)

二、杨某，女，27岁，董村售货员。夏秋间患痢疾、呕吐，经治疗，痢疾痊愈而呕吐不止，杂治不效，已历月余。患者倦怠神疲，面黄色淡，饮食入口，顷刻即吐，纳少胸满，口干口苦，大便干秘，二三日始一行，舌淡红，苔白腻，脉滑无力。腹诊：心下拒按。呕吐始于痢疾，至今仍苔腻脉滑，显系湿热未净，浊气上逆；心下不压不痛，压之则痛，为湿热互结之结胸也。拟小陷胸汤治之。瓜蒌30克，半夏15克，黄连6克，生姜6片，二剂。二诊：呕吐仍不止，大便干秘带血，心下仍拒压，口干口苦，不思饮，不思冷，下肢不温，脉舌同前。此中虚而寒热相格也。拟干姜黄芩黄连汤合小半夏汤：干姜6克，黄芩10克，黄连6克，党参10克，半夏15克，生姜5片，二剂。三诊：一剂呕吐止，二剂大便畅，诸症消失。嘱令饮食调理。按：上有热，下有寒，寒热相格，故拒食不入，入即吐焉。寒热痞阻，升降失序，故胸闷便秘。《方函口诀》中本方后注云：此方治膈有热，吐逆不受食者，与半夏、生姜诸止呕吐药无寸效者有特效。由此信然。(《临证实验录》)

乌梅丸

问曰：病腹痛有虫，其脉何以别之？师曰：腹中痛，其脉当沉，若弦，反洪大，故有蛔虫。

蛔虫之为病，令人吐涎，心痛发作有时。

腹痛者多属寒，其气凝于里，故其脉多沉而弦，若反见洪大者，为动而不静之明征，故曰内有蛔虫也。又腹内有虫者，其唇内多有白点，且发作有时也。

厥阴之为病，消渴，气上撞心，心中疼热，饮而不欲食，食则吐蛔。下之利不止。

伤寒，脉微而厥，至七八日肤冷，其人躁，无暂安时者，此为脏厥，非蛔厥也。蛔厥者，其人当吐蛔。令病人静，而复时烦者，此为脏寒。蛔上入其膈，故烦，须臾复止。得食而呕，又烦者，蛔闻食臭出，其人常自吐蛔。蛔厥者，乌梅丸主之。又主久利。

乌梅丸方：

炮附子 90 克，干姜 150 克，桂枝 90 克，蜀椒 60 克，人参 90 克，当归 60 克，细辛 90 克，黄连 250 克，黄柏 90 克，乌梅 300 枚。

上为末，异捣筛，合治之，以苦酒渍乌梅一宿，去核，蒸五斗米，饭熟，捣成泥，和药令相得，蜜丸如梧桐子大，先食饮服十丸，日三服，稍加至二十丸。禁生冷，滑物，臭食等。

乌梅丸证之病理，为胃寒而肠热更甚。

胃寒则胃蠕动无力、血运不畅，故口渴喜热饮，肢体厥冷，脉沉微；肠热则伤津，且蠕动加速，故舌尖较红，小腹冷痛，下利清稀，间夹乌白冷冻，或细如笔杆，也可见久利。张卿子云："尝见厥阴消渴数症，舌尽红赤、脉微、厥冷、渴甚。"此即为其病症之真实写照。胃寒肠热，胃肠蠕动失调，则可见干呕、心烦、恶心、心中嘈杂、饥而不欲食。因同为胃肠蠕动失调，故此与胃热肠寒之栀子豉汤证相近。胃有神经上通于脑，故胃寒又可见呕而头痛，此与吴茱萸汤证同，故临床若见头痛者，则常加吴茱萸以温胃也。若其人内有蛔虫，则每到吃饭之时烦躁不安，盖蛔虫闻食而动也。此即文中"蛔上入其膈，故烦，须臾复止，得食而呕"所言也。以小儿口不能言，故临床见小儿病此，多表现为临食时烦躁不安，甚或乱咬自身或他物。又蛔虫本寄生于小肠，但因其喜温避寒、喜钻孔洞，且对居住环境极其敏感，故当其生活环境改变时，即不安其处而钻入胃或胆道。因胃为酸性环境，不适宜蛔虫之生存，故可见吐蛔；蛔虫钻入胆道，则有钻顶样疼痛及灼痛感，即所谓"气上撞心、心中疼热"。

乌梅丸之药理：本方以附子、干姜、桂枝温胃寒（临床每加吴茱萸、半夏）；以川椒、细辛散寒通阳，杀虫伏蛔；以黄连、黄柏清肠热；以人参、当归补养气血；更用乌梅强壮胃肠机能，消炎杀虫。诸药合用，能治蛔厥，又能治胃寒肠热之久利。

李克绍先生云："运用经方治病，首要审察病机，尚需牢记方中主药。乌梅丸中诸药皆可去掉，唯乌梅、川椒为其主干，不可弃之。"李老运用本方，若无热象，则去黄连、黄柏；若无寒象，则桂枝、附子、细辛、干姜、人参、当归等安脏之药也可去之。

任应秋先生的老师刘有余先生以善用乌梅丸治杂证蜚声一时。曾半日四次疏用乌梅丸方，一用于肢厥，一用于吐逆，一用于消渴，一用于腹泻。他说："凡阳衰于下，火盛于上，气逆于中诸证，皆随证施用。腹泻与肢厥两证，均阳衰于下也，故重用姜、桂、附、辛，而去二黄；呕吐一证，气逆于中也，故重用黄连、黄柏，去辛，轻用附、姜以平之。"这很好地概括了乌梅丸汤证寒热错杂的特点，对合理和扩大其运用范围提供了很好的思路。

方中乌梅、川椒、黄连、黄柏都有较强的抑菌作用，其中乌梅尤有良好的抑真菌作用；桂枝、细辛辛温走窜、通络开闭，从里逐邪，透达于外；附子、干姜振奋脾肾之阳；人参、当归养气益血，共同鼓舞人体正气。正气充盛则邪无容留之地，脉络通畅则邪有外出之路，抑菌力专则邪无再生之理，是以对癣疾疗效甚佳。此为陈潮祖教授之经验也。

乌梅丸治蛔厥，为胃寒肠热，蛔上入膈甚或胆道者所设。若病因肝胆实火上炎，蛔虫窜入胆道，症见呕吐黄绿色苦水、大便秘结、四肢虽冷但腹中灼热者，则不能用乌梅丸，而当用当归龙荟丸加减（加牙皂5克，去麝香、青黛）。前者温脏安蛔，后者清泻肝胆。此徐建勋先生之经验。

临床使用此方，每改为汤剂。

附：名医医案选录

一、郭某，女，26岁，工人。停经七个月，右上腹阵发性绞痛三天，伴吐蛔虫两条而入院。中医辨证：身孕七月，神志清晰，面容憔悴，痛楚呻吟，右肋疼痛，如割似钻，连肩彻背，辗转反侧，夜不能寐，头汗肢冷，心烦微热，呕吐苦水，夹带蛔虫，口渴喜饮，小溲短少，大便秘结，舌质淡红，苔薄白、根部微黄，六脉滑数。诊断蛔厥。治宜安蛔为先，拟乌梅汤。处方：乌梅15克，川连3克，黄柏6克，细辛2.1克，川椒3克，桂枝4克，干姜3克，党参9克，当归6克。首服痛减十之七八，二服诸恙悉除而出院。（陈良盛《福建中医药》）

二、阮某，男，32岁。大便不正常15年，日一二次，细如笔杆，食肥肉则便次增多至三四次。近年来觉消瘦，曾多方治疗无效，经西医诊断为结肠炎。给予乌梅汤治疗，3日后症状好转，每日大便一次，精神尚佳。继续服药7日，食欲增加，精神旺盛，腹部舒适。停药40天左右，一切正常，4个月后随访，未见复发。（朱慎修《新中医》）

三、杨刘氏，53岁。病头摇刺痛，时发时止，一日一夜发作 10 余次，发时头摇，频不可数，夹持之不能正，头痛用布包之，亦不能耐，且右目小眦红赤如血块。陈某以吴茱萸汤与之，头摇略止，唯无大效，旋即复发。求诊于余，头摇为风，头痛为火，目赤如血块，是风火侵入血络，血热不流之表现也。此证病机在于目小眦红赤如血块。周徵之曰："厥阴火炽，眼必有赤脉。"斯言诚不欺我。陈某以吴茱萸汤，是温肝之要剂，非肝中风火所宜也。余用乌梅丸，寒热互用，平息肝风为主，更以归须易当归，引入肝络，兼以羚羊角、菊花以清少阴之火，风清火平，头摇自止，头痛亦愈。更以通窍活血，数剂而痊。（《广东中医》）

四、莫某，男，48 岁，河南省人，干部，1978 年 10 月 16 日初诊。患者半年来自感头顶疼痛，伴有视物模糊，劳累后加重，手足心发热，烦躁易怒。有慢性肝炎史，近 1 个月来肝功能已转正常。舌质暗，苔薄白，脉弦细。方用乌梅丸：乌梅 15 克，黄柏 3 克，黄连 8 克，干姜 4.5 克，桂枝 3 克，川椒 2 克，细辛 3 克，附子 3 克，当归 2 克。水煎分服，三剂。二诊：患者服上药后，自感头痛减轻，但视物仍模糊，舌质暗，苔薄白，脉弦细。仍用上方，再服三剂。三诊：患者服上药后，巅顶已不痛，视力也大为好转，自感头脑较前清爽。继用上方再服三剂，以善其后。体会：厥阴之脉达巅顶，今肝阴不足，阴血不能荣于上，故头痛、视物不清。《金匮要略》云："夫肝之病，补用酸，助用焦苦，益用甘味之药调之。"乌梅丸正符此意。它并非单纯驱虫之剂，而是厥阴要剂。（《古方新用》）

五、常熟西弄徐仲鸣幼女杏宝，年八岁，始以寒热腹痛痉厥，经某医以牛蒡、豆豉、枳实、槟榔等味，无效。又经一医以石斛、珠粉、钩藤、羚羊、石决等味，腹痛痉厥更甚，腹痛即厥而痉，痛平则痉厥亦止，一日夜三四十次，症已危险。黄昏邀余过诊，其脉细而微弦，舌心焦黑，舌边干白，目眶低陷，神倦音喑，两目少神，腹痛痉厥，时作时止，身无寒热。余细思热病痉厥，当神昏而腹不痛。若是寒厥，四肢厥冷，只有转筋而无痉。此乃腹痛与痉厥并见，定是寒热阴阳杂乱于中。夫温病之厥，关乎手厥阴者，多宜寒凉；寒病之厥，关乎足厥阴者，多宜温凉并进。此症皆不离厥阴一经。先煎仲景乌梅丸三钱，连渣灌下，越一时即吐出白痰半碗。再服，又吐白痰半碗。再服，再呕。约服药汁三分之二，而腹痛、痉厥亦止，即能安寐。明日复诊，舌黑亦润，喜笑如常，唯腹中略痛而已。余即进乌梅丸原法，再服小剂一剂，即饮食如常矣。（《诊余集》）

六、李某，女，29岁。1992年7月4日以圆癣反复发作三年就诊。自述：3年前春夏之交，颈部两侧散发团片状红色痒疹，初未经意，约半个月后有钱币样癣斑形成，随之渐发渐多，延及四肢、胸腹，外用癣药水，内服凉血解毒、祛风除湿中草药，住院接受西药等治疗，百无一效。经人介绍，从数百里外，专程来求吾师诊治。观患者全身红色癣斑大如钱币，斑斑相连，体无完肤，舌润，散在绛红点。询知红斑处皮下隐隐有刺痒感而不甚，便溏纳减，神疲心烦，审六脉沉细数。诊断：圆癣。辨证：脾肾阳虚，湿热郁滞。治法：温阳益气，通络解毒。方药：乌梅丸。乌梅30克，黄柏10克，黄连10克，干姜10克，桂枝10克，人参10克，当归10克，川椒3克，细辛5克，附子20克（先煎20分钟）。上方水煎服，连服1周后，全身癣斑退尽。嘱继服1周，以防复发。至今已四年余，该患者病情从未复发。（《陈潮祖学术经验研究》）

泻心汤

心气不足（不定），吐血，衄血，泻心汤主之。

泻心汤方：

大黄 30 克，黄连 15 克，黄芩 15 克。

顿服之。

本条原文作心气不足，然心气不足而用黄芩、黄连、大黄苦寒攻伐，不甚相宜。是以陆渊雷先生引《千金》之文以为当作心气不定也。陆渊雷先生云：心气不定者，即心下动悸，即今人所谓心悸亢进，而是芩连所主也。由是言之，此证因心张缩强盛，血压亢进，身半以上充血，故吐衄。治以泻心汤者，平其心悸，移其血液于身半以下，则吐衄自止，此所谓原因疗法，非若柏叶、黄土诸汤专以止血为事也。若上半身血压不亢进者，泻心汤慎不可用。

泻心汤证之病理为胃肠热极，使血运加速而迫血妄出也，故其出血量多势迫；胃肠热盛，故可见口渴心烦，溲赤便秘，舌红苔黄，脉数有力也。

泻心汤之药理：方用大黄、黄连、黄芩抑胃肠功能之亢进，胃肠功能正常，血运自然正常，且此三药皆有止血之功。黄连能保护血小板，使其不易破碎；黄芩能改善毛细血管之通透性；大黄能增加血小板，促进血凝。三者合用，止血作用明显，故吐血、衄血自止也。大黄用于吐血症，病者吐血盈碗，潮涌而至，古人多谓之苦寒折热也。然章次公先生以为其所以能治者，其实乃植物性下剂有诱导作用。凡吐血盈碗，则上部必有炎症或充血等。大黄能亢进肠之蠕动，使腹腔脏器充血，因此可减少身体其他部分因炎症或充血之血量。一转移间，吐血自止，故吐血服大黄有效也。曹颖甫先生好以大黄治脑膜炎，其理由是西医之脑膜炎即为阳明篇"目中不了了，睛不和，急下之，宜大承气"也。以大承气汤治中风不语，其标准为脉洪大而劲，此则与西医以下剂治脑出血为同一理由。目疾红赤，大便秘结者，大黄亦有效，此亦诱导法也，以大黄能引起下部充血，故配丹皮、赤芍、红花、桃仁作通经之用。生地汁磨大黄内服，治血分有热，口臭唇绽，或齿缝出血者，皆良法也。

附：名医医案选录

柯某，男，48岁，干部，于1962年5月21日入院。患者于30岁时曾患肺炎。三年前曾与肺结核患者长期接触，以后逐渐发生咳嗽。去年春间咳嗽加剧，并有寒热发生，咯少量血，在家疗养至秋季后病情未见改善。今年三月间，咳吐脓血痰。经某医院X光，诊断为空洞型肺结核。患者面色苍黄，两颧微赤，舌苔粗白微黄，溺白便秘，痰出白腻而带腥臭，发音微嘶，脉弦滑数，右手特大，甚则滑动搏指。治疗经过：入院五小时复大量出血，约有500毫升。当即灌服童便及十灰散，继与肃肺保金、豁痰止血方剂。血止后觉胸中热痛，怔忡盗汗，音低而嘶。又进养阴清肺、咸寒降火宁心方五剂，仍复大量出血，且较第一次更剧。经急救止血后，尚频频咯痰带血，脉洪数滑动，胸痛心烦。最后改用大剂苦寒泻火法，用泻心汤（大黄五钱，黄芩三钱，黄连四钱，生栀子四钱）。如脉洪数实，心烦不眠，则加石膏、竹茹；右脉见芤，则去石膏，加西洋参。如是出入加减连服十二剂，血止，咳逆、胸痛平，脉转缓滑，眠稳餐加，于6月11日出院。追踪访视两月余（时当炎暑立秋季节），未见再出血，体健肌丰，能参加轻体力劳动。再两月后第

二次胸透，肺部病灶已愈合。(《福建中医药》)

太阳病，有外证未解，不可下，下之为逆。

脉浮大，应发汗，医反下之，此为大逆也。

阳明病，若能食，名中风，不能食，名中寒。

阳明中风，口苦咽干，腹满微喘，发热恶寒，脉浮而紧，若下之，则腹满，小便难也。

阳明病，若中寒者，不能食，小便不利，手足濈然汗出，此欲作固瘕，必大便初硬后溏。所以然者，以胃中冷，水谷不别故也。

阳明病，不能食，攻其热必哕，所以然者，胃中虚冷故也。以其人本虚，故攻其热必哕。

阳明病，脉迟，食难用饱，饱则微烦，头眩，必小便难，此欲作谷疸，虽下之，腹满如故，所以然者，脉迟故也。

伤寒呕多，虽有阳明证，不可攻之。

阳明病，心下硬满者，不可攻之，攻之利遂不止者死，利止者愈。

阳明病，面合赤色，不可攻之，必发热，色黄者，小便不利也。

咽中闭塞，不可下，下之则上轻下重，水浆不下，卧则欲蜷，身急痛，下利日数十行。

诸外实者，不可下，下之则发微热，亡脉厥者，当脐握热。诸虚者，不可下，下之则大渴，求水者易愈，恶水者剧。

夫病阳多者热，下之则硬。无阳阴强，大便硬者，下之则必清谷腹满。

脉浮而大，浮为气实，大为血虚，血虚为无阴，孤阳独下阴部者，小便当赤而难，胞中当虚，今反小便利，而大汗出，法应卫家当微，今反更实，津液四射，荣竭血尽，干烦而不得眠，血薄肉消，而成暴液。医复以毒药攻其胃，此为重虚，客阳去有期，必下如污泥而死。

脉数者，久数不止，止则邪结，正气不能复，正气却结于脏，故邪气浮之，与皮毛相得。脉数者，不可下，下之必烦，利不止。

伤寒，发热头痛，微汗出，发汗则不识人；熏之则喘，不得小便，心腹满；下之则短气，小便难，头痛背强；加温针则衄。

伤寒发热，口中勃勃气出，头痛目黄，衄不可制，贪水者必呕，恶水者厥。若下之，则两目闭。贪水者，若下之，其脉必厥，其声嘤，咽喉塞；若发汗，则战栗，阴阳俱虚。恶水者，若下之，则里冷不嗜食，大便完谷出；若发汗，则口中伤，舌上白胎，烦躁。脉数实，不大便六七日，后必便血；若发汗，则小便自利也。

本节明言，腑实之候，非必承气之证，必腑实气盛者，方可苦寒攻下。若腑实而体虚，则只可温下也。故用药治病时，不仅要熟悉证候，还要详察体气。此节特别申明，脾胃虚寒者，不可攻下。若攻之，苦寒败胃脾之中阳，燥屎去则人也去也，即人不去，亦病去人虚也。是故承气汤诸方，皆为体气壮实而腑实者而设也，故论中诫之再三。

祝味菊先生云："证候乃局部疾病之表现，体气乃整个人体之能力，证候与体气虽有密切关系，然终是两事，不可合并而谈也。夫证候为诊断上之参考资料，体气为用药之进退准绳。熟悉证候，即能知疾病之所在；了解体气，允可收翊赞之功能。譬如腑实便闭之人，而见潮热、矢气、痞满胀疼之候，此为有燥屎，应下之征也。苟是气盛脉实，形充色华，即为可下之体；若是气怯脉弱，形羸色夭，显然不任峻下之体也。有可下之体，而见应下之征，则宜凉导；无可下之体，而有应下之征，则宜温通。下药攻滞，所以去病也；凉之缓亢，温之扶怯，所以调正也。各有所事，并行不悖，何惑之有？"

伤寒一二日至四五日，厥者必发热，前热者，后必厥，厥深者，热亦深，厥微者，热亦微。厥应下之，而反发汗者，必口伤烂赤。

伤寒发热四日，厥反三日，复热四日，厥多热少，其病当愈。四日至七日，热不除者，必便脓血。

伤寒厥四日，热反三日。其病为进，寒多热少，阳气退，故为进也。

伤寒病，厥五日，热亦五日，设六日当复厥，不厥者自愈，厥终不过五日，以热五日，故知自愈。

伤寒始发热六日，厥反九日而利。凡厥利者，当不能食，今反能食者，恐为除中。食以索饼，不发热者，知胃气尚在，必愈，恐暴热来出而复去也。后日脉之，其热续在者，期之旦日夜半愈。所以然者，本发热六日，厥反九日，复发热三日，并前六日，亦为九日，与厥相应，故期之旦日夜半愈。后三日脉之，而微数，其热不罢者，此为热气有余，必发痈脓也。

索饼者，即面条也，盖古时所谓之饼者，即面食也。

伤寒先厥后发热，下利必自止，而反汗出，咽中痛者，其喉为痹。发热无汗，而利必自止，若不止，必便脓血。便脓血者，其喉不痹。

本节所言者，乃厥深热深之理也。盖其人若内热极甚，血瘀于内，四肢体表因不得血之温煦，故反可厥冷。热愈甚，血瘀于内越多，则四体体表厥更甚，故曰厥深热也深，故曰厥应下之。攻下则当用下文之调胃承气汤去胃肠之燥热，若误用辛温发汗之剂，则胃肠之热更甚，可见口伤烂赤也，此时仍宜用清胃肠燥热之调胃承气汤，甚则当用大小承气汤也。同理，若病为胃肠燥热引起之发斑、口齿喉痛、疮疡之类，也可用承气汤之属。

喻嘉言云：凡伤寒初起发热，煎熬津液，鼻干、口渴、便秘，渐至发厥者，不问而知，为发热也；若阳证忽变为阴厥者，万中无一，从古至今无一也。盖阴厥得之阴证，一起即直可阴经，唇青面白，遍体冷汗，便利不渴，身倦多睡，醒则人事了了，与伤寒传经之热邪转入转深、人事昏惑者万万不同……至于阳分之病，而妄汗、妄吐、妄下，以至势极，如汗多亡阳、吐利烦躁、四肢逆冷者，皆因用药差误所致，非以四逆、真武等汤挽之，则阳不能回，亦原不为阴证立方也。盖伤寒才一发热，定然阴分先亏。以其误治，阳分比阴分更亏，不得已，从权用辛热先救其阳，与纯阴无阳、阴盛格阳之证相去天渊。后人不窥制方之意，见有成法，转相效尤，不知治阴证以救阳为主，治伤寒以救阴为主。伤寒纵有阳虚当治，必看其人血肉充盛，阴分可受阳药者，方可回阳。若面黯舌黑，身如枯柴，一团邪炎内燔者，则阴已先尽，何阳可回耶？故见厥除热，存津液元气于什一，已失于晚，况敢助阳劫阴乎？

喻嘉言所言者，即阳明致手足厥冷与少阴证厥冷之区别。

调胃承气汤

伤寒脉浮，自汗出，小便数，心烦，微恶寒，脚挛急，反与桂枝欲攻其表，此误也。得之便厥，咽中干，烦躁，吐逆者，作甘草干姜汤与之，以复其阳。若厥愈足温者，更作芍药甘草汤与之，其脚即伸。若胃气不和，谵语者，少与调胃承气汤。若重发汗，复加烧针者，四逆汤主之。

调胃承气汤方：

酒大黄 20 克，芒硝 40 克，炙甘草 10 克。

少少温服。

本节所言者为桂枝汤误用之转归也。其病或转为少阴证而当用少阴方，或转为阳明证而用阳明方。

该条虽外有桂枝汤证，然内有小便数、脚挛急、心烦等津伤之症。津伤里怯者，其治为桂附汤加知母；津伤里不怯者，治为桂枝加葛根汤也。然医者不识此，仍用桂枝汤。津伤里怯之人，用桂枝汤攻其表，表解而津更伤，以致亡阳之变。桂枝汤虽有温里之功，然其力不逮也，故急用干姜甘草汤、芍药甘草汤、四逆汤等方救其逆。然此仅为其中之一种变化，若其人为津伤而里不怯，用桂枝汤攻表，表解之后即转为胃肠热盛，上攻于脑，则为谵语，故当用调胃承气汤。清其胃热，则谵语自止。然又须中病即止，恐过用寒凉也，故要求少少温服。

问曰：证象阳旦，按法治之而增剧，厥逆，咽中干，两胫拘急而谵语。

师曰：夜半手足当温，两脚当伸，后如师言。何以知此？

答曰：寸口脉浮而大，浮则为风，大则为虚，风则生微热，虚则两胫挛，病证象桂枝，因加附子参其间，增桂令汗出，附子温经，亡阳故也。厥逆咽中干，烦躁，阳明内结，谵语，烦乱，更饮甘草干姜汤，夜半阳气还，两足当热，胫尚微拘急，重与芍药甘草汤，尔乃胫伸，以承气汤微溏，则止其谵语，故知病可愈。

太阳病三日，发汗不解，蒸蒸发热者，属胃也，调胃承气汤主之。

发汗后，恶寒者，虚故也；不恶寒，但热者，实也，当和胃气，与调胃承气汤。

太阳病未解，脉阴阳俱微者，必先振栗，汗出而解。但阳脉微者，先汗出而解；但阴脉微者，下之而解。若欲下之，宜调胃承气汤。

阳脉微者，表郁不畅也，宜解表，故曰发汗而解也；阴脉微者，津亏于里也，则肠易燥结，故下而解也。

阳明病，不吐、不下、心烦者，可与调胃承气汤。

伤寒吐后，腹胀满者，与调胃承气汤。

太阳病，过经十余日，心下温温欲吐，而胸中痛，大便反溏，腹微满，郁郁微烦。先此时，自极吐下者，与调胃承气汤。若不尔者，不可与。但欲呕，胸中痛，微溏者，此非柴胡汤证，以呕，故知极吐下也。

伤寒十三日，过经，谵语者，以有热也，当以汤下之。若小便利者，大便当硬，而反下利，脉调和者，知医以丸药下之，非其治也。其自下利者，脉当微厥，今反和者，此为内实也，调胃承气汤主之。

调胃承气汤证之病理为胃肠热盛，其病位在胃肠。因其病位偏重于胃，牵连及肠，故条文所言者多为胃热之症状，肠燥结之症状较少或轻，故方名为"调胃承气汤"。以调胃承气汤重在胃，故调胃冠于前，承气续于后也。调胃承气汤之病位与大、小承气汤之病位偏重于肠，牵连及胃有别。

因其重在胃热，胃热则蒸胃中津液入三焦而为汗，故可见蒸蒸汗出也，此为胃热最基本之症状；胃肠既热，热盛津伤，故大渴引饮；津伤于内，故舌苔黄厚；阳明燥气上冲及脑，轻者但阙上（即在两眉中间直上之额部位，与太阳头痛在太阳穴位置上有别）胀、痛，较重者则为头眩晕、胀痛、烦躁，更重者则为神昏谵语，再重者为满头剧痛，甚则发狂喜妄、目中不了了、睛不和。

近代名医余伯陶云："阳明之火蒸腾入脑即神昏矣。是则神经之昏，乃是神经受热，仍由阳明而来。盖人迎胃脉，由胃过颈后入脑，悍气即循此脉上冲。"《经方实验录》云：胃有神经上通于脑，辗转相传，脑神经受热熏灼，则轻重症状不一也。肠胃燥实，周身之血液也随之化热，其敷陈于脑神经之血也热。脑为全身神经之总汇，其受热则头眩晕、头胀痛、烦躁、满头剧痛、发狂喜妄，其伤及视觉神经则目中不了了、睛不和也。此症不独承气汤证有之，白虎汤证也有之。其症状可在大便之后，无根之热毒上攻时见之，如大便已，头卓然而痛者即是也；也可在腑实燥结之时，如大承气燥结证中见之；也可在肠中湿热蕴蒸、热结旁流之急下证时见之。其最剧者为目不识人，独语如见鬼状，循衣摸床，甚或更剧。略轻者，大承气汤尚可治之。其剧者，虽用之亦无效。盖大承气汤虽能去其肠胃热之病源，不能治其神经之病所也。当热成燎原之势，虽病源去也，卒不救也。此时宜合张锡纯法，用羚羊角、犀角之属凉和其神经，用萸肉酸温营养、滋润神经。又肠胃之热有易犯神经者，有不易犯者，盖人之神经脆弱与否为一大因素，如小儿神经脆弱，故多惊厥之病也。

调胃承气汤之药理如下。

其用大黄者，以大黄能促进肠管蠕动。胃肠蠕动就会使体腔内之水分集积于肠管，故能泻下。大黄为植物性泻药。

其用芒硝者，以芒硝性寒味咸，能吸引大量水液至肠中，故不仅能泻热通结，又能增液润燥，故能清胃热之同时甘寒生津，以补津之缺失，为盐类之泻药。

其用甘草者，以其肠病轻，故用甘草以安肠生津。若肠结已实，则甘草不仅无效，反阻硝、黄之攻下也。

大黄、芒硝均能泻下，故谓泻剂也，且酒大黄泻下之力较生大黄小，又合炙甘草之安肠补液，泻下之力更小，故该方重在清胃热也。

恽铁樵先生云："调胃承气汤虽为三承气汤之轻者，然也不宜轻用。凡当用大柴胡汤者，不得用三承气汤。当用调胃承气汤者，不得用大、小承气汤也。盖攻之不及，积固不下，攻之太峻，则反不能尽下也。以肠胃之积聚，每因饱食而引起也，盖若其人用脑过当或神经过敏，胃不得血或神经过敏致其人虽善饥而不能食，强食以自慰，则每消化不良。前者未消，后者继至，则胃为之撑大，而消化力乃益为薄弱，于是有胃呆、满闷、便秘诸病。见其胃呆、满闷、便秘，乃乞灵于泻药，得畅便则觉病瘥，其实则非。盖今以泻药下之，非胃肠之自然工作，胃肠之积虽有一部分为泻药所驱逐，必有一部分遗留于回肠屈曲之处，当得畅便之后，胃中驱空，则非更以食物填补不可。胃不能化，食之愈多，则积之愈甚，则泻药之需用变愈殷也，于是转泻转填，转填转积，久而久之，遂成积聚。故积聚者，每因泻药而起也。积聚之人，其人之脉多沉，其人多瘠而面有痤，其人之舌苔必不匀，或一边有一边无，或满舌如常人而有苔一块不化。病浅者偶见之，病深者无时不见。凡具以上见证者，可直断其人有积聚病，百不爽一。积聚之病治法当攻下，若用普通泻药，虽得大泻特泻，所下之粪总属黄色，且病者总觉大便不能畅快，唯用虫药（风药），则所下之粪色黑且胶黏奇臭，经三数次攻下，嗣后遂继续自下黑粪，而胃纳日增，精神日见爽慧，故同是攻下，病不同则药不同也。"

附：名医医案选录

一、沈宝宝，病延四十余日，大便不通，口燥渴。此即阳明主中土，无所复传之明证。前日经用番泻叶下后，大便先硬后溏，稍稍安睡，此即病之转机。下后，腹中尚痛，余滞未清，脉仍滑数，宜调胃承气汤小和之。生川军（后入）二钱，生甘草三钱，芒硝（冲）一钱。（《经方实验录》）

二、李君长子年19岁，4月病伤寒9日，医作阴证治之，与附子理中丸数服，其证增剧，更医又作阳证，议论差互，不敢服药，决疑于罗。罗至宾客满坐，罗不欲直言其证，但细为分解，使自度之。凡阳证者，身须大热，而手足不厥，卧则坦然，起则有力，不恶寒，反恶热，不呕不泻，渴而饮之，烦躁不得眠，能食而多语，其脉浮大而数者，阳证也；凡阴证者，身不热，而手足厥冷，恶寒，踡卧，面向壁卧，恶闻人声，或自引衣盖覆，不烦渴，不欲食，小便自利，大便反快，其脉沉细或微迟者，皆阴证也。今诊得其脉沉数得六七至，夜叫呼不绝，全不得睡，又喜饮冰水，阳证悉具，且三日不见大便，宜急下之，乃以酒煨大黄六钱，炙甘草二钱，芒硝五钱，煎服。至夕下数行，去燥粪二十余块，是夜汗大出。次日又往视之，身凉脉静矣。（《宋元明清名医类案·罗谦甫医案》）

三、杨某，女，32岁，1987年3月17日诊。胃痛反复发作8年，消化道钡餐证实为十二指肠溃疡。今春胃痛复发，服益气、养阴、制酸、止痛等药20余剂，效差。现胃脘部灼热样持续性疼痛，夜间痛甚，喜按，恶心不欲食，食已即吐，口干苦不欲饮，大便9日未行，溲黄，舌红苔薄黄，脉弦细。证属胃阴不足，肠腑不通。拟胃痛治肠，通腑达标法。处方：大黄12克，炙甘草、芒硝各6克，白芍18克。以水600毫升，煎取200毫升，放入芒硝，再微煎令沸，分5～6次少少温服之。服药当晚大便通，便下如羊屎，便后胃痛减，食已不吐。改拟甘寒养阴润肠以治本。（吕志杰《四川中医》）

四、1960年曾治一例心烦不寐的患者，脉滑数，舌苔黄厚。我辨为火热扰心，心神不安之证。屡投芩连等清热药物而病不愈，舌苔仍不退。偶忆《金匮要略》有"舌黄未下者，下之黄自去"的记载。乃用调胃承气汤。服药后，大便泻下，味极臭秽，然心烦顿解，夜睡甚酣。以镜照舌，则黄苔已去。（《伤寒十四讲》）

五、张某，女，21岁。太原河西区一女孩张某，于1972年秋来太原市中医研究所就诊。秋天气闷，她却带着一个大口罩，摘下口罩后，见少女的嘴唇肿胀如碗，患者羞愧难言，告知刘老，口唇肿痛已20余日，用抗生素、消炎药皆不见效，病者痛苦不堪，无奈求刘老一诊。刘老观其脉证，见脉象洪滑，舌苔黄，时自汗出，口臭明显，遂开调胃承气汤二剂。大黄5钱，芒硝3钱，甘草3钱。令其急煎20分钟，分次温服，患者取药如法服用。2日后复诊，少女面容恢复如初，刘老复开两剂调胃汤以协调胃肠余热，患者高兴持方而去，不复再来。事后刘老讲，治病如用钥匙开锁，锁钥相符，一打即开，如影随形，很快取效。此女素常恣食干脆麻辣烫食品，脾胃积热益甚，唇为脾之余，脾胃有火上冲于唇，故肿胀难消，方选调胃承气汤引热出里。大黄清里部之热，芒硝泻脾胃之实，甘草健脾和中，三药为经，使里部之热急速出里，很快就收到治疗之功。临床用承气汤、调胃承气汤以治热，小承气汤以治满，大承气汤治实热、腹满、躁、实、坚，桃仁承气汤泻血治瘀，四承气汤各有妙用，运用得当，药到病除。（《刘绍武三部六病传讲录》）

小承气汤

阳明病……若腹大满不通者，可与小承气汤。微和胃气，勿令至大泄下。

小承气汤方：

酒大黄20克，厚朴3克，枳实10克。

太阳病，若吐、若下、若发汗后，微烦，小便数，大便因硬者，与小承气汤和之愈。

阳明病，其人多汗，以津液外出，胃中燥，大便必硬，硬则谵语，小承气主之。若一服谵语止，更莫复服。

阳明病，谵语发潮热，脉滑而疾者，小承气主之。因与承气汤一升，腹中转气者，更服一升，若不转气者，勿更与之。明日又不大便，脉反微涩者，里虚也，为难治，不可更与承气汤也。

小承气汤证之病理为阳明病大便已硬，而尚未达到燥屎的程度者。

其证或因太阳病、少阳病误温，或因其胃肠本属燥热，致津液大伤，胃肠热盛，逼津液从三焦水道出体外，故手足漐漐汗出，且小便频多。肠热盛津伤，则屎燥化变硬而积于其中，其理与脾约证同而程度更加严重，此其表现一也。

胃肠实热，机体奋起反应，又可见肠热下利，即葛根芩连汤证之进一步表现。故其病可见下利黏秽不爽，腹痛拒按，此其表现二也。故临证遇泄泻者，宜加以腹诊，若脐周拒按而痛，且见热象者，多为小承气汤证。

小承气汤之药理：因其病机为胃肠实热，故用大黄荡涤胃之实热，攻下肠之积滞；枳实能使胃收缩之力增强，助胃之排空，故能破结消痞，下气逐便；厚朴能放宽肠壁，使积便得下，矢气得出。三者合用，能通肠去结、清肠胃之实热。

小承气汤攻下之力较大承气汤稍逊，故临床每以之为大承气先锋，用以试探肠胃之燥结程度。

附：名医医案选录

一、史左，阙上痛，胃中气机不顺，前医投平胃散不应，当必有停滞之宿食，纳谷日减，殆以此也。拟小承气以和之。生川军（后入）三钱，中川朴三钱，枳实四钱。拙巢注：服此应手。（《经方实验录》）

二、梁某，男，28岁。住某医院，诊断为流行性乙型脑炎。病已6日，曾连服中药清热、解毒、养阴之剂，病热有增无减。会诊时体温高达40.3℃，脉象沉数有力，腹满微硬，哕声连续，目赤不闭，无汗，手足妄动，烦躁不宁，有欲狂之势，神昏谵语，四肢微厥，昨日下利纯青黑水。此虽病邪羁踞阳明，热结旁流之象，便未至大实满，而且舌苔秽腻，色不老黄，未可与大承气汤，乃用小承气汤法微和之。服药后，哕止便通，汗出厥回，神清热退，诸症豁然，再以养阴和胃之剂调理而愈。（《蒲辅周医案》）

三、岳某，男，21岁，学生。腹痛、泄泻四十余日，一日多则五六次，少则两三行，便前腹痛，便后痛减，嗳腐纳呆，饮食稍多则痛泻加剧。校医先后予氟哌酸、庆大霉素、理中丸、人参健脾丸，服之不效。病历日久，神疲形瘦，面黄少华，自谓已成痼疾，遂萌辍学之念。其舅余乡人，今日导引来诊。视其舌，淡红苔黄；诊其脉，沉滑有力；触其腹，腹胀如鼓，脐左右拒压。观其脉症，知为伤食泄泻。体虽虚，证则实，所谓大实呈羸状是也。当攻下以治，攻即扶正，泻实补也。若以形瘦神疲予以温补，恐难有愈期矣。拟小承气汤：川军 10 克，枳实 10 克，厚朴 6 克。一剂。药后大便黏秽四五次，痛泻遂止。嘱服参苓白术散半月，并须调其饮食，适其寒温，以护脾胃。（《临证实验录》）

大承气汤

二阳并病，太阳证罢，但发潮热，手足漐漐汗出，大便难而谵语者，下之则愈，宜大承气汤。

大承气汤方：

酒大黄 20 克，芒硝 15 克，厚朴 6 克，枳实 15 克。

其言二阳并病者，言其病先后而发也，即其人有表之太阳病兼见里实之证也。表解之后，即可攻里。

阳明病，脉迟，虽汗出不恶寒者，其身必重，短气腹满而喘，有潮热者，此外已解，可攻里也。手足濈然汗出者，此大便已硬也，大承气汤主之。

伤寒若吐、若下后不解，不大便五六日，上至十余日，日晡所发潮热，不恶寒，独语如见鬼状。若剧者，发则不识人，循衣摸床，惕而不安，微喘直视，脉弦者生，涩者死。微者，但发热谵语者，大承气汤主之。若一服利者，则止后服。

近代名医范文甫先生在其一孕病伤寒医案中自注云："查钱仲阳《小儿药证直诀》，云手循衣领及捻物者，肝热也。此者仲景列在阳明病，盖阳明属胃，肝有热邪则犯于胃经。余以承气汤下之，以其已经下过，故用小承气汤微下之。果然下后而脉转弦，则肝平而胃不受克，故许其可治。"脉转弦者，其实为津液来复，生机萌发，故断其可治也。

病解能食，七八日更发热者，此为胃实，大承气汤主之。

病人烦热，汗出则解，又如疟状，日晡所发热者，属阳明也。脉实者，宜下之；脉浮者，宜发汗。下之与大承气汤，发汗宜桂枝汤。

伤寒六七日，目中不了了，睛不和，无表里证，大便难，身微热者，此为实也。急下之，宜大承气汤。

阳明病，发热汗多者，急下之，宜大承气汤。

本条所言者，即急下存阴之法，然必须在刚出现汗多时用之。盖此时津液尚未大伤，故可急下存阴。若已失下，其人汗多已久或兼见小便数者，则不可再用大柴胡汤或大承气汤攻之，当改用后文蜜煎导或猪胆汁方用之。

痉病，本属太阳，若发热，汗出，脉弦而实者，转属阳明也，宜承气辈与之。

痉病，胸满，口噤，卧不着席，脚挛急，必齘齿，宜大承气汤。

伤寒四五日，脉沉而喘者，沉为在里，而反发其汗，津液越出，大便为难，表虚里实，久则谵语。

夫实则谵语，虚则郑声，郑声者，重语也。直视谵语，喘满者死，下利者亦死。

病人不大便五六日，绕脐痛，烦躁，发作有时者，此有燥屎，故使不大便也。

阳明病，谵语有潮热，反不能食者，胃中必有燥屎五六枚也。若能食者，但硬耳，宜大承气下之。

汗出谵语者，以有燥屎在胃中，此为风也。须下者，过经乃可下之，下之若早，语言必乱，以表虚里实故也。下之则愈，宜大承气汤。

其言"过经乃可下"之者，必知病已由太阳证转入阳明证，即由表病转入里病之胃肠燥结方可下之，即前文表解方可攻里之义也。

汗家，重发汗，必恍惚，心乱，小便已，阴疼，与禹余粮丸（宜大承气汤）。

汗家者，乃阳明多汗之谓也。若不明其理而更发其汗，则其人必津伤更甚也。恍惚心乱者，实谵语妄言也。小便已、阴疼者，津伤而阴部不得养也。此曹颖甫先生之考证。

产后七八日，无太阳证，少腹坚痛，此恶露不尽。不大便，烦躁发热，切脉微实，再倍发热，日晡时烦躁者，不食，食则谵语，至夜即愈，宜大承气汤主之。

病人小便不利，大便乍难乍易，时有微热，喘冒不能卧者，有燥屎也，宜大承气汤。

病腹中满痛者，此为实也，当下之，宜大承气汤。

发汗不解，腹满痛者，急下之，宜大承气汤。

腹满不减，减不足言，当下之，宜大承气汤。

阳明病，下之，心中懊侬而烦，胃中有燥屎者，可攻。腹微满，初头硬，后必溏，不可攻之。若有燥屎者，宜大承气汤。

问曰：人病有宿食，何以别之？

师曰：寸口脉浮而大，按之反涩，尺中亦微而涩，故知有宿食。当下之，宜大承气汤。

脉数而滑者，实也，此有宿食，下之愈，宜大承气汤。

大下后，六七日不大便，烦不解，腹满痛者，此为有燥屎也。所以然者，本有宿食故也，宜大承气汤。

阳明与少阳合病，必下利，其脉不负者，为顺也；负者，失也。互相克贼，名为负也。脉滑而数者，有宿食也。当下之，宜大承气汤。

脉双弦而迟者，必心下硬。脉大而紧者，阳中有阴也，可以下之，宜大承气汤。

下利，不欲食者，以有宿食故也，当下之，宜大承气汤。

下利，脉迟而滑者，内实也。利未欲止，当下之，宜大承气汤。

下利，脉反滑，当有所去，下乃愈，宜大承气汤。

下利，三部脉皆平，按之心下硬者，急下之，宜大承气汤。

下利瘥后，至其年月日复发者，以病不尽故也，当下之，宜大承气汤。

少阴病，得之二三日，口燥咽干，急下之，宜大承气汤。

少阴病，自利清水，色纯青，心下必痛，口干燥者，急下之，宜大承气汤。

此处之热结旁流，为肠中燥屎未除，所饮之水由燥屎间隙下流也，多为热病二三十日后方可出现，每见于疫气流行患者。据《伤寒一得》中所云：其利下者皆淡绿色清水，亦不甚臭秽，未见一例为黑色污水。用大承气汤逐下燥屎后，正气自复而病可渐愈也。

少阴病，六七日，腹胀不大便者，急下之，宜大承气汤。

（阳明病）若汗多，微发热恶寒者，外未解也，其热不潮，未可与承气汤；若腹大满不通者，可与小承气汤，微和胃气，勿令大泄下。

得病二三日，脉弱，无太阳柴胡证，烦躁，心下硬，至四五日，虽能食，以小承气汤少少与，微和之，令小安，至六日，与小承气汤一升。若不大便六七日，小便少，虽不大便，但头硬，后必溏，未定成硬，攻之必溏。须小便利，屎定硬，乃可攻之，宜大承气汤。

趺阳脉滑而紧，滑者胃气实，紧者脾气强。持实击强，痛还自伤，以手把刃，坐作疮也。

本条所言，胃气实、脾气强者，大承气汤证也。若畏大承气汤之猛，投以轻剂如大柴胡汤之属，则为不治胃气实而仅治脾气强，即为持实击强也。以病重药轻，犹如以手把刃、痛还自伤也，症虽暂时得愈，其后必因热伤肌腠而发疮疡，剧者可见发肿如盘、痛不可忍也。若见病如此，当仍用大黄、芒硝之属去其热毒也。

阳明病，潮热，大便微硬者，可与大承气汤，不硬者，不可与之。若不大便六七日，恐有燥屎。欲知之法，少与小承气汤，汤入腹中，转矢气者，此有燥屎也，乃可攻之。若不转矢气者，此但初头硬，后必溏，不可攻之，攻之必胀满不能食也。欲饮水者，与水则哕，其后发热者，必大便复硬而少也，以小承气汤和之。不转矢气者，慎不可攻也。

大承气汤证为体气壮实，且胃极热而肠燥结已实者而设。其症主要有：（一）大便不行或下利清水、热结旁流，腹痛拒按，此肠有燥屎也。（二）阙上痛，此阳明燥气上攻也。（三）右髀有筋牵掣，右膝外旁痛，盖人之大肠病影响右足。又如大肠痈之大黄牡丹汤证，则右足屈而不伸，俗称"缩脚痈"；小肠病则影响左足，如小肠生痈则左足屈而不伸。（四）脉洪大而实，然亦有迟者。热逼血行则脉洪大而实也；其极者，血运反不畅而见脉迟之象也。（五）日晡潮热，盖胃肠功能旺于申酉之时。（六）舌苔黄而燥厚腻，大渴引饮，此胃肠热而津缺之象也。胃肠热、津缺则肠燥结而小便短少、黄赤；其甚者可见小便已而阴痛，盖血热津伤使下阴部不得养而痛也。（七）满头剧痛，神昏谵语，恍惚心乱，发狂喜妄，更重者为目中不了了，睛不和。此皆阳明燥气上冲及脑，影响脑神经所致也。（八）角弓反张（卧不着席）、脚挛急、牙关咬紧（龂齿）、胸满，此为热盛极津伤及津液不行之象也。

大承气汤证条文中，其中三句首冠"少阴病"者，即俗言少阴三急下之证。然其证实非少阴证，不过四肢厥冷如少阴证而已。盖人肌肉之温度由其处之血液决定，饮食入胃，其精微由胃吸收后送入血液，进而输送至全身肌肉，故曰阳明主肌肉；人之血液总量不变，盈于此则绌于彼，当胃肠功能过亢时，集中较多之血液于胃肠部而发热，一如人剧烈运动后，肌肉充血而发热也。人之四肢离心脏最远，当血液集中于胃肠，则四肢血液供应不足，故可见手足厥冷也。

论中言下利而又用大承气下之者，盖其为热结旁流或热利当下也，为葛根芩连汤之进一步也。

关于下利之寒热虚实之辨，陆渊雷先生云：（一）辨之于腹诊。腹硬满拒按，脐下热者，阳证可下；腹不满或虽满而软，不拒按，脐下清冷者，阴证不可下。（二）辨之于屎。屎色焦黄热臭，或于稀薄水中杂有小结块，或下利清水，水色纯青者，皆阳证可下；屎色淡黄，或白，或青黑，或完谷不化，或如米泔水，其气不甚臭，或臭如鱼腥者，皆阴证不可下。（三）辨之于小便。小便赤涩者，阳证可下；清白不涩者，阴证不可下。更参以脉舌气息好恶，虽不能洞垣一方，亦可以十得八九也。

名老中医刘绍武说，临床辨证，首分寒热虚实。判定寒热的真谛，就是看"两口子"：上看口鼻出气寒热，因气从肺出，肺居胸中，胸腔是人体极热之地，以气判寒热是其一；再是口渴与不渴，真热者口渴，假热者口不渴，这是看上口。下看大便是否坚硬，小便是否黄赤，如假热，小便白也，这是看下口。

大承气汤之药理如下。

其用硝、黄、枳实者，以此三药合用，咸寒软坚、苦寒攻下，能清胃肠之积滞、除胃肠之燥热，肠滞去、肠热平，则肠功能正常，自然诸症皆愈也。

其用厚朴者，因病至此，或肠结已甚、热结旁流，燥屎与肠壁密合无间，硝、黄虽下而莫能施其技，故必用厚朴宽其肠壁、逐其矢气而燥屎始得下；又或肠热极而津伤，水饮积于上而见胸满，此时也必用厚朴宽肠壁以逐水饮也。

其不用甘草者，因甘草能阻碍硝、黄攻下，且肠热燥实，无法吸收津液，故无须甘草安肠补液也。

浅田氏云：亡友尾台良作屡称，治脚气肿冲心莫若大承气汤。余壮年时，未信其说。其后中桥大锯街一商夫，年二十四五许，患脚气，两脚麻痹，微肿，服药四五日，脚疾如失，其人大喜，慢于食禁，动作五六日，忽腹满如鼓，大小便不利，气急促迫，两脚满肿，脉洪数。余诊而惊骇，以为冲心在瞬息间也。欲与降气利水之剂，继思此人适恣饮啖，或当有停滞胃实之证，须先去宿滞而后治冲心。乃急命服大承气汤，二帖而小便稍利，腹满稍减；连服五六帖，大便渐通，诸症皆安；十余帖，大便霍然而愈。据是，余始服良作之说。又阅三位中将所著《琉璃壶》者云："或见必死之病，可用承气，勿令人知。"其语甚趣。庞安常《总病论》云："营卫不能，耳聋囊缩，昏不知人，速用承气汤下之，则五死保一生，从容救溺，勿令病人水浆不入，汤液不下，无可奈何云云。"亦同义也。又有用此方于小便闭者，《治疗杂话》云："小便闭之证，宋朝方书，多用猪苓、泽泻或扁蓄、木通等利水药，然小便闭，涓滴不通，小腹硬满，有闷乱者，非寻常利水药能通，若大便秘而坚者，可用大承气。大便通，则小便亦通，是屡所经验者也。"又云："病后小便闭，虽属例外，若无病之人、壮实之人小便急闭，则莫善于大承气。要知急闭为实证，所谓欲得南风，须开北牖，欲导潴水，须开支流。"有此理也，医者不可无此活法。

服大承气汤后，不可以其虚而服用补剂，补则热仍复也，故宜用白粥养其胃肠。

附：名医医案选录

一、方左，病延二候，阙上痛，渴饮，大便八九日不行，脉实，虽今见心痛彻背，要以大承气主治。生川军（后入）四钱，小枳实四钱，中川朴一钱，芒硝（后入）二钱，全瓜蒌五钱。拙巢注：下后胸膈顿宽，唯余邪未尽，头尚晕，乃去硝黄，再剂投之，即愈。(《经方实验录》)

二、若华，忽病头痛，干呕，服吴茱萸汤，痛益甚，眠则稍轻，坐则满头剧痛，咳嗽引腹中痛，按之，则益不可忍，身无热，脉微弱，但恶见火光，口中燥，不类阳明腑实症状。盖病不专系肠中，而所重在脑，此张隐庵所谓"阳明悍热之气上循入脑"之证。按：即西医所谓脑膜炎之类。及其身无热、脉微弱之时，而急下之，所谓釜底抽薪也。若身大热，脉大而实，然后论治，晚矣。生川军三钱，芒硝三钱，枳实四钱，厚朴一钱。佐景按：若华女士服本方后约三小时，即下，所下非燥矢，盖水浊也，而恙乃悉除，不须再诊。(《经方实验录》)

三、师曰：陈姓少年，住无锡路矮屋，年十六，幼年丧父，唯母是依，终岁勤劳，尚难一饱。适值新年，贩卖花爆，冀博微利。饮食失时，饥餐冷饭，更受风寒，遂病腹痛拒按，时时下利，色纯黑，身不热，脉滑大而口渴。家清寒，无力延医。经十余日，始来求诊。察其症状，知为积滞下利，遂疏大承气汤方，怜其贫也，并去厚朴。计大黄四钱，枳实四钱，芒硝三钱。书竟，谓其母曰：倘服后暴下更甚于前，厥疾可瘳。其母异曰：不止其利，反速其利，何也？余曰：服后自知。果一剂后，大下三次，均黑粪，干湿相杂，利止而愈。此《金匮要略》

所谓"宿食下利，当有所去，下之乃愈，宜大承气汤"之例也。（《经方实验录》）

四、吾师蔡仁山先生邃于医学，时起大病，殁虽四十年，人犹称之，特录本案，以见一斑。豪绅宁翁，自奉甚奢，以不慎酒食，由泻转痢。翁时以体虚为言，而医不究病因，从而阿附，不敢尽攻逐之能事，仅以痢门套方加参、归杂进，渐致腹胀痛，利频不爽，脓血杂下，日夜无度，因而卧莫能兴，尚进归、地、枳、朴诸品，企图缓解，病更不廉，家人惧，飞舆迎吾师。诊脉沉实，舌苔黄燥，腹痛里急，下利脓血，口微渴，小便黄。师曰："此大承气、白头翁汤证。人虽虚，证则实，当急攻之以存阴，不可养痈以贻患。攻即养正，何惧之有。"疏方：厚朴四钱，大黄五钱，枳实、黄连、黄柏各三钱，元明粉三钱（另兑），去秦皮，加红藤、隔山消各二两，浓煎顿服，一日二剂。其家惊为药重。师曰："病重宜药重，药轻何益，服此可立愈。"药后，脓血大下，腹痛锐减，再剂脓血少，食知味，腹已舒，可起床自便。是时病势大挫，不宜重药，改服清导滋阴之白头翁、银花、连翘、枳实、厚朴、归尾、生地、芍药等品，又三剂，诸症悉退，再略事清补收功。然前医明知证实而不敢攻，因循坐大，其势日亟。吾师见病知源，毅然攻逐，实胆大而心细也。非吾师经验之富，曷克臻此。（《治验回忆录》）

五、里海新村潘塾师之女，八九岁，发热面赤，角弓反张，谵语，以为鬼物。符箓无效，乃延余诊。见以渔网蒙面，白刃拍桌，而患童无惧容。予曰：此痉病也，非魅！切勿以此相恐，否则重添惊疾矣。投以大承气汤，一服，即下两三次，病遂霍然。（《黎庇留医案》）

六、社友韩茂远，伤寒九日以来，口不能言，目不能视，体不能动，四肢俱冷，众皆曰阴证。余诊之，六脉皆无，以手按腹，两手护之，眉皱作楚，按其趺阳，大则有力，乃知腹有燥屎也。欲与大承气汤，病家惶惧不敢进。余曰：吾郡能辨是证者，唯施笠泽耳。延至诊之，与余言若全符节，遂下之，得燥屎六七枚，口能言，体能动矣。故按手不及足，何以救此垂绝之证耶？（《医宗必读》）

七、1971年笔者在乡村行医，见患者黄某，女，56岁，因感时邪，吐泻交作，导致脱水。后经救治，吐泻停止，但随后即见口干、口苦、便秘难下。继而身热，心烦，双目红赤，眼压增高，视力模糊，舌红苔黄，脉弦而数。2周后病情更剧，大便不下，脐周阵痛，拒按，双眼赤剧痛，烦躁不安，舌红绛，苔黄燥，脉细数。中药历用增液汤、承气汤、增液承气汤等，便结终未得通。后经一老中医处以大剂增液承气汤加吴茱萸2克，竟肠鸣辘辘，泻下燥矢，诸症缓解。按：此因吐下兼以药物燥下太过而转化为阳明腑实证，病证转化复因失于速下而进展到腑热炽盛、肝肾阴竭的地步。后期虽大剂增液、承气之类而燥矢不下，其燥热坚实程度可想而知。吴茱萸，《本草便读》谓："其性下气最速，极能宣散。"《本草备要》载："利大肠壅气。"笔者认为，本品辛升苦降，善于入肝解郁是其主要功能所在。肝郁气逆则诸气皆逆，非单纯胃肠行气导滞所能除。医者善于调肝，乃善治百病。此后临床虽未再遇此类险恶病证，但受其启发，对肝、脾、胃、肠疾患，症见腹胀、腹痛、呕恶、嘈杂、吞酸等出现肝郁气逆者，在对症处方基础上，根据病情加吴茱萸1～3克，可收到良好的下气散结的效果。（许仕纳《中医杂志》）

【按】余以为，吴茱萸所以能下气散结者，皆因其味苦性热，能温胃而增强胃蠕动功能，从而促进肠蠕动功能，使大便易出也。本证用承气汤类不效者，以承气汤类所用之药皆为肠药也。其所以小量用吴茱萸者，因此病本为津大伤而肠燥热，吴茱萸性热燥湿，与本病并不相宜，本处使用只是用来刺激胃，增强胃动力，达到带动肠蠕动的目的，并非主药。

八、40 年前，余随岳叔应诊，治一阳明腑实病人。症见壮热谵语，大便秘结，5 日未通，腹痞满胀痛，按之坚硬，口干，舌燥，苔黄，脉沉迟有力。前医与大承气汤加芦荟等药，连服 2 剂，秘结未通。倍大黄、芒硝再进 1 剂，仍不见下。腹满胀痛，烦躁欲死，改用导便方法，亦不见效，群医束手矣。岳叔寻思良久，偶忆《医学衷中参西录》有服大承气汤便秘不通，某医单用威灵仙三钱，煎汤服后大便即下之记载。依法与之，腹中鸣而转矢气，便仍不下。乃加牛膝三钱，两药合煎，服后便通，病去大半。

威灵仙与牛膝虽均为宣导下行之药，但通便之力何以胜于大承气汤？后读《医学衷中参西录》，方知是先后所用之药相辅相成，相得益彰之故。盖先服大承气汤，因脏腑气机阻滞，药力亦随之停顿，便既未能，药储腹内，用善于走窜下行之威灵仙等药为向导，通其滞而引药下行，大承气汤借其势荡涤积聚，故便得通。威灵仙性急善走，能宣通脏腑；牛膝性质滑利，善下行。以此二味追施于大承气汤之后，确有推波助澜之功。余以此法用于临床数十年，屡奏其效。但不属伤寒热入阳明而致便秘不通，或非实热燥结者，均不宜用。（《三湘医萃医话》）

【按】据现代药理研究证实，威灵仙有解除食管、支气管、输尿管、胃及胆道等处平滑肌痉挛的作用。威灵仙能直接作用于平滑肌，使其兴奋性增强，由节律收缩变成蠕动。以其能促进胃肠蠕动，故有通便作用。现代药理研究也表明，牛膝可使肠管兴奋，紧张性提高，收缩力加强，同样有兴奋平滑肌的作用。

九、赵某，男，57 岁。1961 年春节期间，忽作绕脐隐隐作痛，腹胀不适，日便二三行，便稀而多杂黏液，然食纳如常，唯稍觉疲困乏力，入夏则痛泻渐愈。自是逢春则发，入夏则愈，无一年不作。每春皆做治疗，均不能止其再发。延至 1968 年 2 月 27 日，始来我所就诊于吾师。诊得脉平，舌苔白而稍腻。思得《金匮要略》所载"下利已差，于其年月日复发者，以病不尽故也，当下之，宜大承气汤"与此证尽合，遂问病发之前一年曾作利否？病者略思而云："曾作热痢，但很快即泻止而愈。"此病本未除，故应岁时之变而发，以胶黏之物久蓄肠中故也。观其往昔，皆以温中止痛，健脾燥湿为治。病本不除，终无已时，遂疏大承气汤与服。方用大黄 12 克，芒硝 9 克，厚朴 30 克，枳实 15 克，先煎药三味，去滓，纳芒硝，分温二服。药后日便三行，先腹痛而后泻，所下黏液极多。连服三帖，大便减为日二行，腹痛已除，遂停药。1980 年因外感来诊，询得其病再未发。按：暴病多实，久病多虚，所言为常。今湿热之邪，胶着于肠，应时而发，七年不除，是为之变。为医者必知常识变，治病必务求本源。（《伤寒一得》）

十、韩某，男，21 岁。于 8 个月前患重感冒，经治愈后遗视物模糊，视力不佳。患者口干，舌燥，喜饮，溺短，便燥，脉大而实。据此脉症，为热邪伏里，灼伤津液，不能上润于目所致的"目不了了""睛不和"。宗仲景启示，以大承气试之，不料应手取效，2 剂而愈。以后凡遇到热邪伤津而致的视力不佳、眼光蒙眬缭乱者的患者，投以大承气汤，大多能收到满意的效果。（《经方发挥》）

鸡屎白散

转筋之为病，其人臂脚直，脉上下行，微弦。转筋入腹者，鸡屎白散主之。

鸡屎白散方：

鸡屎白。

为散，取 6～9 克，以水和，温服。

鸡屎白散证之病理，为热盛津伤而筋不得养也。若其人见血毒、血热如破伤风、痉病等，热盛则津伤而筋不得养，故可见上肢或小腿痉挛，难以屈伸，甚者可牵引小腹疼痛，此谓转筋入腹也；因其人热盛津伤，故又可见小便黄赤、大便不通也。

鸡屎白散之药理：鸡屎白为鸡屎之灰白部分，性寒下气，善通二便。肠积滞去，则肠能吸收津液；小便通，则三焦水运通畅；津液足而水道畅，全身之筋自然得养而痉自止也。治破伤风时，宜合蜈蚣、全蝎、南星、天麻之属用之。

《内经》载有鸡矢醴一方，可作比较。

《灵枢·水胀篇》曰：鼓胀何如？腹胀身皆大，大与肤胀等也，色苍黄，腹筋起，此其候也。《素问》又云：有病心腹满，旦食则不能暮食，名为鼓胀，治以鸡矢醴。其法：将强健公鸡一只另圈一处，待腹内旧粪排尽，可喂小米、玉茭一天，所下粪头白尾青，形状像箭矢者良。取之晒干炒香，用无灰酒（即黄酒）煎后滤汁，空心温服，行黑水秽物而愈。

附：名医医案选录

一、我院中医师任化天老先生，30 年来应用鸡屎白治愈破伤风数十例，取得较为满意之效果。如患者任某，男，20岁。因伐木时被树枝刺破左手指，二三日后伤口愈合，但突然发热，口噤，牙关紧闭，阵发性全身痉挛，角弓反张，面呈苦笑状。急予鸡屎白三钱为末，烧酒冲服，汗出后，诸症悉减，数日而愈。后来，中医师张柱之老先生将解痉、镇痉药物与鸡屎白合并服用，名鸡屎白合剂。处方：蜈蚣一条，全蝎一钱，南星一钱，天麻一钱，白芷一钱，羌活二钱，防风一钱，鸡屎白二钱（焙干，研细，另包）。先煎诸药去渣，放入鸡屎白末，加黄酒一杯，分三次内服，为一日量。必要时成人可加倍服用。我科曾应用此合剂治疗破伤风五例，除一例因病情急剧，来院较晚，不能用药，数小时内死亡者，其余均获痊愈。例如，患者杨某，男，11岁。八日前碰伤头部，三日后先颜面肌肉发生痉挛，然后背部抽痛，颈部僵直，四肢抽搐，张口困难。入院前三日，牙关紧闭，不能进食。诊断为破伤风。入院检查：头部伤口已痊愈，面呈苦笑状，牙关紧闭，进食困难，项部僵直，腹肌板状硬，每隔二十分钟左右全身阵痉一次，脉象沉弦数。当时即用鸡屎白合剂一剂内服。翌日症状显著减轻，阵痉次数减少，睡眠较好，唯数日未曾大便，故加服桃仁承气汤一剂。服后便许多黑粪，口略张大，且能咀嚼食物，唯颜面苦笑状仍存在，阵痉尚未解除，继续用鸡屎白合剂八剂。于3月9日痊愈出院。（曲垣瑞《中医杂志》）

　　二、曾治一人，三十余，肚腹如抱瓮，一身悉肿，小水不利，脉沉而濡弱，治疗数月不愈。最后不得已，以鸡矢醴酒连服二剂，便秽物很多，肿消小水利，能饮食矣。鸡矢醴酒方：用羯鸡矢一斤，晒干炒香，再用无灰酒三碗，煎至一碗半，滤汁，五更空心温服，服后停五六小时，行黑水秽物，隔日再服一次，如前法。（《王修善临证笔记》）

麻仁丸

脉阳微而汗出少者，为自和也；汗出多者，为太过。阳脉实，因发其汗出多者，亦为太过。太过者，为阳绝于里，亡津液，大便因硬也。

脉浮而芤，浮为阳，芤为阴，浮芤相抟，胃气生热，其阳则绝。

趺阳脉浮而涩，浮则胃气强，涩则小便数。涩数相抟，大便则硬，其脾为约，麻仁丸主之。

麻仁丸方：

芍药 120 克，麻仁 100 克，杏仁 90 克，大黄 240 克，枳实 120 克，厚朴 60 克。

为末，炼蜜为丸，如桐子大，每服十丸。

麻仁丸证之病理，为胃肠热盛而便秘也。

趺阳脉在足背，为胃脉之根。脉浮而数则胃热甚（胃气强）可知也。胃热则汗与小便皆多，则体内津液因之而少，故脉又可见涩象，故曰"涩则小便数"也。

其言"涩数相抟"者，即言此二种脉象相合之义（抟者，合也；原文作"搏"，搏者，击也，文意不符也。上段之"浮芤相抟"，原文亦作"搏"，皆误）。

其言"脾约"者，盖胃气过强，脾难以发挥其运化津液之功，即脾功能受约制。胃功能过亢，胃肠之津液皆被蒸入三焦而为汗与小溲，故见小便数而汗多，排便时更是大汗淋漓。脾功能受制则无法运化津液至身体各处，肠中因津少而燥结，故见大便难也，然其人大便不甚干，唯难以排出而已。

　　临床见大便干结，甚则干如羊屎，但不更衣十日无所苦，不见潮热、谵语、腹满痛等全身毒热内盛症状，但见小便量多者，即可用之。

　　麻仁丸之药理如下。

　　该方用麻仁质润多脂以润肠；杏仁肃降肺气、通调水道使津液入肠，其仁多脂又能润肠也；芍药滋脾和里，活肠静脉之血运以通便；更用大黄、枳实抑胃功能之亢进兼攻下通便，厚朴放宽肠壁使便得下，即合小承气汤之法；蜂蜜润燥滑肠。诸药合用，自然药到胃气平而便解。临床又每加白术、莱菔子之属用之。

　　古人所言之脾气者，其实指津液运化之功能也。脾气受约，可致便秘；同样，脾气虚，不能运化津液入肠，同样可致便秘。此所以重用白术、莱菔子之属治疗便秘，盖白术、莱菔子皆善活水运之药，肠部水运得活，自然液足而蠕动正常，且燥便得润，便秘得解也。又莱菔子一药，以其善活人体之水运，故外用能治湿疹、口疮，内用能消胀消食、通便下气、去痰涎、止崩漏。白术之功与莱菔子大致相近，其原理为二者皆善活人体水运故也。

附：名医医案选录

　　一、刘某，男，28岁。大便燥结，五六日一行。每次大便困难异常，往往因用力太过而汗出如雨。口唇发干，以舌津舐之则起厚皮如痂，撕则唇破血出。其脉沉滑，舌苔干黄。是属胃强脾弱之脾约证。因脾荣在唇，故脾阴不足，则唇燥干裂。为疏麻仁丸一料，服之而愈。（《伤寒论通俗讲话》）

　　二、徐左，能食，夜卧则汗出，不寐，脉大，大便难，此为脾约。脾约麻仁丸一两，作三服，开水送下。（《经方实验录》）

大黄甘草汤

食已即吐者，大黄甘草汤主之。

大黄甘草汤方：

大黄 30 克，甘草 8 克。

大黄甘草汤证之病理，为肠热而燥屎积于其中，饮食不得下而反上逆，故食已即吐也。因其为肠热燥结，故又可见大便不通、烦躁、面赤、腹中胀满、舌苔黄厚等症。

大黄甘草汤之药理：大黄清肠热、逐积滞，甘草安肠补液。

王修善老中医运用此方时，常合四物汤用之，即所谓寓攻于补之义。并谓，食已即吐与反胃虽均系吃甚吐甚，但证有寒热之别，吐有迟早之分，不可一概论治。

附：名医医案选录

一、新生儿出生 24 小时尚不能吮乳者，即为病态，称为不乳。因在出生过程中吞入秽浊，郁积肠胃，或因胎粪不下，秽热壅结，气机不运，腑气不通。症见烦躁，面赤，啼哭声粗，大便不通或呕吐，腹部胀满，舌苔黄厚，指纹紫滞。如张某，男，出生 56 小时，不吮乳，呕吐，烦躁，腹胀，面赤，舌苔黄厚，指纹紫。证属秽热积肥于肠胃而致不乳，处方：大黄 5 克，甘草 3 克。一剂，大便通，始吮乳，六腑以通为顺，诸症消失，病愈。（周青云《山东中医杂志》）

二、李某，男，20 岁，1974 年 11 月 10 日初诊。患者近半月呕吐，胃脘热痛，大便干燥，舌质红，苔薄黄少津，脉实有力，右关脉滑，精神尚佳。平时喜食烙饼，初认为是胃热上递之呕吐，拟以清热和胃之法主治，用苏连饮加竹茹、甘草，嘱服二剂。于11月12日复诊，服上方无效，乃每餐刚完即吐（平时不吐），并伴口臭，胃脘灼热、胀痛，大便三日未解，小便短黄，舌质红，苔黄薄少津，脉滑有力。《金匮要略》云："食已即吐者，大黄甘草汤主之。"从证候分析，亦恰合病机，系积热在胃，腑气不通，胃热上冲之呕吐。改用泄热和胃之大黄甘草汤。大黄12克，甘草3克，嘱服二剂。11月16日，到家随访，上方服一剂后，食已不吐，大便畅通，服完二剂，诸症消失。（《成都中医学院学报》）

三、一少妇妊娠三四月，患食已即吐，吃甚吐甚，吐尽则止。医以妊娠恶阻，健脾暖胃治之，其吐更甚。诊之，脉滑而数。此所谓"一阳病发，其传为膈；三焦火盛，食入还出"。予四物加甘草大黄汤，二剂而安。此仿古人寓攻于补之义，医贵通变，不可胶柱鼓瑟。处方：熟地、生地、当归各9克，甘草、白芍各4克，大黄12克，川芎4克。水煎服。（《王修善临证笔记》）

四、唐晋泉，痔疮，湿热下趋，结而蕴酿，以致不得流通。生甘草梢30克，生大黄9克。按：该案当为痔疮湿热蕴酿之际，肛门灼热疼痛，大便不爽。故以甘草梢清热止痛，生大黄泻热通便、祛瘀消肿。药仅二味，配伍精当。（《范文甫专辑》）

厚朴三物汤

痛而闭者，厚朴三物汤主之。

厚朴三物汤方：

厚朴40克，大黄20克，枳实20克。

厚朴三物汤证之病理，为肠闭不行。因肠不能蠕动，故矢气与大便皆闭于肠中，故谓之肠闭也。肠中燥屎与矢气皆结，闭于肠中，故其人自觉腹部胀痛不已，有便意而大便与矢气皆不得出，若矢气得出则较为舒服。

厚朴三物汤之药理：方中重用厚朴宽肠壁、助肠之蠕动；枳实、大黄攻下逐便，则矢气与大便皆出而病可愈也。此三药皆能助肠之蠕动。

厚朴三物汤与小承气汤、厚朴大黄汤所用之药相同，但药量不同。本方证为矢气多而燥屎少，即肠闭较甚，故以厚朴、大黄为主药；小承气汤证为燥屎多而矢气少，即肠燥结较重，故以大黄、枳实为主药；厚朴大黄汤证为胸满支饮，肠积较少，故以厚朴、枳实为主药也。

附：名医医案选录

一、某男，57岁，1993年3月20日就诊。有胃痛史20余年，间歇性发作，伴烧心泛酸，有时大便呈黑色。4天前突然发热恶寒，头身疼痛。2天后寒热渐平，但腹痛胀满，呈阵发性加剧，呕吐频作，每因进食诱发，呕吐物初为食物和黏液，后为黄绿色液体。经腹部透视，发现肠腔内有大量气体和液平面。诊断：完全性单纯性肠梗阻。建议立即手术治疗，病人惧怕手术，邀吾师赵广安诊治。症见：患者烦躁不安，腹胀、疼痛，自觉有气体在腹内冲动，达右上腹时疼痛剧烈，大便2天未行，亦无矢气，小便量少色赤。切诊：腹痛拒按。听诊：肠蠕动音高亢。舌质略赤，苔黄燥，脉沉滑。辨证：初为寒邪袭表，入里化热，与胃肠邪热搏结，致使肠道内燥屎内结而腑气不通。《金匮要略》云："痛而闭者，厚朴三物汤主之。"急用厚朴三物汤通腑下气、泻热导滞。处方：厚朴100克，枳实30

克，大黄（后入）15克。水煎，分二次服。一剂后腹中矢气频频，随后泻下燥屎及黏液。三剂后诸症消失，再予健脾和胃药三剂调理而愈。（张宗圣《山东中医杂志》）

二、王某，男，42岁。腹部胀满三天。几天来腹部胀痛，拒按，日益加重，连及胃脘、两胁，嗳气不止，呕吐黏痰，口干口苦，脉弦数。西医诊断：急性胰腺炎。此为湿热夹食滞交结肠胃，通降失常。法当行气通腑。处方：川厚朴18克，炒枳实12克，生川军6克，水煎服。服药二剂后，大便二次，先干后溏，脘、腹胀痛及嗳气、呕吐大减，黄厚苔转薄。守原意减其量再进：厚朴6克，枳实6克，熟川军4克，二剂。三诊：服药后，日行软便二次，腹胀痛已除，嗳、呕亦止，唯仍觉胃脘痞闷，食少。转为健脾和胃，用枳术汤：炒枳实6克，炒白术12克，三剂。药后症状消退。（《夏锦堂教授治验》）

蜜煎导方

阳明病，自汗出，若发汗，小便自利者，此为津液内竭，虽硬，不可攻之，当须自欲大便，宜蜜煎导而通之。

蜜煎导方：

以蜜七合内铜器中，微火煎之，稍凝似饴状，搅之勿令焦著，欲可丸，并手捻作挺，令头锐，大如指，长二寸许，当热时急作，冷则硬。以内谷道内，以手急抱，欲大便时去之。

若土瓜根及与大猪胆，皆可为导。以大猪胆一枚，泻汁，和醋少许，以灌谷道中，如一食倾，当大便出。

蜜煎导方证及猪胆汁导方证之病理，为阳明热盛。热逼津越，其人或见多汗，或见小便数。若其人见自汗，又小便自利，故知其为津液内竭，虽有大便燥结，却不可用硝、黄攻之。若用硝、黄攻之，以硝、黄能吸收大量水分至肠以泻大便，更伤其津而见亡阴失水，故曰"虽硬不可攻之"。

猪胆汁导方之药理：人不大便既久，又不下利清水，其便、尿结于直肠之中，与肠壁黏合甚切，愈结愈不能下，其用猪胆汁者，以其善润肠也，用醋者，以其善刺激肠壁，促进其蠕动也。

此承气汤证之外治法也。

本节所言之法，相当于今之开塞露也。若用开塞露之力不逮，则可遵上法用猪胆汁和醋，以开塞露之容器吸之，注入直肠之中，不久则便出也。

附：名医医案选录

师曰：门人张永年述其戚陈姓一证，四明医家周某用猪胆汁导法奏效，可备参究。其言曰：陈姓始病咯血，其色紫黑，经西医用止血针，血遂中止。翌日病者腹满，困顿日甚，延至半月，大便不行。始用蜜导不行，用灌肠法，又不行。复用一切通大便之西药，终不行。或告陈曰：同乡周某，良医也。陈喜，使人延周，时不大便已一月矣。周至，察其脉无病，病独在肠。乃令病家觅得猪胆，倾于盂，调以醋，借西医灌肠器以灌之。甫灌之，转矢气不绝，不逾时，而大便出。凡三寸许，掷于地，有声，击以石，不稍损。乃浸以清水，半日许，盂水尽赤。乃知向日所吐之血，本为瘀血，因西医用针止住，反下结大肠，而为病也。越七日，又不大便，复用前法，下燥矢数枚，皆三寸许，病乃告瘥。予于此悟蜜煎导法唯证情较轻者宜之，土瓜根又不易得，唯猪胆汁随时随地皆有。近世医家弃良方而不用，为可惜也。（《经方实验录》）

病人胸满，唇痿舌青，口燥，但欲漱水，不欲咽，无寒热，脉微大来迟，腹不满，其人言我满，为有瘀血。

陆渊雷云：唇痿者，血不华而失色也，痿者萎黄也。舌青或舌有紫斑如皮下溢血者，甚则舌静脉胀大显露焉，皆瘀血之证。口燥欲漱水，乃因口腔内血液供给不足，无以濡润故也。不欲咽，胃之血循环不病也。无寒热表示以上诸症皆非外感卒病也。此瘀血在身半以上，故自觉胸满也。脉微大来迟，乃因心脏大做张缩，欲冲去血管之栓塞也，张缩大则力不继，故脉迟。腹不满，其人言我满，为自觉症状也。瘀血在腹部内脏，故自觉其满，而不见于外，若承气汤证有燥屎。此条当分两截。"无寒热"以上，言身半以上瘀血。"脉微大"以下，言腹部之瘀血。《小品》《千金》皆载脉微大以下为别证，可证也。

《千金》云：犀角地黄汤，治伤寒及温病应发汗而不汗者，内蓄血者及鼻衄、吐血不尽而内余瘀血者。面黄，大便黑，消瘀血方。犀角一两，生地黄八两，芍药三两，牡丹皮二两。上四味，以水九升，煮取三升，分三服。喜妄如狂者，加大黄二两，黄芩三两。其人脉大来迟，腹不满，自言满者，为无热，但依方，不须加也。陆渊雷按：此为凉血和血、祛瘀生新之剂，缓于桃核承气汤一等。凡治吐血、衄血，第一步当然止血。血止即须消瘀，否则既出血管之血液，留于体内，蒸蕴腐败，久久遂成痨瘵，或偏枯，或痈脓，变证不可预测。瘀尽血和，然后甘温补益以善后。第二步消瘀和血，犀角地黄汤为其要药也。唯肠风、便血之类，其血在肠管中，自能随肠内容物排泄而下，故血止后不须消瘀，径与补益可也。又伤寒、热病五七日后，壮热无汗，唇干齿衄，舌质干绛者，既非表证，亦非柴胡、白虎、承气诸证，后世医家谓之热入血分，亦犀角地黄汤所主。有人治伤寒，例用平剂待期，累服豆卷、豆豉、桑叶、菊花等药者，最多此证，即《小品》《千金》所谓应汗不汗者也。

前辈医家金寿山认为，口燥，但欲漱水，不欲咽者，乃因口中黏腻，根本不渴，非渴不欲饮也，肝硬化病人多有之。

《长江医话》载有诸葛连祥先生的一篇《流行性"口燥"饮水病》。文中说 1961 年春，云南曾流行一种严重的咽干口燥喝水的疾病，患者的皮肤渐至枯黑，上下肢不能活动而死亡。患者的症状为：自谓喉咙极干燥，食物因咽干无法吞咽，咽部不红不肿而色白，舌质多淡，六脉细涩或沉弱，肌肤冰冷。服生石膏制剂及养阴滋液剂无效。诸葛连祥先生即根据本条文，认为本病是由于瘀血阻滞，咽干食物不入，气血生化之源断绝，遂致肌肉脱削，皮肤枯黑；肝肾精血日亏，筋骨经脉运行不利，出现上下肢痿软，以致不能活动。其病机为热瘀互结，经络阻滞，故选用当归、丹参、桃仁、红花活血化瘀，连翘清热通心、散经脉结气，桑寄生入腰脊、资养血脉。方用当归、丹参、桃仁、红花、连翘、桑寄生各 10 克，含漱慢咽而愈。

桃核承气汤

病者如热状，烦满，口干燥而渴，其脉反无热，此为阴状，是为瘀血也，当下之。

太阳病不解，热结膀胱，其人如狂，血自下，下者愈。其外不解者，尚未可攻，当先解其外。外解已，但少腹急结者，乃可攻之，宜桃核承气汤。

桃核承气汤方：

桃仁8克，桂枝10克，大黄20克，芒硝10克，炙甘草10克。

本条至排脓汤条，皆言人体抗邪过亢，发热而血妄行，溢出脉管而成为瘀血。瘀血或蓄于体内成为干血，或蓄于下腹部之胞中（子宫）或肠中，盖女子瘀血有从前阴下者，有从大便下者，男子则悉从大便下也。其下之早者为黑血，积久者则黑污如河泥也。

桃核承气汤证之病理如下。

其病为太阳病不治或误治，人体机能反抗过度，发热而使血妄行，出于脉管瘀于下腹部，或蓄于胞中，或蓄于肠中。

血蓄于少腹，因其病不犯膀胱，故小便正常。膀胱为储尿之器，尿液不久便出，故即使人患肾病，有血入之，不久也必尿血而出，不致蓄于膀胱也。腹部有瘀血则满，故有"少腹满"。然"少腹满"亦可见小便不利者，此多为膀胱因热而闭，病为淋，症见小便短少而痛。故若见小腹满而不知其蓄血与否，多辨之以小便。小便利而少腹满者多为蓄血之证；小便不利而少腹满者多为膀胱热闭证也。

血蓄于大肠，则可见腹胀满，转矢气稍平；大便行则部分瘀血随之而下，故见便血，但其便当硬。便血与脾虚便血之区别：脾虚便血者多大便溏泄，蓄血证之便血则大便多燥硬也。

血瘀于子宫或肠部，其热上攻则阙上或胀或痛，其热熏灼神经则其人如狂、善忘也。

血瘀于内，瘀必化热，热不得宣泄则血多妄行，故从人体最表、最薄之处溢出而成为鼻衄，俗称为"倒经"。

桃核承气汤之药理如下。

其用桃仁者，以桃仁为攻瘀血之要药，善消体内各种瘀血。据药理研究：桃仁能增加血流量，抑制血液凝固。二十二种活血祛瘀药中，桃仁增加血流量的作用最强，镇痛作用较强，故可治骨蒸（肺结核）、瘰疬等血与津不行之病。此外，桃仁能促进初产妇的子宫收缩而止血。

其用大黄者，以大黄能通过泻下作用促进肠管的蠕动，排除肠内发酵、腐败产物，改善肠壁血液循环，更有推陈出新之功。余听鸿先生于《诊余集》中云："余读《金匮》，仲圣有瘀血在少腹，或水与血结于血室，大黄甘遂汤、下瘀血汤、抵当汤皆非大黄不可，因大黄是血分之下药也。此证若不遵古训，而不用大黄，虽三棱、莪术千剂，亦徒然也。所以仲景之书，不可不读也。"

其用桂枝者，以其蓄血远在下腹，恐血运慢而去瘀之力不强，故加桂枝助动脉血运，使血流加速而瘀血易于排出也。桂枝为血证禁药者，乃指其针对血热且有出血倾向者，用之则动脉之血加速，使血出更多，而瘀血者，用其加速血运之力助瘀血排出也。

其用芒硝者，以芒硝咸寒软坚，能助大便排下。若知血瘀于子宫之中，则亦可不用之。

其用炙甘草者，以甘草能安肠保津也。

以上诸药合用，则脉管内外之瘀血皆得以祛逐，故又可治因烫伤、跌伤、钉刺伤致毒菌入血成瘀、化脓、高热等；亦可治血中有瘀热所致之顽癣、瘾疹（荨麻疹）、紫癜、口臭、牙龈出血、血淋、经期发狂、瘀血作痛等。其辨证要点为体内或肌表有瘀血并瘀而化热。喻嘉言用此方加强心助血运之附子、肉桂以治因伤寒所致之两腰偻废且极痛楚。

《汉方诊疗之实际》曰："此方用于月经不调、月经量少、月经闭止等，体格健壮，肌肉丰满，习惯性便秘，或妇人之头痛。此时，最大目标为特异腹证，即触及左髂骨窝表浅性之索状物。此处用指迅速擦过，立即屈腿，眉头紧皱，疼痛难忍。检查此腹证，两腿必伸直，如屈膝则误诊。医者食指、中指、无名指置于左髂骨窝，向髂骨结方向切之，并迅速移动，此时患者主诉跳跃性疼痛。古人称此种腹证为少腹急结，乃瘀血之证候也。"

《医学达变》云：如太阳证，邪热不得汗泄，随经而入营分，致血不荣于经，身目发黄，谵语如狂，喜忘，漱口不欲咽，若小便自利，小腹硬痛者，此为蓄血也，以桃仁承气汤下。大抵发黄知为湿热郁蒸阳明、太阴证者多，而不知尚有太阳经热邪不得汗泄，热蓄血分而发黄者，故特录之。陶节庵谓伤寒蓄血医多不识，识则垂手取效。

近代伤寒大家陈慎吾老先生则云："新瘀血证似少阳，久瘀血证似阳明。"就是说桃核承气汤证于血热初结时，除有少腹急结、如狂等外，常可见口苦、咽干、目眩、胸胁苦满、不欲饮食、心烦等小柴胡汤少阳病症状。故临床见小柴胡汤证，而治之不愈者，当考虑是否为桃核承气汤证。据陈老弟子孙志浩云，脑震荡后遗症病人、胸外伤病人，除有特殊头痛、胸痛外，临床亦常见少阳之证；抵当汤证之少腹硬满、身黄、有热与阳明证相近。

为什么新瘀血会出现少阳病症状，久瘀血会出现阳明病症状呢？这是因为"血不利即为水"，体内初有瘀血（新瘀）时，因血液运行不畅，则水液也运行不畅，就出现了少阳病症状。此时若用小柴胡汤改善三焦的水液循环，自然效果不佳，只有用桃核承气汤除去体内之瘀血，血运畅，水运也畅，则少阳病症状自然消失。若人体内久有瘀血，血运不畅及水运不畅既久，可出现燥屎、身黄、少腹硬满等阳明病症状也。事实上，只要明白"血不利即为水"的道理，自然可明白陈老所讲的事实。

附：名医医案选录

一、罗夫人，七月二十三日，腹满胀，转矢气则稍平，夜不安寐，大便行，则血随之下。以症状论，又似脾虚不能统血。然大便硬，则决非脾脏之虚，以脾虚者便必溏也。脉弦，宜桃仁承气汤。桃仁泥三钱，生川军（后下）二钱，川桂枝三钱，生草一钱，芒硝（冲）钱半。佐景按：病者服二剂后，大便畅而血止矣。（《经方实验录》）

二、师曰：住毛家街鸿兴里门人沈石顽之妹，年未二十，体颇羸弱。一日外出市物，骤受惊吓，归即发狂，逢人乱殴，力大无穷。石顽亦被击伤腰部，因不能起。数日后，乃邀余诊。病已七八日矣，狂仍如故。石顽扶伤出见，问之，方知病者经事二月未行。遂乘睡入室诊察，脉沉紧，少腹似胀。因出谓石顽曰：此蓄血证也，下之可愈。遂疏桃核承气汤与之。桃仁一两，生军五钱，芒硝二钱，炙甘草二钱，桂枝二钱，枳实三钱。翌日问之，知服后下黑血甚多，狂止，体亦不疲，且能啜粥，见人羞避不出。乃书一善后之方与之，不复再诊。（《经方实验录》）

三、吉安电报局王业务长，患呃逆危症，声达户外，床榻为之震动，肢厥神糊，冷汗淋漓，脉沉弦有力，舌苔厚腻而黑，齿与龈亦尽黑，口不渴。医经数手，终未见效。愚认为血中饱蕴毒素作用，予以大剂桃核承气汤一剂，清血解毒，下黑便甚多，呃逆大减，肢温汗收，舌黑退大半。三剂呃止，苔黑全除，齿龈转白。后照方稍有加减，数剂而愈。（《伤寒论类方法案汇参》）

四、小女芳姿11岁时，胸腹为热汤所伤，腐烂流水，越二日身发高热。余认为，创面染有毒菌穿入血液，分泌毒素而发热，用桃核承气汤以排除血中毒素，使从大便出，果一剂而热全退。长男重庆，膝部跌伤，越日化脓溃烂，高热不退，亦用前方一剂热退，膝旋愈。邻儿足为钉刺，创口失于清洁，毒菌穿入血液，分泌毒素而发高热，亦投前汤一剂，热退创愈。（《伤寒论类方法案汇参》）

五、宋某，女，13岁，1991年3月16日初诊。两月前患感冒，恶寒发热，随之尿血，夹有血丝、血块。经治，寒热解，尿血不止，后在忻州某医院、太原儿童医院做肾造影、膀胱镜检查均未发现异常。住院治疗月余，亦曾服凉血止血中药，血仍不止，镜检小便红细胞+++，遂来求诊。尿色呈洗肉水样，不急不烦，不痛不灼，非湿热下注也。知饥欲食，大便正常，口渴思饮，舌苔薄白，脉沉滑略数，亦非脾不统血之候。腹诊：脐右、左少腹拒按压。少腹急结者，瘀血证也。《伤寒论》106条云："太阳病不解，热结膀胱，其人如狂，血自下者，下者愈。其外不解者，尚未可攻，当先解外，外解已，但少腹急结者，乃可攻之，宜桃核承气汤。"本案初患太阳病，以未及时宣散，致瘀结膀胱，瘀血不去，新血难安，故尿血两个月不止。凉血止血用于血热者宜，血瘀者则非所宜也，当桃核承气汤逐瘀以治。然思冷脉数，热象较著，桂枝辛温显属不当，宜化裁用之。拟：桃仁10克，川军10克，柴胡10克，甘草6克，芒硝6克，三七3克，二剂。二诊：药后泄泻四次，尿血止，脐右压痛及左少腹急结消失，为瘀血已尽，仍口干，思饮思冷，系阴津亏损，虚火上炎。此时之治，宜养阴生津，清热凉血。拟：生地30克，丹皮10克，白芍15克，茅根30克，石膏30克，麦冬10克，三剂。三诊：小便未见红，镜检阴性，口干、思饮亦轻，嘱上方续服三剂。按：古有"蓄血膀胱"一词，余行医20余年，对此证一直存疑。因临床所见之桃核承气汤证，其病位多在直肠、胞宫，症见便血、崩漏者。许多医家注解泛指少腹部。由今视之，真有蓄于膀胱者。特志之。(《临证实验录》)

六、刘某，37岁，村干部，计划生育工作队下乡，带头做输精管堵塞术。术后月余，阳痿不举，自视肾亏，服男宝、肾宝数盒，逾月，症不见好，始来求诊。患者体质健壮，面色红润，不倦不疲，纳便正常，舌脉无异。除此之外，别无所苦。余苦思冥想不得其因。后思，病源于手术，手术毕竟为创伤，创伤则无不留瘀。果系如此，岂非瘀血阻滞，络脉不通，宗筋失养而痿？遂试以祛瘀论治。拟桃仁承气汤加减：桃仁15克，川军10克，桂枝6克，当归15克，赤芍15克，红花10克，王不留行30克。三剂后喜来复诊，自述房事成功。嘱原方续服三剂以求长效。(《临证实验录》)

七、童某，女，21岁，学生。头痛半年，病始于体育课中活动不慎，跌跤之后，当时没有昏迷特殊现象，随后渐生头痛，痛甚难忍，严重影响学习，睡眠不佳，易发急躁，月经不调，血量少而夹有血块，少腹胀痛，饮食不佳，肢体乏力，多方治疗，均未显效。诊时脉沉，舌质略暗，无苔。证属瘀血内闭，上扰清窍，治以活血化瘀、通络止痛。宗桃仁承气汤加元胡、白芷治之，服药三剂，疼痛锐减，继以大黄䗪虫丸调治而愈。(《伤寒论与临证》)

从桃核承气汤至升麻鳖甲汤皆为阳明热盛致血瘀于内之证治，茵陈蒿汤至硝石矾石散则皆为阳明热盛致黄疸之证治也。

抵当汤（丸）

太阳病六七日，表证仍在，脉微而沉，反不结胸，其人发狂者，以热在下焦，少腹当硬满，小便自利者，下血乃愈。所以然者，以太阳随经，瘀热在里故也，抵当汤主之。

抵当汤方：

水蛭（熬）8克，虻虫（熬）8克，桃仁4克，大黄15克。

太阳病，身黄，脉沉结，少腹硬，小便不利者，为无血也。小便自利，其人如狂者，血证谛也，抵当汤主之。

阳明证，其人喜忘者，必有蓄血。所以然者，本久有瘀血，故令喜忘。屎虽硬，大便反易，其色必黑，宜抵当汤下之。

"喜忘"，应作"喜妄"，当为传抄之误。盖喜忘者，当为血衰所致，而非瘀血所致。阳明热盛，血溢于外，故可见瘀血于内而致人发狂也。

病人无表里证，发热七八日，虽脉浮数者，可下之。假令已下，脉数不解，合热则消谷喜饥，至六七日不大便者，有瘀血，宜抵当汤。

若脉数不解，而下不止，必协热便脓血也。

妇人经水不利下，抵当汤主之。亦治男子膀胱满急有瘀血者。

伤寒有热，少腹满，应小便不利，今反利者，为有血也，当下之，不可余药，宜抵当丸。

抵当丸方：

水蛭（熬）12克，虻虫（熬）12克，桃仁8克，大黄15克。

四味杵，分四丸，以水煮一丸，取七合服之，晬时当下血，若不下者，更服。

抵当汤（丸）证之病理如下。

该证之病位与成因与桃核承气汤证同。所不同者，桃核承气汤证乃新瘀之方，故用植物药已足以祛逐其瘀；本汤之瘀为久瘀，且症状更加严重，表现为小腹硬满、发狂，故须用动物药方能去之。抵当丸之症程度上较汤轻，郁热不甚，故未见精神方面之病状。本方为体内久有瘀血者所设，凡小腹左侧硬满压痛并排除粪便燥结所致者，特别是脐左处按压疼痛者即可确定。许多疑难杂症诊断不明，只要脐左压痛而投以活血行瘀，往往其效如响。近贤张常春先生在其《伤寒论临证杂录》一书中对此有详细记述。这也从另一角度说明腹诊的重要性。

其言"脉结"者，言其脉沉且结，为结实、凝结之义，非结代之义也。"熬"者，即炒也；"晬时"者，24 小时也；"不可余药"者，药汁与药渣一起服下也。

抵当汤（丸）之药理：虻虫当为牛虻，屎虻、尿虻无效；水蛭当为钻脚蛭，其两足皆有嘴。以牛虻、水蛭皆善吸动物之血，体内有化瘀血并使血不凝结之物质，故善破人体内瘀血。其用大黄、桃仁者，亦因其能逐血中之瘀，一如桃核承气汤之用也。

抵当汤与抵当丸的区别：抵当丸为丸药，吸收较汤药缓慢，所以下瘀血之力和缓，药力绵长，故服药后"晬时当下血"且血不下者可再服也。

附：名医医案选录

一、师曰：蓄血一证，见于女子者夥矣，男子患者鲜。某年，余诊一红十字会某姓男子，少腹胀痛，小便清长，且目不识物。论证确为蓄血，而心窃疑之。乃姑投以桃核承气汤，服后片时，即下黑粪，而病证如故。再投二剂，加重其量，病又依然，心更惊奇。因思此证若非蓄血，服下药三剂，亦宜变坏。若果属是证，何以不见少差，此必药轻病重之故也。时门人章次公在侧，曰：与抵当丸何如？余曰：考其证，非轻剂可瘳，乃决以抵当汤下之。服后，黑粪夹宿血齐下。更进一剂，病者即能伏榻静卧，腹胀平，痛亦安。知药已中病，仍以前方，减轻其量，计䗪虫二钱，水蛭钱半，桃仁五钱，川军五钱。后复减至䗪虫、水蛭各四分，桃仁、川军各钱半，由章次公调理而愈。后更询病者，盖尝因劳力负重，致血凝而结成蓄血证也。（《经方实验录》）

二、刘某，女，37岁。前四五月小产后，腹仍似怀孕，但小便短，时作痛，忽而谵语神昏，急请医治。有谓膀胱蓄水、气滞作痛，痛甚所以不识人而狂乱，用五苓散加减治之。又有用行气导滞利水等剂，亦无效。时邀我诊之，脉沉实有力，虽小便不利，实乃蓄血。我即重用桃核承气汤一剂，非但无效反更甚。病家认为，这药错服而为此之变证。我与病家说明久瘀内积，蓄血过盛，药轻病重，药不能胜病，病人更苦。我用抵当汤加小茴一剂病减，三剂痊愈。（沈炎南《广东中医》）

三、宋某，女，18岁。患癫狂，目光异常，时而若有所思，时而若有所见，时而模仿戏剧人物，独自动作吟唱。入夜尤甚，妄言躁狂欲走。病至半月，病势危笃，卧床不起，饮食不进有数日。脉之，六部数疾，尺滑有力；按之，少腹上及脐旁坚硬急结。询其经事，家人回答初病进正值经期，大便周余未解，小溲尚通，舌暗红干燥……脉症合参，属瘀热发狂，急宜泄热破瘀，疏抵当汤。桃仁25克，大黄10克，水蛭10克，虻虫10克。适缺虻虫，嘱先服下。翌日诊视，药后大便得通，症无进退。曰："证属瘀热发狂无疑，抵当汤何以不效？殆缺虻虫之故。"仍用前方，亟令觅得䗪虫。时值夏月，家人乃自捕䗪虫 20 余枚合药。服后三时许，果从前阴下瘀血紫黑，夹有血丝血块，大便亦解胶黑之屎。令以冰糖水饮之，沉沉睡去，嘱勿扰唤。翌晨，神清索食，唯觉困乏。疏方：生地、白薇、丹参、莲心、荷叶、琥珀调之，竟愈，未再复发。（《上海中医药杂志》）

四、师曰：常熟鹿苑钱钦伯之妻，经停九月，腹中有块攻痛，自知非孕。医予三棱、莪术多剂，未应。当延陈葆厚先生诊。先生曰：三棱、莪术仅能治血结之初起者，及其已结，则力不胜矣。吾有药能治之，顾药有反应，受者幸勿骂我也。主人诺。当予抵当丸三钱，开水送下。入夜，病者在床上反复爬行，腹痛不堪，果大骂医者不已。天将旦，随大便下污物甚多，其色黄白红夹杂不一，痛乃大除。次日复诊，陈先生诘曰：昨夜骂我否？主人不能隐，具以情告。乃予加味四物汤调理而瘥。（《经方实验录》）

下瘀血汤

师曰：产妇腹痛，法当以枳实芍药散。假令不愈者，此为腹中有干血着脐下，宜下瘀血汤主之。亦主经水不利。

下瘀血汤方：

大黄 15 克，桃仁 20 克，䗪虫 20 克。

蜜为四丸，酒煎服一丸。

下瘀血汤证之病理，为血瘀于子宫之中，为妇人产后恶露不尽或经闭不行之结果。故用大黄、桃仁、䗪虫（地鳖虫）诸药以破血、逐瘀、消癥结，瘀血消散则病自愈也。

附：名医医案选录

一、杨某，32岁。产后四月，恶露行而不畅，有时夹有血块，少腹胀满，拒按，脘闷恶心，自觉有气上冲，舌质红、右边缘有紫斑，苔灰白。病乃恶露瘀阻难行，有瘀血上冲之势，治宜急下其瘀血。方以下瘀血汤加味：大黄6克，桃仁10克，䗪虫6克，当归10克，川芎6克，赤芍10克，牛膝10克，甘草5克。连服二剂，恶露渐多，夹有紫血块，腹痛减轻。守原方改桃仁6克，大黄4克，加艾叶3克。再服二剂，腹痛解除，胀满消失，病即痊愈。（张谷才《辽宁中医杂志》）

二、石某，女，37岁。产后二日，胞衣不下，腹中冷痛，形寒怕冷，脉象弦迟，舌淡苔白。一医认为瘀血内阻，用抵当汤破血泻衣，胞衣不下。一医认为气血亏虚，用八珍汤扶正下衣，少腹胀痛更重。殊不知病因乃客寒外侵，血瘀阻，单用破瘀或纯用扶正都不能下胞衣。因为寒凝瘀阻，非温阳寒不解，非下瘀胞不下。所以用四逆汤温阳祛寒，下瘀血汤活血化瘀。处方：大黄10克，桃仁10克，䗪虫8克，附子6克，干姜3克，甘草4克，艾叶5克。每日服二剂，胞衣即下，诸症消失。后用生化汤调治。（张谷才《辽宁中医杂志》）

三、胡某，25岁。患者因人工流产，漏下不止半月。妇科拟诊胎盘残留，劝其再行清宫术。因惧手术痛苦，而要求中医治疗。患者面色无华，头昏眼花，心悸怔忡，纳谷不香，四肢、腰膝酸软，苔薄白，脉沉。投归脾汤加地榆及胶艾四物汤不应。细审症，见脉沉而涩，漏下之物为黑色血块，遂断为瘀阻胞中，血不归经。急投下瘀血汤加味：制川军10克，桃仁10克，䗪虫6克，川牛膝15克，红参15克，甘草3克。连服三剂，阴道流出黑色血块及血色膜状物，漏下即止，续服归脾汤获愈。

（胡志峰《江西中医药》）

土瓜根散

带下经水不利，少腹满痛，经一月再见者，土瓜根散主之。

土瓜根散：

土瓜根、䗪虫、桂枝、芍药各 45 克。

杵为散，酒服 6 ～ 9 克，日三服。

本方证的病理与上方近，重在血运不畅而见血瘀之证也。故其用药亦近也，以土瓜根配地鳖虫逐瘀血、散癥结，以桂枝、芍药活血运助瘀血之去也。

桂枝茯苓丸

妇人宿有癥病，经断未及三月，而得漏下不止，胎动在脐上者，为癥痼害。妊娠六月动者，前三月经水利时，胎下血者，后断三月衃也，所以血不止者，其癥不去故也，当下其癥，桂枝茯苓丸主之。

桂枝茯苓丸方：

桂枝、丹皮、桃仁、芍药、茯苓。

各等分，炼蜜为丸，如兔屎大，每日食前服一丸，不知，加至三丸。

本方证之病理与上方同，为瘀血瘀于子宫之中，然较上方为轻，故仍用植物之药。方用桂枝、桃仁活动脉血运，用芍药、丹皮活静脉血运，用茯苓活水运，故药后血运、水运皆活而瘀血自去也。

以该方善活人体之水运、血运，对血瘀、水瘀之病，如瘀血痛经、卵巢囊肿等，其效极佳。

近代名医陈伯涛云：桂枝茯苓丸治血凝气滞之痛经颇有卓效。辨证时，凡小腹不痛胀，或痛胀甚轻微，经行量多色红，先期而至，脉数舌红，阴虚有热者忌用。反之，小腹痛胀，经行量少，色紫或带黑，夹有小瘀血块，脉迟苔白者，无论先期或愆期，都适用之。灵活运用，可使月经不调者调，痛经者不痛，不孕者得孕。此方加减，治疗血凝气滞而内有寒者之痛经，子宫功能性出血，以及漏下不止，人工流产后属瘀滞不净之阴道出血淋沥不断，颇有卓效。

又以该方能活血去瘀，故能愈因血瘀而发热之证。血不利则水不畅，故血瘀发热者，多为夜热无汗，小便黄赤。以其水运不畅，故每加龙骨、牡蛎。

附：名医医案选录

一、张某，45岁。半年前发现腹部有一肿块渐增，并伴有腹痛，月经不调，白带多等症。近来肿块日益增大，约有8cm×8cm×10cm大小。经妇科检查，确诊为子宫肌瘤，建议手术治疗。患者拟大医院手术，因床位过紧，故先试以中药治疗。以桂枝茯苓丸合当归芍药散制丸药一副，服用一月。服完后，到妇科检查，肿块缩小到3cm×3cm×5cm，已无手术必要。又照前方继服两副药，肿块消失，诸症皆愈。(《经方发挥》)

二、尹某，女，28岁。闭经三月，1977年10月2日始有少量经行，色紫黑，伴有血块，少腹胀痛较剧，腰痛。于1977年10月8日来诊，诊得脉细紧，舌苔厚黄滞。此乃血寒气滞，冲任失调之候，予桂枝茯苓丸改汤法。川桂枝5克，云茯苓12克，牡丹皮6克，桃仁泥9克，炒白芍9克，制香附9克，全当归9克，大川芎5克，淡附片3克，祁艾叶9克。附注：1978年1月30日，以他病来诊，告以服上方二剂而愈。（《陈伯涛仲景方与临床》）

三、谢菊生之子秋光，年2岁。体健天真，聪明可爱。昨夜倏然高热，口不渴，人清醒，家人虑热极生风，致生他变，夜半延唐医治之，进以清热解肌剂。天明热退，白日嬉戏如常，至夜复热，间有妄语。医又认作兼积滞，用青蒿、薄荷、连翘、神曲、焦楂之属，解热消食，病亦不退。此后夜热无少间，儿体则日呈虚象。今晨儿母携来就诊，指纹青滞，舌尖红无苔，夜热无汗，尿黄便和，但发热之前不恶寒。指纹青，既非外感伤风，则属受惊生热所致。乃母曰："前夕儿从床坠地，次日即病，其以是欤？"如此则病因惊而发，惊则气血不和，影响经脉，因而发热。是热自内生，故非解表可治者，治宜安神和血即得之矣。处《金匮》桂枝茯苓丸而变通为用：桂枝钱半，丹皮三钱，桃仁二钱，茯神（辰砂拌）三钱，龙骨、牡蛎各三钱。午后服完一帖，当夜热大减，再剂热不复发，遂嬉笑如常矣。观此，则知发热多端，不宜局限于清热解表之成法。（《治验回忆录》）

四、林某，女，18岁，自天癸至以来，每于月汛来潮则发头痛，经水净尽则痛止，反复发作，连年不愈，多方治疗，收效不显。迩来更见月经困难，经前腹痛，四肢作冷，头痛与腹痛并作。切其脉象沉缓，舌苔白而有紫气。辨证：乃冲任失调、营卫不和所致。治法：治拟行气活血、调和营卫。方药：桂枝尖6克，牡丹皮9克，光桃仁9克，白茯苓9克，正川芎6克，北柴胡6克，炒枳壳6克，赤白芍各6克，生姜3片，大枣5

枚，甘草3克。于行经前3天，连服3剂。复诊：头痛、腹痛均止，经水未净，脉转弦。宜调理部任继续。处方：北柴胡6克，当归尾9克，炒白芍9克，白茯苓9克，粉丹皮9克，益母胶（另烊）15克，生姜3片，大枣5枚，炙甘草3克。3剂。嘱于下月经前3天左右再来复诊。三诊：适当于经汛之前，再与引气活血、调理部任以治其本。处方：北柴胡6克，炒枳壳6克，炒白芍9克，川桂枝3克，白茯苓9克，牡丹皮9克，光桃仁9克，正川芎6克，生姜3片，大枣4枚，甘草3克。3剂。四诊：月经适来，头痛、腹痛均未发，脉象沉，舌无紫气。上方减剂，以固疗效。原方减量三分之一，加益母胶12克另烊。3剂。（《张了然医话医案选》）

【按】妇人头痛若随经汛发作，病在冲任两脉，与肝经攸关，不能按一般头痛论处。无怪多方治疗，收效不果。本案头痛自天癸至伊始，并见月经困难，每于经汛来潮，头痛与腹痛并作，更见舌有紫气，是因血行不畅，故治以行气活血为主。脉象沉缓，兼肢末欠温，腹痛，宜温经和营为佐。用桂枝茯苓丸和四逆散加减，共奏行气活血、调和营卫之效。四逆散善调肝气，肝为妇科之本，肝气条达则血行通畅，可谓气行则血行。桂枝配芍药能调和营卫，又能缓中止痛，配桃仁、牡丹皮以活血，气行血畅，冲任自调，病情自愈。桂枝茯苓丸虽为妇科破癥行瘀之专方，应用于血行不畅兼见营卫不和之月经困难更为有效。

红蓝花酒

妇人六十二种风，及腹中血气刺痛，红蓝花酒主之。

红蓝花酒方：

红蓝花 15 克，酒 200 毫升。

煎减半，顿服一半，未止再服。

本方证之病理为血运不畅而见瘀血者也，故方中红蓝花（红花）及酒二者，皆活血运而消瘀之药也。红花一药，能收缩子宫，使子宫内残余血液排出，故用于月经过多，以及其他子宫出血。又可用于慢性子宫炎，因其能去炎症，促进炎症产物之吸收。此外，又能用于子宫肌瘤等，盖红花不独能止血，因其能收缩子宫，引起局部缺血，故能阻碍子宫肌瘤之营养，抑制其发育，或使其逐渐缩小乃至消失。又，红花以止血为主，故经闭者不宜用之。

大黄䗪虫丸

五劳虚极羸瘦，腹满不能饮食，食伤、忧伤、饮伤、房室伤、饥伤、劳伤、经络营卫气伤，内有干血，肌肤甲错，两目黯黑，缓中补虚，大黄䗪虫丸主之。

大黄䗪虫丸方：

大黄（蒸）40 克，虻虫 16 克，水蛭 60 克，蛴螬 50 克，䗪虫 25 克，桃仁 50 克，芍药 60 克，干漆 15 克，杏仁 50 克，生地 150 克，甘草 45 克，黄芩 30 克。

末之，炼蜜和丸小豆大，酒饮服五丸，日三服。

本方证之病理为血运不畅既久，瘀血积于体内而为干血。故其人可见虚羸而瘦，腹部胀大，青筋暴露，不能饮食，肌肤甲错，面色萎黄，两目无神，目眶色黑，目睛发青，舌有瘀斑等。其方用大黄、桃仁、虻虫、䗪虫、蛴螬、水蛭（宜重用，为本方之主药，亦可单用，生用为末，以山药粉送服）、芍药等药行血去瘀，活血运；以干漆、杏仁活水运；以生地补血；以黄芩清热也。诸药合用为丸，则干血可随血运、水运之通而缓缓去也。

中川故云：神仙病（谓不食，日本俗名），世未有得其治者。防州福井驿福田某者，尝遇此疾，考究久之，遂知瘀血，与大黄䗪虫丸，大得其效。而后每遇此症，必用此治之。

附：名医医案选录

一、陈镜湖，万县人，半业医，半开药铺，有女年十七，患干血痨。经停逾年，潮热，盗汗，咳逆，不安寐，皮肉消脱，肌肤甲错，腹皮急，唇舌过赤，津少。自医无效，住医院亦无效，抬至我处，困疲不能下轿，因就轿诊视。脉躁急不宁，虚弦虚数。予曰：脉数，身热，不寐，为痨病大忌，今三者俱全，又加皮脱肉瘦，几如风消，精华消磨殆尽，殊难着手……究之死血不去，好血无由营周，干血不除，新血无由灌溉。观大黄䗪虫丸，多攻破逐瘀之品，自注虚劳诸不足，乃拟方：白芍18克，当归12克，生地12克，鳖甲15克，白薇、紫菀、百部各9克，甘草3克，大黄䗪虫丸10粒。煎剂，分2次服。丸药即2次用药汁送下。10日后复诊，咳逆减缓，潮热、盗汗渐减。原方去紫菀、百部，加藏红花、琥珀末各2.5克，丸药米酒送下。又10日复诊，腹皮急日见宽舒，潮热、盗汗止，能安寐，食思渐佳，必复脉汤，嘱守方久服。越三月……已面色有色泽，体态丰腴，不似以前羸瘦。（《冉雪峰医案》）

二、王某，女，28岁，未婚，住北京市海淀区。闭经三个月，肌肉注射黄体酮无效。患者自常周身乏力，心烦，性情急躁，少腹拘急，大便干结不爽，小便赤黄，口唇干燥，不禁舐润。望其两目暗青，面色不荣，皮肤干燥角化，舌色红绛，无苔，中有裂纹。刘老辨为血热相搏，日久变成干血内结。治当泻热逐瘀，嘱病人购服同仁堂产的大黄䗪虫丸180克，每次6克，每日服三次。二诊：服药不久，月经来潮，周期五天，经量中等，颜色暗红，其他诸症亦随之减轻。视其舌色仍然红绛，脉沉而略涩，此乃干血尚未尽化，瘀热犹存之象，令其仍服大黄䗪虫丸……观其诸症皆愈，又疏圣愈汤一方（党参、黄芪、生地、川芎、白芍、当归）三剂，以善其后。(《刘渡舟临证验案精选》)

三、一妇人，年二十余岁。去春以来，绝食谷肉之类，虽食一口，即心下满痛，或胸中满痛，必吐之而后止。常好饮，或以热汤，或以冷水，然过饮则必腹痛。吐水甚多，腰以下羸瘦甚，胸以上如平人，行步如常，按其腹，脐旁少腹坚如石，大便秘闭。若用下剂，徒令水泻。月水不来，其妇自言苦腹满，然按之不满，则与茯苓泽泻汤，兼用硝黄汤。服之五六十日，渴少减，稍食糖果，腹痛如故，有微咳，吐络血，后投当归芍药散，兼用䗪虫丸，诸症渐退。(《续建殊录》)

鳖甲煎丸

师曰：疟脉自弦，弦数者多热，弦迟者多寒，弦小紧者下之差，弦迟者可温之，弦紧者可发汗、针灸也，浮大者可吐之，弦数者风发也，以饮食消息止之。

疟病者，寒热往来也，为水运不畅所致也（寒热往来之理详见于太阳篇桂枝麻黄合剂与柴胡剂节）。以其水运不畅，故其脉弦，始当用小柴胡汤治之（其理详见少阳篇小柴胡汤节）；弦数者多热，治宜小柴胡汤加石膏、知母（即合白虎汤用之）；弦迟者多寒，治宜小柴胡汤加干姜、桂枝，甚者加附子（即合四逆汤用之），故曰弦迟者可温之也；弦紧者可发汗、针灸，当谓白虎桂枝汤、大青龙汤也。

病疟，以月一日发，当以十五日愈；设不差，当月尽解。如其不差，当云何？师曰：此结为癥瘕，名曰疟母，急治之，宜鳖甲煎丸。

鳖甲煎丸方：

鳖甲（炙）12份，赤硝12份，蜣螂（熬）6份，䗪虫（熬）5份，蜂窝（炙）4份，鼠妇（熬）3份，大黄3份，人参1份，桂枝3份，芍药5份，桃仁2份，丹皮5份，紫葳3份，阿胶3份，干姜3份，半夏1份，葶苈（熬）1份，乌扇（烧）3份，瞿麦2份，石韦（去毛）3份，柴胡6份，黄芩3份，厚朴3份。

上二十三味，为末，取煅灶下灰一斗，清酒一斛五斗，浸灰，候酒尽一半，着鳖甲于中，煮令泛烂如胶漆，绞取汁，内诸药，煎为丸，如梧子大，空心服七丸，日三服。

鳖甲煎丸证之病理如下。

病疟之始，早用小柴胡汤加减可愈。若积其久，水不利则病血，故久则血运、水运皆不畅，痰与血并，郁于一处而为癥瘕。痞结或在心下，或在脐下，大小不等。人体内一处有郁结，影响水运之正常运行，则可见寒热往来之疟证，故谓之疟母也，相当于今之肝或脾肿大证。

鳖甲煎丸之药理如下。

君用鳖甲以行血散瘀，活血运、水运；用桃仁、大黄、赤硝、䗪虫、蜣螂、鼠妇等以破血去瘀；用人参、桂枝、阿胶、白芍、丹皮等以活血去瘀；用干姜、半夏等以温胃，助血运、水运；用葶苈、瞿麦、射干、厚朴等以涤痰，活水运；并合用小柴胡汤以活全身之水运，故轻者半月可愈，重者当月而尽解也。

附：名医医案选录

郭某，女，52岁。五年前曾定期发寒热往来，经县医院诊断为疟疾，运用各种抗疟疗法治疗，症状缓解，但遗留经常发潮热。半年后，经医生检查，发现脾脏肿大2～3cm，予各种疗疟法，效果不佳，脾脏继续肿大。近一年来逐渐消瘦，贫血，不规则发热，腹胀如釜，胀痛绵绵，午后更甚，食欲不振，消化迟滞，胸满气促，脾大至肋下10cm，肝未触及，下肢浮肿，脉数而弱，舌胖有齿痕。据此脉症，属《金匮》所载之疟母，试以鳖甲煎丸治之。鳖甲120克，黄芩30克，柴胡60克，鼠妇（即地虱）30克，干姜30克，大黄30克，芍药45克，桂枝30克，葶苈15克，厚朴30克，丹皮45克，瞿麦15克，凌霄花30克，半夏15克，人参15克，䗪虫60克，阿胶30克，蜂房（炙）45克，芒硝90克，蜣螂60克，桃仁15克，射干20克。以上诸药，蜜制为丸，每丸重10克，日服2丸。服完一剂后各种症状有不同程度好转，下肢浮肿消失。此后又服一剂，诸症悉平，脾脏逐渐缩小，至肋下约6cm，各种自觉症状均消失，故不足为患。遂停药，自行调养。（《经方发挥》）

大黄牡丹汤

肠痈者，少腹肿痞，按之即痛，如淋，小便自调，时时发热，自汗出，复恶寒。其脉迟紧者，脓未成，可下之，当有血。脉洪数者，脓已成，不可下也。大黄牡丹汤主之。

大黄牡丹汤方：

大黄 20 克，丹皮 15 克，冬瓜子 30 克，芒硝（后下）15 克。
顿服之，有脓当下，如无脓当下血。

该方证之病机为瘀血积于肠部。若积久则成黑污如河泥之状，其量极多，使肠阻塞不通，故名之肠痈。其积既多，每有污物溢入阑尾之内，则可出现急性发作而为急性盲肠炎（阑尾炎）；发炎久则血肉化为脓，故方后云："有脓当下，如无脓当下血。"下血者，下其恶血也。

此处之"脉洪数"对内生痈疽有相当大的诊断意义。《脉经》云："平人饮食如常，形体不变，而脉象急数，多为痈疽。"因外感、内伤所致之脉数，多骤然而至，饮食亦随之减退。痈疽之脉数，则饮食如常，形体也不变。故凡遇饮食如常，形体不变，而脉急数者，宜加强警惕，注意观察。

大黄牡丹汤之药理如下。

方用大黄者，以大黄能逐肠积、去瘀血，即有推陈出新之功；用芒硝者，以其病位在肠，故加芒硝咸寒软坚，使瘀血与便同下；用丹皮者，乃因其血瘀积多，故增强祛逐之力；用冬瓜子者，以其可助便下，又可防肠之燥热上攻于肺也。

门纯德老中医运用此方加金银花、蒲公英、败酱草，治疗诸多感染性疾患，包括局限性腹膜炎兼有便秘者，男性急性尿道炎、前列腺炎、附睾炎，肛门周围炎，急性阑尾炎，妇女子宫及附属器官炎、子宫脓肿等，效果都很好。其经验是方中必加金银花。同时，若病有脓肿时必须加大量金银花，从40～210 克不等。门老中医认为，用金银花治脓肿，如肝脓肿、肺脓肿、子宫脓肿时，必须大剂量使用，小则无效，其经验来自《石室秘录》一书。

余无言先生治肠痈及肠痈化脓，则根据杨栗山《伤寒瘟疫条辨》"肠痈秘方"（先用红藤 30 克，酒二碗，煎一碗服之，服后痛必渐止为效）的启示，自拟红藤丹皮大黄汤：红藤 30 克，粉丹皮、锦纹大黄各 15 克，桃仁泥 12 克，元明粉（分冲）12 克，瓜蒌仁 12 克，京赤芍 9 克，加酒一杯，煎服。或以此方加减治肠痈化脓病症，一般在服药一至二帖后减大黄，加地丁、金银花等味。

附：名医医案选录

一、颜某，男，64 岁，兰州市人。1978 年 9 月 14 日初诊。患者右下腹疼痛，按之则疼痛加剧，某医院以阑尾周围脓肿收入住院。入院后，经检查，发现有高血压病和高血压心脏病，不宜手术治疗，遂采取非手术疗法，效果不佳，故邀中医会诊。右下腹有 10cm×14cm 包块，疼痛拒按，大便不畅，脉浮大数硬。方用：大黄 12 克，牡丹皮 3 克，桃仁 9 克，冬瓜仁 12 克，芒硝 9 克。水煎前四味，去渣入芒硝，解后顿服。一剂。二诊：患者服上方一剂后，大便一日七次，便内有脓血，便后腹痛减轻，肿块缩小，但脉仍浮数有力。继用上方，再服一剂。三诊：患者服上药，又大便一日七次，便内仍有脓血，便后腹痛继续好转，肿块已摸不清楚，但右下腹部仍有压痛，脉仍浮数而力始平。即停药调养，取"大毒治病，十去其七"之义。体会：后人对本方原文的理解，认为"其脉迟紧者，脓未成可下之"，即宜用此方；"脉洪数者，脓已成，不可下也"，即不宜用本方。但在方后又说，服此方后"有脓当下，如无脓，当下血"。通过本例患者的脉浮数有力和服药后下脓血来看，本方对阑尾炎成脓与不成脓者均可使用。（《古方新用》）

二、史惠甫先生，住上海城内方浜路七七五号三楼。初诊：肠痈屡经攻下，病根未拔。昨由姜君用大黄牡丹汤，腹胀略减，以证情论，仍宜攻下，仍用原法加减。生川军（后入）五钱，冬瓜仁一两，桃仁八十粒，粉丹皮一两，当归五钱，芒硝（冲）三钱，杜赤豆（煎汤浓，后入前药）四两。二诊：昨用大黄牡丹汤加当归、赤豆，所下黏腻赤色之物非脓非血。此种恶浊久留肠中，必化为黑色之河泥状。服汤后，肠中有水下行，作辘辘声。盖此证肠中必有阻塞不通之处，故谓之痈。痈者，壅也。然则不开其壅，宁有济乎？病根未拔，仍宜前法减轻。生川军三钱，丹皮五钱，桃仁五十粒，当归五钱，冬瓜仁一两，赤芍五钱，芒硝（冲）二钱，败酱草五钱，杜赤豆（煎汤，后入前药）四两。三诊：两进加味大黄牡丹汤，肠中宿垢渐稀，唯脐右斜下近少腹处按之尚痛，则病根尚未尽去也，仍用前法减硝、黄以和之。粉丹皮一两，冬瓜子一两，生苡仁一两，桃仁泥五钱，败酱草五钱，京赤芍六钱，生甘草二钱，当归五钱，桔梗三钱，杜赤豆（煎汤代水）四两。四诊：肠痈已下全，唯每日晨起大便尚觉患处胀满，恐凤根未除。然下经多次，血分大亏，时时头晕，脉大，虚象也。当以补正主治，佐利下焦水道。大川芎一两，全当归五钱，大熟地四钱，春砂仁一钱，赤白芍各三钱，猪苓三钱，明天麻四钱，陈皮三钱，泽泻二钱，生白术五钱，冬葵子五钱。（《经方实验录》）

三、一青年20岁，从2年前开始每月发高热近40℃，其热2～3日后自退，发热原因不明。腹诊见右下腹回盲肠部至胁腹有轻度压痛，此乃大黄牡丹皮汤之腹征。可是，患者为虚证，不能用大黄和芒硝下之。所以与大黄牡丹皮汤去大黄、芒硝，加薏苡仁10克。约10日后，从小便排出小砂粒，为肾砂。其后患者再未发高热，身体完全恢复健康。（大塚敬节《汉方诊疗三十年》）

赤小豆当归散

病者脉数，无热，微烦，默默但欲卧，汗出，初得之三四日，目赤如鸠眼；七八日，目四眦黑。若能食者，脓已成也，赤小豆当归散主之。

赤小豆当归散方：

赤小豆 600 毫升（浸，令芽出，曝干），当归 45 克。

上二味，杵为散，浆水服 6～9 克，日三服。

下血，先血后便，此近血也，赤小豆当归散主之。

本方证之病理与大黄牡丹汤证近，同为因热而血瘀积于体内。然大黄牡丹汤证为久瘀，本汤证则为新瘀也。

其言"能食者"，即消谷善饥也，此为胃肠热盛之外见症也。

体内热盛，逼血妄行，则每致血溢出脉管而为瘀血也。人之眼部与肠部动脉细脆而易于破裂，此观新产妇之脸部即可证之。譬如产妇产儿时用力过度，眼部、面部之微动脉往往率先破裂出血，故新产妇之面多因瘀血而变黑，尤其眼部为甚。今病人动脉血热充炽，故脉数；眼部动脉充血，初期则为"目赤如鸠眼"，继则因血管破裂，血瘀其处而见"目四眦黑"；人之肠部动脉充血，欲大便时受下迫之力所挤而出血，故先血而后便，俗谓之近血也；若血瘀不通，发炎久则血肉化为脓也。

赤小豆当归散之药理：其用赤小豆者，以其能利湿行血去瘀也，浸取其芽，取其升发之性，其功更捷；其用当归者，以其能活血补血、润肠去瘀也。今合二者为用，则血热平而血瘀自去，自然诸症皆愈也。临床运用，每用赤小豆而不用其芽，且本方多不单用，而是辨证加入他方之中，即为药物配伍也。

附：名医医案选录

一、王左，内痔便血又发，气虚不能摄血，血渗大肠，兼湿热内蕴所致，拟益气养阴而化湿热。赤豆一两，当归二钱，党参一钱五分，荆芥炭八分，炙黄芪二钱，大白芍一钱五分，侧柏炭一钱五分，炙甘草六分，生地炭三钱，槐花炭（包）三钱。(《丁甘仁医案》)

二、刘某，男，25岁，战士，1980年1月21日初诊。患者自1979年10月初开始眼睑微肿，继而阴茎瘙痒。10月中旬舌面出现白色溃疡，服牛黄上清丸后稍减。今年1月份后舌面及阴茎溃疡逐渐成片状，口唇干燥，周身倦怠不适伴有热感，小便黄……查体：青年男性，营养发育好，舌红，舌面可见小片溃疡数处，阴茎、龟头及包皮亦有数个片状溃疡，脉弦细略数。辨证：湿热浸淫，邪毒内盛。治则：清热利湿，凉血解毒。方药：赤小豆当归散加减。当归15克，赤小豆30克，升麻12克，生地15克，木通6克，竹叶12克，甘草3克，栀子9克。水煎服，日一剂。二诊：服上方七剂，舌面及阴茎溃疡消失，自觉周身发热已除，精神好转，小便转清，已无明显不适，舌红少苔，脉沉弦。嘱原方继服六剂，以图巩固。(《山东中医杂志》)

枳实芍药散

产后腹痛，烦满不得卧，枳实芍药散主之。

枳实芍药散方：

枳实（烧令黑，勿太过）、芍药各等分。

上二味，杵为散，服6～9克，日三服。并主痈脓，以麦粥下之。

枳实芍药散证之病理与赤小豆当归散证相比，二者同为瘀血证，然赤小豆当归散证为动脉血瘀证，本汤证则为静脉血瘀证也。

新产之人，多为血亏津伤兼见血瘀。若病从阴化，即机能不足，病转少阴证，而见腹中隐痛者，即为当归羊肉汤证；若病从阳化，即机能反抗过亢，病转阳明证，即为枳实芍药散证。

胃肠郁热、血瘀不通可见腹痛；产后津液大伤，又兼见胃肠积热，胃肠有积可见腹满；胃肠之热上冲可见烦；胃不和则卧不安可见失眠。

枳实芍药散之药理如下。

枳实清胃肠热而除肠积，芍药活静脉血运而止痛，二者合用，胃肠之热得除，胃肠之积得去，血运得畅，自然痛止而满消，胃得和而寐安。其用大麦粥者，养胃扶正之意也。

本方所以能主痈脓，以枳实能行气，缓和患部紧张，软坚散结，治炎症浸润；芍药助枳实除紧张，活血，解肌痉挛，缓解浸润。此即下文排脓散中所言者。

以枳实、芍药二者皆能增强胃肠的节律性蠕动，能清肠热，除肠滞，故能通便止痛。临床所见，若腹痛而用芍药甘草汤不效者，加枳实即可见效，且服药后多见便通而痛止也。以此方安胃止痛除肠滞，故又可用于因胃肠不和引起的失眠。

又，肝通过胆管排泄胆汁至小肠以助消化，而人之十二指肠最容易痉挛阻止胆汁的排泄，枳实芍药散能帮助胃肠节律性蠕动，从而疏通胆汁的排泄，故又有助消化及利胆之功用。

叶橘泉《现代实用中药》载有每日煎服枳实30克治子宫下

垂的验方，曾立昆先生《本草新用途》甚至将其加重到 50 克。有人推演其意，应用大剂枳实于胃下垂、脱肛、胆汁反流性胃炎、心力衰竭、心绞痛等，均取得一定的疗效。药理研究表明，枳实煎剂能收缩血管，具有显著升压的作用。以枳实能加速血运，是以脉数者宜辨证而用。

附：名医医案选录

一、吴某，24 岁。因产后腹痛，经服去瘀生新药而愈。继因深夜贪凉，致皮肤浮肿，气息喘急。余意腹痛虽愈，究是瘀血未净，为今病皮肤肿胀之远因。是荣血瘀滞于内，得加外寒滞其卫气，且产后腹痛，病程已久，元气必亏。治应行血而勿伤正，补虚而莫助邪。用《金匮》枳实芍药散，以枳实行气滞，芍药行血滞，大麦粥补养正气，可算面面周到。服完后，肿消喘定，夙疾皆除。（《湖南中医医案选辑》第一集）

【按】此病所以水肿，实血不利则为水也，血瘀不通则水液也因之不畅，而为水肿。用枳实芍药散活静脉血运，血运畅通则水自消也。

二、啼泣症，仅见于女性。新中国成立前，妇人从人不专主，常受打骂，哭泣入睡，因而罹此疾者不甚罕见。症状为恸哭后，时而抽噎，余悲不止，夜眠往往因抽噎而醒，昼则发作频频不能自禁。本人苦之，他人厌之。余诊之，概从肝郁论治，肝木火炽，反来刑金，肺之志为悲，悲不能胜怒，故抽噎啼泣不止。以《金匮要略》枳实芍药散改为汤剂，枳实、芍药各 50 克，轻则 3 剂，重则 5 剂，无一不愈。（陈景河《北方医话》）

三、葛某，女，48 岁。太原坝陵街一葛姓居民，1973 年来诊，嗳气不除，呃逆连连，自诉走遍许多家医院，求治专家，久治无效。呃逆虽不为大病，但呃逆不断，影响情绪，令人心烦，日久不欲见人，令请中医一试。刘老平脉，脉象为典型的聚关脉，如豆状，搏动有力。刘老遂令弟子处以枳实芍药散一剂，枳实一两，白芍一两。患者见求医半晌，刘老只给了两味药，立即流露出不满意的情绪，怀疑刘老对她不重视。刘老却面带微笑，好言劝说，让其回去煎服，明天再来。次日一早，患者第一个就来到刘老诊室，笑着赔礼道歉说刘老真神医也，一剂喝下，呃逆立即停止，至今未呃逆一次，要求刘老再开。此时刘老复令弟子处以调胃汤七剂，令其一周内服下，愈后不复再来，如再有呃逆，可免费诊治。患者一去不返。就此患者，刘老说，此例脉象聚关，在客观上有难言之隐，在主观上有聚敛性思维，长期的目标性思维导致了大脑皮层的高度亢奋，通过下丘脑引起支配生命活动的 12 对脑神经发生兴奋，尤以迷走神经为甚，迷走神经的兴奋引发了胃平滑肌和膈肌的痉挛，故出现了呃逆连续不除之状。欲治之法，枳实平肝破气，白芍柔肝散结，升降相随，酸敛兼施，刚柔相济，使呃逆立除。枳实、芍药攻坚散结，有破气之弊，故一剂病消而止，不可复用，后用调胃汤以善其后，使病得除，体得养，身自健。（《刘绍武三部六病传讲录》）

排脓散

有脓者，排脓散主之。

排脓散方：

枳实 16 份，芍药 6 份，桔梗 2 份。

杵为散，取鸡子黄 1 枚，以药散与鸡子黄相等，揉和令相得，饮和服之，日一服。

排脓散证之病理与枳实芍药散证同，为肠部血瘀既久，变为痈脓也。

其用芍药者，以其能活静脉之血，增加肠之蠕动而散瘀也，即俗谓之芍药散恶血；其用枳实者，以枳实能增强胃肠之收缩能力以降逆逐下，使瘀积从大便而出；其用桔梗者，以桔梗内含石碱素，能使脓、痰与肠壁剥离，故人便下黏冻者多用之也；其用鸡子黄者，以其善滋阴除热而濡养神经。诸药合用，则静脉血运得活，瘀血自去且脓由肠顺利排出，自然病可愈也。

《临床应用汉方处方解说》认为，枳实行气，缓和患部紧张，软坚散结，治炎症浸润；芍药助枳实除紧张，活血，解肌痉挛，缓解浸润；桔梗专司排脓，或防止化脓；鸡子黄为阳气之结集，故对浸润而无化脓者能促其化脓，或促其排脓，使之很好吸收。诸药配伍，具有通调气血，促进化脓、排脓之功。其谓本方一般用于化脓性肿物伴有疼痛，气血凝滞，患部紧张、炎性浸润严重、坚硬之诸疾患，如疖、痈、疔、淋巴结炎、瘰疬、面疱、皮下脓疡、蜂窝组织炎、肌炎、扁桃体脓疡、蓄脓症、牙龈炎、齿槽脓漏、眼睑麦粒肿、外耳道炎、肛门周围炎、痔瘘、乳腺炎等浸润甚，排脓困难，全身症状不甚显著者。亦可广泛用于直肠溃疡、直肠子宫陷凹脓疡、脓血便、肺坏疽、脑肿瘤、瘰疬、皮肤病、梅毒、产后诸证、唾石症等。

附：名医医案选录

一、加贺候之大臣，患脓血便已5年，来浪华就医已达3年。门人与桂枝加术附汤、七宝丸，但未愈。经先生诊之，发现腹满挛急，少腹硬，底部有包块，按之痛。即与排脓散，服后不久，宿疾痊愈。（吉益南涯《成绩录》）

二、18岁男子，鱼铺小伙计。右大腿根部生肿物，痛甚，

不能行走，稍有热即身冷。服用排脓散，自然消散，3 日愈。（荒木性次《古方药囊》）

三、47 岁妇女。5 年前两眼视力发生障碍，某大学医院诊断为脑肿瘤，并已手术。开颅观之，脑底视神经处有鸡卵大肿瘤，仅切除一部分，原样缝合，1 个月后完全失明，出院。肥胖，面赤，精神佳，腹部亦充实。每日以排脓散 2 克（以鸡子黄调服），山豆根末 2 克，分 2 次服。1 个月后，视力逐渐恢复，家中生活可以自理。虽未完全恢复，但服此药后全身状态转佳，心情愉快，故继服 4 年。此妇女云：以鸡子黄服排脓散，味美。（矢数道明《汉方临床》）

排脓汤

有脓者，排脓汤亦主之。

排脓汤方：

桔梗 24 克，生姜 8 克，甘草 15 克，大枣 5 枚。

本方证之病理与排脓散证相近，但病相对较轻，且又见胃寒液伤之证，故方用桔梗排其脓，生姜助胃阳，大枣补胃液，甘草补肠液也。

日本《古方药囊》谓本方："治诸种化脓症，其部位不定，有发生于手足者，有出现于躯干者，或发生于首者。局部红肿，痛甚者；红肿中心之皮肤起鸡皮疙瘩，压之出脓，反疼痛难忍者，此已转为痛；红肿进一步加重，中心溃破出脓，若压之，则大量出脓，疼痛减轻。凡其疼痛出现急迫症状者，均为本方之症。轻者，服本方自然消散；极重者，突然破溃，脓出而愈。

排脓散与排脓汤之关系：

《本经疏证》认为，"排脓散即枳实芍药散加桔梗、鸡子黄也，排脓汤即桔梗汤加姜枣也"。并谓，"二方除桔梗外，无一味同，皆以'排脓'名，可见排脓必以桔梗，而随病之浅深以定佐使。是桔梗者，排脓之君药也"。

陆渊雷也认为，"本品专主排脓，上之在气管、支气管，下之于肠，凡不当有的半流动体，皆谓之脓，而桔梗皆能除之"。并谓，"凡痢疾黏冻多，在治痢药中加桔梗 5～10 克，能使黏冻下得多而爽，随之大便渐趋正常，痢疾渐趋痊愈"。

日本《汉方诊疗之实际》曰："排脓散如其方名，专司排脓，其效迅速。用于排脓为目的可顿服，排脓后用内托散、黄芪建中汤等，或用紫云膏。排脓散亦可煎服，散剂用鸡子黄调服，效更佳。排肠汤在排脓散之前应用。排脓散以患部呈半球状隆起变硬者为目标，排脓汤用于隆起尚不显著之初期者。"

临床应用，也有两方合用者。

附：名医医案选录

一、20 岁妇女。某日右手食指指尖肿大，剧痛，整夜不得眠。与排脓汤，1 帖痛除肿消，当夜即能安睡，翌日再 1 剂痊愈。（荒木性次《古方药囊》）

二、40 岁妇女。患瘰疬，虽已手术，但创口未愈，流水不止，疼痛未除，病程已半月余。与排脓汤，2～3 日创口愈合，疼痛亦消失，完全治愈。（荒木性次《古方药囊》）

三、一男子。患肺痈，脓自口、鼻而出，大小便带脓。微热恶寒，体瘦而衰，几不可救药。来此请先生诊治，先生与排脓汤、伯州散。于是逐渐好转，不久痊愈。（吉益南涯《续建珠录》）

升麻鳖甲汤 升麻鳖甲汤去雄黄、蜀椒

阳毒之为病，面赤斑斑如锦文，咽喉痛、唾脓血，五日可治，七日不可治，升麻鳖甲汤主之。

升麻鳖甲汤方：

升麻 30 克，当归 15 克，鳖甲（炙）20 克，甘草 30 克，蜀椒（炒去汗）15 克，雄黄 8 克。

顿服，老、少减半，取汗。

阴毒之为病，面目青，身痛如被杖，咽喉痛。五日可治，七日不可治，升麻鳖甲汤去雄黄、蜀椒主之。

升麻鳖甲汤去雄黄、蜀椒方：

升麻 30 克，当归 15 克，鳖甲（炙）20 克，甘草 30 克。

升麻鳖甲汤证与升麻鳖甲汤去雄黄、蜀椒方证之病理，概而言之，为血管充血瘀滞，血瘀津伤。

人体抗邪过亢，则可见发热不退；发热则血每每妄行，溢出脉外而为瘀血，瘀于毛细血管则可见阳毒、阴毒之证。

阳毒者，为动脉毛细血管充血。动脉血为红色，现于体表之薄者，如面等处，即可见红斑，故其人可见面赤斑斑如锦文，胸背、上肢各处皆可见红斑也；血瘀不行，神经不得血与津之濡养，故痛，其人可见身体各处肢节疼痛；血瘀则津伤，咽喉需津血最多，可致咽喉肿痛而生脓，故可见咽肿痛而唾脓血也。

阴毒者，为静脉血管充血。静脉血为青色，现于体表之薄者则可见面目青，胸背、上肢各处皆可见青色瘀斑；血不行则痛，故其人身痛如被杖；血瘀则津伤，故其人咽喉痛，且较阳毒者为轻也。

阴阳毒者，因其为血管充血，瘀滞程度极重，故宜早治，迟则生变，故曰五日可治，七日不可治也。其服取汗者，为血运、水运畅通，不瘀自然汗出也。

升麻鳖甲汤与升麻鳖甲汤去雄黄、蜀椒之药理如下。

其用当归者，以其能补血行血也。

其用鳖甲者，以其能行血消瘀除结。因鳖甲行血散瘀之力极强，故张锡纯先生谓其开破之力极强，肝虚者不可用之，用之可致心怔忡。张锡纯先生所言之肝虚，其实为血与津虚甚而神经不得养之证。血虚津伤之人，若用鳖甲、柴胡之属活其血运、水运，反可见心怔忡、大汗淋漓等，是以有鳖甲开破、柴胡劫肝阴之说也。

其用升麻者，以升麻能清热解毒、止喉痛、活血运、行水运。

其用甘草者，以甘草能安肠补液。

诸药合用，血运、水运畅通，瘀血得去，则身痛、瘀斑、咽喉痛、唾脓血皆可愈也。

阴毒者，因其为静脉血瘀滞，故用时可增芍药、丹皮之属。

阳毒者，因其为动脉血瘀滞，故更以蜀椒温胃活血、雄黄辛散解毒助之也。雄黄有毒，今多不用，即用之，亦仅用1克而已，研末冲服，忌铁器。临床运用，也可增桂、附之属以助动脉血运，增玄参、土茯苓之属以除其热毒也。

附：名医医案选录

一、曾治一男患者王某，就诊前两天突然发热，周身酸痛，继而全身发斑，面赤，咽喉痛，唾脓血，曾用青霉素无效，求余诊治。查其颜面红赤，语音嘶哑，咽肿痛而赤，溲赤便秘，舌红绛苔黄少津，脉浮洪而有力。此正如仲景所谓："阳毒之为病，面赤斑斑如锦纹，咽喉痛，唾脓血……升麻鳖甲汤主之。"投升麻 10 克，鳖甲 25 克，当归 10 克，甘草 10 克，花椒 5 克，雄黄（研）2.5 克，3 剂。患者服药后微汗出，咽痛大减，3 剂服尽，斑疹渐退，面赤减轻。于原方加玄参 10 克，桔梗 10 克以助药力，再投 3 剂后，患者舌脉正常，余症皆除。按：本病系疫毒入血，瘀结不行所致。方中升麻、甘草清热解毒，鳖甲、当归滋阴散瘀，佐雄黄、蜀椒助解毒散结之力。可见，应用仲景之经方，只要辨证准确，即可药到病除。（秦书礼《北方医话》）

二、一病人颜面发斑，在额部两颧特为明显，略显蝶形，其色鲜红，西医诊断为红斑狼疮。吴老望诊其舌红少苔，切诊其六脉滑数有力，问诊其患处奇痒难忍，有烧灼感，肢体疼痛，时发寒热，乃断为《金匮》之"阳毒发斑"。治宜解毒消斑，用《金匮》升麻鳖甲汤全方加银花一味，五剂而病减，后去蜀椒、雄黄，加生地、玄参，十余剂而愈。他说阴阳毒皆宜解毒活血，阳毒轻浅，利于速散，故用雄黄、蜀椒辛散之力，以引诸药透邪外出。观方后有云服之取汗，就可见本方透解的功效了。（《成都中医学院学报》）

三、顾某，女，43 岁。患亚急性红斑狼疮两个多月。症见发热不退，经用激素（强的松）治疗，发热虽然减轻，但面色红斑未退，形如蝴蝶状，面红似锦纹，胸背、上肢亦有红斑常现，下肢及面目有轻度浮肿，周身关节酸痛，有时咽喉疼痛，小便较少，脉象细数，舌红苔白……病属热邪在血分未尽，肾虚不能化气行水。治当清热解毒，补肾利水。方拟升麻鳖甲汤加减：升麻 15 克，生鳖甲（先煎）20 克，当归 6 克，丹皮 10 克，熟地 20 克，附子 3 克，牛膝 12 克，车前子 10 克，露蜂房 6 克，蛇蜕 5 克，土茯苓 20 克。上方加减连服 20 余剂，面部旧斑渐消，新斑未见，浮肿消退，尿蛋白转阴，热毒渐退，肾虚渐复，原方去车前子、丹皮，加雄黄（研冲）1 克，附子增至 6 克，再服 20 剂，症状基本消失，病情稳定，嘱常服原方以防反复。说明：本例先用激素治疗，后用中医治疗两月，激素慢慢减量，最后减至每天服强的松一片，四月后停用。（《广西中医药》1981）

升麻鳖甲汤证为发热血瘀之重者，以下黄疸诸证为发热血瘀之轻者也。

太阳病中风，以火劫发汗，邪风被火热，血气流溢，失其常度，两阳相熏灼，其身发黄。阳盛则欲衄，阴虚小便难，阴阳俱虚竭，身体则枯燥，但头汗出，齐颈而还，腹满微喘，口干咽烂，或不大便，久则谵语，甚者为哕，手足躁扰，捻衣摸床，小便利者，其人可治。

阳明病，面合赤色，不可攻之，必发热、色黄者，小便不利也。

其脉沉，荣气微也……荣气微者，加烧针，则血流不行，更发热而躁烦也。

微数之脉，慎不可灸，因火为邪，则为烦逆，追虚逐实，血散脉中，火气虽微，内攻有力，焦骨伤筋，血难复也。

脉沉者，脉微而数者，为其人血液不充也。若妄用灸法，加灸成疱，重耗其血，则可见大溃大乱而成瘵，病久久不能愈也。

寸口脉浮而缓，浮则为风，缓则为痹。痹非中风，四肢苦烦，脾色必黄，瘀热以行。

师曰：病黄疸，发热烦喘，胸满口燥者，以病发时火劫其汗，两热所得，然黄家所得，从湿得之。一身尽发热而黄，肚热，热在里，当下之。

脉沉，渴欲饮水，小便不利者，皆发黄。

腹满，舌痿黄，躁不得睡，属黄家。

黄疸之病，当以十八日为期，治之十日以上瘥，反极为难治。

疸而渴者，其疸难治，疸而不渴者，其疸可治。发于阴部，其人必呕，阳部，其人振寒而发热也。

此节即言发热且血瘀于脉管之中，显露于人身体表各处则为发黄。因较轻者但显露于较表之毛细血管者，如目等，故但目黄而身不黄也；严重者，则全身皆黄。脉管中之瘀滞大部分为胆汁溢入，部分为坏死之血细胞（干血）。

其所以然者，盖人体反应太过时，肠胃功能亢盛，则胆汁之分泌亦必旺盛，并注入小肠帮助食物消化，当肠因阻而食不下之时，过量分泌之胆汁来不及消耗，故不停地溢入三焦及血管之中，成为脉管之瘀滞。其显露于体表则为发黄，若其人三焦不利则可发为急性黄疸。因有瘀滞，部分血细胞得不到营养则死亡而成为新瘀，瘀越积越多则血越流越慢，血流慢则经肾之血液少而慢，故小便少而不利。水分及瘀积排不出体外则积于体内而成为水肿，此即"血不利则为水"之理。若其能发越外出为汗且量多，则部分血管及三焦中之瘀滞（杂质）也因之排出体外，故身不发黄（汗液之成分与尿液近）。

故治黄之法，以发汗、利小便为主也，且多用活血化瘀之药。盖活血化瘀之药能化瘀滞，加速血液之流动，达到小便增多或发汗而愈的目的。若单用淡渗利湿之品，则其去瘀之力不强，湿虽能去，而瘀仍在也。是以退黄药中，常加丹参、泽兰、茜草等活血化瘀药。

黄疸又有阳黄、阴黄之别。阳黄者，为胆汁混入三焦、血液所致，故验之于目。凡阳黄者，其眼白必先黄，其次则在小便；阴黄者，乃血瘀不行，血色素本身变化而黄，其验之于手掌。阴黄者，其手掌之皮必无血色，目白与小便皆不黄也。阴黄者每由于食积、失血、伤力等，引起血瘀不行，继之营养不良，继之血不利则为水而见浮肿，乃渐成黄胖之症，故多用活血健脾之药治之也。

茵陈蒿汤

阳明病，发热汗出者，此为热越，不能发黄也。但头汗出，身无汗，剂颈而还，小便不利，渴饮水浆者，此为瘀热在里，身必发黄，茵陈蒿汤主之。

茵陈蒿汤方：

茵陈蒿 30 克，栀子 10 克，大黄 10 克。

服后小便当利，尿如皂角汁正赤，一宿腹减，黄多从小便去也。

跌阳脉紧而数，数则为热，热则消谷，紧则为寒，食即为满。尺脉浮为伤肾，跌阳脉紧为伤脾。风寒相搏，食谷即眩，谷气不消，胃中苦浊，浊气下流，小便不通，阴被其寒，热流膀胱，身体尽黄，名曰谷疸。

阳明病，脉迟者，食难用饱，饱则发烦头眩，小便必难，此欲作谷疸。虽下之，腹满如故，所以然者，脉迟故也。

谷疸之为病，寒热不食，食则头眩，心胸不安，久久发黄，为谷疸，茵陈蒿汤主之。

茵陈蒿汤证之病理为血瘀滞于中焦。

瘀热在里、湿热相蒸而表不得汗，故可见但头面有汗而项以下无也；三焦水运不行，则小便难、腹部水郁积而腹满；血中瘀滞无法从汗及小便中排出，瘀积既久则全身发黄也；三焦水运不行，食物入胃肠之后，其精微无法由三焦到达全身，食物不能消化，则可致食谷则眩，继之出现宿谷不消、大便涩滞的症状。

茵陈蒿汤之药理：其用茵陈者，以其能清热利湿，兼能去瘀血，为黄疸特效药之一；用栀子者，以其能清胃火，兼能入血分，清热散瘀；用大黄者，以其能推陈出新，清热，散瘀血，又能去食积阻隔不得下行，此即文中"谷气不消""腹满""寒热不食"之所言者。故三者合用，小便利而瘀滞从小便去也。

以本方能清热利湿去瘀，故临床又每用于瘀热型之荨麻疹。

附：名医医案选录

一、王某，女，41岁。1周来全身不适，近几天发热，头眩，脘腹痞满，恶心欲吐，不思饮食，厌食油腻。乡村医生以为感冒，对症治疗无效。正值编者（吕志杰）因事回乡，患者求治。问之小便黄如浓茶，大便灰白。肝大，肋下约1.5cm，质软而触痛，肝区叩击痛。舌红苔黄腻，脉滑。经查肝功能异常，诊断为病毒性肝炎。告之一二日后必发黄疸，应急服中药以治未病。处方：茵陈45克，栀子15克，大黄15克。日1剂，水煎服。3日后复诊：巩膜与周身发黄如橘黄色，而寒热、厌油食、腹满、头眩等症状皆减轻，大小便较前通利。发黄为邪恶有外达之机，故湿热疫毒内蕴的症状减轻。守方略加变通，连服20余剂，黄疸退净，唯遗留上腹部不适，食欲不振，改拟调和肝脾法而收功。2月后复查，肝功能已正常。（吕志杰《张仲景方剂学》）

二、王某，男，19岁，黄疸昏迷，西医诊为急性肝萎缩，病情危笃。据脉症所见系湿热郁蒸阳明，内陷心包，上蒙清窍之候。一方面用茵陈蒿汤合栀子柏皮汤加减清热解毒利胆，一方面用安宫牛黄丸芳香解窍。治疗3日，神识渐清，大便已通，黄疸渐退。6日后基本治愈。(杨护生《福建中医药》)

三、26岁妇女。食炸海虾，当夜出现严重的荨麻疹，痒甚，注射钙剂、服下剂等毫无效果，瘙痒严重不能睡眠。用茵陈蒿汤3日，疹基本消失，瘙痒10日治愈。瘀热型荨麻疹用本方，虽有个别例外，但大部分有效。(堀均《汉方与汉药》)

茵陈五苓散

黄疸病，茵陈五苓散主之。

茵陈五苓散方：

茵陈蒿10份，五苓散5份。

每服6～9克，日三服。

茵陈五苓散证之病位主要在全身，故用茵陈合去三焦水道瘀滞之五苓散（其理详见于少阳篇五苓散条）。临床亦每用茵陈蒿汤送服五苓散。

附：名医医案选录

一、姜某，男，26岁。久居山洼之地，又值春雨连绵，雨渍衣湿，劳而汗出，内外交杂，遂成黄疸。前医用清热利湿退黄之剂，经治月余，毫无功效，几欲不支。就诊时，黄疸指数85单位，转氨酶高达500单位。察其全身色黄而暗，面色晦滞如垢。问其二便，大便溏，日行二三次，小便甚少。全身虚浮似肿，神疲短气，无汗而身凉，舌质淡，苔白而腻，脉沉迟。脉症合参，辨为寒湿阴黄之证，治宜温阳化湿退黄。疏方：茵陈 30 克，茯苓 15 克，泽泻 10 克，白术 15 克，桂枝 10 克，猪苓 10 克，附子 10 克，干姜 6 克。初服日进 2 剂，3 天后诸症好转。继则日服 1 剂，3 周痊愈。化验检查：各项指标均为正常。(《刘渡舟临证验案精选》)

二、庚戌年避地维扬界，有一人病伤寒七八日，身体洞黄，鼻目皆痛，两髀及项腰脊强急，大便涩，小便如金。予曰：脉紧且数，脾元受湿，暑热蕴蓄于太阳之经，宿谷相抟，郁蒸而不得散，故使头面有汗，至颈以下无之。若鼻中气冷，寸口近掌无脉则不疗。急用茵陈汤调五苓散与之，数服差。(《普济本事方》)

栀子大黄汤

心中懊侬而热，不能食，时欲吐，名曰酒疸。

夫病酒黄疸，必小便不利，其候心中热，足下热，是其证也。

酒黄疸者，或无热，靖言了了，腹满欲吐，鼻燥，其脉浮者，先吐之；沉弦者，先下之。

酒疸，心中热，欲呕者，吐之愈。

酒疸下之，久久为黑疸，目青面黑，心中如啖蒜齑状，大便正黑，皮肤爪之不仁，其脉浮弱，虽黑微黄，故知之。

酒黄疸，心中懊侬，或热痛，栀子大黄汤主之。

栀子大黄汤方：

栀子 10 克，大黄 5 克，枳实 25 克，豉 25 克。

栀子大黄汤证之病机为湿热发黄，且热重于湿。其病除身体因湿热瘀血而发黄外，仍兼有肠积滞，故以栀子、大黄去黄疸之同时，加香豉以松透肠胃，并用枳实合大黄逐肠滞也。

本方即为枳实栀子汤加大黄也。

附：名医医案选录

一、万某，64岁。此人好饮酒，数斤不醉，适至六月湿暑当令，又饮酒过量，遂致黄疸重症。壮热不退，面目遍身色如老橘，口渴思饮，大小便不利，日渐沉重，卧床不起，六脉沉实而数，舌苔黄燥。察其致病之由，参以脉症，知系湿热阳黄生证也。阳黄证宜清解，因仿仲景茵陈蒿加大黄栀子汤主之……处方：茵陈一两，生绵纹三钱，川朴钱半，炒黑山栀三钱，汉木通钱半。连进二剂，二便均通，黄亦消退，脉象亦较前柔和。仍照原方减去汉木通，加云茯苓三钱，六一散（包煎）四钱，续进二剂。至四日黄疸已退过半，但年高气弱，不宜过于攻伐，因照原方减去大黄，加薏苡仁四钱。又接服四剂，未十日而黄疸逐渐痊愈矣。（《重印全国名医验案类编》）

二、1959年在莱阳中心医院会诊过11例黑疸病人，至今记忆犹新。这11例黑疸病人均为40～50岁男性壮年，住院1个月左右。其面身肤色均黑绿，犹如铁器外涂防锈清漆般的黑亮，白睛皆柳绿色，舌嫩红或瘀暗，苔白厚或黄厚而腻，下肢均有程度不同的水肿，其汗染纸黄色，伴有口苦咽干，逆满泛呕，胃中如吃大蒜，懊侬不舒，胁痛，头晕，易怒多烦，肢楚乏力，大便黑，小便黄，皮肤扪之湿黏，下肢麻木不仁。体温下午38℃～39℃，上午大体正常。通过会诊座谈，确认此病为酒疸误下之黑疸证。酒疸为病，乃酒积湿热之邪郁遏中焦，影响胆液的正常分泌输布，发为黄疸。继见心下热满、泛泛欲呕之征象，此乃酒积之邪欲借酒气上行之，若顺势令其呕出，病情必见好转。医不明此理，反用降逆止呕攻下法治之，迫邪下行、干扰肝肾进而形成黑疸。据此分析，治以解酒清热利湿法为主。宜用东垣之葛花解醒汤，加清利胆家湿热之茵陈五苓散；或用茵陈五苓散加葛花之方。方中葛花、茵陈各15克，白术、茯苓、猪苓、泽泻各10克，桂枝3克，佐以白豆蔻、砂仁各3克以温化中焦久郁之湿气。经1个月治疗，11例黑疸病人均先后痊愈出院。（李全治《黄河医话》）

栀子柏皮汤

伤寒，身黄，发热者，栀子柏皮汤主之。

栀子柏皮汤方：

栀子12克，甘草5克，黄柏10克。

栀子柏皮汤证之病理为黄疸轻者。故用药除栀子外，选用清肠热、利小便之黄柏。黄柏清热利湿去瘀之功较大黄为轻，然其苦寒之性也相对较小也。

附：名医医案选录

唐某，男，17岁。患亚急性肝坏死，住传染病医院已三个月。周身发黄如烟熏，两足发热，伸于被外方快，小便深黄而赤，脘腹微胀，脉弦而舌绛。西医为其注射大环内酯注射液兼输血抢救。总胆红素21.2毫克，其他指标从略。此证为湿热久蕴，伏于阴分，故两足发热、肤色黄如烟熏。因无明显表里证，则汗下之法难施。处方：黄柏三钱，栀子三钱，炙甘草二钱。医院主治医生见余只开三味药，颇露怀疑之态。然服了六帖药后，总胆红素降至18.9毫克，病情开始好转，拟甘露饮加减，服六剂。总胆红素降至7.4毫克。从此，周身黄疸变浅，

面色已透明润。后以和胃启脾，化湿解毒等调治半年之久始起。（《伤寒挈要》）

麻黄连轺赤小豆汤

伤寒瘀热在里，身必黄，麻黄连轺赤小豆汤主之。

麻黄连轺赤小豆汤方：

麻黄10克，杏仁6克，连轺10克，赤小豆15克，生梓白皮15克，生姜15克，大枣4枚，甘草10克。

麻黄连轺赤小豆汤证之病理，为表则血瘀水滞、里则湿热内蕴。

肌表有血瘀水滞，故脉浮。其重者可见麻黄汤证，故见恶寒发热、无汗身痒、咳嗽喘促、水肿等；其轻者但见肺气不宣之证，故见鼻塞、咳嗽、眼痒、多嚏、经常感冒等。里为湿热内蕴，故可见小便不利，量少而黄，又可见口苦、咽干、思冷饮之症。

以其病在里则湿热内蕴，在外则血瘀水滞，内不得利，外不得散，湿热交蒸可成黄疸，故条文明言为"表伤寒、瘀热在里"也。

麻黄连轺赤小豆汤之药理：治表用麻黄汤活血运、水运，治里用赤小豆、生梓白皮之属清热利湿也。

其用麻黄者，以其善活血运，其辛散之力外能透达皮肤、毛窍，内能深入瘀积凝血之中，使瘀血消散后或从汗出，或从尿出。

其用杏仁者，以杏仁功与麻黄近，兼能润肺，善助肺之肃降以通三焦水运，即所谓开肺利水也。

其用连轺者，以其能清热解毒，又能疏通经络，消散气血之结聚。连轺者，即连翘根也，其功较连翘为盛，以药肆少备，故每用连翘代之。本方用连翘而不用桂枝者，因连翘与桂枝相比，两者皆能活表之血运、水运，但连翘性凉而桂枝性热，以其病里有湿热，故用连翘而不用桂枝。所以临证之时，当细加辨别，凡血因热瘀不畅而痛者，当用连翘；血因寒瘀不畅而痛者，则当用桂枝。陆渊雷先生云：连翘为诸疮疡消肿排脓之药，兼利小便。本方用连翘者，一以消胃肠之炎症，一以排除黄色素也，日本医生有用以镇呕者。《牛山活套》云：大人、小儿呕吐不止，于对证方中加连翘，此予家中不传之秘也。《先生堂治验》亦以连翘三钱，治小儿惊风后吐乳，一服即止。

其用赤小豆者，以其为治湿热兼伤血之良药。

其用梓白皮者，以其能清热行水。因药肆常不备此药，故多用桑白皮代替。

其用姜、枣、草者，以此三味能温胃阳、补胃肠之津也，防方中苦寒发散之药伤人脾胃之阴阳也。

本方为表郁而里有湿热者所设，故临床见有此病机者即可用之。临床使用本方时，若见湿热重者，也可加茵陈蒿、大黄、栀子、黄柏、火硝之属。

麻黄连轺赤小豆汤与各方之比较：

本方与麻杏石甘汤相比，麻杏石甘汤为表郁里热，本方则为表郁而里湿热也。

本方与大黄硝石汤相比，大黄硝石汤为表和而里湿热，本方则为表郁而里湿热，且湿热较大黄硝石汤为轻。

附：名医医案选录

一、农人张友敬，家贫齿繁，操作辛勤，不避风雨，自持体健，从不惮劳。不期春候反常，时晴时雨，田中插秧锄草，日受湿热熏蒸，夜间又贪凉取快，感受风邪。日前突然恶寒发热，头身重痛，自服表散丹方，汗出热解，暂得轻松，仍力于田。夜又发热，头重目昏，不能起立。医处以解表渗湿方，寒热稍减，反增口渴心烦，胸中嘈杂，头常汗出，身黄如橘子色，尿短黄。因疑病之加剧，延余诊之。切脉滑数，舌苔黄白而腻，发热不恶寒，详参上症，是为热邪蕴郁，湿气熏蒸而成黄疸。前医之解表渗湿为不谬。其症增者，非药误也，乃病正鸱张，一时难解而已。再稽之《金匮翼》："黄疸……此为脾胃积热，而复受风湿，瘀结不散，湿热郁蒸，或伤寒无汗，瘀热在里所致。"指明湿热久郁，蕴而成黄，或因汗出不彻，瘀积而成。治以清热渗湿为宜，但外邪尚未尽解，亦应兼予疏散。处麻黄连翘赤小豆汤加茵陈、苡米，嘱服三剂。复诊：脉不浮而滑数，外热虽除，内热尚盛，疸黄如故，苔仍黄腻，不思食，尿短黄，腹胀，三日未便，再予清热渗湿，微通腑气，改用茵陈蒿汤、栀子柏皮汤加苍术、花粉。两日服完三剂，大便通，身黄略退，可食稀粥半碗，能起立行动，乃于前方去大黄，每次冲服明矾末五分，经服五日，共同退三分之二，精神饮食均佳。易茵陈五苓散加苡仁，仍照常吞服矾末，一周黄退尽，略事清补，遂告痊愈。(《治验回忆录》)

二、刘某，女，24岁。水肿一年余，参见睑、足跗较显，按之凹陷，晨起尤甚，胸腹憋胀，化验尿液正常。自诉健脾补肾、渗湿利水之剂多服无效。今面色有神，腰不酸痛，纳便正常，知病不在脾肾。窃思，水湿代谢，多责肺、脾、肾三脏，脾肾无过，当寻水之上源。遂顺藤摸瓜，果有经常感冒，鼻塞，眼痒，咳嗽，多嚏等肺气不宣之状。《金匮要略·水气病脉证并治》篇云："皮水，其脉亦浮，外证跗肿，按之没指，不恶风，其腹如鼓，不渴，当发其汗。"诊脉不浮反沉，乃肤肿脉陷故也，治当舍脉从证，宜宣脉利水。考鬼门方，以越婢汤及越婢加术汤为首选，乃外有风邪，内有郁热之治方。本案不恶寒，不发热，口苦，舌苔黄腻，可知表邪不著而湿热较盛，如是则不若麻黄连翘赤小豆汤更为恰当。拟：麻黄10克，连翘10克，赤小豆30克，茵陈30克，桔梗10克，桑皮15克，杏仁10克，茯苓15克。三剂。二诊：尿量增多，水肿、腹胀减轻，仍咳嗽，鼻塞。效不更方，原方三剂。三诊：水肿消失，鼻时通时塞，肺气壅遏之症尚存，嘱守方续进三剂。（《临证实验录》）

三、喻某，女，34岁，工人，1965年4月21日初诊。皮肤起小疹，瘙痒已10余天，经皮肤科诊为湿疹，服药效果不显。检视患者臀部及两腿上端丘疹（对称性），血痂满布，尤以两腿外侧为甚，入夜瘙痒特甚，搔后流血水，灼热，舌苔薄黄，脉象细弦。断为心脾血亏，风湿郁热，拟养血祛风清热为治，麻黄连翘赤小豆汤加减。处方：麻黄、生甘草各4.5克，连翘、当归身各9克，细生地12克，赤小豆15克。连服5剂，湿疹消退大半，瘙痒大减，原方继进5剂，痊愈。（龚子夫《浙江中医杂志》）

大黄硝石汤

黄疸腹满，小便不利而赤，自汗出，此为表和里实，当下之，宜大黄硝石汤。

大黄硝石汤方：

大黄20克，黄柏20克，硝石20克，栀子10克。

大黄硝石汤证之病理，为里有湿热，蕴积成黄。

因其外无表证，故曰表和；内有肠积，故曰里实；里热盛，逼汗自出，故自汗出；里湿盛，水运不行，故小便不利而赤；湿热相蒸，故黄疸腹满也。

大黄硝石汤之药理：硝石（火硝）者，其性寒，能解脏腑之实热，又善消血中之渣滓，为黄疸特效药；大黄者，能推陈出新，清热散瘀血，又能去食积；栀子者，以其能清胃火兼入血分，故能清热散瘀；大黄、黄柏者，其性寒，能清热利湿也。

关于黄疸轻重之辨，《潜厂医话》中云：余初习医，适亡友张君寄庵患胆病。张君亦知医者也，余以为不过茵陈蒿汤耳，讵再三服之而不应，旋遇周姓医，主用泻利，其病遂愈。后读《皇汉医学》书中说：以指重按病之胁肋骨间，放指后，黄散而呈现白色，忽而复黄者轻症，用茵陈蒿汤可治；按重而黄不散者，重症，非大黄硝石合茵陈蒿汤不可。盖轻症之黄，不过窜于皮下，重症之黄，则入血分矣！故非泻利不足以荡涤之功，此为古人之未言者。

附：名医医案选录

获原辨藏患黄疸，更数医，累月不见效，发黄益甚，周身橘子色，无光泽，带暗黑，眼中黄如金色，小便短少、色黄如柏汁，呼吸迫促，起居不安，求治于予。乃以指头按胸肋上，黄气不散，此黄疸之尤重者也，乃合茵陈蒿汤、大黄硝石汤，作大剂，日服三四帖。及三十日，黄色才散去，小便清利而痊愈。凡察疸证之轻重，以指重按病者胸肋之骨间，放指则黄散，其迹见白，忽复如原黄色者，此轻症，易治也；至重症，则虽重按而黄色不少散，屹然不动。以此人属重症，故合茵陈蒿汤、大黄硝石汤与之，食饵用蚬为馔，尤妙。（《静俭堂治验》）

猪膏发煎

诸黄，猪膏发煎主之。

猪膏发煎方：

猪膏60克，乱发60克。

上二味，和膏中煎之，发消药成。病从小便出。

胃气下泄，阴吹而正喧，此谷气之实也，膏发煎导之。

猪膏者，为猪之脂油，能通人全身三焦之水运也；乱发者，为人血之所余，有消瘀利水之功，能活人全身之血运。水运、血运皆通，则其人小便通利，诸黄自去也，故该方为治黄疸之总方也。陈慎吾先生云：猪膏润燥，乱发通瘀，本方当治血瘀而燥者。古书载本方主治饮食不消，胃中热胀生黄衣，即肠壁黏膜之病变，非黄疸也。肠炎黏液分泌过多，沉淀而掩盖其黏膜，黏膜自起淀粉样变性，即所谓黄衣。由是肠道消化、吸收俱受障碍，影响营养而发萎黄，此非胆汁所染之真黄疸也。凡黄之轻者，可从小便而去；至若急黄、女劳，则非本方所能主治也。

《医学达变》云：黄疸人知多系湿热，何有特别燥证，猪膏发煎滋黏之剂，似于证治不合。不知湿热郁于血分，久则津枯血燥，皮肤枯黄，饮食不消，腹大胃胀，有燥屎者，是非常法所疗，故特出猪膏发煎主之。

又阴吹之证，为妇人血运、水运不畅，其阴部不得津液与血之润泽，干燥而涩，其肠部亦因不得津润而多见大便秘结，大便秘结则矢气不得从肠出而从阴道出，故可见阴道排气有声，而为阴吹之证。以猪膏发煎能活血运、水运，兼能润燥，故又可治阴吹之证也。

临床有用阿胶代猪膏以用之，以阿胶既有猪膏之功，又能养血滋阴。前辈医家刘炳凡以此方配合红参、龙眼肉治黄疸显著、眼睑唇舌俱淡、尿血如苋菜汁、精神疲乏之蚕豆病，其效极佳。

附：名医医案选录

一、予友骆天游黄疸，腹大如鼓，百药不效，用猪膏四两，发灰四两，一剂而愈，仲景岂欺我哉。（《金匮要略论注》）

二、患者林某，女，40岁。自述近1年来随大便秘结而出现阴道排气有声，甚则频发不已。常服大黄类泻下药，待大便通则消失，余无所苦，舌质舌苔正常，脉细数。此为仲景所论之阴吹，用猪膏发煎治愈。随访三年，病未复发。（彭履祥《成都中医药大学学报》）

硝石矾石散

额上黑，微汗出，手足中热，薄暮即发，膀胱急，小便自利，名曰女劳疸，腹如水状不治。

黄家日晡所发热，而反恶寒，此为女劳得之。膀胱急，少腹满，身尽黄，额上黑，足下热，因作黑疸。其腹胀如水状，大便必黑，时溏，此女劳之病，非水也。腹满者难治，硝石矾石散主之。

硝石矾石散方：

硝石、矾石（烧）等分。

为散，以大麦粥汁和服6～9克，日三服，病随大小便去，小便正黄，大便正黑，是候也。

硝石矾石散证之病理为水运、血运不畅，血瘀致黄也。

其药理：硝石（火硝）者，善消瘀、活血、通血运；矾石（当用皂矾且生用，其效为佳，若用白矾烧之即为枯矾，其效较差）者，能祛痰、燥湿、行水道；大麦粥者，能温胃阳补胃阴也。

诸药合用，血运、水运皆通，则黄从小便、大便去也。

附：名医医案选录

黄某，男，57 岁，农民，1955 年 8 月 15 日初诊。主诉：巩膜与皮肤共同发黄，腹部膨胀，周身浮肿，精神疲乏。病史：胃腹部发胀半年，常常不舒，最近二十余日面目发黄，腹部膨胀，周身浮肿，胸闷纳少，容易发怒，大便溏，小便色赤，在浦东乡诊为鼓胀，认为不治，遂扶伴来沪求医。检查：肝肿大，边缘不明显，脾脏因腹水不易扪及，腹部膨胀，有移动性浊音，两足有凹陷性水肿，脉濡细，舌苔干白而腻……诊断：肝硬化腹水。处理：硝矾散 9 分，分三次服。治疗经过：自 1995 年 8 月 15 日至 1986 年 1 月 16 日历时五个月，服药至 9 月 12 日，腹水全退，黄疸逐渐减退，继续服用，胃纳渐加，精神振作。前后计门诊 20 次，每次单独来沪，与初诊时判若两人。(《上海中医杂志》)

以上治黄疸之方，所用均为苦寒之药，苦寒之药能败坏脾胃之中阳，苦寒太过，病则易转入少阴、太阴，是以治病时，宜中病即止，或助以温胃阳之药。若过用苦寒，病转入少阴、太阴，即宜急用四逆汤之属温里救急。

风引汤

热瘫痫，大人风引，少小惊痫瘛疭，日数十发，风引汤主之。

风引汤方：

大黄 60 克，寒水石 90 克，滑石 90 克，赤石脂 90 克，白石脂 90 克，紫石英 90 克，石膏 90 克，龙骨 60 克，牡蛎 30 克，桂枝 45 克，干姜 60 克，甘草 30 克。

杵，粗筛，以韦囊盛之，取三指撮（即 6～9 克），水 600 毫升，煮三沸，温服 200 毫升。

风引汤证之病理为血运亢进而见脑充血。血运亢进，血充瘀于脑而压迫神经中枢，故其人可见半身不遂、瘫痪不仁、口眼㖞邪、喉舌牵强、失去知觉等症状。此即今之所谓中风、急惊风，其实皆脑充血压迫神经所致。

风引汤之药理：方中重用寒凉之石药寒水石，且与石膏、大黄同用，以治其血运亢进；血运亢进，水运因之不畅而生痰饮，故用龙骨、牡蛎、滑石行水运除痰饮；用赤白石脂、紫石英温肠行水运，除痰饮；其用桂枝、干姜者，欲制药力不致过寒也。

其谓之风引者，盖古人以为此症乃内风引动也。张锡纯治脑充血之建瓴汤即依此方理而制。

附：名医医案选录

邻居葛姓 6 岁男孩，于春夏之交在院中玩耍，突然跌倒，随之高热抽搐。余往诊视，患儿躁动，体温 40℃，给青霉素、链霉素混合肌注，3日后体温复常，但瞳孔散大，双目失明，全身软瘫。余感此病难疗，求教于王老先生。其曰：此热瘫也，给药2剂，嘱其取山西广灵千佛山庙下井水煎服。余视其药，多为石质，细检之乃《金匮要略》风引汤也。患儿服后，逐渐好转，续服数十剂，节节进步，不但视力渐复，肢体也渐有力。先能坐起，渐可扶壁行走。1年后完全康复，现已三十余岁。（王立华《黄河医话》）

猪苓汤

淋之为病，小便如粟状，小腹弦急，痛引脐中。

跌阳脉数，胃中有热，即消谷引食，大便必坚，小便即数。

淋家不可发汗，发汗必便血。

阳明病，脉浮而紧，咽燥口苦，腹满而喘，发热汗出，不恶寒反恶热，身重。若发汗则躁，心愦愦，反谵语；若加温针，必怵惕，烦躁不得眠。

若脉浮发热，渴欲饮水，小便不利者，猪苓汤主之。

猪苓汤方：

猪苓、茯苓、滑石、泽泻、阿胶各5克。

前四味煎汤，烊服阿胶。

少阴病，下利六七日，咳而呕渴，心烦不得眠者，猪苓汤主之。

阳明病，汗出多而渴者，不可与猪苓汤，以汗多胃中燥，猪苓汤复利其小便故也。

猪苓汤证之病理，为下焦热盛，津伤水停。

其症状主要表现如下：下焦热盛，膀胱括约肌因热而闭，故小便不利；小便不得出，尿压迫膀胱，则时有尿意，故尿频尿急；尿液难以通过尿道口，则小溲热痛；尿液积于膀胱之内，故小腹胀满；热盛伤津，人体内津液不足，故渴欲饮水；水饮入则更增尿量，膀胱更窘迫也；尿积于体内既久，尿中之钙质沉降，则为尿结石，结石压迫神经，则为放射性疼痛，反射及肾，则腰酸、腰痛；津伤水停，水不得从小便出，转由大便而出，故其人又可见下利；水运不畅则水饮上冲，可见咳、呕等；热盛津伤，体内津缺则口渴；下焦热盛，肠热上冲于脑，故心烦不眠；血聚于肠中则四肢之血不足，可见四肢厥冷，故谓之少阴证也。

至第三节所言"汗多而渴"者，乃人体之正常反应。三焦机能活跃，水液从汗而出，入肾自然减少，小便因之亦少。此时不可因小便少，误认为小便不利而用淡渗之药也。

猪苓汤之药理：其用滑石者，以其能清肾热、通肾窍，使肾窍开而宽。其用阿胶者，以其能活血、补血、止血，平肾亢，除血尿，使小便排泄正常；以阿胶使肾不充血、亢奋，故曰能大补肾阴。其用猪苓、茯苓、泽泻者，皆淡渗利湿之药也。诸药合用，则水运、血运正常，自然水出如注，热随小便出而消，则诸症皆愈也。

因滑石有滑动作用，能使血管壁不易破裂出血，阿胶对血管有修复作用，故该方善治阴虚水停，为治疗尿路感染之专方。临床每用此方加藕节、茅根、玄参、生地、仙鹤草之属治尿血。若其人热盛而烦躁者，可更加黄芩、栀子、连翘之属以除热去烦。

本方证与五苓散证相比较：从病因而言，五苓散证属于外兼表寒，内有蓄水，阴盛而阳气不化；猪苓汤证属于热与水结，更伤阴液，阴伤而致气不化津，文中"脉浮发热，渴欲饮水，小便不利者"即为热甚津伤而致小便不利之意。从舌象而言，五苓散证为全身水液代谢失常，故其舌多胖大、苔白有齿痕；猪苓汤证则为下焦热盛，津伤水停，故其舌多红而少苔。从症状而言，五苓散证是先小便不利，而后引起热与渴；猪苓汤证是先有热与渴，而后引起小便不利。从用药而言，汪昂云："五苓泻湿胜，故用桂术；猪苓泻热胜，故用滑石。"

附：名医医案选录

一、高某，女性，干部。患慢性肾盂肾炎，因体质较弱，抗病机能减退，故长期反复发作，久治不愈。发作时有高热，头痛，腰酸，腰痛，食欲不振，尿意窘迫，排尿少，有不快与疼痛感。尿检查：混有脓球，上皮细胞，红、白细胞等。尿培养：有大肠杆菌。中医诊断属淋病范畴。此为湿热侵及下焦。法宜清利下焦湿热。选张仲景《伤寒论》猪苓汤，因本方为主治下焦蓄热之专剂，即书原方予服。处方：猪苓12克，茯苓12克，滑石12克，泽泻18克，阿胶（烊化兑服）9克。水煎服6剂后，诸症即消失。（《岳美中医案集》）

二、阚某，23岁，业医。新产未久，小便癃闭，小腹胀痛拘急，心烦渴饮，但以尿闭故，不敢稍饮。病急投诊，先是西医利尿剂，无显著效果，唯导尿方可缓解一二。越3日，又因导尿致尿道口肿大，痛苦难当，乃邀余会诊。视其舌质红而无苔，脉来洪数无伦。据悉，初由失利而胀急，继转胀急而拘痛。病系产后血虚，阴阳失调，膀胱气化不利，水热搏结使然。取育阴利水法，宗仲景"猪苓汤"意，加乌药、小茴香以行气，俾使阴阳互根，小便自然通利无阻。顿服一剂溲利，再剂，尿溲如注，胀痛除，三剂病乃瘥。（《湖南省老中医医案选》第一集）

三、黄某，男，40余岁。某夏因长途步行，受烈日曝晒，回家时，自觉头胀、口渴、短气、发热，但又怕风不敢揭衣，少腹急迫，小便短而频数，尿色如血，脉浮大，拟猪苓汤合六一散与服。处方：茯苓五钱，泽泻四钱，猪苓三钱，京阿胶（另炖）三钱，滑石二两，甘草一钱五分。水煎服，服后症状全部消失。（《伤寒汇要分析》）

四、潘某，男，36岁。业商兼农，性嗜酒肉，1955年夏在田间劳作，突然左腰疼痛，顺输尿管向膀胱、尿道等处放散，尿意频数，呕恶，冷汗，竟致休克，不省人事，历半小时始醒，痛止，仅感疲乏。此后常觉左腰酸痛，亦未发现其他症状。至11月间因疲劳又剧发一次，自觉症状悉如首次，但较首次略轻，历一小时后自愈。1956年4月13日下午又剧发，邀余诊治，当处猪苓汤，嘱服二剂，服后尿下黄豆大状结石一枚，继服二剂痊愈，迄未复发。（陈玉林《浙江中医杂志》）

当归贝母苦参丸

妇人伤胎，怀身腹满，不得小便，从腰以下重，如有水气状，怀身七月，太阴当养不养，此心气实，当刺泻劳宫及关元。小便微利则愈。

妊娠，小便难，饮食如故，当归贝母苦参丸主之。

当归贝母苦参丸方：

当归60克，贝母60克，苦参60克。

末之，炼蜜丸如小豆大，饮服三丸，加至十丸。男子加滑石8克。

当归贝母苦参丸证之病理为血与水郁。

血运与水运皆不通调，故其人上可见微咳、口干、心悸，下可见小便不利，或淋沥涩痛，或尿频尿急而痛；肠不得血与津润，则大便偏干不畅；水道不畅，则小腹胀满，身体特别是足踝处浮肿，前人谓此为"下焦湿热、上焦肺气不宣"也。

当归贝母苦参丸之药理：方用当归活血补血，改善肺部之血液循环；贝母清肺热，活肺之水运；苦参、滑石清下焦湿热而利水道。血运与水运得通，小便自然通利，则诸症皆愈也。

本方临床常改为汤剂。

附：名医医案选录

一、包某，女，42岁，住北京朝阳区，1994年6月22日就诊。尿急，尿频，小便时尿道灼热涩痛。尿检：白细胞10～16个，红细胞3～4个。某医院诊为急性尿路感染，服氟哌酸等西药，效果不佳。伴腰酸，小腹胀，足踝部略有浮肿，心烦少寐，口干不欲饮，微咳，大便偏干，二日一行，小便黄，舌红苔薄腻，脉滑细。辨为血虚夹有湿热下注，治当养血清热利湿。方用《金匮要略》之当归贝母苦参丸。当归20克，浙贝15克，苦参12克，7剂。服4剂后，症状明显减轻，小便灼痛消失，排尿通畅，然足踝处之浮肿、腿重、乏力未瘥。转当归贝母苦参汤与防己黄芪汤合方，清热除湿之中并扶正气之虚。又服7剂，诸症悉除，尿常规化验为阴性。(《刘渡舟临床验案精选》)

二、樊某，青年农妇也。劬劳家务，又常作业田间，以家贫，不如是助理，一家未能温饱，故不敢一日告劳也。但其体素不健，疾病时罹，迨来就治，皆数药而安，信甚笃。1944年夏伤于湿热，饮食如常，而小便不利，有涩痛感。时余客零未归，求治于李医，认为湿热所致，先服五苓散去桂加滑石不应，易服八正散亦不应，迁延半月，精神、饮食减退，肢倦无力，不能再事劳作。闻吾归，邀为之治，切脉细滑，面色惨淡，气促不续，口干微咳，少腹胀痛，大便黄燥，小便不利而疼。此下焦湿热与上焦肺气不宣，上下失调，故尿闭不通。如仅着重下焦湿热，徒利何益。因师古人上通下利之旨，用宣肺开窍诸品，佐渗利清热药为引导，当可收桴鼓之效。拟用当归贝母苦参丸（改汤）加桔梗、白蔻、鸡苏散等，是以桔、贝、蔻仁开提肺窍，苦参、鸡苏散入膀胱清热利水，当归滋血以补不足。此与头痛医头者大相径庭。果二剂而小便通利，不咳，尿黄而多，此湿热下降之征兆。更以猪苓汤加海金沙、瞿麦滋阴利水，清除积热。数剂小便清，饮食进，略为清补而安。（《治验回忆录》）

三、一妇妊娠，忽然小便点滴不下，困惫异常。以当归贝母苦参汤服之而愈。当归、贝母、苦参各 9 克，水煎空心服。（《王修善临证笔记》）

黄连粉

浸淫疮，从口流向四肢者，可治；从四肢流来入口者，不可治。

浸淫疮，黄连粉主之。

黄连粉方：

黄连 10 份，甘草 10 份。

捣为末，饮服 6～9 克，并粉其疮上。

黄连粉证之病理为湿热邪毒浸淫肌肤。故用黄连清热燥湿，甘草清热补津兼修复溃疡也。

该方又可治湿疹、唇糜烂、类天疱疮、脓疱疮等溃疡糜烂之症，临床外用时常加炉甘石、枯明矾、冰片之属。

黄连一药，前人谓其能泻心火、肝火、胃火、湿火，其实乃黄连能减低局部充血及消除局部发炎也，若为周身体温亢进之热性病，则用之无效也。

本方又有谓其为健胃之剂，有谓其为败胃之剂。其实乃黄连内服能收敛胃黏膜之血管，减少胃酸之分泌，故能止呕而治胃火。服用肉食过多而蕴热者，服之胃肠皆健，故前人谓其调胃厚肠也，谓其为健胃之剂。若服之时间过长，过分抑制胃酸之分泌，则人之食欲反迟于恢复也，故又有败胃一说。临床用于治湿温之病者，以其病位在肠，黄连能清化肠中湿热，故为正治之药，然当与厚朴同用，或其他芳香药、淡渗药相间用之，方可无弊。

以黄连能清热燥湿，甘草能清热补津、修复溃疡，加入清热利水之木通、竹叶及凉血活血、补血补液之生地，即为泻心导赤散。泻心导赤散主治口渴面赤、口舌生疮、小便短赤、舌红脉数。其口舌生疮者，即为口腔黏膜溃疡也。热盛湿阻，体液不能从小便正常而出，故又可表现为腋下大量汗出，以腋下为淋巴集结之地，亦为水液运化之集散地也，故导赤散又可用于治腋下汗出也。又临床过服利水之药，或过食利小便之食物，如西瓜之类，也可见口舌生疮，此即前人谓之伤阴则虚火上升也，其实乃黏膜因津伤不得濡养而溃疡也，故也可以导赤散加减用之。

附：名医医案选录

一、尝有妇人，唇四周糜烂汁出，疼痛不可饮食，教以一味黄连粉粉之，汁大出而愈。（《金匮要略今释》）

二、王某，男，19岁。昨日阴囊瘙痒，睡后渐甚，难以忍受，抓破后流黄汁。阴囊后方见不规则皮损7处，有点状渗出液和抓痕，腹股沟淋巴肿大，脉数，舌红苔黄腻。此乃湿热下注，拟黄连粉6克，枯明矾4克，冰片少许。共同研细和匀，擦揉阴囊。第二天瘙痒渐止。（陈寿永《安徽中医学院学报》）

病转少阳篇

（转归篇之二）

太阳病，下之，其脉促，不结胸者，此为欲解也。脉浮者，必结胸。脉紧者，必咽痛。脉弦者，必两胁拘急。脉细数者，头痛未止。脉沉紧者，必欲呕。脉沉滑者，协热利。脉浮滑者，必下血。

伤寒，脉弦细，头痛发热者，属少阳。少阳不可发汗，发汗则谵语，此属胃。胃和则愈，胃不和，烦而悸。

伤寒三日，三阳为尽，三阴当受邪，其人反能食而不呕，此为三阴不受邪也。

伤寒三日，少阳脉小者，欲已也。

少阳病，欲解时，从寅至辰上。

欲明少阳病之病理，当明三焦之所以。三焦者，即发源于肝，周身上下无所不在，且内连五脏，外布皮里肉外的膜腠，是一种网纱状的类脂肪性结缔组织，是以唐容川谓之网状油膜。余曾仔细观察新宰杀之猪，于其皮下、肉上、腹内、五脏各处皆发现这种物质，家乡人称之为"网纱膀"。是以三焦为人体体液的运行通道也，人体的淋巴系统为其中一部分。

以其发源于肝，陈潮祖教授认为，三焦属于肝系之一。肝系包括肝脏、胆腑、胰体、筋膜、三焦、眼窍六个部分。肝脏之内有肝管与胆囊相连，胆管上接胆囊，下与输送胰液的胰管汇合，与小肠上端相连，组成肝胆管道系统。由肝系筋膜及其膜外组织间隙组成的三焦，遍布全身上下内外，介于一切组织之中。同样，由筋膜层层包裹组成的眼球，内通脑膜，下通三焦，乃肝之外窍。此即所以肝开窍于目、肝主津液、肝主疏泄、肝主筋膜等说法的由来。

病入少阳，人体主要出现三种障碍：一为三焦水饮停滞，二为肠部积滞，三为水饮停滞与肠部积滞同见。

三种障碍之中，以肠部积滞影响最小。若机体反应过度则入阳明而用承气法下之；其轻者则用小柴胡汤，使上焦津液得通而大便得下也。

三种障碍之中，以三焦水饮停滞最为复杂。因三焦为人体之水道，内连肠胃等脏器，中连血脉及各种脉管，外连肌肉皮肤。水饮可停于人身体各处而表现出各种独特之症状。

三种障碍之中，以水饮停滞与腑实相兼者最为严重。其最严重者为上有胶痰，下有燥屎。若欲去其痰饮，则受肠之阻不得排出；若欲去其肠结，则燥屎虽去而痰仍阻于上，且人因之更虚而病更重也。

本节第一段者，为少阳病之提纲。盖少阳之为病，乃人体内素有宿障，其主要为三焦水饮停滞及肠部积滞，或合二者。少阳病可由太阳病误治而得也，因人体水运与肠滞变化多端，故其见证亦多也。凡结胸、咽痛、两胁拘急、头痛、欲呕、协热利、下血等，皆可为少阳病也，故若医治得法，障碍一去则人体之抵抗力便集中一处而抗邪，往往宿障也愈也。即其病不愈而转入太阳，表散之亦可愈也。

第二段所言者，为医者误少阳而为太阳，用药温之，则病入阳明，与宿障同见。盖其人本属三焦水饮积滞，故见脉弦细；人体奋起抵抗欲去之，故见发热；发热而血转速，又受水饮所阻，则血逼神经，故见头痛。医者不明此理，见头痛发热以为太阳表证而误温之，则入阳明也，故见胃热、谵语等。

问曰：夫饮者有四，何谓也？

师曰：有痰饮，有悬饮，有溢饮，有支饮。

问曰：四饮何以为异？

师曰：其人素盛今瘦，水走肠间，沥沥有声，谓之痰饮；饮后水流在胁下，咳唾引痛，谓之悬饮；饮水流行，归于四肢，当汗出而不汗出，身体疼重，谓之溢饮；咳逆倚息，短气不得卧，其形如肿，谓之支饮。

本条所言者，乃随水饮之所积何处而定其名也。痰饮者，为水饮停于肠，即今之腹水；悬饮者，为水饮停于胸胁，即今之胸水；溢饮者，为水饮积于四肢；支饮者，为水饮积于肺系气管也。下文之留饮者，为水饮积于胃部也。

夫病人饮水多，必暴喘满。凡食少饮多，水停心下，甚者则悸，微者短气。脉双弦者，寒也，皆大下后善虚；脉偏弦者，饮也。

肺饮不弦，但苦喘短气。

支饮亦喘而不能卧，加短气，其脉平也。

先呕却渴者，此为欲解，先渴却呕者，为水停心下，此属饮家。

呕家本渴，今反不渴者，以心下有支饮故也，此属支饮。

夫心下有留饮，其人背寒如手大。留饮者，胁下痛引缺盆，咳嗽则辄转甚。胸中有留饮，其人短气而渴，四肢历节痛。脉沉者，有留饮。

背寒者，为背部肩胛间自觉发凉之状，此心阳虚之预兆。临床见此症状，则宜用附子、人参以复心阳。

膈上病痰，满喘咳吐，发则寒热，背痛腰疼，目泣自出，其人振振身瞤剧，必有伏饮。

病痰饮者，当以温药和之。

当人所饮之水或食物中之水分进入胃肠之后，由胃肠吸收而入三焦水道之中，循三焦水道周流营养全身，古人以此为脾之功能，故曰脾主运化，主升清。血运能影响水运，肺循环正常则水运正常，故曰肺主水道、主肃降。水运正常，水液能达于皮肤，由毛孔出而为汗；人体生成之废料（即代谢产物）经水道入血液，由血液入肾，经肾重吸收后排出体外而为小溲，故曰肾主疏泄。此水液运化之全过程，是生理之常也。

故举凡胃肠、脾、肺、肾、皮肤、血液、三焦水道，其中之一有病，即能使三焦水运失常而病痰饮、水肿、涕、水气及小便不利等。

其中，痰者、涕者，乃水浊经三焦水道溢出后，积于食管、气管者。影响肺者为痰，出于鼻者为涕，积于身体各处，聚而成核者为痰核、怪痰。

饮者、水气者，乃水浊从三焦水道溢出后积于胃脘部，即食管、胃口及肺管、气管之中也。

饮与痰的比较：痰者，黄稠而黏，少而难咳出，为阳，故宜用凉药，如麻杏石甘汤之属；饮者、水气者，稀痰也，为稀白而有泡、喉间有呼噜声者，为阴，宜用温药，如小青龙汤、二陈汤、半夏茯苓汤之属；痰饮者，为饮经热煎而欲化为痰，故介于痰饮之间而见黄白之色，宜用苓桂术甘汤之属治之。

章次公先生云：古医书之痰饮，其义甚广，始则仅指呼吸器之分泌物，继则慢性肠胃炎亦谓之痰饮，其后则淋巴腺之肿胀、关节炎及肋膜炎之渗出物皆归于痰饮。《金匮要略》中咳逆上气，时时吐浊，此呼吸器之分泌物，狭义之痰饮也；《金匮要略》中水走肠间，沥沥有声，此慢性肠胃炎，广义之痰饮也。朱丹溪谓结核或在项，或在胫、在臂，在身如肿毒者，多是湿痰流注，此以淋巴腺之肿胀为痰也；王隐君谓冷痰为骨痹，此以关节炎为痰也；《金匮要略》中饮后水流在胁下，咳唾引痛，谓之悬饮，此以肋膜炎为痰也；王节斋谓痰在遍身上下，无处不到，痰之意义益恢诡而无底止。章次公先生总结之种种，其实皆为三焦之水浊溢出为病也。

水者、湿者，为三焦之水液溢出水道之外，积于全身各处三焦腠理部分，故表现为水肿、风湿。

　　人体之血运，有动脉、静脉之分；人体之水运，则有入道、行道、出道之分。入道病于胃肠，故药用半夏、陈皮、砂仁、生姜、麦冬、葛根、甘草之属；行道病于脏器、三焦水道，故药用柴胡、百合、白术、茯苓之属；出道病于肾、皮肤及血运，故用猪苓、泽泻、滑石、防己、黄芪及活血药，如麻黄、杏仁、桂枝、阿胶之属。

文蛤散

　　渴欲饮水不止者，文蛤散主之。

　　文蛤散方：

　　文蛤90克。

　　杵为散，以沸汤和服6～9克。

　　病在阳，应以汗解之，反以冷水潠之，若灌之，其热被劫不得去，弥更益烦，肉上粟起，急欲饮水，反不渴者，服文蛤散；若不差者，与五苓散。寒实结胸，无热证者，与三物小白散亦可服。

　　文蛤散证之病理为痰湿留滞，阻碍津液之输布，故方用文蛤以化痰湿、行水运也。

　　文蛤一药，近人少用，其药性不明，是以众说纷纭。因条文谓文蛤散治渴饮不止，而五倍子性平，不寒不热，不清不利，善能生津止渴，治消渴之病，且五倍子也有文蛤之名，故《医宗金鉴》认为文蛤当为五倍子。近代医家如陆渊雷、曹颖甫等人则认为文蛤当为海花蛤，且皆谓海花蛤能清热生津止渴。独李克绍先生认为，海蛤一药的主要作用是化痰湿，清热作用极为有限，其所以能治饮水不止者，其实为海花蛤能行水消痰，故能治因痰湿留滞、阻碍津液输布的口渴。个人认为，文蛤若为海蛤，功用当与牡蛎等贝壳类相近，皆为行水运、除痰湿之药，清热之力不强，故李克绍先生之言较为有理。

第二段所言者，盖其人外有表证而发热，医者不用发汗之剂，反用冷水浇身也。潠者，以冷水喷洒病人体表；灌者，用冷水浇身也，二者均为古代退热之法。潠、灌之后，表热虽被劫，但汗更不出也，故病不得去。体表被冷水刺激，汗孔闭塞，故"肉上粟起"，即俗谓之起鸡皮疙瘩。邪热无出路，故不汗出而烦躁，其烦热必更甚于用水之前也。此与大青龙汤证之不汗出烦躁同理，但其烦躁较之为轻。

曹颖甫先生在《伤寒发微》中云：予读《伤寒论》……应以汗解之，阳热反以冷水潠之，若灌之，窃怪古代之庸工与今日之西医，何其不谋而合也。夫太阳标热，其气外张，发于皮毛者，无汗；发于肌腠者，多汗。设用麻黄汤以解表，桂枝以解肌，皆当一汗而愈。余每见近日西医戴之以冰帽，加之以冰枕，卧之以冰床，标热被寒气所遏，不得外散，其热益炽，至是欲汗不得，汗孔闭而气欲外达，以致肉上粟起，甚至标热渐消，真阳外亢，其热又加至三五倍者。医又固守成见，自胸至腹皆压之以冰块，为日既久，真阳内消，始去其冰，彼方以为用冰之功，而其人已无救矣。方今水潠、水灌之法已亡，西医继之，造成生灵厄运，此真可为痛哭流涕长太息者也。太阳标热异于阳明实热者，不无凭证。浮热外张，其口必燥，故意欲饮水，胃中无热，故不渴。太阳本气，不以汗解，反因凄怆之水逼而入里，心下有水气，故津不上承，而欲饮水。文蛤是蛤壳，性味咸寒而泄水，但令水气下泄，则津液得以上承而口不燥矣。服文蛤而不瘥，或以文蛤泄水力薄之故，改用五苓以利小便，则水气尽而津液得以上行矣。此冷水迫太阳水气入里，脾精为水气阻隔不达舌本，真寒假渴之方治也。若太阳本寒之气，以冷水外迫，内踞心下，而成寒实结胸，则当以黄连降逆，生半夏泄水，瓜蒌实通腑滞。非以其有宿食也，不如是，不能导水下行也。至如白散则尤为猛峻，桔梗、贝母以开肺，巴豆能破阴寒水结，导之从太阳而出。夏令多饮寒水，心下及少腹痛，诸药不效者，皆能用之。此冷水迫阴寒入里，浸成水结之方治也。

本处用文蛤散化痰湿，行水运，而止口渴，因其病理与五苓散之口渴证相同，故用文蛤散不愈者，则当用五苓散，此即文中"若不差，与五苓散"所言者。

五苓散

太阳病，小便利者，以饮水多，必心下悸，小便少者，必苦里急。

太阳病，发汗后，大汗出，胃中干，烦躁不得眠，欲得饮水者，少少与饮之，令胃气和则愈。若脉浮，小便不利，微热消渴者，五苓散主之。

五苓散方：

猪苓12克，茯苓12克，白术12克，泽泻20克，桂8克。

共为末，每服5～6克，多饮暖水，汗出而愈。

发汗已，脉浮数，烦渴者，五苓散主之。

本条所言者，即尿崩（消渴，尿中含糖者，为糖尿病，不含糖者，为尿崩）。其症见口渴尿多，为水道不运所致。临床察知有阳虚水郁之舌、脉者，即可用之，临床每加人参，即为春泽汤也。

脉浮，小便不利，微热消渴者，与五苓散，利小便发汗。

伤寒，汗出而渴者，五苓散主之；不渴者，茯苓甘草汤主之。

发汗后，水药不得入口为逆，若更发汗，必吐不止。

中风发热，六七日不解而烦，有表里证，渴欲饮水，水入则吐者，名曰水逆，五苓散主之。

病在阳，应以汗解之，反以冷水潠之，若灌之，其热被劫不得去，弥更益烦，肉上粟起，急欲饮水，反不渴者，服文蛤散；若不差，与五苓散。

太阳病，寸缓、关浮、尺弱，其人发热，汗出，复恶寒，不呕，但心下痞者，此医者下之也。如其不下者，病人不恶寒而渴者，此转属阳明也。小便数者，大便必硬，不更衣十日，无所苦也，渴欲饮水，少少与之，但以法救之，渴者，宜五苓散。

本条所言者，即五苓散治便秘也。盖三焦水道不畅，肠不得津而为便秘也。陈潮祖教授认为，便秘一证，无非三种机理，一是热灼津竭，为水津亏损，当用承气汤、五仁丸、增液汤之类；二是水津不布，当用五苓散、小柴胡汤之类；三是传导无力，当用桂枝加大黄、芍药汤、补中益气汤，甚或四逆汤之类。若患者舌脉见水湿郁滞，则可断为浊阴闭阻、肠道津液不布之证，与水肿而兼便秘同理，故可用五苓散化气行水，令浊阴排泄，气化流行，肠道津液敷布，自然大便畅通也。

本以下之，故心下痞，与泻心汤。痞不解，其人渴而口燥烦，小便不利者，五苓散主之。

伤寒，服汤药，下利不止，心下痞硬，服泻心汤已，复以他药下之，利不止，医以理中与之，利益甚。理中者，理其中焦，此利在下焦，赤石脂禹余粮汤主之。复不止者，当利其小便，赤石脂禹余粮汤（五苓散主之）。

此处用五苓散者，即利小便而实大便以止泻之义也。

霍乱，头痛，发热，身疼痛，热多，欲饮水者，五苓散主之；寒多，不用水者，理中丸主之。

假令病人脐下有悸，吐涎沫而癫眩，此水也，五苓散主之。

五苓散证之病理，为脾、肺、肾功能不健，升降、排泄失常，全身各处水液代谢失调。

其主要表现有：

一、三焦水道运行不畅，水浊积于头部水道则为癫眩、头痛。

二、水浊积于胸部水道，则为水郁。

三、水浊积于两胁水道，则为水滞。轻者即为五苓散证，兼有肠滞者则为小柴胡汤证，甚者则为十枣汤证。

四、人所饮之水不得入三焦水道，直接从大肠排出，则为水泻。故其所泻者，皆为水样状，即前贤所谓之洞泻。其病表现为水样泻，且次频无度，甚或空洞无物，多伴肠鸣辘辘、小便不利、渴欲饮水。

五、所饮之水不得入三焦水道，积于肠胃之中，若不能从大便而出，则病为水痞、水逆。水痞者，为水积于心下胃脘部而胀满，多有雷鸣之声，其症状与泻心汤证近，然泻心汤证为气痞，没有水饮震荡之鸣声。临床所见，凡水饮积聚之甚者，皆有肠鸣声，如十枣汤证、甘遂半夏汤证等。水逆者，水入即吐也。

六、水饮积于肾囊处则为水疝；水饮积于肌腠处，轻者则为积液，重者则为水肿；水饮积于脐下则脐悸动；水饮出于口则为吐涎沫。

七、三焦水道不利，水不得入则小便少。

八、水运不利，无法运化水液，水液可直接从小便而出，故见小便反数；水运不利，津从下出，则肠部不得津液，又可见便秘。

九、水运不畅或水不得入水道，体内缺乏津液，故口渴；水道不通，津不上承，虽饮水而不解其渴，故可见消渴。

十、三焦水道不利，机体奋起救济则可见发热。

十一、舌为三焦水道之外现，三焦水道不利，舌苔必厚腻不化。

五苓散之药理，概而言之，即温肠、燥湿、行水运也。

其用白术者，以白术性温而燥，能健脾，逐三焦之水湿。《神农本草经》谓其主风寒湿痹、死肌，也谓其能走表，是风寒湿稽留肌表必用之药，故桂枝附子去桂加白术汤证中则谓其"与附子并走皮内，逐水气"。现代药理研究表明，白术之所以能利水，在于能加强肠部对水分的吸收，即能温肠而使肠功能正常，自然能分清泌浊。此所以白术能治泄泻，重用又能治老年体虚便秘或肠寒便秘之理。关于白术治便秘，近代名医魏龙骧云："叶氏有言，脾宜升则健，胃主降则和，太阴得阳则健，阳明得阴则和，以脾喜刚燥，胃喜阴柔，仲景顾阴治在胃，东垣升阳治在脾。便干结者，阴不足以濡之。然从事滋润，而脾不运化，脾亦不能为胃行其津液，终属治标。重用白术，运化脾阳，实为治本之图。故余治便秘，概以生白术为主力，少则一二两，重则四五两，便干结者加生地以滋之，时或少佐升麻，乃升清降浊之意。至遇便难下而不干结，更或稀软者，其苔多呈黑灰而质滑，脉亦多细弱，则属阴结脾约，又当增加肉桂、附子、厚朴、干姜等温化之味，不必通便而便自爽。"

其用茯苓者，以茯苓不仅能行水运，去痰湿，又能补津液。前贤谓其能"化胃中之痰饮为水液，由脾而肺，由肺而三焦，最后入膀胱而排出体外"。

其用肉桂者，以肉桂能助动脉之血运，从而使三焦水运亦加速，使水浊从小便出，即有助心阳，使日丽中天之意。本方之桂，当用肉桂。汉时所用之桂枝为嫩枝，折之皮骨不分方可用，即相当于用其嫩皮也。今之药铺中，桂枝多皮少而骨多，故若改为汤剂，则桂枝尚可用，若用散剂，则当用肉桂较佳。肉桂为末，能直接作用于肠部，强化其血运，增强其蠕动功能而使水分入水道，后由小便排出也。故腹因寒而泻或胀塞不通者，单服肉桂即可见小便通利，其泻自止；腹胀塞不通者，则矢气大出而便解也。临床运用五苓散改用汤剂时，虽用桂枝，但也每加肉桂。余临床应用，每单用肉桂末治寒泄、腹胀，其效亦佳。

其用猪苓、泽泻者，以此二药皆能泻肾利尿，使水液由肾入膀胱、尿道而排出体外，为淡渗利湿、行水泻肾之强者。

故合五者而为用，则三焦水运加速，水浊或从肠道，或从小溲，或从汗出。水浊尽，水道利，障碍除，则诸症皆愈，故上可治癫眩，中可治水郁、消渴、水逆、水痞、水泻，下可治水疝、腹满、局部积液、小便不利或小便数也，是以五苓散为治水运入道与出道病者之专方也。若津液损伤，阴血亏损，口干尿少者，五苓散当禁。

所以用散者，盖欲其直接作用于肠胃也。以药散入肠胃之后，其吸收水分之力更为巨大。三焦水道之水包括水浊，被药散所吸而入于肠胃，然后由肠排出体外，故其下者多为水样之水浊。三焦之水因被药散所吸，水运加速则汗出；水浊因被吸，三焦水道畅通之后，机体急需水分以补充津液，故要求多饮暖水以补充。其他如十枣汤之散剂、瓜蒂散、薏苡败酱散等，其所以用药散者，也此理也。

近代名医陈伯涛每以此方合葵子茯苓散、六一散并加黄柏、知母以治产后尿潴留。陈老云：五苓散中之桂枝，协同白术、茯苓、猪苓、泽泻开结利水，化气回津，其任甚重，此系画龙点睛要药。后人有畏桂枝不敢用，从而去之，谓之四苓汤，根本不灵，方义尽失，不可轻信。以之治产后尿潴留，五苓散中必用桂枝以化膀胱之气。《伤寒论》中五苓散主治太阳腑病蓄水证，合知母又有滋肾通关、清热利尿的作用，加冬葵子原系《金匮要略》治疗妊娠有水气、身重、小便不利的葵子茯苓散方，再加河间六一散以清利湿热，疗效更加可靠。

该方用散，较用汤之功更为有效，然临床每改为汤用，但用药当遵原方比例，其效方佳，即泽泻、白术、猪苓、茯苓、肉桂之比例为 5∶3∶3∶3∶2。

据考证，方寸匕，即边长为 2.3 厘米的方形量具，取五苓散以不落为度，秤重为 5～6 克。

附：名医医案选录

一、河北晋县一王姓青年，患癫痫，虽屡用苯妥英钠等抗癫痫药物，不能控制发作。自述发病前感觉有一股气从下往上冲逆，至胃则呕，至心胸则烦乱不堪，至头则晕厥，人事不知，少顷则苏醒。小便频数，但排尿不畅，尿量甚少，脉沉滑，舌质淡嫩苔白。遂辨为太阳膀胱蓄水，水气上逆，冒蔽清阳之证。拟利水通阳、温养心肾之法。方用泽泻 18 克，茯苓 12 克，猪苓 10 克，白术 10 克，肉桂 3 克，桂枝 10 克。连服 9 剂，癫痫发作竟得控制。临床实践证明，对于阳虚水泛型的癫痫病，有时亦可用真武汤治疗，或五苓散与真武汤合方使用，皆有良好疗效。（《伤寒论诠解》）

二、郑某，男，32 岁，榆中县定远人，1974 年 9 月 18 日初诊。患者右耳流清水三月余，其水清亮无异味，经多方治疗无效。诊其脉平，无其他异常变化。方用：茯苓6克，猪苓6克，泽泻9克，白术6克，桂枝3克，水煎，分二次服，三剂。二诊：病情明显好转，耳流清水量已减少，继用上方，再服三剂。三诊：病愈，耳已不流清水。停药观察一月，再未复发。（《古方新用》）

三、马某，男，2.5岁。病二周余，某医院诊为睾丸鞘膜积液，拟手术治疗。由于患儿家属不同意，遂来门诊中药治疗。症见：肾囊肿大如鸡卵（右侧），肿势通明，哭闹时肿胀尤甚，饮食不佳，大便尚可，小便量少，苔薄白，指纹略淡。证属气化失职，水湿蓄聚。治以化气行水为宜。宗五苓散化裁。处方：猪苓10克，茯苓10克，泽泻10克，桂枝3克，炒白术8克，橘核6克，炒薏仁10克，川楝子5克。水煎温服。服三剂后肿势大减，余症亦轻。继进四剂，积液消失，肾囊恢复正常。三年未复发。（《伤寒论与临证》）

四、金某，女，52岁，1992年1月15日就诊。主诉下肢浮肿，按之凹陷不起，时轻时重，小便不利，色如浓茶，排尿时足跟麻木，口渴，胸闷，气上冲咽，腰酸，困倦无力，时发头晕等，舌体淡大、苔白，脉弦无力。刘老辨为气虚受湿，膀胱气化不利，水湿内蓄。治应补气通阳，化湿利水。拟春泽汤。茯苓30克，猪苓20克，白术10克，泽泻20克，桂枝12克，党参12克。服三剂，小便畅利，下肢浮肿随之消退，口渴与上冲之症皆愈。转方党参加至15克，又服五剂，肿消溲利，诸症若失。（《刘渡舟临证验案精选》）

五、何某，男，54岁，农民。春季，复修江堤，气候甚暖，上午劳动口渴，肆饮凉水，下午天气骤变，又冒风雨，旋即发热汗出，口微渴，肢软神疲。延医诊治，与银翘散加减，表热稍减，渴反转增，口不离杯，犹难解渴。医又与白虎汤加生津等药。非唯口渴不减，且见饮水即吐，胸闭气喘。遂更他医，与行气宽胸、清热止吐之剂，仍无寸效。如期六七日，乃邀余治。脉微浮有力，舌苔微黄而润，身热不扬，面容暗淡，气促胸闭，随饮随吐。询其二便，小便短赤，大便如常；询其饮食，稍进干食，尚不作呕。细推此证，虽似实热，实为蓄水，否则干食何由能纳？《伤寒论》云："渴欲饮水，水入则吐者，名曰水逆。"正属斯病。且《内经》云："劳则气耗，热则气散。"其始劳动口渴，大饮凉水，体内气化先已有亏，继而保护失室，更冒风雨，体表欠和，致使无真之气不能化水成津，故渴欲饮水，饮不解渴；更以旧水不行，新水难入，故水入即吐而干食能纳。前服银翘疏解，辛凉散热，有伤体气；白虎生津，甘寒腻滞，抑遏胸阳；行气清热，苦辛开泄，耗损中气，俱非中的之方，无怪愈医愈变。此际化气行水，自为正法，然身热不扬，犹有表湿，拟五苓散改白术为苍术，表里兼顾。处方：桂枝6克，炒苍术9克，猪苓6克，泽泻9克，云苓9克。一服即愈。（《湖北中医医案精选》第一辑）

【按】水逆证之重者，宜用本方大剂备用，少量频服，才能使药达病所，胃口渐安。若操之过急，成杯整碗服用，则往往因其一吐倾囊而出，自然无效也。

六、胡水隆之子三岁，其弟久隆之子四岁。时值夏季，患烦渴吐泻之症，俱付幼科医治，病热转剧，唯永隆求治于余。视其汗出烦躁，饮水即吐，泄泻逼迫，小水短赤，舌干芒刺，中心黄苔甚大厚，时时将舌吐出。细为思之。与仲景所谓"太阳中风，发热六七日，不解而烦，有表里证，渴欲饮水，水入即吐，名曰水逆，治与五苓散者"相符。但此证烦热功当量蓄盛，三焦有火，宜加苦寒之味，引之屈曲下行，妙在剂中之桂，为膀胱积热化气之品，又合热因寒用之旨，庶几小便通而水道分清矣。以猪苓、茯苓、泽泻、白术、肉桂、黄连、栀子，二剂而愈。（《谢映庐医案》）

七、常熟大东门外，余义大店伙。余姓，年五十余，因暑天到浒浦，舟中受热受风，是晚回店，发热极盛。至晨，脉伏肢厥，二便皆秘，遍体无汗，项背几几，体寒。邀余诊之，曰：风袭太阳之表，暑湿热郁于里，急宜开表通阳，迟则恐成刚痉。叶天士曰：通阳莫如通小便。使膀胱一开，一身之阳气皆通，即进以五苓散，每服五钱，煎沸汤一大碗饮之。饮二次，小溲通畅，而汗出脉起厥回，体转热矣。此症虽轻，如作厥深热亦深，投以沉寒凉药，危矣！故志之以示后学。（《诊余集》）

【按】《医学心悟》云：太阳证未罢，口渴，小便短涩，大便如常，此类溺涩不通之症，治用五苓散。也为此理。

八、有某，男，19岁，西堡村农民，1963年7月诊治。病史：患者上年恣食西瓜，后又感暑泻，亦治愈。后时轻时重，历时一年，食欲不振，极度消瘦，精神逐渐衰萎，大便里混杂血水及脓沫，腹内极不舒适。曾请30多位医生治疗，直至卧床不起，前天服一医处方一剂，药资3元多，也无济于事，于是急住院求医治。门诊3位大夫诊断检查后，共同感到疾不可为之，不可求药，以本院设备条件差为由，建议转大医院治疗，免误生命，病人家属无奈，请我诊治，以便带点药回去，以图安慰病人。患者精神衰极，言语无力，脉息参错，断续不匀，余也是勉图其难，以尽人事。据《伤寒论》164条："伤寒，服汤药，下利不止，心下痞硬……复不止者，当利其小便。"处五苓散加味理之。方药：炒白术15克，炒山药21克，茯苓12克，泽泻12克，猪苓9克，官桂3克，木香5克。2剂，水煎服。嘱服后酌情再诊。4日后病家派人前来告知药后病势好转，要求改方继服，又以和胃进食2剂。方药：东参3克，炒白术9克，炒山药15克，茯苓12克，车前子（另包）9克，鸡内金9克，焦三仙27克（各9克），甘草3克，生姜2片，大枣2枚。水煎，空服。嘱：注意饮食，忌生冷、油腻、荤腥、难消化食物，不勉强吃，不多吃，如此百天，以资善后复元。共服药4剂，日渐好转，沉疴尽愈。（《名老中医阎镛疑难医案医话》）

【按】暑泻何也？李梴《医学入门》谓，"暑泻如水，烦渴，尿赤，暴泻"。有受热史，或饮啖日中所晒之物，坐日中热处，皆可为病。本例恣食西瓜，西瓜有天生白虎汤之称。寒冷之品，过食则败胃，且日中暴晒之西瓜不能吃，食入即病（即饮啖日中所晒之物），致使脾胃受伤，泻利成年至危重欲脱。患者脾肾皆虚，虽然经30多位医生医治，也未治愈，时轻时重，疗效不固，恐与辨证不明，护理不当，饮食不节有关。仲景五苓散平淡无奇，却系经验所取，幸出所料，起到转危为安，沉疴顿愈之功。详推其理，五苓散为调理水液代谢之要方，今人有治肾炎、胸水、尿潴留等报道。盖脾恶湿喜燥，其运化水湿失司常为泻利，故以燥脾利湿剂而治泻，官桂温补命门鼓动肾阳，又闻山药有挽救虚脱之功。综观此方，在于健脾燥湿，分清浊，利小便，实大肠而止泻，兼鼓舞气血，促进阳生阴长，以固先天及后天之本为其然，继和胃进食以资复元。嘱患者忌食百天，才不致前功尽弃，也为经验。

茯苓桂枝白术甘草汤

伤寒若吐、若下后，心下逆满，气上冲胸，起则头眩，脉沉紧，发汗则动经，身为振振摇者，茯苓桂枝白术甘草汤主之。

茯苓桂枝白术甘草汤方：

茯苓20克，桂枝15克，白术10克，炙甘草10克。

心下有痰饮，胸胁支满，目眩，茯苓桂枝白术甘草汤主之。

夫短气有微饮，当从小便去，茯苓桂枝白术甘草汤主之，肾气丸亦主之。

茯苓桂枝白术甘草汤（苓桂术甘汤）证之病理，为脾之功能不运且心阳不足，血运不畅，影响三焦水道而病也。

脾不运，三焦水道不利则生水浊，积于胃脘部而为稀痰（即水气），故见胸满而闷、胸胁支满；心阳不振则血运不利，动脉血运不利可见气上冲心胸，也可从下而上依次出现类似胀、满、悸之类的感觉。水浊从三焦咽喉部分溢出，积于喉部则有痰凝之感，状若梅核气；痰液溢入气管则可见咳嗽；其于面部溢出，则可见面部黧黑，额、颊、鼻、唇、颏有黑斑，即水斑；水浊于脑部溢出而积于耳蜗之处，影响神经则头眩；水浊积于鼻腔水道之处，则可见鼻不闻香臭或鼻涕倒流；水浊积于眼底，则每致眼压过高，甚或致眼底出血，眼睛红；水浊积于耳部，则可出现耳朵流脓；水浊欲从舌部溢出，则舌苔可见白色，水滑欲滴，舌淡嫩；水运不畅，水道不行，则可见小便不利、大便秘结。

苓桂术甘汤之药理如下。

该方用茯苓、白术活水运而健脾利湿，除水道之瘀滞；用桂枝强心、活血运、利水运；用炙甘草调和诸药、补肠津，故服后多小便利且汗出而愈。以炙甘草能安肠补液恋湿，故宜轻用之。

若其人痰湿过重，则宜加入半夏、砂仁、陈皮等温胃之药，通过增强胃蠕动，改善三焦之入道而达到强化水运之作用，也可加柴胡活三焦水运。我们常说水湿内停，阻遏气机，则可致水道不通而加重水湿。其实气机者，即实功能也，增加三焦之功能，即能活水运也。实脾饮之用木香，参苓白术散之用陈皮、砂仁，也是此理。

若其人兼见血虚发热，则宜合四物汤以用之，此即联珠饮也。即以四物滋血，血补则热退；以苓桂术甘汤燥脾祛痰，痰去则咳止也。

《类聚方广义》云：苓桂术甘汤治饮家眼目生翳，昏暗疼痛，上冲头眩，睑肿，眵泪多者，加苤苢，尤有其效。当以心胸动悸，胸胁支满，心下逆满等为目的。治雀目证，亦有奇效。陆渊雷先生云：慢性胃病，世间最多，不必皆有蓄水。其有蓄水者，大半为苓桂术甘汤证，故本方之应用极多。胃水常引发目疾，赤痛而多眵泪，本方加车前子，奇效。时医治目疾，但晓寒凉滋润，桂之温，术之燥，皆视为禁药，于是经久不得愈，而世欲有眼百帖之口号矣。

《建殊录》有以本方治痿躄者，其症见体肉眴动而上气殊甚，药后小便畅行而愈。陆渊雷先生谓论中"气上冲胸，眩冒，经脉动惕，久而成痿"所言者，当为苓桂术甘汤之主治。余则以为本条当为柴胡加龙骨牡蛎汤证，因柴胡加龙骨牡蛎汤中已含苓桂术甘汤中各药，且更为全面。

附：名医医案选录

一、郭某，女，48岁。患头晕1年多，每于饮食不适或者受风寒时即发作。头晕时目眩，耳鸣，脘闷，恶心，欲吐不得，食欲减退，不喜饮水，甚时不能起床，脉缓，舌淡苔白。证属脾胃阳虚，中气虚衰，致水气内停，清阳不得上升，浊阴不得下降。治以苓桂术甘汤。二剂后，头晕及烦满、恶心皆有好

转。后宗此方制成散剂，日服四钱，服1月痊愈，以后未复发。（《经方发挥》）

二、赵某，女，76岁。患心脏病多年，最近续发咳喘，日轻夜重，面目浮肿，小便短少。迭经医治，服药无算，病终无起色。视其舌体胖，苔少滑；切其脉弦。辨为水寒射肺之证，以通阳去阴、利肺消肿法治之。处方：茯苓30克，桂枝12克，杏仁10克，炙甘草6克。患者见药仅四味，面露疑色，然服至5剂，即小便畅利，咳喘大减，又服5剂，则咳喘平，面目浮肿消退而病愈。（《刘渡舟临证验案精选》）

三、陈某，女，52岁。大便秘结，五六日一行，坚如羊屎，伴有口干渴，但又不能饮，自觉有气上冲，头晕，心悸，胸满。每到夜间则上冲之势明显，头目昏眩更甚，周身轻度水肿，小便短少不利，面部虚浮，目下色青，舌胖质淡，舌苔水滑。此证为心脾阳虚，水气乘阳位，水气不化，津液不行，则大便秘结而小便不利；水气上冲，阴来阳搏而心悸、眩晕、胸满；水饮流溢，浩浩莫御，则身面浮肿。治法：温通阳气，伐水降冲。方药：茯苓30克，桂枝9克，白术9克，炙甘草6克。服2剂，头晕、心悸与冲气均减，此为水饮得温药之运化而减轻。乃于上方更加肉桂3克助阳以消阴，泽泻12克利水以行津。服2剂，口干去，大便自下，精神转佳，冲气又进一步好转。转方：桂枝9克，茯苓24克，猪苓9克，生姜9克，附子9克，白芍9克。服至3剂，诸症皆瘥，面色转红，从此痊愈。（周凤梧《山东中医药大学学报》）

四、"文革"前，余带学生在城子矿实习。某生治一白姓妇女，患梅核气，经用《金匮》半夏厚朴汤，已三进而丝毫无效，乃转余诊。切其脉弦，视其舌苔则水滑欲滴。余辨为水气不冲，咽被水寒所痹塞，而非痰气之证，乃用桂枝12克，茯苓30克，白术10克，炙甘草6克。连服五剂，咽喉通利，病已愈矣。某生讶为神，问曰：半夏厚朴汤为何无效？曰：半夏厚朴汤治痰气上凝之喉痹，苓桂术甘汤则治水气上冲之喉痹。此证脉弦、舌水而是其候，误为痰气，遂有"差之毫厘，谬之千里"。某生叹服。（《伤寒论临证指要》）

五、邻妇杨贵妹，家贫，体胖，劳于操作。感寒辄咳，夜间增剧，日久失治，身体日见消瘦。近又新产，不唯少休息，营养缺，且杂诸儿辈粗粝度日，因是面浮肿，午后潮热，不烦不渴，面唇无华，畏冷，常厚被自温。经医诊为久咳脾虚，服六君子汤；又或以血虚发热功当量，进圣愈汤。病无进退，历时三月矣。现以病增迎诊，脉细数无力而兼滑象，舌胖白润，面浮，不烦渴，潮热如故，天明始退，日吐清涎碗许，饮食无味，尿清便和。窃思本病起于操劳，增之产后，一则肺虚痰滞，清肃之令不行，因之咳嗽多痰；一则产后血亏，劳倦伤脾，脏腑失精微之奉，经脉缺血液之濡，因而潮热，以非实热，故不渴不烦也。前医之治，补血而不祛痰，或祛痰而不补血，偏胜失宜，故而寡效。盖治痰不补血，脾燥则肝阴益伤而血加燥，热必不退；补血不治痰，则脾阳不振而湿增痰盛，咳必更剧。故痰盛血亏之证，兼治为宜。《内科秘要》之联珠饮，方中四物滋血，血补则热退；苓桂术甘汤燥脾祛痰，痰去则咳止，既不滋湿，又不伤燥，极为切合病机。方是：熟地八钱，川芎二钱，当归五钱，白芍三钱，茯苓六钱，桂枝钱半，白术四钱，炙甘草二钱。初服二剂，热减痰少，面浮肿未消，脉则略起有力，精神微振。饮食渐进，知药已中的，嘱再服原方四剂，并饮食营养，热已退尽，痰亦不多，浮肿消退。又六剂，诸症悉已，后用归芍六君子汤、圣愈汤轮服竟愈。（《治验回忆录》）

六、鲁某，男，22岁，阳高县人，1966年来诊。气短、胸憋、心慌，劳动则加剧，休息则缓解，已不参加劳动半年，各处求医。曾到某医院诊为心脏病，某中医诊为伤力（即劳动过度所致），中西药并进，效果不显。经人介绍来诊，主症同上，纳食香，但不敢多吃，否则气更短，背部有掌大一片发凉，口干不欲饮水，大便时溏，小便正常，舌淡润，苔白，脉象弦数。辨证：脾虚气滞，饮凌心肺。治法：温阳化饮，健脾利湿。方药：苓桂术甘汤化裁。云茯苓 30 克，川桂枝 15，苍白术各 15 克，生甘草 10 克，法半夏 10 克，广陈皮 15 克，生龙牡（杵）各 15 克，川厚朴 15 克，广藿香 10 克，九节菖蒲 15 克，车前子（布包）15 克，紫丹参 15 克。水煎服，3 剂。综观全方，化饮通阳为主，镇悸、宁心、宽中下气为辅，使饮邪蠲，胸脘畅，脾运健，心悸宁，则阴霾之气消，恢复本来面目。该患者服药 6 剂见效，共服 18 剂收功。（《靳文清 50 年临证得失录》）

【按】在农村中此病（伤力停饮）发病率颇高，大多由于饮食不当，暴饮暴食，特别是疲劳过度。天热口渴思饮，遇水则快饮不辍，脘胀已无盛水之处，仍然口渴想饮，疲惫之躯，排泄功能衰微，过量进水而不能正常排出，以致停饮。预防之法：口渴甚，先少量进水，休息片刻再少量进饮，如斯三四次则渴解，饮水亦未过量。大脑思渴兴奋点若一次暴饮未消失，多次少量进水则兴奋点渐次消失。这也是我多年的经验。

桂枝去桂加茯苓白术汤

服桂枝汤，或下之，仍头项强痛，翕翕发热，无汗，心下满微痛，小便不利者，桂枝去桂加茯苓白术汤主之。

桂枝去桂加茯苓白术汤方：

茯苓 20 克，芍药 15 克，白术 10 克，生姜 15 克，炙甘草 10 克，大枣 4 枚。

桂枝去桂加茯苓白术汤（即苓芍术甘汤）证之病理，为水浊积于胸胁、胃脘部，水郁化热。其最为严重者，即为十枣汤证。

水浊积于胸胁、胃脘部，则可见心下满微痛；水运不畅则可见小便不利；水运不畅致血运不畅，则可见头项强痛等。

本条文所述者，病始见恶寒、头项强痛、翕翕发热、无汗、心下满微痛、小便不利等。此本为外有太阳表证，内有水饮积滞之证，即太阳兼少阳之证。若依法，当先解表后攻里。解表者，因其无汗，故当用麻黄汤发汗而利小便。表解之后，其内之停饮或可因元气归里或因小便利而愈。然医者不识，误用桂枝汤，则表虽解而恶寒罢，其他症状依然存在，医者以为其表已解，当续攻里而下之。以其治法错，故诸症仍在也。

本条之注解，素来有去桂、去芍之争，然以近代名医李克绍老先生之解释最为得体。李老云："《医宗金鉴》认为，去桂当是去芍，理由是 21 条有'太阳病下之后，脉促胸满者，桂枝去芍药汤主之'之文，这就是牵强附会。因为第 21 条的胸满，是太阳病误下后胸阳受挫，阳欲外出而不能，郁于胸中而致满。它与 28 条水饮停聚的满根本不同，何况 21 条是胸满而不是心下满，本证是水饮结聚在心下，微肿微痛。小便不利是水饮内停的必然症，心下满提示水饮结聚的部位。这样，把病定性定位之后，再分析翕翕发热和头项强痛的病理。不要简单地把翕翕发热和头项强痛看成太阳表证。因为水饮内结而致的荣卫不和也能发热，本证翕翕发热为轻浅的低热，就是这个道理。胸中停痰的瓜蒂散证不也是病如桂枝证而发热吗？水饮内结，阻碍经气，头项强痛之大陷胸丸证，不是也项如柔痉状吗？正由于翕翕发热和头项强痛都是内部病变的外在反应，不是表证，所以服桂枝汤无效。心下满微痛也不是胃家实，所以下之也无益。'服桂枝汤或下之'是假设之辞，之所以做出这样的假设，又提出小便不利，就是提示我们，要把一切症状从水饮上考虑。如果不是这样，只因为病人主诉有心下满，便不加分析，把'胸满者去芍药'搬来，这就是牵强附会，也包括断章取义。"

苓芍术甘汤之药理：方用茯苓、白术行水燥湿；用白芍滋阴利小便；用炙甘草、大枣补胃肠之阴液，以此二药能补液恋湿，故宜少用。数药合用，小便利、水浊去，则发热自止。此即"通阳不在温，而在利小便"之法。

本方与苓桂术甘汤相差者，只是桂枝、芍药而已。本方所以不用桂枝，也是恐桂枝辛温之性，不宜于发热之证也。临床见阳虚发热不甚者，则仍当用之，阳虚甚者，则当加附子，即真武汤也。

附：名医医案选录

余治刘某，女，53岁，患低热不退，徘徊于37.5℃左右，已两月余，兼见胃脘发满，项部拘急不适。切其脉弦，视其舌胖大，而苔则水滑欲滴，乃问其小便，自称短涩不利而有不尽之感。余结合第28条精神，用桂枝去桂加茯苓白术汤（白芍、生姜、炙甘草、大枣、茯苓、白术），共服三剂，则小便通畅，低热等症随之而解。古人云："事实胜于雄辩。"如果离开了实践检验，只凭主观想象而奢谈原文的错误，鲜有不偾事者，则岂止"去芍"之一说哉？（《伤寒论临证指要》）

真武汤

少阴病，二三日不已，至四五日，腹痛，小便不利，四肢沉重疼痛，自下利者，此为水气，其人或咳，或小便利，或下利，或呕者，真武汤主之。

真武汤方：

茯苓 15 克，芍药 15 克，白术 10 克，生姜 15 克，炮附子 5 克。

若咳者，加五味子 8 克，细辛 5 克，干姜 5 克；若小便利者，去茯苓；若下利者，去芍药，加干姜 10 克；若呕者，去附子，加生姜，合前成 40 克。

太阳病，发汗，汗出不解，其人仍发热，心下悸，头眩，身𥆧动，振振欲擗地者，真武汤主之。

未持脉时，病人叉手自冒心，师因教试令咳，而不即咳者，此必两耳无闻也。所以然者，以重发汗，虚故如此（真武汤主之）。

真武汤证之病理为阳虚水郁。

水运不畅，即水郁，则小便不利、四肢沉重、自下利、咳、呕、发热、心下悸，此即苓芍术甘汤证。

血运不畅，即阳虚，不能濡养经筋、神经，故可见腹痛、身体疼痛；血运不畅，心脏无力，脑部供血不足则缺氧，加上水运不畅而水浊积于脑部耳蜗之处，内耳神经不平衡，故可见晕眩、平衡感差、肌体震摇晃动等，此文中曰"身𥆧动、振振欲擗地"也。

以其血运与水运皆见不畅，故谓之阳虚水郁，是以其人发病时多觉手脚发胀、皮肤绷紧、关节屈伸不利、眼睑多浮肿、目下隆起如卧蚕。此文中"四肢沉重，疼痛"所言者。盖湿浸于外，故四肢沉重，重为肿之苗头，肿为重之发展。疼痛者，神经不得血与津养也。

若其人阳虚水郁既久，肠部蠕动无力，便积于肠中，可见便秘、舌苔黄厚而润，但其大便必初硬而后溏，脉必细数无力。

本段第二节所言者，即其人本为太阳中风之桂枝汤证，医者不明而误用麻黄汤大发其汗，致津血大伤，肌肉与神经不得濡养，故其人可见发热、心悸、失眠、身𥆧动、振振欲擗地，是以真武汤可为麻黄汤之救误法，此于桂枝汤条下已有详解。

本段第三节所言者，为大发其汗后见耳聋，亦为误汗伤其津血所致也。血虚津伤致耳部不得养而耳聋，故治宜真武汤，不可因其耳聋而误以为少阳柴胡证。少阳柴胡证之耳聋，必兼见脉弦胁痛、咽痛口渴；真武汤证之耳聋，其人必见脉弱而无力也。

本证之耳聋，其实质为汗后阳虚水郁，故可用真武汤治之。然曹颖甫《伤寒发微》一书中，则认为本证当用桂枝甘草龙骨牡蛎汤，即用桂枝甘草汤补心阳，以龙骨、牡蛎行水运也。个人以为，临床见阳虚水郁之耳聋，其轻者，可用桂枝甘草龙骨牡蛎汤，重者则当用真武汤，亦可合两方以用之。

真武汤之药理如下。

因其为血运、水运不畅或血虚津伤致种种病变，故方用附子强心、促血运，以补心阳、散寒；用白芍助静脉血运而利小便；用茯苓行水运而补津液；用白术温脾、行水运；用生姜温胃阳、除水饮、行水运。《伤寒杂病论》中，凡心阳虚者，多附子、人参合用以建其功。本方只用附子不用人参者，以其人水郁甚重，人参虽能强心，但也能补液，用之恐增加肿胀，故不用之。

其加减：咳加干姜、五味、细辛者，以干姜、五味、细辛能温阳行水除痰。此与小青龙汤证相同，但症状较小青龙汤为重，故临床见小青龙汤证，而用小青龙汤不效者，宜考虑使用真武汤。小便利去茯苓者，恐茯苓利水伤津也。下利去芍药加干姜者，以阳虚下利，芍药能助静脉血回归，且芍药为阴药，故不宜于阳虚之证；加干姜者，欲温阳止下利也。呕去附子加生姜者，以呕为胃有停饮，故加生姜以温胃阳，除水饮，此与后文小半夏汤之用生姜同理。

近代名医陈潮祖教授根据真武汤治阳虚水郁之理，常运用此方治阳虚呃逆、阳虚腹胀、前列腺肥大、肾病水肿、遗精泄泻、精神异常、慢性咽炎、视物昏花、头发脱落等，其辨证要点为舌体淡胖有舌痕、舌苔白滑、脉象沉迟。

附：名医医案选录

一、张某，男，62岁。每晚胸满憋气，后背既凉且麻，切其脉弦，视其舌水，辨为水心病而阳气不足。乃用桂枝15克，炙甘草10克，白术10克，茯苓30克，嘱服七剂。背寒与胸满俱减，照方又服七剂，病已近愈。因其阳气浇漓，为疏：附子20克，白术20克，茯苓40克，白芍15克，生姜20克，桂枝20克，蜜为小丸，以资巩固。（《伤寒论临证指要》）

二、王某，女，61岁。患者有慢性咳喘病史，逢寒病作。时值秋末冬初，其病发作，喘急抬肩，动则喘息更甚，伴有咳嗽，吐痰色白，稀痰量多，形瘦神惫，时而汗出，观其面为微绛，舌苔薄白，脉沉弱无力。投二陈、青龙皆不收效，后服白果定喘汤，但只能缓解，不能根除，停药病仍作，百医无效。余诊之曰：此乃肾中真阳不足，水寒射肺也。痰生于饮，治痰必驱其饮。处方：真武汤重用茯苓60克，加干姜60克，细辛2.4克。服一剂知，二剂病大减。咳喘已平，吐白痰仍多，纳食不佳。用前方加五味子6克，白术9克，三剂而痊愈。（夏洪生《哈尔滨中医》）

三、蔚某，女，34岁。病头痛，发热恶寒，无汗骨楚，服荆防败毒散，汗大出，寒热解。望日，眩晕，恶心，全身水肿，测得血压170/100 mm Hg。心电图正常。X线检查：右上肺结核纤维化。化验尿常规、肝功能均属正常。诊断为原发性高血压。服利血平七日，血压不降，心怀忧惧，冀早得愈，求服中药。患者眩晕恶心，水肿畏寒，小便不利，大便如常，四末不温，饮食不思，舌苔润滑，脉象沉细。观其脉症，此汗不如法，损伤肾阳，气化不利，水饮泛溢证也。温肾回阳，四逆汤为优，化气利水，五苓散为先，然四逆汤回阳不利水，五苓散利水不回阳，二者兼备者，真武汤也。拟：附子10克，白术15克，茯苓15克，白芍10克，生姜10片。二剂。停服利血平。二诊：血压150/100 mm Hg，眩晕止，胃口开，水肿全消，拟金匮肾气丸善后。按：患者素为阴虚之体，肺痨虽经治愈，而两颧仍泛潮红。此次外感风寒，荆防败毒散本属不谬，然因过汗伤阳，致邪直入少阴，呈现一派阴盛阳虚、寒水上溢之象，故予温阳化气以治。由此观之，阴虚之体亦有阳虚之变，若执定阴虚，予以滋阴，水必漫溢"三峡"矣。（《临证实验录》）

四、李某，男，32岁。患头痛病，每在夜间发作，疼痛剧烈，必以拳击头部始能缓解，血压正常，心肺正常。西医检查未明确诊断，头痛不耐烦时，只好服止痛药片。问如何得病？答：夏天开车苦热，休息时痛饮冰冻汽水或啤酒，每日无间，至秋即觉头痛。问头痛外，尚有何症？答：两目视物有时黑花缭乱。望其面色黧黑，舌质淡嫩，苔水滑，脉沉弦而缓。此证乃阳虚水泛，小蔽清阳所致，从其色脉诊可以断定。为疏：附子四钱，生姜四钱，桂枝二钱，茯苓八钱，白术三钱，炙甘草二钱，白芍三钱。共服六剂获安，又服苓桂术甘汤四剂巩固疗效而愈。（《伤寒挈要》）

五、张某，女，47岁，禹城县甘里堡公社，双新大队社员，1976年4月8日初诊。患者于产后40天始觉两臂震颤，以后逐渐加重，发展至全身不自主震颤，已两个半月，阵发性加剧，影响睡眠及进食。病人就诊时亦不能稳坐片刻，并伴有舌颤，言语不利，憋气，以长息为快，食欲差。曾多次就医，各方求治不验。曾在山东医学院附属医院检查，神经系统无异常，诊断神经官能症，服西药无效，也服过中药，用补气养血、柔肝舒筋、疏肝理气、平肝潜阳等剂，亦不见效果。诊视：舌质尖略红，左侧有瘀斑，舌苔白，两手脉俱沉滑弱。治以温阳镇水，真武汤加味：茯苓30克，白术24克，制附子12克，白芍15克，生姜12克，桂枝9克，半夏12克，生龙牡各30克，炙甘草6克，水煎服，2剂。4月30日复诊：患者自述29日晨8时服第1剂药，至当日下午6时许，颤动基本停止，腹内鸣响。当晚又进第2剂，颤动停止，晚间睡眠明显好转，仅有时自觉头有阵阵轰鸣。上方白芍改用30克，加钩藤12克，磁石30克，再服3剂，以巩固疗效。（《经方临证集要》）

六、乡里有姓京者，经鬻绳为业。子年三十，初得病，身微汗，脉弱恶风。医以麻黄药与之，汗遂不止，发热，心多惊悸，夜不得眠，谵语不识人，筋惕肉𥆨，振振动摇。医者又进惊风药。予曰：此强汗之过也。仲景云：脉微弱，汗出恶风者，不可服大青龙汤。服之则筋惕肉𥆨，此为逆也，唯真武汤可救。进此三服，佐以清心圆，数日愈。（《普济本事方》）

附子汤

少阴病，得之一二日，口中和，其背恶寒者，当灸之，附子汤主之。

附子汤方：

炮附子 10 克，人参 15 克，芍药 15 克，茯苓 15 克，白术 20 克。

少阴病，身体痛，手足寒，骨节痛，脉沉者，附子汤主之。

妇人怀娠六七月，脉弦发热，其胎愈胀，腹痛恶寒者，少腹如扇，所以然者，子脏开故也，当以附子汤温其脏。

附子汤证之病理与真武汤证近，皆为阳虚水郁且见血虚津伤也。故治用真武汤之余，更加强心、补气、生津之人参，此与后文之四逆汤加参同义。

其治妇人胎胀，少腹如扇者，盖血虚寒不足以养胎，故胎动也。

附：名医医案选录

一、王某，35 岁，经产妇。怀孕 7 个月，忽腹部疼痛，绵绵不休。经多方治疗，痛益甚。诊时已病月余，患者畏寒，腹部更甚，口中和，喜热饮，泛清涎，弦无力。先以逍遥散加味治之，无效。不得已用附子汤，处方：附子 15 克，茯苓 15 克，党参 25 克，白术 25 克，白芍 15 克。连服 3 剂而愈，至期产一男婴，甚壮。(《辽宁中医杂志》)

二、李连仲老中医根据附子汤温补元阳、健脾除湿之力，加味治疗虚寒早产。处方：炮附子、当归、人参（另炖）各 6

克，茯苓、炙甘草、白芍各10克，黄芪30克，丹参15克。于妊娠6个月后每月中旬服药5剂，每日1剂。结果保胎成功。（李淑琴《浙江中医杂志》）

三、谢某，女，28岁，唐林村人。感冒后不欲食，本属脾虚弱，应补之、益之，却以为胃中积滞，用盐卤泻之。泻后胃纳有减无增，并出现夜间不寐，迄今已十四日矣。询知胸闷心悸，倦怠畏寒，身重跗肿，四末发冷，食后心下沉闷，大便溏，小便不利，口不干苦。视其舌，淡红无苔；切其脉，沉缓无力；诊其腹，心下痞满，无抵抗。脉症分析：温病伤阴，伤寒损阳。《素问·生气通天论》云："阳气者，若天与日，失其所则折寿而彰。"今伤寒后阳气不足，复经攻下，阳气更虚，致水饮泛滥，凌心则神不安宅而心悸、不寐；饮邪弥漫，中州无光，土不制水而水肿、便溏。治当温阳健脾，化气利水，阳气旺则阴自消，脾土健则水自落。调兵遣将，真武汤、附子汤皆可胜任，然本案脉象无力，似更宜附子汤也。拟：附子10克，白术15克，茯苓15克，白芍10克，党参10克，生姜10片，二剂。二诊：夜寐可达5小时，小便增多，身重跗肿大减，畏寒亦轻，四肢转温，纳化仍差，脉舌如前。阳气恢复一分，水饮退却一分，今效于昭然，恢复健康，企踵可待。原方三剂。三诊：夜寐甘甜，纳化几近正常，令服归脾丸以善后。（《临证实验录》）

四、于某，男，46岁，姜各庄公社长坨人。患左下肢脉管炎已3年，曾去河南某地治疗，耗资6千余元而未治愈。患肢足背部为紫黑色，肤凉，有麻木感，其痛甚剧，彻夜难眠，服止痛药已不能控制，唯有注射杜冷丁可止一夜之苦。足背部已有如核桃大一块溃烂，流清稀水。诊其脉沉，一分钟约50余次。此乃寒凝足背，络脉不通，证属脱疽。宜用附子汤法：熟附片50克，党参30克，茯苓30克，白术15克，生黄芪50

克，白芍30克，桂枝15克，细辛10克，当归30克，川芎10克，牛膝15克。5剂，水煎服，日1剂。服后疼痛止，溃破之面积减少，足背已略温，药即效，则不更方，以上方服至30剂，其病痊愈。按：脱疽病肤凉，脉沉而痛剧，溃破流清稀水，是为寒凝太甚，治非温热不除，故以附子汤温阳补气，加芎、归行血而得愈。(《六经辨证实用解》)

泽泻汤

心下有支饮，其人苦眩冒，泽泻汤主之。

泽泻汤方：

泽泻40克，白术15克。

泽泻汤证之病理为三焦水运不畅，水浊积于全身肤腠。

三焦水运不畅，水浊积聚胃脘部，可见上冲而呕；水浊积于脑部、三焦，则可见终日冒眩，两眼懒睁，甚或两手发颤；舌连三焦，为三焦之外象，三焦水浊多，则可见舌硕大无伦，此为泽泻汤证的辨证要点之一。

泽泻汤之药理：方中重用泽泻活三焦水运以行水泻肾，用白术活三焦水运，健脾除肌表之水湿，使水浊从水道急泻直出。水运速则汗出，水浊去则诸症自平。故服药后可见小便大增，汗出不断而病愈。

《素问·病能论》云："帝曰：有病身热解堕，汗出如浴，恶风少气，此为何病？岐伯曰：病名曰酒风。帝曰：治之奈何？岐伯曰：以泽泻、术各十分，麋衔五分合，以三指撮为后饭。"此节所言者，为嗜酒之人，湿热久郁，致水运不畅，蕴积于三焦肌表，故见病自汗出者也。因饮酒能暂时性加速血运、水运，故饮酒后可见自汗更甚。故方用泽泻汤活三焦水运，除肌表之水湿，三焦水运正常则病汗自止也。

因其利水之力宏，故只宜暂用，不可久用，水湿之邪一减，即当改用苓桂术甘汤、五苓散之属。

附：名医医案选录

一、1967年在湖北潜江县，治一朱姓患者，男，50岁，因病退休。患病已二载，百般治疗无效。其所患之病，为头目冒眩，终日昏昏沉沉，如在云雾之中，且两眼懒睁，两手发颤，不能握笔写字，颇以为苦。切其脉弦软，视其舌肥大异常，苔呈白滑，而根部略腻。辨证：此证为泽泻汤之冒眩。因心下有支饮，则心阳被遏，不能上煦于头，故见头目冒眩证；下虚有饮，阳气不充于筋脉，则两手发颤；阳气被遏，饮邪上冒，所以精神不振，懒于睁眼；至于舌大脉弦，无非支饮之象。治法：渗利水邪，兼崇脾气。方药：泽泻24克，白术12克……服第一煎，因未见任何反应，乃语其家属曰："此方仅两味药，吾早已虑其无效，今果然矣。"孰料第二煎后，覆杯未久，顿觉周身与前胸、后背漐漐汗出，以手拭汗而黏，此时身体变爽，如释重负，头清目亮，冒眩立减。又服两剂，继续又出些微汗，其病从此而愈。（《伤寒论临证指要》）

二、1973年曾治一黄姓妇女，32岁。患头痛兼头重，如同铁箍勒于头，其病一年有余，而治疗无效。切其脉沉缓无力，视其舌体则硕大异常，舌苔白而且腻。辨证：此证为水饮夹湿，上冒清阳，所谓"因于湿，首如裹"。治法：渗利水湿，健脾化饮。方药：泽泻18克，白术10克，天麻6克。此方共服四剂，一年之病，从此渐渐而愈。（《伤寒论临证指要》）

三、魏某，男，60岁，河南人。患头晕目眩，兼有耳鸣，鼻亦发塞，嗅觉不灵。病有数载，屡治不效，颇以苦。切其脉弦，视其舌胖大无伦，苔水滑而白。辨证：此证心下有饮，上冒清阳，是以头冒目眩，其耳鸣、鼻塞则为浊阴踞上，清窍不利所致。治法：渗利水湿。方药：泽泻24克，白术12克。此方服一剂而有效，又服五剂，则头晕、目眩、耳鸣、鼻塞等症衰其大半，转方用五苓散温阳行水而收全功。（《伤寒论临证指要》）

四、乙酉五月初十日，陈，51岁。人尚未老，阳痿多年。眩晕昏迷，胸中如伤油腻状，饮水多则胃不和，此伏饮眩冒也。先与白术泽泻汤逐其饮，再议缓治湿热与阳痿。岂有六脉俱弦细，而恣用熟地、久服六味之理哉！冬于术二两，泽泻二两，煮三杯，分三次服。已效而未尽除，再服原方十数帖而愈。（《吴鞠通医案》）

五、管右，住南阳桥花场。九月一日咳吐沫，业经多年，时眩冒，冒则呕吐，大便燥，小溲少，咳则胸满，此为支饮，宜泽泻汤。泽泻一两三钱，生白术六钱。（《经方实验录》）

六、张某，女，13岁。患者近二年来，每隔十天或半月便发生眩晕，甚则恶心呕吐，经中西医治疗可缓解。但因反复发作，曾作多种检查，未发现器质性病变。近日又发作，不能上学，故来就诊。察其身体比较消瘦，舌脉如常。据主症为"其人苦冒眩"，故治以泽泻汤。处方：泽泻15克，白术6克。3剂，日1剂，水煎，分3次温服。一年后因患病毒性心肌炎来诊治，方知服泽泻汤3剂后，至今未再发生眩晕。（《金匮杂病论治全书》）

茯苓桂枝甘草大枣汤

发汗后，其人脐下悸者，欲作奔豚，茯苓桂枝甘草大枣汤主之。

茯苓桂枝甘草大枣汤方：

茯苓40克，桂枝20克，炙甘草10克，大枣8枚。

以甘澜水先煮茯苓后，内诸药再煮。作甘澜水法：取水二斗，置大盆内，以杓扬之，水上有珠子五六千颗相逐，取用之。

茯苓桂枝甘草大枣汤证之病理，为心阳不振、血运不畅致水运不畅也。下腹部为人下焦之主要部分，水运不畅，水积于其处，故自觉脐下跳动不安；动脉血运不畅、水气上冲则欲作奔豚。

方中重用茯苓健脾利湿、行水运，并用桂枝、炙甘草、大枣强心补液。

附：名医医案选录

一、淀侯之臣，烟田传郎之妹，年20余。脐下动悸，任脉循行处（经腹正中线）拘急，时时上冲于心下，发作时背弓反张，不省人事，手厥冷，呼吸欲绝，数医治疗无效。余诊之，此为奔豚病，故与苓桂甘枣汤。服之数十日，病已减七八，只腹中常剧痛，或手足抽搐。于是，兼用当归建中汤，数月而痊愈。（浅田宗伯《橘窗书影》）

二、一男子，身体瘦，身高，久患胃病，大约每年发作1次剧烈胃痉挛。偶然胃痉挛发作，胃急痛，闷乱而上逆呕吐，用药2～3次无效，苦于难忍，如死之境。服苓桂甘枣汤而愈。此例，用本方治疗脐下动悸为目标。（荒木性次《古方药囊》）

茯苓甘草汤

伤寒，汗出而渴者，五苓散主之；不渴者，茯苓甘草汤主之。

茯苓甘草汤方：

茯苓 10 克，桂枝 10 克，炙甘草 5 克，生姜 15 克。

伤寒，厥而心下悸，宜先治水，当服茯苓甘草汤，却治其厥，不尔，水渍于胃，必作利也。

茯苓甘草汤证之病理，为胃阳不振，水运不行。胃阳不振则水饮积于胃脘处，故心下悸；水饮流入于肠，则水泻。胃阳不振，血运不畅，故四肢厥冷。水运不畅，郁而化热，故小便不利。

方用桂枝活动脉血运，用生姜以助胃阳，用茯苓活水运、利小便。血运正常，则四肢厥冷自愈；水运正常，自然小便利而泻止也。

水泻之症，口渴者当选用五苓散；不渴者当选用茯苓甘草汤；若兼见口渴而胃反者，则当选用茯苓泽泻汤。

附：名医医案选录

一、阎某，男，26 岁。患心下筑筑然动悸不安，腹诊有振水音与上腹悸动。三五日必发作一次腹泻，泻下如水，清冷无臭味，泻后心下悸动减轻。问其饮食、小便尚可。舌苔白滑少津，脉象弦。辨为胃中停饮不化、与气相搏的水悸病。若胃中水饮顺流而下，趋于肠道，则作腹泻。当温中化饮为治。疏方：茯苓 24 克，生姜 24 克，桂枝 10 克，炙甘草 6 克。药服 3 剂，

小便增多，而心下悸明显减少。再进 3 剂，诸症得安。自此之后，未再复发。（《刘渡舟临证验案精选》）

二、有一妇人，自心下至膈上，动悸甚剧，有城郭震撼之势，于是眩晕不能起，夜则悸烦目不合。如此者数年，更医而不愈。余最后诊治，谓病家曰：群医方案不一，今我姑置其病因，止投一神方，服之弗怠，可以收功起身。即用茯苓甘草汤加龙骨、牡蛎与之。日渐见效，淹久之病，半年而痊愈。病家欣忭不已。夫非奇药异术，能起沉疴痼疾者，其唯汉以上之方药乎？（《伤寒论今释》）

三、叔祖静田公……曾于炎暑之会小憩于某翁田舍。主人肃客待茶，谈及医道，前席请曰："鄙人患鼻头出汗，有如屋漏，拭而又来，经年未愈，虽无甚痛楚，然日觉倦怠不支矣。先生方外士，得无海上方耶？"公为诊之曰："尊恙勿药可愈，但持斋三月乃已。然淡泊所不能堪也，故有术在。"乃疏茯苓甘草汤，嘱服弥月可愈。年终，得患者谢书，谓果如所断。门人请其方义。公曰："此易见也，鼻者，脾之属而肺之窍也。富裕之家，其人嗜酒而餍粱肉，乃脾经湿浊上蒸使然耳，甘缓淡渗之法，不亦得乎！"（《三湘医萃医话》）

茯苓泽泻汤

胃反，吐而渴欲饮水者，茯苓泽泻汤主之。

茯苓泽泻汤方：

茯苓 40 克，泽泻 20 克，甘草 10 克，桂枝 10 克，生姜 20 克。

茯苓泽泻汤证之病理为胃阳不振、水运不行。

胃阳不振，水饮积聚于胃脘处，则可见胃反呕吐；水运不畅，水饮停滞，肌体缺津，则可见口渴也。故方用茯苓甘草汤加泽泻以利三焦之水道，使水液运行、水精输布，则诸症自愈。

附：名医医案选录

一、《续建殊录》云：一禅师，平日饮食停滞，胸腹动悸，雷鸣呕吐，腹中痛，志气郁郁不乐。一医与附子粳米汤或半夏泻心汤，不愈。一日呕吐甚，累日绝谷食，呕吐益甚，服小半夏汤或小半夏加茯苓汤，疲劳日加，烦闷欲死。予投以茯苓泽泻汤，呕吐止，翌日啜糜粥，不过十日，诸症痊愈。渊雷按：此案必有口渴症，否则投茯苓泽泻汤为尝试而偶中也。初与附子粳米汤不应者，为其腹痛不剧，且无寒证故也。与半夏泻心汤不应者，为其心下不痞硬与腹痛故也。与小半夏及加茯苓汤不应者，为其渴故也。（《金匮要略今释》）

二、昌黎中学李某，年已不惑，患视网膜炎，视物右上方有黑色物体遮盖不散。曾服益气聪明汤、杞菊地黄汤等方，无效可言。余见其面黧，舌水，脉弦而又心悸头晕，辨为水气上冲、蒙蔽清阳之证。为疏苓桂术甘汤加泽泻。约服三十余剂，眼前黑花消失不见。（《伤寒论临证指要》）

甘姜苓术汤（肾着汤）

肾着之病，其人身体重，腰中冷，如坐水中，形如水状，反不渴，小便自利，饮食如故，病属下焦，身劳汗出，衣（表）里冷湿，久久得之，腰以下冷痛，腹重如带五千钱，甘姜苓术汤（肾着汤）主之。

甘姜苓术汤方：

茯苓 20 克，干姜 20 克，白术 10 克，甘草 10 克。

甘姜苓术汤（肾着汤）证之病理，为胃阳不振，水浊积于腰脐腠理之间，故其人可见身体重、腰中冷、如坐水中、形如水状等。方用干姜温胃阳、逐水湿，用茯苓、白术活三焦水运、健脾利湿。胃阳得振，水湿得去，自然诸症皆愈。

《方函口诀》云：此方一名肾着汤，用于下部腰间之水气、阴唇水肿等，有效。妇人久年腰冷带下者，加红花与之，更佳。

附：名医医案选录

一、冯某，男，54 岁。患腰部冷痛，如坐水中，饮食少思，大便稀溏，舌苔白，脉象濡缓。此寒湿着于腰部肌肉之分，腰为肾之府，即《金匮》所谓"肾着"之病。治宜温中散寒，健脾燥湿，用甘姜苓术汤：干姜 6 克，甘草 3 克，茯苓 10 克，白术 10 克。服 5 剂，并配合温灸治疗，食欲好转，大便成条。仍用原方加党参 12 克，再服 5 剂，腰痛亦止。（《金匮要略浅注》）

二、迟某，男，50 岁。其病为腰腿、两足酸痛，恶寒怕冷，行路则两腿发沉。切其脉沉缓无力，视其舌硕大，苔则白滑。沉为阴脉，属少阴阳气虚也；缓为湿脉，属太阴脾阳不振也。本证为《金匮》所述"肾着"之病。为疏：茯苓 30 克，白术 15 克，干姜 14 克，炙甘草 10 克。此方服至 12 剂，则两足发热，恶寒怕冷与行路酸沉、疼痛之症皆愈。（《刘渡舟临证验案精选》）

三、白某，女，38 岁。体肥而白带多，且有秽浊气味，久治不愈。视之皆为治湿热之药。切其脉沉缓，视其舌苔白滑不燥。疏方：白术 30 克，干姜 14 克，茯苓 30 克，炙甘草 10 克。服至 5 剂，白带减少大半，至 10 剂则痊愈。进修学生张君不解，问曰：带为湿浊之邪，味臭秽自是湿热所变。先生竟用肾着汤之温燥，而又反加重干姜之剂量，不知其理为何也？刘老曰：其人脉沉缓是为阴，是为寒湿，寒湿带下味秽，乃湿郁阳气使然。今方去寒湿，则使下焦阳不为湿邪所着，是以带止而味亦自除也。（《刘渡舟临证验案精选》）

猪苓散

呕吐而病在膈上，后思水者，解，急与之。思水者，猪苓散主之。

猪苓散方：

猪苓、茯苓、白术各等分。

杵为散，每服2克，日三服。

猪苓散证之病理，为水运不畅，水饮积于胃脘部。

水饮积于胃脘部，故其人可见呕吐而渴，其症状与五苓散证相近，但是比较轻，故只取五苓散中之猪苓、茯苓、白术也。

门纯德老中医云："此文是治水逆的，就是由于水气病、痰饮病引起的呕恶不止。一定要用散，服散剂后，药就分布在胃黏膜上。我用此方治疗了10余例尿毒症引起的呕吐不止。我的体会就是：凡化验非蛋白氮、尿素氮高，超过60～70mg/dL者，用此方是很有效的，一般情况下服四顿即可……我平常用小半夏加茯苓汤止呕，但有时解决不了问题，则需用猪苓散。我也试过将这三味药煎汤服，但效果不好，不如散剂，所以仲景方散、膏、丹各有妙用。此方也不能加半夏等止呕药，加上后反而不见效了。"

附：名医医案选录

刘某，男，26岁。忽然患腹痛如刀割，腹胀如鼓，大便不通，大渴，床头用釜盛茶水，每饮一大杓，饮下不久即呕出，呕后再饮，寝室满地是水。据西医诊断是肠套叠，须用大手术，病延至三日，医皆束手，危在旦夕。余诊其脉沉紧而滑，首用白术、茯苓、猪苓各五钱，水煎服一剂，呕渴皆除，大便即通。继用附子粳米汤，腹痛、腹胀等症亦渐痊愈。（《湖南中医医案选辑》第一集）

半夏厚朴汤

妇人咽中如有炙脔，半夏厚朴汤主之。

半夏厚朴汤方：

半夏30克，生姜20克，苏叶9克，厚朴12克，茯苓15克。

半夏厚朴汤证之病理，为水浊滞于咽部，质极黏稠，故咽部如有炙脔，咽之不下，吐之不出。故方用半夏、生姜、苏叶健胃之阳，使胃肠蠕动加速而除水饮，水饮除则咳止而痰消也；用茯苓健脾化痰湿；用厚朴刺激喉壁而燥化水饮，使痰从便去。

据实验所得，厚朴、苏叶能抑制喉反射而去其痰滞。

本方后人去姜名四七汤。"四"指半夏、厚朴、云苓、紫苏四药，"七"指喜、怒、忧、思、悲、恐、惊七情，用四味药治七情为病所致的气郁，故有此名。如痰涎结聚，咽喉中有物堵塞，吞不下，咳不出，必腹胀满，旁冲两胁，或呕或吐，皆可用之。

徐荣斋先生《读书教学与临证》一书载有曹炳章先生治梅核气的含化丸一方，据云效果颇佳，现录之备考。含化丸方：净硼砂 20 克，乌梅肉 9 克，柿霜 9 克，青盐 15 克，上四味共研细末，为丸如樱大，随时含化，日六至七丸。

附：名医医案选录

一、孙文垣治张溪亭乃眷，喉中梗梗有肉炙窗，吞之不下，吐之不出，鼻塞头晕，耳常啾啾不安，汗出如雨，心惊胆怯，不敢出门，稍见风则遍身疼痛，小腹时痛，小水淋沥而疼，脉两尺皆短，两关滑大，右关尤搏指。孙曰：此梅核气也。以半夏四钱，厚朴一钱，苏叶一钱，茯苓一钱三钱，姜三片，水煎，食后服。每用此汤调理多效。（《续名医类案》）

二、一士人妇，猝患积，饮食不入口。夜中，延予门人，脉平稳，唯滴水下咽，则烦躁欲死，腹满，不能进药食。门人归，问方于予，予以所言考之。得非喉痹欤？曰："非也，咽不痛。"问之看护人，则云昨日食饼后发，初，一医官治之，谢去，门人谓得非食滞乎，欲与中正汤，任令与之。次日，邀予往诊，即至其家，问之，则前夜饮医官之药，下咽难，吐之不出，大发汗而烦闷，饮门人药，则不如是之甚，苦痛似稍减，虽以一滴润喉，亦留滞难下云。诊之，无异状，仍与水试之，下喉如噎如呛，如欲从鼻也出。问昔尝患此否，则病属猝起，见其暂时甚苦，旋即下去，问痛否，则不痛，但觉在咽中心口。看护者三四辈，抚胸按背，皆为之流汗，云心下有逆上之物，其呛势令腹气引张。因决为喉中之病，然窥其喉，又无他异。殆穷于处方，姑与半夏厚朴汤，得小快，更投之，经三四日，竟愈。（《医事小言》）

半夏散及汤

少阴病，咽中痛，半夏散及汤主之。

半夏散及汤方：

半夏、桂枝、炙甘草各等分。

别捣筛已，合治之，服6～9克，日三服，不能服散者，水煎12～18克，小冷，少少咽之。

半夏散及汤方证之病理，为阳虚不运，水浊积于咽喉。阳虚不运，血运不畅，不能濡养咽部肌肉，故可见咽痛；水运不行，水浊积于咽喉，故可见痰涎较多、音哑、咳痰气逆等。

方用桂枝活血运、除痰滞，半夏温胃阳、逐水饮，炙甘草补津液。诸药合用，痰与血瘀皆去，津液足则咽自然不痛也。以其病在阳虚，故谓之少阴病。

附：名医医案选录

郑某，女，家庭妇女。身体素弱，有痰嗽宿疾。因娶媳期间，心力俱劳，引起恶寒，发热，头痛等症，咽喉疼痛尤剧，卧床不起，吞咽困难，脉象两寸浮缓，咽部颜色不变。诊断：三阳中少阴主枢，少阴之经循于咽喉，枢机失常，邪气怫逆不能外达而发生咽痛。治以《伤寒论》半夏汤原方。本方用炙甘草并有清火作用，表里兼治。嘱徐徐咽下。服2剂，寒热、痰嗽、咽痛等顿消。继以扶正而愈。（游建熙《新中医》）

苦酒汤

少阴病，咽中伤，生疮，不能语言，声不出者，苦酒汤主之。

苦酒汤方：

半夏 14 枚，鸡子 1 枚。

鸡子去黄，内半夏、苦酒，置刀环中，安火上，令三沸，去滓，少少含咽之，不差，更作三剂。

苦酒汤证之病理为咽部痰与血结。咽部痰与血结，故可见痰涎极多，咽痛生疮，甚或溃烂，吞咽困难，声音嘶哑，甚或音不出也。故方用半夏除痰敛疮，用苦酒（即醋）解毒敛疮、活血消肿，用鸡子白润喉清咽、利窍通声。三药合用，水与血瘀皆平而疮敛声出。用时也可用半夏捣末，与醋同煎后，稍冷，搅入鸡子白后，含咽即可。

附：名医医案选录

范某，男，52 岁，陕西省咸阳市农民，1992 年 3 月 18 日以"声音嘶哑，咽中不适月余"就诊。自诉春节前夕，患感冒，又常田间呼喊，组织村民冬灌，而渐声音嘶哑。现感冒已愈，唯感咽中不适，声音嘶哑，不能言语，查其咽后壁暗红，舌红，脉细数。患者年过半百，感受外邪，酿生痰浊，复因冬灌高喊损伤肺肾，使少阴阴液亏耗，咽喉失调。治宜涤痰散结，滋阴润喉。方用苦酒汤：清半夏 3 克，鸡子 1 枚（去黄），苦酒适量。用法：先以苦酒浸泡半夏，后装入鸡蛋壳内，制一带把铁环，置鸡蛋壳于铁环上，火沸三次，去渣含服。共用 6 剂，咽

中无不适，发音清晰不哑。停药观察半年，未见复发。（郭亚宁
《陕西中医函授》）

小半夏汤

呕家本渴，渴者为欲解，今反不渴，心下有支饮故也，小
半夏汤主之。

小半夏汤方：

半夏18克，生姜40克。

诸呕吐，谷不得下者，小半夏汤主之。

黄疸病，小便色不变，欲自利，腹满而喘，不可除热，热
除必哕。哕者，小半夏汤主之。

小半夏汤证之病理，为胃寒而生水饮。水饮积于胃脘部，
则可见呕吐、痰涎极多，故方用半夏、生姜温胃阳而除水饮也。

其言"呕家本渴，渴者为欲解"者，渴为寒去温回之渴，
与服小青龙汤后之渴同义，胃温则水饮自除，故曰"渴者为欲
解也"。

其言"不可除热"者，盖谓黄疸病也有里虚寒证者，不可
只见病而不顾体气也。若只见其人病黄疸，不顾其本为虚寒，
而妄用茵陈蒿、栀子大黄汤、大黄硝石汤之属，则可致胃寒而
哕，故宜用小半夏汤温胃止哕也。

附：名医医案选录

一、郏某，女，25岁。怀孕2个月，恶心呕吐半月，患者
时时恶心，见脏物、闻异味加重，时有呕吐。诊断：妊娠恶阻。
予鲜生姜20克，清半夏（清水漂洗）15克，水煎频服。一剂

呕恶止。(《刘文汉治验》)

二、王某，女，53岁，退休工人，1963年5月10日初诊。眩晕3天，呕吐频频，呕吐物俱是清水涎沫，量多盈盆，合目卧床，稍转动便感天旋地转。自述每年要发作数次，每次长达月余，痛苦不堪，西医诊断为内耳眩晕病。症见形体肥胖，苔薄白而腻，脉沉软滑。此水饮停胃，浊邪僭上，清空不清。法当和胃化饮，饮化浊降则诸症除。处方：制半夏12克，生姜10克，二剂。5月13日复诊：眩晕、呕吐均止。原方加茯苓12克，续服二剂。并予丸方（二陈汤加白术、姜汁泛丸）常服，以求巩固。追访二年，未发作。（陈嘉栋《中医杂志》）

小半夏加茯苓汤

卒呕吐，心下痞，膈间有水，眩悸者，小半夏加茯苓汤主之。

小半夏加茯苓汤方：

半夏18克，生姜40克，茯苓15克。

先渴后呕，为水停心下，此属饮家，小半夏加茯苓汤主之。

小半夏加茯苓汤证之病理，为胃阳不振，水运不畅。胃阳不振，则生水饮，水饮积于胃脘部，则可见呕吐；积于脑部，则可见晕眩；积于心下，则可见悸；水饮从口中溢出，则可见多唾（其理已于桂枝汤条中详解）。

此处条文中之"渴"者，为水运不畅，身体津液不足之渴也，非小半夏汤条文中寒去温回之渴。

陆渊雷云：先渴后呕，正是急性胃炎之症，其呕实非因渴饮水所致。此方治呕而渴者，呕为主症，渴为次症。故汤本氏云：余之经验，此方之渴极轻微；若其剧者，可加石膏；又呕吐甚者，加橘皮，以伏龙肝汁煎用。

本方加陈皮、甘草，即为后世名方二陈汤；若其人又兼见肺热喘咳者，则又可用二陈汤合麻杏石甘汤加桑白皮，而为五虎二陈汤。

附：名医医案选录

一、江某，年40余岁。经常口内清水外涌，遍医无效，独高某老医书小半夏加茯苓汤与服，服下即愈。后每年必复一二次，辄自购此方服之，其侄因其屡发屡治，屡治屡愈，遂劝其连服数剂，竟不复发。足证善用经方，其效如神。(《湖北中医医案选集》第一集)

二、牛某，男，50岁，定西城关人，1962年9月18日初诊。患者咳嗽，吐白色稀薄痰已四年余，伴有气短、气促，每遇天气变化时症状加重，平时容易感冒，病情严重影响睡眠。西医诊断为慢性支气管炎。舌质暗，脉滑而动，辨证为痰湿阻肺，发为咳嗽。方用：半夏12克，生姜12克，茯苓12克。水煎，分两次服。二诊：患者服上药十余剂后，病情好转，症状消失。第二年随访，病告痊愈，再未复发。(《古方新用》)

生姜半夏汤

病人胸中似喘不喘，似呕不呕，似哕不哕，彻心中愦愦然无奈者，生姜半夏汤主之。

生姜半夏汤方：
半夏18克，生姜汁200毫升。

煮半夏后内姜汁而服。

生姜半夏汤证之病理与小半夏汤证同，皆为胃寒而生水饮。水饮弥漫于胸中，水气上冲于肺而程度不重，故似喘不喘；水气积于胃脘，故似呕不呕、似哕不哕；水气凌心，则心中愦愦然无奈也。

半夏干姜散

干呕，吐逆，吐涎沫，半夏干姜散主之。

半夏干姜散方：

半夏、干姜各等分。

杵为散，每服 2 克，浆水煎服。

半夏干姜散证之病理亦为胃寒生水饮，但程度比小半夏汤证重。因胃寒更甚，故其人平时即可见干呕、吐涎沫；其饮食后吐逆者则与小半夏汤证同也，故改生姜为干姜，以干姜温中之力较生姜更强也。

附：名医医案选录

吴某，女，42 岁。患高血压病已 3 年，遍服中西药无显效，于 1962 年夏从南方赴京求治于秦老（秦伯未）。观其服用的中药处方，大都是生石决明、灵磁石、生龙牡、杭菊花、双钩藤、生白芍、桑寄生、怀牛膝等平肝降逆辈……患者形体肥胖，自述头晕胀痛，眩晕甚时如坐舟中，频呕吐，曾数次呕出大量痰涎，饮食欠馨，胸脘部常有胀闷感，心悸，多梦，二便尚可，舌质淡，苔薄白腻，脉象右寸关滑甚……秦老想到我们当时正在学习《金匮》，遂令回忆《金匮·呕吐哕下利病脉证治》篇。

他说，该篇载有"干呕、吐逆、吐涎沫，半夏干姜散主之"，观此患者之形症，乃中阳不足、寒饮上逆所致，且患者数服中药多系寒凉生降之品，更伤中焦，故当温中止呕，以《金匮》半夏干姜散加味治之。处方：法半夏9克，淡干姜9克，云茯苓9克，水煎服。2天后，亲友兴致而来，言几年来服药后从未如此舒服，因此2天即把三剂药痛快服尽。嗣后以温中化饮法加减，治疗月余病愈，患者高兴返里。（《国医论坛》）

大半夏汤

寸口脉浮而大，浮为虚，大为实。在尺为关，在寸为格。关则不得小便，格则吐逆。

趺阳脉伏而涩，伏则吐逆，水谷不化，涩则食不得入，名曰关格。

趺阳脉浮而涩，浮则为虚，涩则伤脾，脾伤则不磨，朝食暮吐，暮食朝吐，宿谷不化，名曰胃反，脉紧而涩，其病难治。

胃反呕吐，心下痞硬者，大半夏汤主之。

大半夏汤方：

半夏85克，人参15克，白蜜200毫升。

以水和蜜，扬240遍后煎服。

大半夏汤证之病理为胃寒体虚、呕久便燥。胃寒重则饮多，故可见心下痞硬；饮多上逆，则可见呕吐；呕剧则食不得入，故身体因之而虚；身体虚寒，肠蠕动无力，大便积于其中，久则燥结。

方中重用半夏温胃阳、逐水饮，人参强心、促血运、补体虚，白蜜润肠去燥结。三者合用，胃阳得振，体虚得补，燥便得去，自然诸症皆愈。

关格者，以胃寒而津液不行，故其脉涩也；痰积于胃脘之上，故食不得入，入则吐逆；水运不利，津液不行，故小便不利，大便不行；上则为关，下则为格，故名之为关格。后世医家治关格，每先用烧盐探吐法，把积于胃脘上部的痰涎吐出，则上关得开，饮食得进；然后用大半夏汤温胃阳，去肠结，则下格得通、肠结得去。

附：名医医案选录

兵尊高云圃，久患呕吐，阅医颇众，病竟不减。余诊之曰：气口大而软，此谷气少而药气多也，且多犯辛剂，可以治表实，不可以治中虚，可以理气壅，不可以理气弱。投以熟半夏五钱，人参三钱，陈仓米一两，白蜜五匙，甘澜水煎服，2 剂减，10 剂安。（《医宗必读》）

干姜人参半夏丸

妊娠呕吐不止，干姜人参半夏丸主之。
干姜人参半夏丸方：
人参 15 克，干姜 15 克，半夏 30 克。
末之，以生姜汁糊为丸，如梧桐子大，饮服十丸，日三服。
妇人怀妊，每见血运不畅，易见胃寒而生水饮，故可见呕吐不止。是以方用人参强心助血运，补体虚，干姜、生姜、半夏温胃阳而除水饮。

附：名医医案选录

林某，26 岁。停经 2 月，开始胃纳不佳，饮食无味，倦怠嗜卧，晨起头晕恶心，干呕吐逆，口涎增多，时或吐出痰涎宿食。根据经验自知是妊娠恶阻，认为恶阻乃妊娠常事，未加适当处理。延时将近一月，渐至水饮不进，食入则吐，所吐皆痰涎清水，稀薄澄澈，动则头晕，甚则呕吐。始延诊治。诊其脉虽细，但滑象明显，面色苍白，形容憔悴，羸瘦衰弱，无力以动，闭眼畏光，面里卧，唇舌色淡，苔白而滑，口中和，四末冷，胸脘痞塞不舒，二便如常而量少。脉症合参，一派虚寒之象毕露。遂拟：干姜 4.5 克，党参 9 克，半夏 4.5 克。水煎，日一剂。连服三剂，呕吐大减，略能进食稀粥和汤饮。再服三剂，呕吐俱停，但饮食尚少，继以五味异功散调理而安。7 个月后顺产一男婴。（林善星《中医杂志》1964）

橘皮汤

干呕，哕，若手足厥者，橘皮汤主之。

橘皮汤方：

陈皮 15 克，生姜 40 克。

下咽即愈。

本汤为胃阳不振者所设。胃阳不振，则胃痉挛收缩以自救，故可见时时呕哕、多吐涎沫；胃寒则血运不畅，故可见手足逆冷。是以方用生姜温胃阳、促血运，用陈皮行气健脾、燥湿化痰也。

附：名医医案选录

方舆輗云：尝有一男子，暑月霍乱，吐泻虽已止，干呕未止，兼发哕，手足微厥，脉细至欲绝。更医数人，凡附子理中汤、四逆加人参汤、吴茱萸汤、参附、参姜之类，殆尽其术，一不容受。余最后至，诊之，少有所见，即作橘皮汤令煮，斟取澄清，冷热得中，细细啜之。余镇日流连于病家，再四诊视，指令服药之度，移时药达，稍安静，遂得救治。（《金匮要略今释》）

橘皮竹茹汤

哕逆者，橘皮竹茹汤主之。

橘皮竹茹汤方：

人参5克，生姜40克，竹茹40克，陈皮40克，大枣10枚，甘草25克。

本方证之病理，为胃阳不振兼见胃阴不足。故方用人参、生姜温胃阳、促血运；用竹茹降逆气、开胃郁、清肺利痰，兼通利三焦行小便也；用陈皮燥湿行痰；用甘草、大枣补胃肠之液也。

附：名医医案选录

林某，34岁。主诉：呃逆已十余年，时好时坏，经常发作，曾经治疗无效。此次发作加剧，并伴有嗳气、恶心，时吐涎沫，睡眠不安，饮食难进，大便秘结，小溲短赤，渴欲饮，上腹部疼痛……西医诊为神经性呃逆。用青霉素、冬眠灵、葡萄糖、硫酸镁等治疗五天，呃逆不止，转中医治疗。患者呃逆频发，恶心呕吐，口渴，上腹部疼痛，大便秘结，小溲短赤，脉弦，舌质红，苔黄浊。诊为土木不和，肝阳有余，胃阴不足，肝胃火逆而致呃。拟清热养阴，和胃降逆，用橘皮竹茹汤加减。橘皮一钱五分，竹茹三钱，玉竹三钱，麦冬二钱，炙甘草一钱，石斛三钱，大枣三枚，生姜二片，柿蒂一钱五分。二诊：呃逆已减，晚能入眠，胸前痞闷。前方去大枣、生姜、柿蒂，加生栀子、豆豉除胸脘痞闷，蔻仁宽中理气，连翘清热散结。三诊：呃逆已止，诸症悉瘥，唯心中灼热，脉稍转缓，舌苔微黄。前方倍石斛以养胃阴，加知母滋阴清热泻火，连服三剂，瘥愈出院。四个月后追访再无发作。(《福建中医药》)

桂枝去芍药加麻附细辛汤

师曰：寸口脉迟而涩，迟则为寒，涩为血不足。趺阳脉微而迟，微则为气，迟则为寒，寒气不足，则手足逆冷；手足逆冷则营卫不利；营卫不利则腹满肠鸣相逐，气转膀胱，营卫俱劳。阳气不通即身冷，阴气不通即骨痛；阳前通则恶寒，阴前通则痹不仁；阴阳相得，其气乃行，大气一转，其气乃散；实则矢气，虚则遗尿，名曰气分。

气分，心下坚大如盘，边如旋杯，水饮所作，桂枝去芍药加麻附细辛汤主之。

桂枝去芍药加麻附细辛汤方：

炮附子 5 克，麻黄 10 克，桂枝 15 克，细辛 10 克，生姜 15 克，甘草 15 克，大枣 4 枚。

服后汗出，如虫行皮中，即愈。

　　桂枝去芍药加麻附细辛汤证之病理，乃阳虚致血运不畅，三焦水冷，水浊停滞，水饮极重。其理与小青龙汤证、真武汤证相近，但症状更为严重。

　　方中重用桂、附以强心、促血运；用麻黄强心、活血、利水；用细辛开三焦水道之阴凝，涤寒饮，散风寒湿邪。故服药之后，即可见汗出溲利而病解。

　　本汤辛温散寒之力极大，只可暂用，不可久用。若湿邪减而病好转，即宜改用五苓散之属。

　　日医前田文良常用此方治脓漏（上颚窦炎及蓄脓症），并谓其不论轻重缓急，皆以此方为佳。

　　《勿误药室方函口诀》："兹有一奇说，仙台工藤球乡曰，凡大气一转，为治万病之秘诀，而血症之治尤为重要。昔年一妇人劳咳，咯血气急，肌热如烫手，肌肤尽削，脉细数。余视为死症。一病自荐治之，桂姜枣草黄辛附汤（即本方）竟得痊愈。余极为敬佩。以此发明'大气一转'之理，得治乳岩、舌疽及诸翻花疮（癌瘤）等十数人。翻花疮用黄辛附汤之意，盖因阴阳相离，气无所统制，血肉失和，渐为痼疾，遂致血出。据《金匮要略》云：'阴阳相得，其气乃行，大气一转，其气乃散。'故拟用此方也。一妇人患乳癌，结核处口糜烂，见有翻花之兆，时时出血，至戊午初春，其疼痛益甚，结核增长，卧床不起。正月二十八日与黄辛附汤，服4～5日，疼痛减轻，结核缩小，起床工作如平日。凡一切阴阳不相得而为劳咳者，因咯血吐血，致颜面苍白，若不可为，与此汤，每得起死回生之效。余之实践心得，不限于此汤。凡应用古方时，体会其原意，则变化无穷，得其妙哉。"

　　近代名医魏长春在其《中医实践经验录》中提到关于肝硬化初起运用大气流通全身气血时说："肝硬化是现代医学病名。

我治此症分病体伤阳与伤阴之不同，辨证诊治。此病初起腹胀满闷，常用《金匮》桂甘姜枣麻辛附子汤，运大气法，流通全身气血，使癥积逐渐软化消散；再用柔肝养血，扶助元阳以培本。待病体自己发挥抗病能力，再从张洁古'养正积自除'治则，取缓和见功。不用克削元气的泻药，时时注意保障元气，使病有出路。"又说："至于鼓胀病治法，我有两句经验总结的歌括：见鼓休治鼓，首要运大气。鼓胀病因甚多，主要靠病人元气能运行，我经多年实践体会，认为见鼓休治鼓，调其肝脾气，首要运大气。我治肝硬化腹水初起用《金匮要略》水气门之桂姜枣草麻辛附子汤，有特效。其作用就是推动病人本身元气，驱病邪从小便出，病治愈后无后遗症。临床实践证明，运大气治鼓有效，深佩喻嘉言在《医门法律》中的论述。用运大气治水方法，唯恐足太阴脾之健运失职，手太阴肺之治节不行，足少阴肾之关门不开，并其膀胱之气化不行。仲景所用方药，立无过之地，可信。"

附：名医医案选录

一、陆某，女，24岁。全身浮肿，面色苍白，恶寒，四肢冰冷，脉象沉迟，舌苔白腻，渴不多饮。此证系阴盛阳微，水气泛滥。病名阴水。盖患者脾肾阳气素虚，水湿内蕴，脾主健运，肾主排泄，脾虚不能制水，肾虚不能排水，故水聚而成胀也。治宜消阴救阳，驱寒逐水，主以桂枝去芍加麻辛附子汤。桂枝三钱，麻黄二钱，甘草二钱，细辛一钱，附子二钱，生姜二钱，大枣十枚，连服二剂。二诊：服药后得微汗，四肢转温，恶寒亦减，药已中肯，当乘胜再追，用前方再服一剂。三诊：恶寒已罢，小便通利，腹胀减小，脉象转缓，阳气亦有渐升之象，前方再服一剂。四诊：上部浮肿已消，腹胀减小，两足仍

浮，后以鸡鸣散、实脾饮出入治愈。(《福建中医医案医话选编》第二辑)

二、约1953年，广灵山庄的王姓副书记心下憋满而痛，脸面青黄，形体消瘦，先服我二十副药没有治愈。脉沉细，我触其心下痞硬，像枳术汤证"心下坚，大如盘，边如旋盘"，但此人脉沉细，分析是寒饮造成的，符合桂枝去芍药加麻辛附子汤证，即《金匮要略》所云："气分，心下坚大如盘，边如旋杯，水饮所作，桂枝去芍药加麻附细辛汤主之。"遂处以此方。服一剂后，患者说："服此方感觉辣辣的，第二天早便下很多凉粉样杂物。"我再触其心下已柔软不疼了。(《门纯德中医临证要录》)

枳术汤

心下坚大如盘，边如旋杯，水饮所作，枳术汤主之。

枳术汤方：

枳实35克，白术10克。

服后腹中软，即当散也。

本方证之病理，为脾虚肠滞致水饮积于心下(即胃脘部)，胃扩张而停水，故曰"心下坚大如盘"。方用白术健脾利湿，能利小便、实大便；枳实逐胃肠之积滞，服后便下饮除，故谓之"腹中软，即当散也"。

附：名医医案选录

患者冯某，女，50岁，1973年4月10日初诊。心下坚满如大盘已四年。视其局部皮色不变，略高于四周腹壁，触之聂聂而动，面无病色，月经尚正常，脉沉滑。脉沉主里，滑为水气内停。据脉症拟用《金匮》枳术汤，行气散结，健脾消水。处方：炒枳实 12 克，白术 12 克，四剂。4 月 14 日复诊：已觉心下舒软，与四周腹壁平。继服上方四剂，病瘥。（《河南中医》）

小青龙汤 小青龙加石膏汤

伤寒表不解，心下有水气，干呕发热而咳，或渴，或利，或噎，或小便不利，少腹满，或喘者，小青龙汤主之。

小青龙汤方：

桂枝 15 克，麻黄 15 克，芍药 15 克，细辛 15 克，干姜 15 克，半夏 21 克，炙甘草 15 克，五味子 8 克。

上八味，以水一斗，先煮麻黄，减二升，去上沫，内诸药，煮取三升，去滓，温服一升。若渴，去半夏，加瓜蒌根三两；若微利，去麻黄，加荛花如一鸡子大，熬令赤色；若噎者，去麻黄，加附子一枚，炮；若小便不利、少腹满者，去麻黄，加茯苓四两；若喘，去麻黄，加杏仁半升，去皮尖。

伤寒心下有水气，咳而微喘者，发热不渴，服汤已，渴者，此寒去欲解也，小青龙汤主之。

咳逆倚息不得卧，小青龙汤主之。

妇人吐涎沫，医反下之，心下即痞，当先治其吐涎沫，小青龙汤主之。

病溢饮者，当发其汗，大青龙汤主之，小青龙汤亦主之。

上气，喘而躁者，属肺胀，欲作风水，发汗则愈。

肺胀，咳而上气，烦躁而喘，胁下痛引缺盆，脉浮者，心下有水，小青龙加石膏汤主之。

小青龙加石膏汤方：

桂枝 15 克，麻黄 15 克，芍药 15 克，细辛 15 克，干姜 15 克，半夏 21 克，炙甘草 15 克，五味子 8 克，石膏 10 克。

上气，面浮肿，肩息，其脉浮大，不治，又加利，尤甚。

小青龙汤证之病理，为心下有水饮，外则有表寒。

其主要症状有：

一、血运不畅，胃肠虚寒，功能不振则三焦之水运不畅，水液自冷，痰饮自生，积于胃脘之处（心下），故可见胃脘之处有痞闷感，故谓之"心下有水气"。

二、水饮上冲于肺，故可见咳喘，但小青龙汤证之咳喘，乃以咳嗽为主，而非以喘为主。咳而不喘者可用小青龙汤，气喘为主者要慎用，虚喘者不可用之。

三、胃有寒饮，则可见干呕、吐涎沫，其咳吐之痰涎多而清冷，以舌触之多有清冷之感。

四、胃脘上有寒饮阻隔，饮食不得下，故可见噎。

五、三焦水道不利，故或渴，或利，或小便不利，或少腹满等。

六、外受风寒所袭，则可见表闭发热。

其言"上气、面浮肿，肩息，其脉浮大，不治"者，盖此为根本脱离之象，其脉必为浮大，重按豁然空虚，为无根之脉，此为有表无里，故曰不治也。若其脉重按不空，此为肺气窒塞、痰实作喘也，开肺降逆即可。

小青龙汤之药理：本方用桂枝、白芍活血运、温胃肠；用麻黄活血运水运，解表利小便；用干姜、半夏温胃阳、逐水饮；用细辛逐三焦水道内外之寒痰水饮；用五味子温肺、止喉痒，合麻黄能开肺闭、止咳嗽，其收敛之性又能监制细辛、麻黄不过于辛升外散。

该汤热药多而消津液，故服后多见口渴，即条文所言"故服汤已，渴者，此寒去欲解也"。

数药合用，血运速、胃肠热、水运畅，寒饮自能从汗及小便而出，心下水气之病源得除，外束之寒得解，自然诸症均愈。

其加减者，以口渴为胃热，故去半夏而加生津止渴之花粉；以微利为肠部有水饮所致，麻黄能松弛肠道平滑肌，不利于畅通肠部气机而去水饮，故去之，加荛花泻肠部水饮而畅通肠部气机；以噎者为老年痰饮，乃久病气虚，胸阳不利所致，故宜去麻黄而加附子；其喘者，乃虚喘也，麻黄力宏，故去之，代之以功效相近而较为平和之杏仁也。

方中之细辛能活血运水，然辛升太过，可使人觉得有气上冲胸咽，头晕眩暝，又可使人鼻衄而血流不止；方中五味子能使血管扩张而缓血运，必久嗽而脉管瘀塞者方可用之。是以余临床运用，见小青龙汤证稍轻者，每用小青龙汤减去细辛、五味子，然后合二陈汤、苓桂术甘汤之属加减用之。若其人痰饮盛者，则可加龙骨、牡蛎以抑制痰饮。遇久咳久喘之人，以麻黄有耗散肺气之弊，生麻黄每改为炙麻黄，或用紫苏花、白果之属代之。用小青龙汤宜中病即止，然后改用桂枝加龙骨牡蛎汤之属调理。反之，若病较小青龙汤重，而用小青龙汤治之不效者，则宜改用真武汤加减，或予小青龙汤加附子、干姜。

又有"细辛不过钱"一说。但现代药理研究表明，细辛之挥发油有麻痹呼吸中枢作用，研末吞服过量可导致死亡，唯入于汤剂煎煮，挥发油丧失殆尽，虽多用而无妨。

若其人肺闭既久，化热入里，或其人本胃有积热而见烦躁，则当加石膏清其肺胃之热，而为小青龙加石膏汤。

附：名医医案选录

一、张志明先生，住五洲大药房。初诊：十月十八日。暑天多水浴，因而致咳，诸药乏效，遇寒则增剧，此为心下有水气，小青龙汤主之。净麻黄钱半，川桂枝钱半，大白芍二钱，生甘草一钱，北细辛钱半，五味子钱半，干姜钱半，姜半夏三钱。二诊：十月二十日。咳已痊愈，但觉微喘耳，此为余邪，宜三拗汤轻剂，夫药味以稀为贵。净麻黄八分，光杏仁三钱，甘草八分。佐景按：……余屡用本方治咳，皆有奇效。顾必审其咳属于水气者，然后用之，非以之尽治诸咳也。水气者何？言邪气之属于水者也。如本案张君因习游泳而得水气，其一例也。又如多进果品冷饮，而得水气，其二例也。又如远行冒风露，因得水气，其三例也。更如夙患痰饮，为风寒所激，其四例也。凡此种水气之咳，本汤皆能治之。顾药量又有轻重之分，其身热重者，头痛恶寒甚者，当重用麻桂。其身微热，微恶寒者，当减轻麻桂，甚可用豆豉代麻黄，苏叶代桂枝。其痰饮水气甚者，当重用姜辛半味，因此四者协力合作，犹一药然。吾师用五味尝多至三钱，切勿畏其酸收。其咳久致腹皮挛急而痛者，当重用芍草以安之。否则，轻用或省除之，奏效如一。要之小青龙汤证，在里为水气，在表为咳（咳之前喉间常作痒），其表证之重轻，初可勿拘，其舌苔亦不必限于白腻。遑论其他或喘或渴或利或噎哉？此皆经验之谈，不必泥于书本者也。本年夏，友好多人皆习游泳，耽之不倦，虽雨天不已，一月前后，十九患咳，余悉以本汤加减愈之。人每誉我为治咳圣手，孰知我之妙药，不过仲圣一轻方如而已哉！（《经方实验录》）

二、孙某，女，46岁。时值炎夏，夜开空调，当风取凉，因患咳嗽气喘甚剧。西医用进口抗肺炎之药而不见效。又延中医治疗亦不能止。马君请刘老会诊：脉浮弦，按之则大，舌质红绛，苔则水滑，患者咳逆倚息，两眉紧锁，显有心烦之象。辨为风寒束肺，郁热在里，为外寒内饮，并有化热之渐。为疏：麻黄 4 克，桂枝 6 克，干姜 6 克，细辛 3 克，五味子 6 克，白芍 6 克，炙甘草 4 克，半夏 12 克，生石膏 30 克。此方仅服二剂，则喘止人安，能伏枕而眠。(《刘渡舟临证验案精选》)

三、朱师母，伤风骤时音哑。外感风寒，侵袭于肺，太阳之表不解，以致邪入内及阴分。少阴之脉循喉咙夹舌本，太阴之脉夹咽连舌本散舌下，厥阴之脉循咽喉之后。外邪搏之，则肺实，肺实则音哑，用小青龙汤两解表里，使风寒之邪去，则肺自用矣。又据《素问·阴阳应象大论》"因其轻而扬之"之义，小青龙汤用量除半夏 9 克外，余皆用 0.9 克。桂枝 0.9 克，生白芍 0.9 克，炙甘草 0.9 克，麻黄 0.9 克，生姜 0.9 克，五味子 0.9 克，姜半夏 9 克，细辛 0.9 克，开水泡服。(《范文甫专辑》)

【按】据范文甫先生之另一案可知，该方证为舌淡红，苔白，寒邪客于肺卫故也。疗后且宜覆被取汗。

茯苓桂枝五味子甘草汤

青龙汤下已，多唾口燥，寸脉沉，尺脉微，手足厥逆，气从小腹上冲胸咽，手足痹，其面翕热如醉状，因复下流阴股，小便难，时复冒者，与茯苓桂枝五味子甘草汤，治其气冲。

茯苓桂枝五味子甘草汤方：

茯苓 20 克，桂枝 20 克，炙甘草 15 克，五味子 8 克。

此节所言者，为医者用小青龙汤时，但见证候，不见体气，过用细辛所致。

过用细辛，因其辛、升、热太过，激动水饮，耗灼津液，故其人"多唾口燥"，觉有"气从少腹上冲胸咽""时复冒"；血液上冲则"面翕热如醉状"；血液聚于上，则四肢厥冷，故而见"手足厥逆""手足痹"也；津伤亏损，故可见"小便难"。

方用茯苓行水运，补津，降冲逆；用桂枝强心，促血运，降冲逆；用五味子强心收敛，补津液，改善人体血运、水运；用炙甘草安肠补液。水运正常，津液得补，血运、水运复常，自然诸症皆止。

该方实为茯苓甘草汤加五味子而成。

附：名医医案选录

申左，咳嗽气喘，卧难着枕，上气不下，必冲而上逆，脉象沉弦。谅由年逾花甲，先后天阴阳并亏，则痰饮上犯，饮与气涌，斯咳喘矣。阅前方叠以清肺化痰，滋阴降气，不啻助纣为虐，况背寒足冷，阳气式微，藩篱疏撤，又可知也。仲圣治饮，必以温药和之，拟桂苓甘味合附子都气温化痰饮，摄纳肾气。桂枝八分，云苓三钱，炙甘草五分，五味子五分，生白术五钱，制半夏二钱，炙远志一钱，炒补骨脂五钱，熟附块五钱，怀山药三钱，大熟地三钱，核桃肉五枚。（《丁甘仁医案》）

桂苓五味甘草去桂加干姜细辛汤

冲气即低，而反更咳，胸满者，用桂苓五味甘草汤去桂加干姜、细辛，以治其咳满。

桂苓五味甘草去桂加干姜细辛汤方：

茯苓 20 克，炙甘草 15 克，五味子 8 克，干姜 15 克，细辛 15 克。

医者用茯苓五味甘草汤治其气冲，故冲气即低。气冲虽止，然水饮致咳而胸满诸症未愈，医者不得已，又用干姜、细辛温胃逐水饮，以治其咳而胸满也。

以其手足厥冷与手足痹之症已不见，故知其血运已达表，故减去桂枝不用也。

桂苓五味甘草去桂加干姜细辛半夏汤

咳满即止，而更复渴，冲气复发者，以细辛、干姜为热药也。服之当遂渴，而渴反止者，为支饮也。支饮者，法当冒，冒者必呕，呕者复内半夏，以去其水。

桂苓五味甘草去桂加干姜细辛半夏汤方：

茯苓 20 克，甘草 15 克，五味子 8 克，干姜 15 克，细辛 15 克，半夏 21 克。

医者以上方加干姜、细辛，故咳满虽止，然冲气又见复发，且服药后不见口渴，故知其为支饮也；水饮积于上，故其人症见眩冒、呕。是以以干姜、细辛、五味子温胃逐水饮，以治水饮盛而见咳而胸满等；用茯苓、甘草治其冲逆；加入半夏以温胃降逆、止呕、除水饮。

本病相对而言，较为复杂。若不用姜、辛、味，则水饮不能除，用之则每因细辛之辛味太过而见气冲之症，是以医者不得以以桂苓五味甘草去桂加干姜细辛半夏汤以治之。

附：名医医案选录

叶瑞初君，丽华公司化妆部。初诊：二月十七日，咳延四月，时吐涎沫，脉右三部弦，当降其冲气。茯苓三钱，生甘草一钱，五味子一钱，干姜钱半，细辛一钱，制半夏四钱，光杏仁四钱。二诊：二月十九日，两进苓甘五味姜辛半夏杏仁汤，咳已略平，唯涎沫尚多，咳时痰不易出，宜与原方加桔梗。茯苓三钱，生草一钱，五味五分，干姜一钱，细辛六分，制半夏三钱，光杏仁四钱，桔梗四钱。佐景按：……叶君咳见痰中带血，乃惧而就师诊。服初诊方凡二剂，病即减轻，服次诊方后，竟告霍然。(《经方实验录》)

茯苓甘草五味姜辛汤

水去呕止，其人形肿者，加杏仁主之。其证应内麻黄，以其人遂痹，故不内之。若逆而内之者，必厥。所以然者，以其人血虚，麻黄发其阳故也。

茯苓甘草五味姜辛汤方：

茯苓20克，甘草15克，五味子8克，干姜15克，细辛15克，半夏21克，杏仁8克。

用上方之后，水饮得除，但积于三焦腠理之水不去，故谓其人"形肿"。本证本当用麻黄发汗逐水，然因其人曾见手足痹，此为血虚不足以濡养肌肉之症，汗血同源，若过用麻黄，恐过汗之则其血更虚，且有亡阳之变也，故曰"麻黄发其阳故也"。故不用麻黄，选用功用相近、发散之力较小的杏仁来代替。

《药征》云：杏仁，主治胸间停水也，故治喘咳，而旁治短气、结胸、心痛、形体浮肿。又云：杏仁、麻黄同治喘，而有其别，胸满不用麻黄，身疼不用杏仁。其二物等用者，以有胸满、身疼二症也。《气血水药征》云：杏仁逐水。表有水者，合麻黄逐之；水在里，则合茯苓或葶苈或巴豆以逐之。麻黄汤、麻杏石甘汤、桂枝加厚朴杏子汤皆表水逆咽，杏仁主之。

陆渊雷先生云：《名医别录》谓杏仁解肌，甄权谓杏仁发汗，然今人用杏仁，但取其润肺、散滞气。西医亦但用以镇咳祛痰尔。吉益氏父子知杏仁逐水，而与麻黄并论，诚为卓见。然应内麻黄之证，惧麻黄之发其阳，而内杏仁。杏仁之发汗解肌远不及麻黄，则其水何由得去？意者，咳嗽而形肿者，必因肺循环瘀血之故。肺循环之瘀血，必因呼吸困难之故。杏仁发汗之力微，而疏肺之力大，用杏仁治咳嗽形肿，盖治其原因欤。

茯甘姜味辛夏仁黄汤

若面热如醉，此胃热上冲，熏其面，加大黄以利之。

茯甘姜味辛夏仁黄汤方：

茯苓 20 克，甘草 15 克，五味子 8 克，干姜 15 克，细辛 15 克，半夏 21 克，杏仁 8 克，大黄 15 克。

若胃热不止，血液上冲至面部，故曰面热如醉，此与饮酒致面部发热同理，故又当以前方加大黄以清胃热，胃热得清则血自得下也。

厚朴麻黄汤

咳而大逆，上气，胸满，喉中不利，如水鸡声，其脉浮者，厚朴麻黄汤主之。

厚朴麻黄汤方：

麻黄 20 克，杏仁 15 克，石膏 18 克，干姜 10 克，细辛 10 克，半夏 21 克，五味子 8 克，厚朴 25 克，干小麦 30 克。

厚朴麻黄汤证之病理，为表寒而里热，为具小青龙汤病机之人，其肺闭既久，郁而化热，或其人本肺胃有热。其水饮轻者，则为小青龙加石膏汤；其水饮重者，则为本方。

因其人肺胃有热，故可烦躁而渴，小便黄短；水饮极重，积于胸中，故见胸满；水饮积于喉与气管中，故可见喉中不利，如水鸡声；水饮上冲，故可见咳逆上气；外有表证，故可见脉浮。

厚朴麻黄汤之药理：因其水饮重而发热，故以麻黄、杏仁开肺郁，行水道，解表除热；厚朴下气逐水饮；细辛辛升，逐三焦寒痰水饮；干姜、半夏温胃除水饮；五味子敛肺止咳；石膏清肺胃之热，且麻黄、石膏合用，不仅辛能解表，而且祛痰力巨；小麦补血补液以安中补正。

水饮得除、水道得通，则胸满、喉中有水鸡声、咳喘等症自愈；肺胃之热得平，则烦渴自止也。

该方实为麻杏石甘汤合姜、辛、夏、味，更加厚朴而成。

附：名医医案选录

朱某，患咳嗽，恶寒头痛，胸满气急，口燥烦渴，尿短色黄，脉浮而小弱。据症分析，由邪侵肌表，寒袭肺经，肺与皮毛相表里，故恶寒而咳；浊痰上泛，冲激于肺，以致气机不利，失于宣化，故胸满气促；烦渴者为内有郁热，津液不布，因之饮水自救；又痰积中焦，水不运化，上下隔阻，三焦决渎无权，故小便色黄而短；脉浮则属外邪未解，小弱则为营血亏损，显示脏器之不足。如此寒热错杂、内外合邪之候，宜合治不宜分治，宜疏表利肺、降浊升清之大法，因处《金匮》厚朴麻黄汤。其方麻、石合用，不唯功擅辛凉解表，而且祛痰力巨；朴、杏宽中定喘，辅麻、石以成功；姜、辛、味温肺敛气，功具开合；半夏降逆散气，调理中焦之湿痰；尤妙在小麦一味补正，斡旋其间，相辅相需，以促成健运升降诸作用。但不可因麻黄之辛，石膏之凉，干姜之浊，小麦之补而混淆杂乱目之。药服三剂，喘满得平，外邪解，烦渴止。再二剂，诸恙如失。(《治验回忆录》)

桂枝龙骨牡蛎汤

阴阳相搏，名曰动，阳动则汗出，阴动则发热，形冷恶寒者，比三焦伤也。若数脉见于关上，上下无头尾，如豆大，厥厥动摇者，名曰动。

寸口脉动而弱，动即为惊，弱则为悸。

寸口脉浮而迟，浮即为虚，迟即为劳，虚则卫气不足，劳则荣气竭。

劳之为病，其脉浮大，手足烦，春夏剧、秋冬瘥，阴寒精自出，酸削不能行。

夫男子平人，脉大为劳，极虚亦为劳。

男子脉虚沉弦，无寒热，短气里急，小便不利，面色白，时目瞑，兼衄，少腹满，此为劳使之然。

人年五六十，其病脉大者，痹侠背行，若肠鸣、马刀、侠瘿者，皆为劳所得之。

脉沉小迟，名脱气，其人疾行则喘喝，手足逆寒，腹满，甚则溏泄，食不消化也。

脉弦而大，弦则为减，大则为芤，减则为寒，芤则为虚。虚寒相搏，此名为革，妇人则半产、漏下，男子则亡血、失精。

夫失精家，少腹弦急，阴头痛，目眩，发落。脉极虚芤迟，为清谷、亡血、失精。脉得诸芤动微紧，男子失精，女子梦交，桂枝龙骨牡蛎汤主之。

男子面色薄者，主渴及亡血，卒喘悸，脉浮者，里虚也。

男子平人，脉虚弱细微者，善盗汗也。

桂枝龙骨牡蛎汤方：

桂枝15克，芍药15克，生姜15克，甘草10克，大枣4枚，龙骨15克，牡蛎15克。

桂枝龙骨牡蛎汤证之病理，为血运、水运不畅，久则体气虚衰。

血运不畅、胃肠虚寒，故可见食不消化、溏泄；其人营养不良，故可见面色薄；腿部肌肉不得营养，故可见酸削不能行；血管虚寒，不能统血，故可见亡血、衄血。

三焦水运不畅，故可见短气里急、小便不利、少腹满；水饮积于心下，受风寒之激上冲，故可见喘悸，或疾行喘喝，此与小青龙汤证之病机同；水浊积于脑部，影响神经，故可见目眩；水浊积于头皮、腠理之处，毛发失养，故可见大量脱发。大量脱发又常见于妇女产后，因新产之人多为血虚水郁，用时宜加桑白皮、茯苓之属。

血运、水运不畅，膀胱括约肌因不得血与津之营养，故而松弛，故可见日间小便频数；入睡之后，膀胱括约肌松弛，则尿液自出，故可见夜间遗尿。

血运、水运不畅，不能营养宗筋，故可见龟头寒冷、阳痿不举；水运瘀积，刺激神经中枢，且膀胱括约肌放松，故可见梦交而精自出（即梦遗）；女子梦交也是此理。

女子血运虚寒、水运不畅，又可见半产、漏下。半产者，为习惯性流产，此妇人血与水不养胎之故；漏下者，为月经滴滴答答，次数频繁，其甚者全月皆用卫生棉；下者，为带下频繁也，此水运不畅所致。治半产、漏下，临床每以本汤合芎归胶艾汤，以芎归胶艾汤也治半产、漏下，且更多偏于血分虚。

血运、水运不畅，人体机能奋起抵抗，则可见自汗、发热汗出；入睡之后，肌腠放松，毛孔开启，三焦水运不畅，其积于腠理之水自然溢出而为汗，人醒之后，毛孔关闭，自然汗止，故谓之盗汗；因其为三焦之水液，故其味必淡。

血运、水运不畅，血与津皆少，故可见脉芤、脉沉、脉迟、脉革；心脏奋起救济，故可见脉动、脉紧、脉弦、脉大。

桂枝龙骨牡蛎汤之药理如下。

本方用桂枝汤治血运不畅、胃肠虚寒之本，用龙骨、牡蛎行水道、去痰饮。人体之血运、水运通调，则上述诸症均愈。若其人症状更加严重，则更桂枝为附子，加白薇以助白芍，是为二加龙骨牡蛎汤，《小品方》谓其主治虚劳发热自汗、遗精梦交、吐血咳血。

龙骨、牡蛎黏涩而质重，能行水道，其收涩之功能抑制水液、痰液分泌，黏涩之性能吸收痰饮，质重能引之下行由肠而出。水饮除则咳喘自止，故曰龙骨、牡蛎为治痰饮上冲之神品。

久虚之人，若其水饮积于心下，受风寒所激，上冲而为痰喘，当先投小青龙汤或更加龙骨、牡蛎以治其标。因其辛散太过，不宜于体气虚衰之人，且体气虚衰之人难以受药，药力尽则喘又将复发也。故暂愈之后，宜以此方治其本，甚者更加半夏、牛蒡子、苏子之属以温胃阳、降冲气。张锡纯先生之从龙汤用于小青龙汤之后者，即为此理。

又久虚之人，用温则热，用凉则寒，龙骨性平，牡蛎微寒，桂枝汤微温，故桂枝龙骨牡蛎汤整体为平，可久服而无弊。

岳美中先生有用本方治颈部自汗之医案，《经方实验录》有本方治遗尿之医案。余则常用此方治人体局部自汗、盗汗及久年遗尿、白带淋沥等，其效极佳。

又牡蛎一药，以其富含天然碳酸钙，故能解胃酸过度。此前人以为能平肝而治肝木犯胃之吞酸嘈杂也。瓦楞子之治肝气犯胃，亦为贝壳富含碳酸钙之故也。以碳酸钙又有止血强壮、包围病灶、消炎诸作用，故能治自汗、盗汗、干呛、咯血等肺结核之症。此前人谓其有育阴潜阳，治阴虚火旺之功也。以碳酸钙又有强心、镇静之功，故能治上部充血及神经衰弱之虚性兴奋，临床每用以治胁肋痛（肋骨神经痛多发于女子，若用芳香行气药，其痛益甚，当用养血柔肝药，并重用牡蛎），故前人谓其有平肝潜阳、安魂定魄之功也。该药又有收敛制泌之功，故外可治大汗淋漓，内可治带下遗泄。临床以龙骨、牡蛎为粉以治男子遗泄，其人多遗泄止而大便燥结也，此其制泌之功也。其治痰饮、半产、漏下、盗汗、遗尿者，亦为其制泌、行水道之功也。吴鞠通于《温病条辨》中称其能存阴，又涩大便，且清在里之余热，一物而三用之，名曰一甲煎，用于下后大便溏而频数。

附：名医医案选录

一、一人梦遗，以致精神困惫，予以桂枝加龙骨牡蛎汤三剂愈。桂枝、生龙骨、生牡蛎、炒白芍、生姜（切）各9克，炙甘草6克，大枣4枚，水煎空心服。（《王修善临证笔记》）

二、李某，年46岁，男性，于1972年6月11日就诊。患项部自汗，竟日淋漓不止，频频作拭，颇感苦恼，要求治疗。诊其脉浮缓无力，汗自出。分析病情，项部为太阳经所过，长期汗出，系经气向上冲逆，持久不愈，必致虚弱。因投以张仲景之桂枝龙骨牡蛎汤和阳降逆，协调营卫，收敛浮越之气。先服4剂，自汗止，再服4剂，以巩固疗效。（《岳美中医案集》）

三、季左，十月十二日，夜寐喜盗汗，脉阳浮阴弱，宜桂枝加龙骨牡蛎汤。川桂枝四钱，生白芍三钱，生草一钱，龙骨四钱，左牡蛎一两，生姜八片，红枣十二枚。（《经方实验录》）

四、赵某，女，32岁，襄垣村农民，1977年7月17日初诊。病史：产后40多天，突然上脘部惊惕慌乱，如有人将捕感，无暂安时，闭目即梦，嘈杂，彻夜不能安静入睡。白日目眩神恍，神志痴呆。患者幼时缺奶，平日营养极差，后天发育不良，平时饮食、二便、泌乳皆不好，体质素弱，加以产后气血两虚，情志不悦而发病。诊断：面色㿠白，舌绛津亏，形容苦恼，懒言，语声沉且低，脉象虚弱。辨证：气血两亏，津液不足，虚火上炎，饮食不适，抵抗力差，情志不乐，层层相因致阴阳失调。据其幻觉感断为现代医学所谓之神经官能症。方药：桂枝9克，生白芍15克，龙骨15克，牡蛎15克，生地12克，甘草6克，生姜2片，大枣3枚，水煎服。药后一剂知，二剂已。嘱服磁朱丸20袋，以巩固疗效。讨论：《灵枢》经脉篇说："气不足则善恐，心慌慌如人将捕之，是为骨厥（肾病）。"《内经》上又说："血有余则怒，不足则恐。""恐如人将捕之者，阴气少，阳气入，阴阳相搏即恐也。""阴阳相搏则热。"热扰神明则神不守舍，故不能寐。仲景之桂枝龙骨牡蛎汤为失精家设，治少阴头寒，目眩，发落，男子失精，女子梦交。本案气血两亏，精失无疑，故宗仲景法，变通化裁，两剂诸症悉消。药用龙牡镇静安神，桂甘温通心阳，甘草通经脉利血气，生地滋阴降火，白芍和营，共收调和阴阳之效。(《名老中医阎镛疑难病医案医话》)

天雄散

男子脉浮弱而涩，为无子，精气清冷。天雄散主之。

天雄散方：

天雄（炮）45 克，白术 120 克，桂枝 90 克，龙骨 45 克。

上四味，杵为散，酒服 0.75 克，日三服，不知，稍增之。

天雄散证之病理与上方同，且更重。桂枝龙骨牡蛎汤证中，血运、水运虽不畅，然仍属不重，故其人之遗精为梦遗，为脑入睡后受刺激而失精。天雄散则血运、水运不畅更甚，故其人不梦亦可遗精，此即阳虚遗精。

宗筋不得血与津之温养，故其人多阳痿；血运、水运不畅，精液不得其温养，故精液清冷，精子活动力不足，故多不能生育而无子；血运不畅，肌肉失其温养，则可见腰部冷痛；血与津皆伤，故可见脉涩。

天雄散之药理：其与桂枝龙骨牡蛎汤相比，因血运不畅甚，故用桂枝促动脉血运之余，更加强心、促血运之力更强之天雄（以药肆少备，每用附子代之）；水运不畅更甚，故用龙骨之余，更重加白术以温脾行水，恢复水运之常，且服散时助之以酒，更能助其血运、水运也。

附：名医医案选录

姜某，男，24 岁，通渭县城关人，1954 年 5 月 8 日初诊。患者眼球疼痛，羞明，眼部无充血现象，伴有滑精，已 2 年余，脉沉迟。辨证为虚寒性眼痛。方用：天雄 9 克，白术 24 克，桂枝 18 克，生龙骨 9 克，共为细末，每服 3 克，日服二次，开水冲服。二诊：患者服上药一料后，诸症消失。但数月之后该病又复发，继服上药，并嘱其节制房事。而后，观察数月，再未复发。体会：眼疾，古人有八廓五轮之分，《内经》又有"五脏之精华上注于目"之说。该患者眼疾伴有滑精，知其为肾精不能上注于目，故而羞明。脉又见沉迟，证为虚寒。本方为治疗阳虚而阴精不固之方，故用之获效，也是病在上而取诸下之意。（《古方新用》）

旋覆花汤

寸口脉弦而大，弦则为减，大则为芤，减则为寒，芤则为虚，寒虚相搏，此名曰革，妇人则半产漏下，旋覆花汤主之。

旋覆花汤方：

旋覆花 15 克，新绛（茜草）12 克，葱 5 茎。

肝着，其人常欲蹈其胸上，先未苦时，但欲饮热，旋覆花汤主之。

旋覆花汤证之病理，为血运、水运不畅，血瘀于胸胁及子宫之中。

血瘀于子宫中，则可见流产或产后下血不止，经行淋沥不断，下血色暗有块；血瘀于胸胁之处，则可见胸胁胀闷疼痛，位置固定，捶打稍减，故"其人常欲蹈其胸上"；血不利则为水，故又可见内有痰饮。血运、水运不畅，故又可见喜热饮；以热饮能助血运、水运，这也是瘀血之人的共同特征。

古人谓肝藏血，且肝主疏泄，本病为血运、水运不畅，故谓之"肝着"。

旋覆花汤之药理如下。

方用旋覆花下痰，茜草活血通络去瘀，葱茎疏通气血以达于肌表，此与后文白通汤之用葱茎同义。

瘀血与痰饮皆去，则血运、水运皆通而病愈也。临床使用时，常加桃仁、红花、当归、赤芍之属以助其血运也。

又原方中之新绛为茜草所染，因药店无售，故以茜草代之。

本汤与桂枝龙骨牡蛎汤相比，偏重于血瘀不行，故临床每可二方合用也。

附：名医医案选录

一、刘某，女，24岁。素来情怀抑郁不舒，患右胁胀痛、胸满有2年之久，迭经医治，屡用逍遥、越鞠等疏肝解郁之药而不效。近几日胁痛频发，势如针刺不移动，以手击其痛处能使疼痛减缓，兼见呕吐痰涎，而又欲热饮，饮后旋转时心胸为之宽许，舌质暗，苔薄白，脉来细弦。刘老诊为"肝着"之症。投旋覆花汤加味。处方：旋覆花（包煎）10克，茜草12克，青葱管10克，合欢皮12克，柏子仁10克，丝瓜络10克，当归10克，紫降香10克，红花10克。服药三剂，疼痛不发。（《刘渡舟临证验案精选》）

二、忻某，胸中嘈杂，寸口脉涩。旋覆花6克，青葱管3

条，茜草 6 克，桃仁泥 3 克，当归须 3 克。按：此案所用为《金匮》旋覆花汤去新绛，加茜草、桃仁、归尾，是消瘀通络之法。叶天士《临证指南医案》胁痛门中有类似医案记载，如"……胁肋脘痛，进食痛加，大便燥结，久病已入血络。旋覆花汤加归须、桃仁、柏仁。"（《范文甫专辑》）

桂枝去芍药加蜀漆牡蛎龙骨救逆汤 桂枝甘草龙骨牡蛎汤

伤寒脉浮，医以火迫劫之，亡阳，必惊狂，起卧不安者，桂枝去芍药加蜀漆牡蛎龙骨救逆汤主之。

桂枝去芍药加蜀漆牡蛎龙骨救逆汤方：

桂枝 15 克，生姜 15 克，大枣 4 枚，炙甘草 10 克，龙骨 20 克，牡蛎 25 克，蜀漆 15 克。

脉浮，宜以汗解，用火灸之，邪无从出，因火而盛，病从腰以下必重而痹，名火逆也。

火逆下之，因烧针烦躁者，属桂枝甘草龙骨牡蛎汤。

桂枝甘草龙骨牡蛎汤方：

桂枝 15 克，甘草 15 克，牡蛎 10 克，龙骨 10 克。

为末，煮，去滓，温服。

桂枝去芍药加蜀漆牡蛎龙骨救逆汤证与桂枝甘草龙骨牡蛎汤证之病理，皆为大汗亡阳，内有痰饮。

医者以火劫其汗，大汗亡阳，神经不得津养，故可见烦躁、起卧不安；汗血同源，汗多亡阳，心阳不振，故其人叉手自冒心、心下悸，即桂枝甘草汤证。内有痰饮，水浊郁于脑部，则可见惊狂；水浊郁于耳部，则可见耳聋；水浊积于腰部腠理之处，则可见腰下重而痹。

大汗亡阳，心阳不振，故方用桂枝去芍药汤，或用少阴篇之桂枝甘草汤；内有痰饮，故用龙骨、牡蛎降气逐痰、潜镇安神；用蜀漆（常山苗）涤痰退热散邪。

心阳得振、痰饮得去，自然诸症皆愈。

本方实为桂枝去芍药汤证或桂枝甘草汤证而内有痰饮者。

附：名医医案选录

一、王孟黄治温敬斋之妻，九月间忽然四肢麻木，头晕汗淋，寻不能言，目垂遗溺，横身肤冷。孟英视之，脉微弱如无，乃虚风内动而阳浮欲脱也。先令煮水待药，法桂枝甘草龙骨牡蛎汤之意，加西洋参、黄芪、茯苓、木瓜、附子九味，煎数沸，陆续灌之，未终剂，人渐苏。盖恐稍缓则药不能追也。（《伤寒论类方法案汇参》）

二、1963年春，余从刘绍武师临证，有路姓中年患者求诊。每日午后先微恶寒，旋即热作，并汗自出，历两小时许，热、汗渐止，心中怵惕，惴惴不安，多方求治，未曾一效。脉之，则三五辄一止。与柴胡加龙骨牡蛎救逆汤。患方持方既走，师忽悟曰："此桂枝去芍药加蜀漆龙骨牡蛎救逆汤证也，数载难逢之良机，岂可失之。"遂追返，改投此方曰："此方虽与当证相合，然非常用者，效与不效，必来复诊。"越二日，路欣然而至，曰："药一帖，次日即发热汗出俱止，惊悸亦大减。"脉之，仅稍涩。继服两帖，后未再作。三年之疾，一旦霍然，药中肯綮，效若桴鼓，由是更知经方之妙，不可胜言。（《伤寒一得》）

桂枝加厚朴杏仁汤

太阳病，下之微喘者，表未解故也，桂枝加厚朴杏仁汤主之。

桂枝加厚朴杏仁汤方：

桂枝 15 克，白芍 15 克，生姜 15 克，炙甘草 10 克，大枣 4 枚，厚朴 10 克，杏仁 8 克。

喘家作桂枝汤，加厚朴、杏仁佳。

发汗后，饮水多，必喘，以水灌之，亦喘（桂枝加厚朴杏仁汤主之）。

桂枝加厚朴杏仁汤证之病理，为外有桂枝汤证，且内有水饮者。

外有太阳病，本当发散解表，医者不识，反以寒药下之，故胃肠因之而寒，痰饮因之而生，故外有桂枝汤证，而内有痰饮也。

条文第二节所言者，为汗大出之后，过饮冷水，胃肠因寒而成水饮之证，水饮上冲，故病喘也；同样，发汗之时，毛孔大开，若以冷浇灌，毛孔因之闭塞，不能帮肺呼吸，肺必加速呼吸以保证身体有足够的氧气供应，故也可致喘，即俗谓之肺气不利也。

桂枝加厚朴杏仁汤之药理如下。

本方用桂枝汤温胃肠而解表，更加厚朴逐痰饮，杏仁降气平喘、利水饮。

厚朴、杏仁为水饮多而胸满者之专药。其中，厚朴能逐痰饮，痰饮得下，则气喘自平；杏仁能开肺止喘、行水运。故临床症见苔厚白腻、咳喘胸满、便溏下利者，则可厚朴、杏仁合用。厚朴麻黄汤中，厚朴与杏仁同用即此理也。

　　该方每用于有桂枝汤证兼见水饮致喘促者，以桂枝汤有强心、促血运之功，临床又每用于心衰见表恶寒而喘促者。

附：名医医案选录

　　一、戊申正月，有一武臣为寇所执，置身中航板下，数日得脱，乘饥恣食，良久解衣扪虱，次日遂发伤寒，自汗，膈不利。一医作伤寒而下之，一医作解衣中邪而汗之，杂治数日，渐觉昏困，上喘息高，医者仓惶失措。予诊之曰：太阳病下之表未解，微喘者，桂枝加厚朴杏子汤，此仲景之法也。指令医者急治药，一啜喘定，再啜漐漐微汗，至晚身凉而脉已和矣。医曰：某平生不曾用仲景方，不知其神捷如此。予曰：仲景之法，岂诳后人也哉。人自寡学，无以发明耳。（《普济本事方》）

　　二、1975年夏，到昌邑巡回医疗，遇一青年男子，在麦收劳动后，大汗淋漓，口渴，饮大量生水，仍然热不可耐，为纳凉跳进池塘沐浴。归后当晚，恶寒高热，咳嗽，气喘，请乡村医生注射青霉素。2天后热退，但哮喘不止，入夜加重，曾服各种西药，病未好。3个月来靠服氨茶碱缓解症状。查看病人时见微微作喘，伴有哮鸣，面带倦容，时而轻咳，吐出少量白黏痰，舌苔薄白，脉略数。结合病史，此病系哮喘无疑。病人年轻体壮，无宿痰，病因劳动后出汗，以冷水激之而发。劳动后，腠理开，大汗出，以冷水洗澡，水寒之气从皮毛入侵，皮毛阻塞，肺气不利，上逆而致喘。《伤寒论》第75条说："……以重发汗虚故如此。发汗后饮水多必喘，以水灌之亦喘。"部分注家认为，饮水多之喘可用小青龙汤。遂用小青龙汤3剂以治。3日后病人复诊时说："服药后心中微微作悸，哮喘如故。"我反复斟酌，决定采用桂枝加厚朴杏子汤治疗，以辛温解肌，利气定喘。服 3 剂后复诊，病人症状大减，复开 3 剂，服后病愈。（刘镜如《黄河医话》）

泽漆汤

寸口脉沉，咳而上气，胸中引胁痛，胸中有水气，泽漆汤主之。

泽漆汤方：

泽漆 45 克，紫菀 8 克，白前 8 克，黄芩 5 克，生姜 8 克，半夏 8 克，人参 5 克，桂枝 5 克，甘草 5 克。

泽漆汤证之病理为痰饮积于胸胁部三焦水道内外。

胸胁部三焦水郁，故可见"胸中引胁痛"；胸中有水气，水气上冲，故可见咳喘、吐泡沫夹稠痰；水郁不行，津不上承，故可见口渴；水道不通、水郁不行，故可见小便不利、面目与四肢浮肿也。

泽漆汤之药理：方用泽漆（即大戟苗，若无，可用大戟代之，盖二者性味、功用相同）逐水消痰；用紫菀、白前行水道，去痰饮，止咳喘；用黄芩清肺热，行水运；用生姜、半夏温胃除水饮；用人参、桂枝促血运以行水运；用甘草安肠补液。诸药合用，水饮除，水运畅，自然诸症自愈。

服药后，其人可见腹泻，此痰饮从肠出也。

本方之病位与十枣汤、甘遂半夏汤相比，偏于胸部，彼二方偏于胁部也。

附：名医医案选录

曾某，男，五十余岁，农民。形体尚壮实。三年来长期咳嗽，吐泡沫痰夹少量稠黏痰，时作喘息，甚则不能平卧，咳喘冬夏均有发作，无外感时也可突然发作，面目及四肢凹陷性浮肿，饮食尚佳，口渴喜饮（不分冷热），口腻，大便时干时稀，小便短少。曾服小青龙、射干麻黄、杏苏散、苓甘五味姜辛汤等，均无显效，时作时止。舌苔薄白有津，舌根微黄，脉不浮而见沉滑。诊为肺胀，水饮内停，气郁化热。投泽漆汤原方：泽漆五钱，半夏四钱，紫菀四钱，生姜三钱，白前四钱，黄芩三钱，泡参四钱，桂枝三钱，甘草三钱。一剂，咳吐涎痰明显减少，腹泻二次。再进四剂，诸症痊愈。观察三年未复发。（《成都中医学院学报》）

十枣汤

太阳中风，下利，呕逆，表解者，乃可攻里，其人漐漐汗出，发作有时，头痛，心下痞硬满，引胁下痛，干呕，短气，汗出不恶寒者，此表解里未和也，十枣汤主之。

十枣汤方：

芫花、甘遂、大戟各等分。

分别捣为散，以水一升半，先煮大枣肥者十枚，取八合去滓，内药末，强人服 1.5 克．羸人服 0.75 克，温服之，平旦服。若下之病不除者，明日更服加 0.75 克。得快利后，糜粥自养。

脉沉而弦者，悬饮内痛，病悬饮者，十枣汤主之。

咳家其脉弦，当有水，十枣汤主之。

夫支饮家，咳烦胸中痛，不卒死，至一百日或一岁，宜十枣汤。

十枣汤证之病理，为中焦水道（即胸胁、胃脘部分）水浊郁塞极为严重，故名之为悬饮（今之胸膜炎）。

中焦水道，水浊郁塞严重，故心下痞硬满、引胁下痛、胸痛。此种痛为牵掣疼痛、刺痛，与小柴胡汤证之满痛不同。老中医洪子云谓："余在临证时发现，病者主诉心下痞者甚多，而诉心下硬满者极少……然细查病体，则恍然有悟。即医者以手切病人心下，觉抵抗力较强，若有硬满之状。同时病者称心下痛者极少，而称牵连胸胁痛者多，若积饮较重者，或有窒息感。故知硬满、引胁下痛是他觉证。"水浊积聚于胸胁，故夜卧时，每觉两胁之里有水声辘辘然，振荡于其间，两胁作胀，按之痛；水饮凌心，则可见悸、烦；水饮上冲，则可见咳、呕；水饮压肺，则可见肺气不利、气短而喘、咳逆不得息，必叠被数层而倚之方可合目片刻，气短者，呼吸短促不能深长也；水道郁塞，津液不行，故可见大小便不通；水郁不行，人体机能奋起抵抗，故可见汗出、寒热如疟、发作有时；水郁不行，故其脉多见沉伏而弦急。

其言"不卒死"者，谓不猝然而死也，然死机已伏，故有百日而死者，有经一岁而死者。

十枣汤之药理如下。

方用甘遂、芫花、大戟者，三药皆能逐痰泻水，以药散之形式入胃肠之中，其吸收水分之力更强，能使水浊从郁滞之处，直接吸收到胃肠之中，然后经大便排出体外，故服药后，所下者均为臭水、痰涎，且急排直出。因其吸收水分之力极大，为保护胃津不为其所伤，故选用十枚肥大之大枣熬汤送服。又此三药味极辛辣，服后多见咽喉燥痛而声哑。

其言"平旦服之，得快利后糜粥自养"者，盖平旦之时，胃机能较好，不饭而服，则更能助水浊之排出也；"下之病不除，明日平旦更加服"者，盖药有大毒，不宜累进也，必待胃得一日之休养后方可更进也。其言"强人钱匕，羸人半钱"者，盖药有大毒，必身体壮实者方可大量之意也。

十枣汤为治悬饮，即水饮积于胁部重者之剂；其轻者，则当用《温病条辨》之香附旋覆花汤。其下焦篇41条云："伏暑、湿温胁痛，或咳或不咳，无寒，但潮热，或竟寒热如疟状，不可误认柴胡证，香附旋覆花汤主之；久不解者，间用控涎丹。"香附10克，旋覆花10克，苏子10克，陈皮6克，半夏15克，茯苓10克，薏仁15克。腹满者，加厚朴；痛甚者，加降香末。临床用此方每加杏仁以用之。

附：名医医案选录

一、罗妇冬英，原有胸痛宿疾，一年数发，发则呼叫不绝，惨不忍闻。今秋发尤剧，几不欲生。医作胸痹治，投瓜蒌薤白枳实厚朴半夏汤及木防己汤多剂，皆不效。因迎余治，按脉弦滑，胸胃走痛，手不可近，吐后稍减，已而复作，口不渴，小便少。但痛止则能食，肠胃殊无病。证似大陷胸而实非，乃系痰饮之属，前药不效，或病重药轻之故欤？其脉弦滑，按与《金匮》痰饮篇中偏弦及细滑之言合，明是水饮结胸作痛，十枣汤为其的对之方，不可畏而不用。竟书：甘遂、大戟、芫花各五分，研末，用大枣十枚煎汤，一次冲服。无何，肠鸣下迫，大泻数次，痛遂止。续以六君子汤调理。(《治验回忆录》)

二、赵某，36岁，忻口人。前次产后患颈项强痛，背脊挛急，经余诊治，宗"治风先治血，血行风自灭"之理获愈。今又产后百日，背脊第五胸椎处猝然剧痛，难以辗转，手不可近，甚至衣被触及亦痛不可忍，夜间尤甚，不能成寐。旬余茶饭不思，呻吟床第，舌质淡红，苔薄白微腻，脉象沉滑。初，拘于前次产后体痛治愈经验，产后多瘀之论及痛不移位、痛处拒按、日轻夜剧等症，未多思索，便认定瘀血作痛，拟王清任身痛逐瘀汤以治。四剂尽，未见有效，始觉大意失荆州。再询之，知有恶心呕吐、脘闷多痰等宿疾及痛前遭雨淋之史。审症察因，素日脾胃湿盛，痰饮内伏，加之冒雨湿浸，内外之邪相搏，痰饮遂兴妖风、鼓怪浪，横行旁溢，流法隧，致痛生焉。夫人卫气昼行于阳，夜行于阴，阳主动，动则行，阴主静，静则停，故疼痛多日轻夜重也。今虽产后百日，然其脉症俱实，故当峻剂以治。拟十枣汤加减：甘遂1克，大戟1克，白芥子1克，研细，红枣10枚煎汤，早晨空腹送下。二诊：十枣汤不辱使命，服后如摧枯拉朽，泻水数次，疼痛遂止。为绝痰饮，拟六君子汤予服。(《临证实验录》)

甘遂半夏汤

病者脉伏，其人欲自利，利反快，虽利，心下续坚满，此为留饮欲去故也，甘遂半夏汤主之。

甘遂半夏汤方：

甘遂3克，半夏8克以水一升，煮取半升，去滓，芍药12克，炙甘草2克。

上四味，以水二杯，煮取半杯，去滓，以蜜半杯和药汁，煎取八分杯，顿服之。

甘遂半夏汤证之病理，为痰饮积于胃脘部。

痰饮积于胃脘部，故可见心下坚满、胃胀痛而呕；水饮振荡，故痛处有鸣声，此与十枣汤证同；水饮积于胃脘，利下则水饮随之而出，故痛胀可稍减。是以方用甘遂逐水积，用半夏温胃阳、除水饮，用白蜜、甘草缓甘遂之药力，用芍药止痛、利小便也。

甘草与甘遂有相反一说，因二者一为泻下，一为补肠、助肠吸取津液。甘遂有剧毒，若过用甘草，则甘遂之毒素因水饮停滞不能随水浊排出体外，故而中毒，是以欲用甘草缓甘遂之泻下，则甘草之量当少于或等于甘遂之量。

《勿误药室方函口诀》云：此方以利反快及心下坚满为目的，去心下留饮之主方也。然不但留饮而已，用于支饮及脚气等气急而喘者，有缓和之妙。控涎丹即此方轻剂。又此方不加蜜，则反激而无效。二宫桃亭（吉益东洞之子婿）壮年时不加蜜，取大败，受东洞督责，不可忽之。

附：名医医案选录

张女小菊，14 岁。前以伤食胀满作痛，服平胃散加山楂、神曲、谷麦芽之类得愈。未期月，胃又胀满而呕，有上下走痛之感觉，但便后可稍减，再服前方则不验，辗转半年未愈。夏月不远百里来治，且曰："胃胀痛，绵绵无休止，间作阵痛，痛则苦不堪言，手不可近。服破血行气药不唯不减，且致不欲食，是可治否？"问曰："痛处有鸣声否？"则曰："有之。"此病既非气血凝滞，亦非食停中焦，而为痰积作痛，即《金匮》之留饮证也。盖其痰饮停于胃而不及于胸胁，则非十枣汤所宜，若从其胃胀痛利反快而言，又当以甘遂半夏汤主之。是方半夏温胃散痰，甘遂逐水。又恐甘遂药力过峻，佐以白蜜、甘草之甘以缓其势，复用芍药之苦以安中。虽甘遂、甘草相反，而实以相激以相成，盖欲其一战而逐尽留饮也。服后痛转剧，顷而下

利数行，痛胀遂减，再剂全瘳。(《治验回忆录》)

己椒苈黄丸

腹满，口舌干燥，此肠间有水气，己椒苈黄丸主之。

己椒苈黄丸方：

防己 15 克，椒目 15 克，葶苈（熬）15 克，大黄 15 克。

末之，蜜丸如梧子大，先食饮用一丸，日三服，稍增，口中有津液，渴者加芒硝 8 克。

己椒苈黄丸证之病理，为水浊停滞于肠间而为水鼓。

水运不通，则人不得津液之养，故见口舌干燥而二便不利；水浊停滞，水运不畅，故动则气喘；水浊积于胸腹与四肢，故可见胸腹与四肢憋胀；因水浊主要集中于肠部，故曰"腹满""肠间有水气"。

己椒苈黄丸之药理：方用防己、椒目行水运，葶苈泻肺、助水运，大黄逐肠之积滞，使肠复其常，故药后其人二便通，而诸症得除也。

本方证与甘遂半夏汤证相比，甘遂半夏汤证的病位偏于胃脘部，本方证之病位则偏于肠部。病位虽有别，其所以致病者却相近也。

本方用时可改用汤剂，其效更捷，然此方为治标之方，非治本之方也。

附：名医医案选录

朱成，男，25 岁，住蔡家乡。春间患风寒咳嗽，全身浮肿，医用开鬼门法，浮肿全消，但咳嗽仍紧，腹感满胀。又用六君子汤加姜、辛、味温肺健脾，咳得减而腹更胀大，行动则气促。易医亦认为虚，疏实脾饮，服后胀不减，胸亦觉痞满。经治十余日无效。迁延半年，腹大如鼓。吾夏月治其邻人某之病，因来附诊，按脉沉实，面目浮肿，口舌干燥，却不渴，腹大如瓮，有时鸣声胀满，延及膻中，小便黄短，大便燥结，数日一行，起居饮食尚好，殊无羸状。如果属虚服前药当效，而反增剧者，其为实，可明甚。审病起源风寒，太阳之表邪未尽，水气留滞，不能由肺外散，反而逐渐深入中焦，与太阴之湿混合为一，并走肠间，辘辘有声，而三焦决渎无权，不从膀胱气化而外溢，积蓄胃肠间而成水鼓。当趁其体质未虚，乘时而攻之。依《金匮》法，处防己椒目葶苈大黄丸（改汤）。此以防己、椒目行水，葶苈泻肺，大黄清肠胃积热，可收快利之效。药后水泻数次，腹胀得减。再二剂，下利尤甚，腹又逐消，小便尚不长，用扶脾利水滋阴之法，改服茯苓导水汤配吞六味地黄丸，旬日而瘳。（《治验回忆录》）

大黄甘遂汤

妇人少腹满如敦状，小便微难而不渴，生后者，此为水与血并结在血室也，大黄甘遂汤主之。

大黄甘遂汤方：

大黄60克，甘遂30克，阿胶30克。

水煎顿服之，其血当下。

本方证之病理如文中所言，为水浊与瘀血相胶结于子宫之中，故其人可见小腹如敦状，即腹大如鼓也；水运不利，其人可见小便难、口渴、四肢头面俱肿也。

方用甘遂逐水之积，大黄逐血之瘀积，阿胶补其血虚也。然此方攻逐之力极强，必正气不虚者方可用之。

附：名医医案选录

谭秋香，三旬孀妇也。子女绕膝，日忙于生计，操劳过度，悒悒于心，以致气血内耗，身体渐羸，月经不行，少腹肿胀，行动则喘促，数月于兹。昨随其叔婶求治，切脉细数而涩，口干不渴，大便燥结，两三日一行，小便黄短，少腹不仅肿胀，有时乍痛，虽闭经已久，尚无块状。窃思本病关键，首须明悉经闭与肿胀之先后。如肿胀由经闭而起，则以通经为先；如经闭由肿胀所引发，则以利水为宜。细询之下，其为经闭先而肿胀后，乃属于瘀血郁积，而小便又不利，则不仅血结，亦且水结矣。况其先由思虑伤脾，忧郁伤肝，肝伤则气滞血瘀，脾伤则运化失常，久则累及于肾，水不宣泄而停蓄其中，故水与血互结而为病。至于治法，前贤亦有明确批示："谓先病水而后经闭者，当先治水，水去则经行；先病闭经而后水肿者，先行其瘀，瘀去则肿消。"本证瘀水胶结，同属严重，如逐瘀而不行水，则瘀未必去；祛水而不行瘀，则水未必可行，法当标本兼治，行水与逐瘀并举，因选用《金匮》之大黄甘遂汤、桂苓丸合剂：大黄、阿胶各三钱，甘遂（另冲）五分，桂枝、丹皮各二钱，茯苓四钱，桃仁三钱，加丹参五钱，土鳖钱半。服后便水甚多，杂有血块。又三剂，水多而血少，腰腹胀减，已不肿，诸症消失。改用归芍异功散调理，无何经行，痛解，又进归脾汤善后，时经一月，遂得康复。（《治验回忆录》）

瓜蒂散

病如桂枝证，头不痛，项不强，寸脉微浮，胸中痞硬，气上冲咽喉，不得息者，此为胸有寒（痰）也。当吐之，瓜蒂散主之。

瓜蒂散方：

瓜蒂 1 份（熬黄），赤小豆 1 份。

分别捣筛，为散已，合治之，取 1.5 克，以香豉 15 克。用热汤煮作稀糜，去滓，取汁和散，温顿服之，不吐者，少少加，得快吐乃止。

病人手足厥冷，脉搏乍紧者，邪结在胸中，心下满而烦，饥不能食者，病在胸中，当须吐之，宜用瓜蒂散。

宿食在上脘，当吐之，宜瓜蒂散。

病胸上诸实，胸中郁郁而痛，不能食，欲使人按之，而反有涎唾，下利日十余行，其脉反迟，寸口脉微滑，此可吐之，吐之，利则止（瓜蒂散主之）。

诸亡血、虚家，不可与瓜蒂散。

瓜蒂散证之病理，为寒痰积于上焦。十枣汤证为水浊积于中焦，故用药散下之；瓜蒂散证为水浊积于上焦，故用药散吐之也，此上者越之之意。

寒痰积于胸膈部，故胸中痞硬，心下满而烦，胸中郁郁而痛，欲使人按之也；寒痰压积于气管之中，逼迫肺部，影响气息之进入，故见呼吸急促，气冲咽喉不得息；寒痰积于胸脘部，故时有呕意，且多可见呕出痰涎或喜唾，故曰"反有涎唾"也；痰涎入于肠中，则可见下利，故曰"下利日十余行"。

　　水运不畅，水浊积于脑部，则可见头重脑闷、头痛眩晕，甚者可见癫狂、癫痫；水运不畅，影响胃肠中营养之吸收，故可见纳呆、饥不能食；水运不畅则血运不畅，四肢为血运、水运之末，故可见手足厥冷，此与小柴胡汤证之四肢厥冷之理同；水运不畅，故其脉多见沉、滑、迟，故曰"其脉反迟，寸口脉微滑"；痰浊积聚，故其舌苔多白腻，积久化热者可见黄而腻也；其言"病如桂枝汤证"者，谓其脉浮、恶寒，与桂枝汤证相同。

　　瓜蒂散之药理如下。

　　其用瓜蒂者，以瓜蒂善通水道，除水浊，味极苦而寒，涌吐之力极强；用赤小豆者，以赤小豆酸温，其味酸与瓜蒂之味苦同用，能引起胃肠痉挛而呕吐，水浊、寒痰可随呕吐而出，故古人谓酸苦乃涌吐之品，且赤小豆微温，能制瓜蒂之寒，不使其苦寒过于伤脾胃之中阳；用香豉者，以其能松透肠胃，兼能保护胃气。故三者合用，寒痰上可吐之，下可泻之，故服药后多可见上吐下泻而病愈也。

　　因其为吐剂，故服用时，可勒紧腹部刺激肠胃，并乘热饮之以助其吐。然其毕竟为苦寒之药，能损人之中阳，又能伤人之津液，故戒之曰"诸亡血、虚家，不可用之"。

　　瓜蒂涌吐之功，乃因其所用者为药散，且合赤小豆、香豉，故能直接刺激胃引起呕吐。若单用瓜蒂煎汤，候冷服用，则其能行水道、逐水浊之瘀积也，是以一物瓜蒂汤能治水行皮中及诸黄之病，服后水道通畅，汗出而病愈也。

　　陆渊雷先生云：据日人猪子氏之说，瓜蒂虽为有毒之药，然服后并不吸收，只是刺激胃肠黏膜，故无中毒之患，唯服之过量，则引起急性胃肠炎，使吐利不止，故一次所服，不得逾六分五厘。采集之法，须于瓜未熟时采之，新打味苦者良，若

瓜熟而采，或陈久失味者，不效。瓜蒂须生采，而采蒂弃瓜，

莳瓜人所不愿，故今之卖药者多不备，代以南瓜蒂，亦效。

关于吐法，有以下三个要点。

一、可用吐法者

永富独啸庵云：古人谓病在膈上者吐之，是为用吐方之大表，然其变不可胜数，若非沉研久而经事多，则难得而穷诘。约而言之，胸中有停痰宿水诸症者，噤口痢，水药不得入口者，五十以里偏枯，痰涎，胸满而腹气坚实者，龟胸龟背者，黄疸烦喘欲吐者，皆可吐之。狂痫者可数吐之；淋疾诸药不效者，宜详其证而吐之。反胃诸呕最宜吐，诸气疾，诸积聚，心下痞硬，脏腑上逼者，问其生平，无吐血、咳血、衄血之患者，悉可吐之。后服泻心方数十日，喘息初发暨未发者，按其腹脉，知腹气坚实，则吐之。后服泻心汤、小承气汤之类数十日，灸数千壮，伤寒用承气汤不下者，吐了再下。月事积年不下，心下痞硬，抵当诸药不效者，吐了再服。口吐大便者，先吐之，后服附子泻心、生姜泻心、半夏泻心之类数日。痿躄初发暨欲发者，按其心下，痞则吐之，后视所宜服药。伤寒用吐法，不可过二三回，得一快吐即止。用瓜蒂不过三分五分，其治一逆，则急者促命期，缓者为坏证。凡用吐方之法，先令病人服吐剂，安臣二时许，勿令动摇，若动摇则吐速，则但吐药汁，药气及透彻病毒也。待胸中温温，上迫咽喉，乃令病人跂足蹲坐（坐椅张膝亦可），前置吐盆，一人自后抱持之，以鸟羽探咽中，则得快吐，如此三四回或五六回。凡须数吐之证，每隔五六日或七八日，如法吐之，终则吐黏胶污秽之物，而后其病乃尽。凡服吐剂至欲吐时，先饮沸汤一碗，则易吐，既吐后，暂令安卧休息，更饮沸汤取吐，数次而后，与冷粥而冷水一碗，以止之。诸缓慢证宜吐者，先用乌头附子之剂，以运动其郁滞之毒，时

时用瓜蒂散吐之。

恽铁樵先生云：凡为病日浅，正气未虚，邪热内攻，胃不能容，生理起反应而呕者，皆可取吐也。其要点在病须阳证，正气未虚，否则禁吐。此为鄙人历数十次经验，无一或误者，用以治婴儿之病，奏效尤捷，而无流弊。

二、不可吐者

永富独啸庵云：病者在床蓐者（即病人困顿者），不可吐。凡腹气虚者，决不用吐方。凡危急短气太甚者，平居吐血者，或其证候有血证者，决不可吐方。若犯之，则促其命期。初学遇妊娠、产后、痰血、咳血、梅毒、血崩、亡血家，暨年过六十者，不可吐。

三、吐后调理

永富独啸庵云：论曰："伤寒吐后，腹胀满者，与调胃承气汤。"夫古今用吐方之人，吐后必用通和之剂。戴人用舟车丸，奥村氏用泻心汤，我于吐后，虽无腹胀之症，必用调胃承气汤，以通后其逆气。凡用吐方后，精神昏冒者，宜服泻心汤。吐中或吐后，烦躁脉绝，不知人事，四肢厥逆者，勿骇，是乃瞑眩也，以冷水渜面，或饮之，则醒，或以冷水和麝香饮之，亦佳，吐中有死黑血者佳。若有真生血者危，急宜用麝香以消其药毒。语曰：瓜苗闻麝香即死。吐后三五日内，当调饮食，省思虑，不可风，不可内，不可劳动。

附：名医医案选录

一、余最初为人诊病，为家七太爷眉卿之第五子。七太爷住北城都路贞吉里，其五少爷当时生才十四个月，壮热、不啼、不乳，亦无涕泪便溺，延医诊视，予以普通应酬方之豆豉、豆卷等，服后无效。亘两日夜，了无变动，乃惶急无措，专足到商务编译所延诊。七太爷所以急而招我者，因闻小女慧男生七个月患伤寒，中西医均束手，而吾以麻黄汤自疗之也。余视其病症，脉数肢温，热甚壮，微有汗意，舌苔不绛不糙，唇亦不干，唯目光无神，目珠微向上，按其腹部不硬，按胸部则眉蹙。其时为七月，余思时虽盛暑，却与暑湿无关，是食停上膈证。经云：在上者因而越之，是可吐也，因书瓜蒂散。生豆豉三钱，生山栀三钱，甜瓜蒂五个。因方中无贵药，嘱其仆即近处小药店中购之。既而购药者归，谓无甜瓜蒂，仅有南瓜蒂。余思南瓜蒂甚大，五个殊太多，乃改用两枚，并谓病家：药后如不吐，可以鸡羽探喉。归后殊不放心，翌晨自往探视。据云：药后吐泻并作，已能啼矣。亟往视之，才入室，见病儿目灼灼向余审视。余喜曰：愈矣。视其所下皆黄粪，成块者甚多。此证停积虽多，舌无黄苔，用表药既非其治，用攻药亦不能一药而愈，以承气证未具也。当时用瓜蒂散，只欲其吐，不虞其泻，嗣后乃知此儿以食物太多，上、中、下三焦皆满，腑气不通，故不啼、不乳。矢未燥，故腹部不拒按，栀、豆有升降作用，故吐泻并作。栀、豉之力不是去积，其所以能升降，全赖瓜蒂，上口开则下口亦开也。然则食停上膈而用吐，可谓知其一，未知其二。此病用此方，不可谓是幸中，而此方与此病，丝丝入扣，实非余当时能力所及，乃由事后反复思索悟得，实不可谓非幸中。嗣是此五少爷者，竟不复病，直至八岁时，始以小感冒延诊一次，今十二龄矣。此可见仲景方之高绝，非其他方所可及也。余每用伤寒大方愈病，其人必七八年，始以小病就诊者甚多，不仅此一症为然也。（恽铁樵《临证笔记》）

二、于某，32 岁。产后后两月，为七情所伤而病癫狂。症见咬牙切齿，称鬼詈骂，或闭目不应，呆若木鸡，或哭泣不休，如丧考妣，或高歌号叫，若庆圣诞。情绪多变，涎涕满襟。

亦有清醒之时，谓称胆怯善惊，心胸胀满，气上冲逆，欲吐不得。视其舌，边尖红，苔白腻。切其脉，缓百滑，并触知双手厥冷如冰。观其脉症，此为癫狂。初由肝气之郁，继而受惊气乱。气郁、气乱、痰饮遂生，侵踞神舍，蒙蔽心窍，故见上述种种怪状。《伤寒论》116条："胸中痞硬，气上冲咽喉，不得息者，为胸有寒也，当吐之。"寒者，痰之误也。拟：瓜蒂3克，赤小豆3克，共研细末，豆豉15克煎汤送下。服后片刻，呕吐不止，吐出痰涎如胶如涕，并泄泻数次，当日便狂定神清。翌日，虽无物可吐，仍干哕不止，或稍饮亦旋即吐出。急煎半夏10克，冷服，呕吐始止。后煎舒肝安神剂予以善后。（《临证实验录》）

藜芦甘草汤

病人常以手指臂肿动，此人身体瞤瞤者，藜芦甘草汤主之。
藜芦甘草汤方：
藜芦5克，甘草15克。
藜芦甘草汤证之病理，为寒痰积于全身，与瓜蒂散证之寒痰积于上焦不同。
寒痰积于肢节，则可见手臂肿胀、震颤，或肢体肌肉微微跳动，伴局部麻木不仁；寒痰积于全身，则可见肌肉酸疼；寒痰积于脑部，则可见癫痫。
藜芦甘草汤之药理：方用藜芦辛寒大毒，吐久积风痰，痰骤得去，则三焦骤通，故服药之后，可见呕出大量浓痰而汗出如洗；佐之以甘草，安胃和中，并制藜芦之大毒。

皂荚丸

咳逆上气，时时吐浊，但坐不得眠，皂荚丸主之。

皂荚丸方：

皂荚 120 克。

刮去皮，酥炙，末之，蜜丸梧子大，以枣膏和汤服三丸，日二夜一服。

皂荚丸证之病理，为陈痰痼结于上焦。瓜蒂散证则为寒痰积于上焦，虽痰多但尚未痼结。

陈痰痼结，痰黄而多，极胶黏不易咳出，故时时吐浊；痰壅于肺，则胸中有窒塞之感；痰扰于肺，则咳嗽大作，终夜呛咳；痰壅于肺，肺血运不通，则肺不得肃降，故可见大、小便均不得通。

皂荚丸之药理：其用皂荚者，以皂荚内含石碱素，能去积年油垢，使痰易于脱离而咳出，或使痰随大便而下，故能去胶痰，而不能去水气生成之湿痰。其用枣膏者，恐皂荚攻消之力过猛，连同胃津一同被涤出也。

皂荚"刮去皮，酥炙"者，乃刮去外皮之黑衣，用微火炙之，使略显焦黄色即得，勿成黑炭也，故其力极巨。若恐其力过峻，可炙成黑灰，然用时其量当加也。

附：名医医案选录

师曰：门人卢扶摇之师曹殿光，芜湖人，年五十所，患痰饮宿疾，病逾十载，扶摇不能治，使来求诊。其症心下坚满，痛引胸胁，时复喘促，咳则连声不止，时时吐浊痰，稠凝异常，剧则不得卧。余谓其喘咳属支饮，与《伤寒论》之心下有水气，痰饮篇之咳逆不得卧证情相类，因投以小青龙汤，不效。更投以射干麻黄汤合小半夏汤，又不效，而咳逆反甚，心殊焦急。更思以十枣汤攻之，而十枣又为胸胁悬饮之方，思以葶苈大枣降之，而泻肺系肺胀、肺痈而设，皆非的对之剂。纵投之，徒伤元气，于病所补？因念其时吐痰浊，剧则不得卧，与《金匮》皂荚丸证大旨相同。遂以皂荚炙末四两，以赤砂糖代枣和汤，与射干麻黄汤间服之，共八剂。痰除喘平，诸恙尽退。（《经方实验录》）

射干麻黄汤

咳而上气，喉中水鸡声，射干麻黄汤主之。

射干麻黄汤方：

射干 15 克，紫菀 15 克，款冬 15 克，麻黄 20 克，生姜 20 克，半夏 21 克，细辛 15 克，五味子 8 克，大枣 3 枚。

射干麻黄汤证之病理，为水饮积于气管、胃脘。

水饮积于气管，影响气息之进出，则喉中如水鸡声；水饮上冲于肺，则咳逆上气。故方用生姜、细辛、半夏、五味子温胃阳、逐水饮、止咳逆，用麻黄开肺闭，用紫菀、款冬润肺、开郁结，用射干降逆开痰、破结泄热。数药合用，水饮去、咳逆止，水鸡声自消。

附：名医医案选录

冯世觉，七月廿一日，自去年初冬始病咳逆，倚息，吐涎沫，自以为痰饮。今诊得两脉浮弦而大，舌苔腻，喘息时胸部间作水鸡声。肺气不得疏畅，当无可疑。昔人以麻黄为定喘要药，今拟用射干麻黄汤。射干四钱，净麻黄三钱，款冬花三钱，紫菀三钱，北细辛二钱，制半夏三钱，五味二钱，生姜三片，红枣七枚，生远志四钱，桔梗五钱。（《经方实验录》）

紫菀汤

下利，肺痛，紫菀汤主之。

紫菀汤方：

紫菀40克（原书作紫参，然紫参不知为何物，且紫菀对此病证颇切。故遵前贤所言，当为紫菀），甘草15克。

本方证之病理为肺寒。肺寒则水与血皆郁而不行，故见肺痛；肺与大肠相表里，故肠寒下利。方用紫菀温肺开郁结、行水运血运，用甘草安肠补津。故病可愈也。

附：名医医案选录

患者刘某，在矿山工作。一九六七年夏季劳动几天，觉胸胁隐痛，呼吸维艰。经本单位医院一度治疗罔效。后经放射透视，发现肺部密度增大，右肺叶两片粘连。急转太原等地治疗，数处检查，所见皆同，拟施手术治疗。该人年近花甲，身体又弱，执意不欲。其六六年曾患便秘来隰院住院，就诊于余，对中医颇有信心。这次患病，复有感想，于同年冬季带诊断资料二次来隰治疗。观其形体消瘦，面色泛白，语言低微，少气无力。据云，右胸胁腔内，隐隐作痛，饮食虽好，饭后就觉胀痛。右臂乏力，不能仰面向右侧卧，稍稍咳嗽，胁肋就疼。切其脉，气口稍大而数，是肺有虚热所致。何则？肺主气，司呼吸，为娇嫩之脏，郁热甚，则不行下降之令，酿成等等见症。治宜润肺利气，处以紫菀汤：紫菀 30 克，枳壳 6 克，水煎服。服药后次日早晨，咳嗽几声，忽然吐出痰血约一碗许，气息奄奄。护士惊慌来告，答曰无恐。顷刻呕吐自止，至中午到余诊室，问敢否再服，诊之，嘱照前方再服二剂。服毕，痰血全无，觉有好转。将息几日，经本院透视，五个肺叶均蠕动起来，密度大减，粘连现象排除，从此诸恙逐渐寻瘳。休养两月余，恢复健康，欣然出院。按：紫菀，肺家药，辛而不燥，润而不寒，补而不滞，虽入至高，善于达下。佐以枳壳，宽畅利气，使气利热解，清肃之令下行则得矣。先哲云，紫菀非多用、独用，不能速效。诚然。(《王修善临证笔记》)

蜀漆散

师曰：疟，脉自弦，弦数者多热，弦迟者多寒，弦小紧者下之差，弦迟者可温之，弦紧者可发汗、针灸也，浮大者可吐之，弦数者风发也，以饮食消息止之。

疟多寒者，名曰牡疟，蜀漆散主之。

蜀漆散方：

蜀漆烧，去腥，云母烧，龙骨各等分。

杵为散，未发前浆水服 1.5 克。湿疟者加蜀漆半份，临发时服 1.5 克。

本方证所主者，为水浊积于三焦之中。水运不畅，内外分争而见寒疟，故前人有"无痰不成疟"之说。其症见寒热交作，寒多热少，发作有时，伴见胸闷、身疼少汗等。

方用蜀漆（即常山苗，故有常山截疟一说）、云母、龙骨三种能去湿痰之药为散，直接作用于胃肠，使水浊由三焦水道吸入胃肠后，由肠排出体外而病愈也。用时若加牡蛎，则其效当更佳。

其服当于疟疾发作之前则效捷也。

常山一药，章次公先生谓其所治之痰在胸中者，肺胃之分泌物也；治鼠瘘者，则淋巴腺之肿胀也。

附：名医医案选录

徐师母，寒多热少，此名牝疟。舌淡白，脉沉迟，痰阻阳位所致，下血亦是阳陷也。秽浊蹯踞于中，正气散失于外，变端多矣。其根在寒湿，方拟蜀漆散。炒蜀漆9克，生龙骨9克，淡附子3克，生姜6克，茯苓9克。按：《金匮》云："疟多寒者，名曰牝疟，蜀漆散主之。"尤在泾云："疟多寒者，非真寒也，阳气为痰饮所遏，不得外出肌表，而内伏心间。心，牝脏也，故名牝疟。"先生拟方用《金匮》蜀漆散去云母，加附子、生姜、茯苓。凡逢寒痰阻遏，舌淡白，脉弦心寒者，辄投之，屡获良效。（《范文甫专辑》）

半夏麻黄丸

心下悸者，半夏麻黄丸主之。

半夏麻黄丸方：

半夏、麻黄各等分。

末之，炼蜜为丸，如小豆大，每服三丸，日三服。

本方证之病理，为胃有寒饮，水运不畅。

胃有寒饮，故心下悸；水运不畅，肺气不调则水肿。故用半夏逐胃之寒饮，麻黄开肺闭、促血运，水道自然得调也，此有如"提壶揭盖"也。

附：名医医案选录

张某，男，58岁。患者夙有慢性气管炎，入冬以来，自感心窝部悸动不宁，久不减轻，心电图检查尚属正常。脉滑苔白，治宜蠲饮。处方：姜半夏、生麻黄各30克。上两味各研末和匀，装入胶囊中，每次服2丸，蜜糖水吞服，1日3次。胶丸服完后，心下悸动已瘥。又续配1剂，以巩固之。（何若苹《浙江中医杂志》）

师曰：病有风水，有皮水，有正水，有石水，有黄汗。风水，其脉自浮，外证骨节疼痛，恶风；皮水，其脉亦浮，外证胕肿，按之没指，不恶风，其腹如鼓，不渴，当发其汗；正水，其脉沉迟，外证自喘；石水，其脉自沉，外证腹满不喘；黄汗，其脉沉迟，身发热，胸满，四肢头面肿，久不愈，必致痈脓。

胕，古义有"肤""跗""肘"三义，即作皮肤或足背或肘部讲。本处胕之义，前贤有谓当为皮肤者，即言皮肤肿胀；有谓当为足背者，即言足背肿也。余以为，皮水之病，其始多从足背起，且水病者，皮肤浮肿乃其基本特征，此处若作皮肤浮肿解，则文义重叠，故当以足背讲为宜。

寸口脉沉滑者，中有水气，面目肿大，有热，名曰风水。视人之目窠上微拥，如蚕新卧起伏，其颈脉动，时时咳，按其手足上，陷而不起者，风水。

太阳病，脉浮而紧，法当骨节疼痛，反不疼……此为风水。恶寒者，此为极虚，发汗得之。渴而不恶寒者，此为皮水。身肿而冷，状如周痹，胸中窒，不能食，反聚痛，暮躁不得眠，此为黄汗，痛在骨节。咳而喘，不渴者，此为脾胀，其状如肿，发汗而愈。然病此者，渴而下利，小便数者，皆不可发汗。

脉浮而洪，浮则为风，洪则为气，风气相搏，风强则为瘾疹，身体为痒，痒为泄风，久为痂癞。气强则为水，难以俯仰。风气相击，身体洪肿，汗出乃愈。恶风则虚，此为风水。不恶风者，小便通利，上焦有寒，其人多涎，此为黄汗。

跌阳脉当伏，今反紧，本自有寒、疝、瘕、腹中痛，医反下之，下之即胸满短气。

跌阳脉当伏，今反数，本自有热，消谷，小便数，今反不利，此欲作水。

寸口脉浮而迟，浮脉则热，迟脉则潜，热潜相搏，名曰沉。跌阳脉浮而数，浮脉即热，数脉即止，热止相搏，名曰伏。沉伏相搏，名曰水。沉则脉络虚，伏即小便难，虚转相搏，水走皮肤，即为水矣。

寸口脉弦而紧，弦则卫气不行，即恶寒，水不沾流，走于肠间。

少阴脉紧而沉，紧则为痛，沉则为水，小便即难。脉得诸沉，当责有水，身体肿重，水病脉出者死。

水在心，心下坚筑，短气，恶水不欲饮。水在肺，吐涎沫，欲饮水。水在脾，少气身重。水在肝，胁下支满，嚏而痛。水在肾，心下悸。

心水者，其人身重而少气，不得卧，烦而躁，其人阴肿。肝水者，其腹大，不能自转侧，胁下腹痛，时时津液微生，小便续通。肺水者，其身肿，小便难，时时鸭溏。脾水者，其腹大，四肢苦重，津液不生，但苦少气，小便难。肾水者，其腹大，脐肿腰痛，不得溺，阴下湿如牛鼻上汗，其足逆冷，而反瘦。

夫水病人，目下有卧蚕，面目鲜泽者，脉伏，其人消渴。病水腹大，小便不利，其脉沉绝者，有水，可下之。

问曰：病下利后，渴饮水，小便不利，腹满因肿者，何也？

师曰：此法当病水，若小便自利及汗出，自当愈。

师曰：寸口脉沉而迟，沉则为水，迟则为寒，寒水相搏。趺阳脉伏，水谷不化，脾气衰则鹜溏，胃气衰则身肿。少阳脉卑，少阴脉细，男子则小便不利，妇人则经水不通。经为血，血不利则为水。

问曰：病者苦水，面目身体四肢皆肿，小便不利，脉之，不言水，反言胸中痛，气上冲咽，状如炙肉，当微咳喘，审如师言，其脉何类？

师曰：寸口脉沉而紧，沉为水，紧为寒，沉紧相搏，结在关元，始时当微，年盛不觉，阳衰之后，营卫相干，阳损阴盛，结寒微动，肾气上冲，喉咽塞噎，胁下急痛。医以为留饮而大下之，气击不去，其病不除。后重吐之，胃家虚烦，咽燥欲饮水，小便不利，水谷不化，面目手足浮肿。又与葶苈丸下水，当时如小差，食饮过度，肿复如前，胸胁苦痛，象若奔豚，其水扬溢，则浮咳喘逆。当先攻击冲气，令止，乃治咳；咳止，其喘自差。先治新病，病当在后。

师曰：诸有水者，腰以下肿，当利小便；腰以上肿，当发汗乃愈。

水者、湿者，皆为三焦水道中之水液由腠理部分溢出而积于肌腠之间，故如有物在皮中状，因其近于皮肤，故每每自汗出，或盗汗出；三焦水道不运，则胆汁难以消化，随汗而出，则为黄汗，其汗沾衣如药汁；水运不畅，故小便不利。

　　然水虽于肌腠之间，有近于表者，则脉浮而为风水、皮水、黄汗、湿；有近于里者，则为里水、石水等。偏于表者，宜发汗兼利小便；偏于里者，宜利小便兼发汗。盖水滞之去，不外利小便与发汗二途也。故其所用之药，亦皆发汗利小便之药也。

　　其用麻黄、杏仁者，以其能促血运、开肺闭，使水道通调而利小便，开汗孔而使汗出也。

　　其用防己者，以其辛平之性，外能达肌腠，通疏腠理而为汗，内能泄导水积而通二便。

　　其用桂、附者，以其能强心、促血运，血运加速，水运亦为之加速，则水从小溲去；血运加速，水亦可从汗出。

　　其用滑石、薏苡仁，皆淡渗利小便之药。

　　其用蒲灰、戎盐者，皆为咸寒泄水之品。

　　其用黄芪者，以其性温而补，能增强细胞活力，促进细胞之分裂与新陈代谢，故能增强人体脏器之活力，增强其功能，故谓黄芪为补气之耆者。补气者，即增强脏器之功能也。皮肤、腠理得之，活力增强，肌表功能正常，自然能将所积之水排出而为汗，故曰黄芪能实表，非黄芪能发汗也；黄芪能促使细胞分裂而使新肉生出，故能主痈疽、败疮及各种伤口久不收敛者；黄芪能使肾、脾、胃、肺、三焦之功能亢进，则水道自然通调而小便自利也，故曰黄芪能利小便；黄芪能增强肺、胃、三焦等脏的功能，故能治气短不足以息、努力呼吸有似乎喘，或兼寒热往来、咽干作渴、满闷怔忡、少腹凸如孕妇（胃下垂）等张锡纯先生所谓的大气下陷之症。同样，补中益气汤中用黄芪也是此理。明乎黄芪之用，则升陷汤、补中益气汤之功用自明，张锡纯谓其能补胸中大气之理也可明了。相反，气虚不甚之人，欲用黄芪，宜辅以消导之药也。即气虚者，若重用黄芪，也宜少加陈皮以用之。补中益气汤中用陈皮也是这个道理。因服用过量黄芪，若运化不及，可致胸闷胀满及胃肠胀满等症，是以余临床重用黄芪，必佐以陈皮 6～8 克，防其胀也。若不加陈皮，数剂之后，患者每言其腹饱胀也。

明以上数药之功用，则以下诸方之功用大致可明。然证有偏重，用药也有偏重，故临证时须细察体气证候，随证而下药也。

越婢汤 越婢加半夏汤 越婢加术汤

风水恶风，一身悉肿，脉浮不渴，续自汗出，无大热，越婢汤主之。

越婢汤方：

麻黄 30 克，石膏 40 克，生姜 15 克，大枣 5 枚，甘草 10 克。

恶风加炮附子 5 克，风水加白术 20 克，又主里水。

咳而上气，此为肺胀，其人喘，目如脱状，脉浮大者，越婢加半夏汤主之。

越婢加半夏汤方：

麻黄 30 克，石膏 40 克，生姜 15 克，大枣 5 枚，甘草 10 克，半夏 21 克。

陆渊雷云：此条证候，是支气管哮喘，其呼吸非常困难，呼吸长而吸短，颈静脉怒张，口唇亦肿胀作紫色，目睛胀突，有如脱状，迫喘息逐渐平静，始咳嗽吐出少许稠痰。此病发作，必因呼气困难而致急性肺膨胀。发作不已，终成肺气肿与支气管炎。此时哮喘发作，即咳嗽多痰，故曰咳而上气，此为肺胀。越婢加半夏汤以喘而目如脱状为候，未成肺气肿时亦可用。

肉极热，则身体津脱，腠理开，汗大泄，历风气，下焦脚弱。越婢加术汤主之。

越婢加术汤方：

麻黄30克，石膏40克，生姜15克，大枣5枚，甘草10克，白术20克。

恶风加炮附子5克。

里水者，一身面目肿，其脉沉，小便不利，故令病水，假令小便自利，此亡津液，故令渴，越婢加术汤主之。

里水，越婢加术汤主之，甘草麻黄汤亦主之。

越婢汤类方证之病理与麻杏石甘汤证相近，皆为里热表郁也。其区别在于麻杏石甘汤证没有三焦水运之障碍，越婢类汤证兼有三焦水运之障碍，故一列于阳明篇，一列于少阳篇也。

血不利则为水，肺胃郁热，血运不畅致水运不行，水郁于肌表则可见一身悉肿；肺胃有热，则可见脉浮不渴；热迫血行，则可见续自汗出；里虽有热，然表有水郁，外热不甚，故谓之无大热；表之血运、水运不畅，肌肤不得血与津之温养，故恶风；肺热血郁不行，不能正常呼吸，故喘；机体奋起抵抗，借咳嗽以通肺气，故咳而上气；咳而喘之极，则目如脱状也。

其言"肉极热，身体津脱，汗大泄"者，乃言胃热极，热迫血行，故见肉热、汗大泄也。《临床应用汉方处方解说》中对该方有不同之解释，其断句为：肉极，热则身体津脱，腠理开，汗大泄。历风气，下焦脚弱，越婢汤加术主之。并谓"肉极"者，以肉属脾，脾病而肉变色，肉之一部分隆起而患鼻茸、目翳、角膜翳、瘤、息肉等也，故运用本方以治息肉、赘肉、瘢痕疙瘩、胬肉、水泡、溃疡等。

其言"历风气"者，为水湿不行而见癞病、皮肤病之类也。

其言"下焦脚弱"者，为脚部水湿不行而致脚痿弱也。此与麻黄加术汤用术之义同。

越婢汤类方之药理如下。

其方用麻黄者，发汗利小便以逐水；用石膏者，清其肺胃之热；用姜、枣、草者，护胃保津，使肌体不因发汗利小便而胃肠津液大伤也；其肺胀加半夏者，温胃行水去痰饮也；其恶风而加附子者，欲附子强心、助动脉之血运也，此为白虎桂枝汤之石膏与桂枝同用之理同，而更进一层也，且附子与石膏同用，其药之寒热即平，而附子强心促血运、石膏抑肺胃水饮痰涎分泌、制肺胃功能亢进（即清肺胃之热）之功不变，亦即平药寒热之性而存药味之功效也。

其言"风水、里水加白术"者，以白术能健脾燥湿、行水运也。又风水为寒湿郁于肤表之证，非大量麻黄不能发大汗而开闭结、消水肿。本方麻黄用30克，然临床有用45克及以上者，此前贤之经验。若为寻常外邪，则又以小量微汗为宜，否则易致漏汗阳虚，又不可不知也。

麻黄与石膏之比例，前贤以为，若石膏之量仅大于麻黄两倍以下，则既能发汗，也能利水；若石膏之量比麻黄大两倍以上，则不出汗，唯存宣肺行水之功。

《达生图》云：蝮蛇、毒鼠、毒犬毒，肿者，皆可服越婢汤。在受伤时，即应从伤处将血尽量榨出。又云：产妇血晕，或发子痫，有致汤火伤者，延久有肿胀者，投以越婢汤。

越婢汤类方与甘草麻黄汤相比，同为发汗利小便之剂，然一为有里热，一为无里热也。

附：名医医案选录

一、社友孙其芳之令爱，久嗽而喘，凡顺气化痰、清金降火之剂，无不遍尝，绝难取效。一日，喘甚烦躁，余视其目则胀出，鼻则鼓扇，脉则浮而且大，为肺胀无疑。遂以越婢加半夏汤投之，一剂而减，再剂而愈。余曰：今虽愈，未可恃也，当以参术补元，且养金气，使清肃下行，竟因循月许，终不调补，再发而不可救药矣。（《医宗必读》）

二、陈修孟，男，25岁，缝纫业。上月至邻村探亲，归至中途，猝然大雨如注，衣履尽湿，归即浴身换衣，未介意也。三日后，发热、恶寒、头痛、身疼，行动沉重。医与发散药，得微汗，表未尽解，即停药。未数日，竟全身浮肿，按处凹陷，久而始复恶风、身疼、无汗。前医又与苏杏五皮饮，肿未轻减，改服五苓散，病如故。医邀吾会诊，详询病因及服药经过，认为风水停留肌腠所构成。虽前方有苏、桂之升发，但不敌渗利药之量大，一张一弛，效故不显。然则古人对风水之法，有"开鬼门"及"腰以上肿者宜发汗"之阐说，而尤以《金匮》风水证载述为详。有云："寸口脉沉滑者，中有水气，面目肿大，有热，名曰风水。视人之目窠上微拥，如蚕新卧起伏，其颈脉动，时时咳，按其手足上，陷而不起者，风水。"又"风水恶风，一身悉肿……续自汗出，无大热者，越婢汤主之。"根据上述文献记载，参合本病，实为有力之指归。按：陈证先由寒湿而起，皮肤之表未解，郁发水肿。诊脉浮紧，恶风无汗，身沉重，口舌干燥，有湿郁化热现象。既非防己黄芪汤之虚证，亦非麻黄加术汤之表实证，乃一外寒湿而内郁热之越婢加术汤证，宜解表与清里同治，使寒湿与热均从汗解，其肿自消，所谓因势利导也。方中重用麻黄（两半）直解表邪，苍术（四钱）燥湿，姜皮（三钱）走表行气，资助麻黄发散之力而大其用，石膏（一两）清理内热，并抑制麻黄之辛而合力疏表，大枣、甘草（各三钱）各中扶正，调停其间。温服一剂，卧厚覆，汗出如洗，易衣数次，肿消大半。再剂汗仍大，身肿全消，竟此霍然。风水为寒湿郁热肤表之证，然非大量麻黄不能发汗开闭结，

肿之速消以此，经验屡效。若仅寻常外邪，则又以小量微汗为宜，否则漏汗虚阳，是又不可不知者。(《治验回忆录》)

防己黄芪汤

风湿，脉浮身重，汗出恶风，防己黄芪汤主之。

防己黄芪汤方：

防己15克，黄芪20克，白术12克，炙甘草8克，上锉，每服8克。

用生姜四片，枣一枚煎汤送服，良久再服。腹痛者，加芍药12克；喘者，加麻黄8克；胃中不和者，加芍药12克；气上冲者，加桂枝12克；下有陈寒者，加细辛12克。服后当如虫行皮中，从腰下如冰，后坐被上，又以一被绕腰以下，温令微汗，差。

风水，脉浮身重，汗出恶风，防己黄芪汤主之。

防己黄芪汤证之病理，为肌表水郁不通，积于三焦肌腠之处而为水肿，即为表虚水郁之证。表虚不固，故汗出恶风，谓之风水也。临床所见，凡水运不利、肌表不固者，多为肥白虚胖之人。陈慎吾先生云：风湿在表，当从汗解。今未解而表已虚，则汗解之法不可守也，故不用麻黄而用防己。又云：本节之症，脉浮、身重、恶风，最易误用桂枝汤，服之亦能稍瘥而病不除，所以然者，风气去而湿气在故也。两证之差，一是上冲，一是下重。桂枝汤证，必有头痛发热，本证则无之。学者于此当细心鉴别，则不致误。

防己黄芪汤之药理如下。

其用防己者，以其能外达肌腠而为汗、内泄水积而为小便也；其用黄芪者，以其能增强肌表之功能，肌表活力增强，自然水运通而表实，此所以肥胖之人若症见黄汗则必重用黄芪也；其用白术者，以其能健脾利湿活水运也；其用姜、枣、草者，温胃阳保津液也。数药合用，自然水运畅通，肌表得实，故水肿自消也。

其加减：喘加麻黄者，为内有水饮上攻于肺，故加麻黄以开肺闭；腹中痛（胃中不和）加芍药者，为腹静脉血运不畅，故加芍药以活静脉血运也；其气上冲加桂枝者，与桂枝汤加桂之义同；其下有陈寒加细辛者，为水郁不行，久而致寒，故用细辛之大辛大升以活水运也。

以该方能活水运而固肌表，故临床每用于特异性多汗症及因水运不畅致液下多汗而见狐臭者。临床运用时，也每可加茯苓、牡蛎以增强活水运之功。

附：名医医案选录

景某，男，44岁，靖远县人，干部，1978年初诊。患者自感右半身冰凉、沉重1年余，曾多方治疗无效而来兰诊治。经西医检查，未能作明确诊断。脉浮而疲缓。辨为湿邪而患。方用：防己15克，黄芪15克，白术12克，生姜6克，甘草（炙）8克，大枣2枚。水煎，分二次服，三剂。二诊：服上方后自感冰凉沉重有所好转，但脉象同上。再用上方三剂。三诊：又服上方三剂后，患者自感半身冰凉大减，脉浮转和缓。再继服三剂。四诊：服药后患者自感右半身转温，沉重感亦消失，脉已平和，再服上方三剂，以巩固疗效。体会：本例患者亦属湿邪为患。由于湿为阴邪，湿性重浊，阻塞气机，以致阳气不能温煦肌肤，而发为右半身冰凉沉重之症……所以仍用益气健湿利湿的本方治疗而获效。（《古方新用》）

防己茯苓汤

皮水为病，四肢肿，水气在皮肤中，四肢聂聂动者，防己茯苓汤主之。

防己茯苓汤方：

防己 15 克，黄芪 15 克，桂枝 15 克，茯苓 30 克，甘草 10 克。

本方证之病理与防己黄芪汤证相近，也为表虚水郁，但其水郁重在四肢。水郁于四肢，故曰"四肢聂聂动"。聂聂者，水动之状也，其人多自觉四肢有发胀感。是以本方指征为四肢肿、手足振掉（肉眴筋惕）。病理相近，故用药亦与防己黄芪汤相近。

附：名医医案选录

李某，男，6岁。全身浮肿，先自足跗部开始，面目及身逐渐浮肿，腹皮膨胀如鼓，四肢水气聂聂动，色明亮，皮光薄，按之凹陷，阴囊肿大如柑，水液淋沥渗出，溲短气喘，脉象浮弱。病缘脾虚不能制水，肾关不利，复外感风寒，湿邪引动而急剧发作。治宜补虚托表，兼佐利水，使卫气行而潜留体表之水邪消退。仿《金匮》防己茯苓汤加味而治，日服一剂，七日后体重由 48 斤减为 24 斤，水去殆半，痊愈出院。防己一钱，茯苓一钱，黄芪一钱，桂枝六分，炙甘草四分，陈皮六分，腹皮一钱。（《陈耀庚医案》）

蒲灰散

厥而皮水者，蒲灰散主之。

蒲灰散方：

蒲灰 30 克，滑石 12 克。

杵为散，每服 2 克。日三服。

小便不利，蒲灰散主之。滑石白鱼散、茯苓戎盐汤并主之。

其言"厥而皮水"者，即身肿而冷之意。厥者，冷之意也，与手足厥等之义同。

曹颖甫先生认为，蒲为溪涧中大叶菖蒲，味咸能降，味辛能开，故善水肿之症；滑石者，淡渗利小便，能活水运。故二者合用，内服外敷而治水肿。

《北方医话》中马德孚先生认为，蒲为蒲黄，蒲黄味甘气平，能行血消瘀、通经脉、利小便，滑石味甘气寒，能清热降火、通窍利水道，故二者合用能化瘀导滞、滑利精窍，故临床用本方配八正散、导赤散、萆薢分清饮、菟丝子丸等方治前列腺炎。

附：名医医案选录

一、王一仁在广益医院治病，有钱姓男子，腹如鼓，肥肉大如五斗瓮，臂如车轴之心，头面皆肿，遍体如冰，气咻咻若不续，见者皆曰必死。一仁商刘仲华，取药房中干菖蒲一巨捆，炽炭焚之，得灰半斤。随用滑石和研，用麻油调涂遍体，以开水调服一钱，日三服，明日肿减大半，一仁见有效，益厚涂之。改服二钱，日三服，三日肿全消，饮食谈笑如常人，乃知经方

之妙，不可思议也。（《金匮发微》）

二、患者边某，19岁，1984年11月来诊。自述近来阴茎胀痛连及会阴，常有尿意，小便浑黄而短涩，尿后有残精流出，口干不欲饮，心烦，形体壮实。经医院诊为前列腺炎。患者苔薄白舌尖红，脉左弦右细软。两手心汗出而黏，有手淫之陋习。首用导赤散加麦冬、玄参、莲子心、金银花、黄芩、薏苡仁，6剂无效。复诊时于上方加蒲灰散6剂。1周后来复诊，患者疼痛大减，排尿通畅，尿尾流出残精。去木通、莲子心加沙参、牛膝、车前子、草薢、杜仲、菟丝子、枸杞子以培补肾元，6剂后诸症悉平。嘱服麦味地黄丸以善其后。（马德孚《北方医话》）

【按】《北方医话》中尚载有徐阳孙先生治前列腺之良方，即：浮小麦120克，微炒，煎汤频饮。据云效果极佳。

瓜蒂散

湿家病，身上疼痛，发热面黄而喘，头痛鼻塞而烦，其脉大，自能饮食，腹中和无病，病在头中寒湿，故鼻塞。内药鼻中，则愈（瓜蒂散主之）。

本条所言者，为头部血运、水运不畅，瘀滞郁于头部三焦部分，病仅见面黄，故曰"病在头中寒湿"；头部水运不畅，故鼻塞而烦，甚或目疼、额痛；水运不畅，则可见小便赤涩；以其病在头部，腹中无积便、宿谷，故大便如常，是以曰"腹中和无病"也。故治宜用药散纳鼻中，使积于头部之水积从鼻中而出，则病可愈也。此与茵陈蒿汤证之病在中下焦不同。

其方载于《外台秘要》，云：治天行热毒，通贯脏腑，沉鼓骨髓之间，或为黄疸，须瓜蒂散。方用瓜蒂二七枚，赤小豆、秫米各二七枚，为末，如大豆许，纳鼻中，缩鼻当出黄水。慎不可吹入鼻中深处。

一物瓜蒂汤

太阳中暍，身热疼重，而脉微弱，此以夏月伤冷水，水行皮中所致也。一物瓜蒂汤主之。

一物瓜蒂汤方：

瓜蒂 20 个。

锉，水 200 毫升，煮取 100 毫升，去滓顿服。

诸黄，瓜蒂汤主之。

一物瓜蒂汤证之病理与一物瓜蒂汤的药理详见瓜蒂散条。

附：名医医案选录

仲师于《金匮》出一物瓜蒂汤，历来注家不知其效用。予治新北门永兴隆板箱店顾五郎亲试之。时甲子六月也，予甫临病者卧榻，病者默默不语，身重不能转侧，诊其脉则微弱，症情略同太阳中暍，独多一呕吐，考其病因，始则饮高粱酒大醉，醉后口渴，继以井水浸香瓜五六枚，卒然晕倒。因念酒性外发，遏以凉水浸瓜，凉气内薄，湿乃并入肌腠。此与伤冷水行皮中正复相似。予乃使店友向市中取香瓜蒂四十余枚，煎汤进之，入口不吐。须臾尽一瓯，再索再进，病者即沉沉睡，遍身微汗。迨醒而诸恙悉愈矣。(《伤寒发微》)

黄芪芍桂苦酒汤 桂枝加黄芪汤

问曰：黄汗之为病，身体肿，发热汗出而渴，状如风水，汗沾衣，色正黄如药汁，脉自沉，何从得之？

师曰：以汗出入水中浴，水从汗孔入，得之。宜芪芍桂酒汤主之。

黄芪芍桂苦酒汤方：

黄芪25克，芍药15克，桂枝15克。

以苦酒一升，水七升，相和，服至六七日，乃解。若心烦不止者，以苦酒阻故也。

黄汗之病，两胫自冷；假令发热，此属历节。食已汗出，又身常暮盗汗出，此劳气也。若汗出已，反发热者，久久其身必甲错；发热不止者，必生恶疮，若身重汗出已，辄轻者，久久必身瞤，瞤即胸中痛，又从腰以上必汗出，下无汗，腰髋弛痛，如有物在皮中状，剧者不能食，身疼痛，烦躁，小便不利，此为黄汗，桂枝加黄芪汤主之。

桂枝加黄芪汤方：

桂枝15克，芍药15克，甘草10克，生姜15克，大枣4枚，黄芪10克。

服后啜热稀粥以助药力，温覆取微汗，若不汗，更服。

诸病黄家，但利其小便，假令脉浮，当以汗解之，宜桂枝加黄芪汤主之。

黄芪芍桂苦酒汤证与桂枝加黄芪汤证之病理，为胃肠虚寒、表虚水郁。

黄汗者，为汗出沾衣，色正黄如药汁也。盖肠部虚寒水郁，胆汁不得消化，随三焦水道入于水运，加之表虚水郁，则随汗而出，故见黄汗。

黄芪芍桂苦酒汤与桂枝加黄芪汤之药理：方用桂枝汤温胃肠以止自汗，更加黄芪以实表去水也。其用苦酒者，以苦酒善通调血运、去瘀血也。

其言诸病黄家，用桂枝加黄芪汤者，盖水不利则为血，血瘀不通既久，则病黄疸，此即前文所言阴黄也。因其病因相同，故方药亦同也。

又气虚之人，用桂枝汤治外感时，宜加黄芪以实表，亦此义也。

附：名医医案选录

一、周某，女，48 岁，邹平县社员，1979 年 6 月初诊。去年深秋劳动结束后，在小河中洗澡，受凉后引起全身发黄浮肿，为凹陷性，四肢无力，两小腿发凉怕冷，上身出汗，下身不出汗，汗发黄，内衣汗浸后呈淡黄色，腰部经常串痛，烦躁，下午低烧，小便不利……脉沉紧，舌苔薄白。服芪桂芍苦酒汤（黄芪 30 克，桂枝 18 克，白芍 18 克，水二茶杯，米醋半茶杯，头煎煮取一杯，二煎时加水二杯，煮取一杯，头煎液与二煎液合在一起，分为二份，早晚各一份），共服六剂，全身浮肿消退，皮肤颜色正常，纳增。（《山东中医学院学报》）

二、某男，67 岁。经常感冒，往往一两月持续不断，症状仅见鼻塞咳嗽，头面多汗，稍感疲劳。曾服玉屏风散，半个月来亦无效。我用桂枝汤加黄芪，服后自觉体力增强，感冒随之减少。此证同样用黄芪而收效不同，理由很简单。桂枝汤调合营卫，加强黄芪固表，是加强正气以御邪恶；玉屏风散治虚人受邪，邪恋不解，目的在于益气祛邪。一般认为，黄芪和防风相畏相使，黄芪得防风，不虑其固邪，防风得黄芪，不虑其散表，实际上是散中寓补，补中寓疏，不等于扶正固表。正因为此，如果本无表邪，常服防风疏散，反而给外邪侵袭的机会。（《谦斋医学讲稿》）

葵子茯苓散

妊娠有水气，身重，小便不利，洒淅恶寒，起即头眩，葵子茯苓散主之。

葵子茯苓散方：

葵子 250 克，茯苓 50 克。

杵为散，饮服 6～9 克。日三服，小便利则愈。

本方证之病理，为膀胱受压致水不得出，积于体内而成水肿。水运不畅，水道郁积，故可见全身水肿或但足跗浮肿，故曰"身重"；水不得出，故可见小便不利；水饮郁积于头部，故可见起则头眩；水积腠理，血运不畅，则表虚寒，故可见洒淅恶寒，此与桂枝汤之恶寒同理。

方用茯苓健脾利湿行水运，冬葵子利尿通淋行水运。二者合用，水运畅通，小便自出，小便利则诸症皆愈。

本方每加用猪苓、薏仁之属，以增强其行湿利水之功。

牡蛎泽泻散

大病差后，从腰以下有水气，牡蛎泽泻散主之。

牡蛎泽泻散方：

牡蛎熬，海藻，蜀漆，商陆根熬，泽泻，葶苈，瓜蒌根。

上七味各等分，异筛为散，更于臼中治之，白饮和，服6～9克，小便利，止后服。

本方证之病理为痰饮与水饮同见。水与痰郁，则水道不行，故可见腰以下水肿。方用牡蛎、海藻、蜀漆、商陆逐痰饮，用泽泻、葶苈逐水饮，用花粉清热而生津也。

附：名医医案选录

一、脉如涩，凡阳气动则遗，右胁汩汩有声，坠入少腹，可知肿胀非阳道不利，是阴道实，水谷之湿热不化也，议用牡蛎泽泻散：左牡蛎四钱泄湿，泽泻钱半、花粉一钱半、桂枝五分通阳，茯苓三钱化气，紫厚朴一钱，午服。（《临证指南医案》）

二、王，头面先肿，次及遍身，舌淡，脉滑。桑白皮12克，生牡蛎24克，蜀漆9克，海藻9克，泽泻9克，瓜蒌根9克，姜半夏9克。按：此案所用《伤寒论》牡蛎泽泻散加减，方中以桑白皮易商陆，半夏换葶苈，药性平稳，而其效则相仿。（《范文甫专辑》）

以上者，为水郁之病，其病理虽为血运、水运不畅，但主要病在水运不畅；以下者，为风湿之病，病理亦为血运、水运不畅，但主要病在血运不畅。水郁与风湿，病理相似，故用药亦相近。水郁之主药，为利水行湿，而兼用行血之药；风湿之主药，为强心促血运，而兼用利水之药，故风湿者，其用药多偏重于麻、杏、桂、附之属。

太阳病，关节疼痛而烦，脉沉而细者，此为湿痹。湿痹之候，其小便不利，大便反快，但当利其小便。湿家之为病，一身尽疼，发热，身色如似熏黄。湿家，其人但头汗出，背强，欲得被覆向火。若下之早则哕。胸满，小便不利，舌上如胎者，以丹田有热，胸上有寒，渴欲得水，而不能饮，则口燥烦也。

湿家下之，额上汗出，微喘，小便利者死，若下利不止者，亦死。

风湿相抟，一身尽疼痛，法当汗出而解。值天阴雨不止，医云此可发汗，汗之病不愈者，何也？发其汗，汗大出者，但风气去，湿气在，是故不愈也。若治风湿者，发其汗，但微微似欲出汗者，风湿俱去也。

麻黄加术汤

湿家身烦疼，可与麻黄加术汤，发其汗为宜，慎不可以火攻之。

麻黄加术汤方：

麻黄 15 克，桂枝 10 克，炙甘草 5 克，杏仁 10 克，白术 20 克。

覆取微似汗。

本方证之病理，在里为湿阻，在外则表实。

里有寒湿，故可见小便不利、大便溏泄、水肿等；外有表寒，故可见麻黄汤证。故方用麻黄汤活血运、通水运、发表取汗、逐水利湿（其治水肿之理，详见于麻黄汤条）；内有湿阻，故用白术健脾燥湿而实大便。陈慎吾先生云：本证身疼痛，应大发汗。白术在本方内，虽能促组织吸收，但并不妨麻、桂之发汗。若苓、术合用则利小便，小便利则汗自少，则汗不彻，故该方不用茯苓也。

本方用于外有麻黄汤证，而内有湿阻者；而麻黄连翘赤小豆汤是用于外有麻黄汤证，而内有湿热者。

《类聚广义方》云："治麻黄汤证，身浮肿，小便不利者，随证加附子。妇人禀性虚，妊娠每因水肿堕胎者，其人若用越婢加术汤、木防己汤，发生堕胎者宜用此方。又合葵子茯苓饮亦佳。山行冒瘴雾（含有毒气之雾），或入窑穴中，或入井户，或于曲室混堂（众用之浴室）等，诸湿气、闷热郁闭之处，晕倒气绝者，可用大剂麻黄加术汤，即苏醒。"

临床又每以此方治煤气（一氧化碳）中毒。

附：名医医案选录

陈左，发热恶寒，一身尽烦痛，脉浮紧者，此为风湿，麻黄加术汤主之。生麻黄三钱，川桂枝二钱，光杏仁二钱，炙甘草一钱，生白术三钱。服前汤已，诸恙均瘥，唯日晡当剧，当小其制。生麻黄一钱，杏仁泥二钱，生苡米二钱，炙甘草一钱。（《金匮要略译释》）

麻黄杏仁薏苡甘草汤

病者一身尽疼，发热，日晡所剧者，名曰风湿。此病伤于汗出当风，或久伤取冷所致也。可与麻黄杏仁薏苡甘草汤。

麻黄杏仁薏苡甘草汤方：

麻黄8克，杏仁4克，薏苡仁8克，炙甘草15克。

锉如麻豆大，每服6克，水盏半，煮八分，去滓温服，有微汗，避风。

麻黄杏仁薏苡甘草汤（麻杏薏甘汤）证的病理，与麻黄加术汤证相近而偏于里湿。

外有表寒实证，血运不畅，不能濡养肌肉、神经，故可见一身尽痛；外有表郁，机体奋起自救，则发热。此皆与麻黄汤证同理，其日晡所热剧者，为胃功能旺于日晡之时，其时胃功能增强，血运增加，故见发热加剧。内有湿郁，故可见水肿、小便不利等。

其言"病伤于汗出当风，或久伤取冷所致"者，为人体汗出之时，毛窍开放，骤然受寒风所袭，或用冷水浇灌，则毛窍闭塞而外有麻黄汤证；汗不得出，郁于体内则为湿也，故病成。

麻杏薏甘汤之药理如下。

表实寒郁，方当用麻黄汤解表，然因其病日晡热剧，即已有胃热之象，故减去桂枝，而加薏仁健脾利湿也。药后可见汗出而小便通畅，故方后注戒之曰"微汗，避风"。

以其病已有化热入里之机，故郁久则可化热入里，此与麻黄汤证化热入里为麻杏石甘汤证同理。此时，则又当加清热燥湿之品，如石膏、黄柏、忍冬藤、木通、苍术、白术之属。

附：名医医案选录

李某，男，36岁，工人，1975年因汗出风吹，以致汗郁皮下成湿，湿郁化热。今发热已十余日不解，每日下午热势增生，全身痛重，伴有咽痛而红肿，咳嗽痰白而黏稠，无汗，自服辛凉解表药，更增恶寒，舌苔白腻，脉濡缓略浮。遂议为风湿性感冒，因风湿郁闭，湿阻气机，气机不畅而出现各症，劝其试服麻杏薏甘汤。麻黄、杏仁各10克，薏苡仁30克，甘草7克，秦艽10克，波蔻7克。仅服一剂，果然热退身安，咽已

不痛，咳嗽亦舒，劝其更服二剂，以巩固疗效。（《云南中医学院学报》）

桂枝附子汤

伤寒八九日，风湿相搏，身体疼烦，不能自转侧，不呕不渴，脉浮虚而涩者，桂枝附子汤主之。

桂枝附子汤方：

炮附子 15 克，桂枝 20 克，生姜 15 克，大枣 4 枚，炙甘草 10 克。

桂枝附子汤证之病理，在里则湿阻，在外为表虚。

里有湿阻，则可见小便不利、大便溏薄；血运不畅，兼有湿阻，筋脉不得血与津养，故身体痛烦，不能自转侧；外为表虚，故可见桂枝汤证，如恶寒、自汗等；血运不畅，外有表证，里有湿阻，水郁不行，故脉浮而涩也。

以病为表虚里湿，故方用桂枝去芍加附子汤，重用附子、桂枝之量以温阳逐湿止痛，是为桂枝附子汤。

附：名医医案选录

王某，男，25 岁，通渭县城人，1955 年 5 月 6 日初诊。患者右下肢疼痛，不能着地，屈伸时疼痛加剧，由臀部沿下肢后外侧放射性疼痛，疼痛剧烈时患者哭啼难忍，与气候无关，舌淡红，苔薄白，脉浮弦。方用桂枝加附子汤。方药：桂枝 9 克，生姜 9 克，甘草（炙）6 克，附子 3 克，白芍 9 克，大枣 4 枚。开水煎，分二次服，二剂。二诊：服上方二剂后，疗效不明显，仍疼痛难忍，故改用桂枝附子汤。方药：桂枝 12 克，生姜 9

克，甘草（炙）6克，附子9克，大枣4枚，开水煎，分二次服，二剂。三诊：患者服上药二剂后痛止，下肢活动自如。停药观察数日，再未复发。体会：本病为风湿相搏之病，先用桂枝加附子汤不效者，一为桂枝、附子药量不足；二是湿为阴邪，方中白芍属阴药，湿得阴药，故病不减。后用桂枝附子汤，去芍药之阴，同时又增大桂枝、附子药量，使风湿俱去，其病自愈。因前方在《伤寒论》中治"四肢微急，难以屈伸"的阴阳不足之证，故用之无效，而后方治"风湿相搏，骨节烦痛掣痛，近之则痛剧"，故用之取效甚速。由此可见，仲景之法，治则精确。（《古方新用》）

桂枝附子去桂加白术汤

若大便坚，小便自利者，去桂加白术汤主之。

桂枝附子去桂加白术汤方：

炮附子7克，白术10克，生姜5克，大枣2枚，炙甘草5克。

日三服，一服觉身痹，半日许再服，三服都尽，其人如冒状，勿怪，即是术、附并走皮中，逐水气，未得除故耳。

此本一方二法：以大便硬、小便自利，去桂也；以大便不硬、小便不利，当加桂。附子三枚，恐多也。虚弱家及产妇，宜减服之。

本方证之病理，为里与肌表皆为湿阻。

其药理：去桂者，以无须桂枝通阳利小便；加白术者，欲活三焦水运、逐肌表之湿，故谓之术、附并走皮中逐水气也。

李克绍老先生结合方后注认为，本处之大便硬为大便正常，相对应的大便不硬为大便溏薄；本处之小便自利为小便正常，相对于小便不利为小便短涩。

其服药后出现"身瞤""如冒状"者，为附子、白术逐水湿时激动水气，是人体之常见反应。

甘草附子汤

风湿相搏，骨节疼烦，掣痛不得伸屈，近之则痛剧，汗出短气，小便不利，恶风不欲去衣，或身微肿者，甘草附子汤主之。

甘草附子汤方：

炮附子 10 克，桂枝 20 克，白术 10 克，炙甘草 10 克。

日三服，初服得微汗则解。能食，汗出复烦者，服五合，恐一升多者，服六七合为妙。

本方证之病理与桂枝附子汤证同，兼表有湿阻。故方用桂枝附子汤加白术以逐表之寒湿。其言"能食，汗出复烦者，服五合"者，即其人里有胃热也，是以减去姜、枣。

因其病理与桂枝附子汤证同，故"骨节疼烦，掣痛不得伸屈，近之痛剧"，"汗出短气，恶风不欲去衣"，"小便不利"等症皆与桂枝附子汤证同；以其"身微肿"，即表有寒湿，故加白术以逐肌表之水。

本方能温阳逐湿、发汗解表，故曰"得微汗则解"。

本方与桂枝附子去桂加白术汤相比，桂枝附子去桂加白术汤因小便利而去桂枝，本方则因小便不利且外有表证，故用桂枝以通阳解表、利小便。两方相比，桂枝一加一减之间，方药运用之妙谛尽显。

附：名医医案选录

高某，得风湿病，遍身关节疼痛，手不可触，近之则痛甚，微汗自出，小水不利，时当初夏，自汉返身来求治。见其身面手足俱有微肿，且天气烦热，尚重裘漏脱，脉象颇大，而气不相续。其戚友满痤，问是何症？予曰：此风湿为病。渠曰：凡驱风湿之药，服之多矣，不唯无效，而反增重。答曰：夫风本外邪恶，当从表治，但尊体表虚，何敢发汗！又湿本内邪，须从里治，而尊体里虚，岂敢利水乎！当遵仲景法处甘草附子汤。一剂如神，服至三剂，诸款悉除愈。可见古人之法，用之得当，灵应若此，学者可求诸古哉。(《谢映庐医案》)

以上麻黄加术汤至甘草附子汤者，为风湿偏于全身者；以下桂枝芍药知母汤至矾石汤者，为风湿积于关节者。

寸口脉沉而弱，沉即主骨，弱即主筋，沉即为肾，弱即为肝。汗出入水中，如水伤心，历节黄汗出，故曰历节。

趺阳脉浮而滑，滑则谷气实，浮则汗自出。

少阴脉浮而弱，弱则血不足，浮则为风，风血相搏，即疼痛如掣。盛人脉涩小，短气自汗出，历节疼，不可屈伸，此皆饮酒汗出当风所致。

味酸则伤筋，筋伤则缓，名曰泄；咸则伤骨，骨伤则痿，名曰枯；枯泄相搏，名断泄。荣气不通，卫不独行，荣卫俱微，三焦无所御，四属断绝，身体羸瘦，独足肿大。黄汗出，胫冷。假令发热，便为历节也。

桂枝芍药知母汤

诸肢节疼痛，身体魁羸，脚肿如脱，头眩短气，温温欲吐，桂枝芍药知母汤主之。

桂枝芍药知母汤方：

炮附子 10 克，麻黄 10 克，桂枝 20 克，防风 20 克，芍药 15 克，白术 25 克，生姜 25 克，知母 20 克，甘草 10 克。

桂枝芍药知母汤证之病理，为水运、血运不畅，致水浊积于关节。

人身之关节活动度大，需津与血之润泽最多，故其处为津液与血液集中之处。水运、血运不畅，则水浊每积于其处，故可见关节肿大、变形；血运、水运不畅，肌肉营养不足，故可见身体瘦弱；血运不畅，肌肉神经不得营养，故可见肢节疼痛、手足麻木而疼、喜热恶寒；水运不畅，水气上冲，故可见温温欲吐、头眩短气；阴雨天或夜晚等外界气温低、湿度大时，水运、血运则更为不畅，故可见疼痛加剧。

桂枝芍药知母汤之药理如下。

方用附子、桂枝、麻黄、防风、白芍活血运，利小便，除水湿；用白术燥脾利湿；用生姜助胃阳，除水湿；用知母行水道，利水运，清热补津；用甘草安肠补津。故诸药合用，水运与血运皆畅，水浊或从汗出，或从小便出，关节得温，肌肉得养，自然病除。

临床所见，有夜痛加剧者，为血虚且血运不畅更甚，故宜合张锡纯之活络效灵丹，增强补血活血之功。

附：名医医案选录

一、康翁德生，经商外地，善于理财，凡利所在，不问寒暑，冒风露以行，是以所积日富。1946年冬往商零陵，中途突发风湿关节病，不利于行，折归，询治于余。翁身沉重，手足拘急，关节痛处微肿，走注疼痛，如虎啮，如针刺，夜间增剧，刻不可忍，有时发寒热，但无汗，脉沉紧，舌苔白润，气短难续。此即《内经》所云"风寒湿痹"之候。稽诸古人叙述痹证最详者，莫如秦景明氏。其谓："风痹之证，走注疼痛，上下走注，名曰行痹；寒痹之证，疼痛苦楚，手足拘紧，得热稍减，得冷愈甚，名曰痛痹；湿痹之证，或一处麻木不仁，或四肢不举……拘挛作痛，蜷缩难伸。"又《金匮》更详叙其方证："诸肢节疼痛，身体魁羸，脚肿如脱，头眩短气，温温欲吐，桂枝芍药知母汤主之。"按：翁病虽与秦说三证相符，而尤切《金匮》之说，自以桂枝芍药知母汤为适应，但其夜痛加剧，则又兼及血分，宜前汤与张锡纯氏活络效灵丹配用，庶能统治诸候而免偏颇。且风湿蕴积日久，寒邪深入筋骨，等闲小剂，殊难胜舒筋活络、逐寒祛湿之重任，故大剂猛攻以作犁庭捣穴之计，始可一鼓而奏功。桂枝、芍药各两半，麻黄六钱，乌附八钱，知母四钱，防风、当归、丹参各一两，乳香、没药各五钱，苍白术各六钱。每日一剂，酒水各半煎，分早中晚三次服。夜间汗出遍身，痛楚略减。又续进五剂，兼吞小活络丹，每次钱半。夜间均有微汗，痛逐减轻，脉见缓和，手足能屈伸，关节肿消，尚不能起床。然以其人患虑多，气血虚，乃师前人攻衰其半之旨，改拟攻补兼施之三痹汤，并加防己、蚕砂、海风藤、银花藤等疏络活血药，一日二剂，时历兼旬，遂得步履如常。再用十全大补汤加龟、鹿、虎三胶服，逐次复元。因其营养有加，

调摄咸宜，数年未发，且无他病云。(《治验回忆录》)

二、耿右，初诊，八月二十七日。一身肢节疼痛，脚痛，足胫冷，日晡所发热，脉沉而滑，此为历节，宜桂枝芍药知母汤。瘰疬，从缓治。川桂枝五钱，赤白芍各三钱，生甘草三钱，生麻黄三钱，熟附块五钱，生白术五钱，肥知母五钱，青防风五钱，生姜（打）一块。二诊：九月一日。服桂枝芍药知母汤，腰痛略减，日晡发热热度较低，唯手足酸痛如故，仍宜前法。川桂枝五钱，赤白芍各三钱，生甘草三钱，净麻黄四钱，苍白术各五钱，肥知母五钱，青防风四钱，生姜（打）一块，咸附子（生用勿泡）三钱。(《经方实验录》)

三、刘某，男，58岁，四川省文史馆研究员。嗜酒达40多年，饮虽不多，但已成癖好。1961年春，患左脚肿痛，由趾及跗，渐至踝胫，不能下地。经多医治疗无效，坐卧床第，痛苦难言。1961年5月，邀我诊视，见其脚肿如脱，气急张皇，从脚至踝胫以上，已肿腐流黄水。此俗称痰火脚。诊其脉浮数而濡，舌质红，苔白中夹黄而厚腻，乃痰火风湿之明证。处方如下：桂枝10克，白芍18克，附片（先熬1小时）12克，知母24克，白术15克，麻黄6克，防风12克，生姜15克。

时值初夏，天气颇热。生姜、桂枝、附片又加麻黄，怕他畏惧，乃为解释处方要义，并再三叮嘱："你这个病如不用此法，恐难取速效。"病人也颇知医药，点头称善："我以前从未吃过这类药，张某老师也没这个胆子。盛暑而取于用此类温热重剂，可谓别开生面，一定有你的见解，我病困若此，姑尝试之！"此后，我即未再去，秋后病人到馆学习，我惊问："你的痰火脚是咋个好的？"他回答："就是你给我医好的嘛！"我摇头说："你怕不是吃我那个药吧！"他再三申辩说："我试倒试倒地吃，越吃肿越消，痛越减，一剂一剂地吃下去，越吃越好，连吃十多剂，肿消痛去，渐至干痂脱壳，从没敷过任何药，也没吃过其他任何人的药。"之后，他身体健康，照样喝酒，从未复发。(《刘梓衡临床经验回忆录》)

【按】此症俗称痰火脚，乃风、寒、湿、热四者合而成病。特点为脓、毒、肿、痛，既不同于一般痹证，又不同于痈疽。张仲景《金匮要略》，"肢节疼痛……脚肿如脱，主用桂枝芍药知母汤"。徐忠可说："桂、附行阳，知、芍养阴。"盖取桂、芍、知、附寒热辛苦并用而各当也。事实上，寒热辛苦并用，即足以适应风、寒、湿、热合而成病。中间知母一味，对于利水、消肿、消炎、镇痛起一定性作用。《本经》主治"肢体浮肿，下水"。缪希雍说："脾肾俱虚，则湿热客之，而成肢体浮肿。肺为水之上源，肾属水，清热，滋肺金，益水脏，则水自下矣。"黄宫绣说："治膀胱邪热，水肿隐闭……清肺以利水，清膀胱以导湿……下以泄劲肾水，上以润心肺，俾气清肺肃，而湿热得解。"《本经疏证》说："其能下水，则古人用者甚罕。《千金》《外台》两书，用知母治水气各一方……凡肿在一处，他处反消瘦者，多是邪气勾留，水火相阻之候。《金匮要略》中，桂枝芍药知母汤治身体尪羸，脚肿如脱……乃邪气水火交阻于下，非发散不为功……桂、术治水之阻，知母治火之阻。李杲说："能使阴气行而阳气化，小便自通。"我在临床实践上，对肿胀病、关节炎、脓肿疮痛等，凡宜于桂枝芍药知母汤的，大多数服药后即小便畅通，肿痛俱减，往往获得奇验。此例病人症状、脉象，均为桂枝芍药知母汤证，多年来我家先辈以此方治痰火脚均有特效。实践是检验真理的唯一标准，故不顾炎天暑热，嘱其守服一方而竟获痊愈，不再复发。

刘老一家，善用桂枝芍药知母汤，现将选其关于本方在另一案下之按及另一治验，附录于此。

　　桂枝芍药知母汤为治历节痛风的要方。《类聚方广义》说："治风毒肿痛，憎寒壮热，欲成脓者。""痘疮贯脓不足，或过期不结痂……余毒欲成痈也，宜此方。"《外台历节风门》引《古今录验》，防风汤即本方去麻黄，治"身体四肢节解，疼痛如堕脱"。《勿误药室方函口诀》说："此方以身体魁羸为目的，治历节经数月，骨节肿起如木瘿。"曹颖甫治"子死腹中，胎已腐烂……手足肢节俱疼痛，不可屈伸，脚肿如脱……患浸淫疮"，即采用此方而见特效。陆渊雷指出，"曹氏此案，用脓毒性关节炎"。据此，则桂枝芍药知母汤对脓毒性关节炎确为对症施治的绝妙方剂。先父曾多次用此方治疗痈和烂脚丫等脓毒症，均见奇效。我家多年来以此方治水肿，极为有效。日医丹波氏说："桂枝、麻黄、防风发表行痹，甘草、生姜和胃调中，芍药、知母和阴清热。而附子用知母之半，行阳除寒；白术合于桂枝、麻黄，则能祛表里之湿；而生姜多用，以其辛温，又能使诸药行也。"但知母消肿，亦未能忽视。

　　黄某，女，38岁，住成都南府街。患阴中奇痒，已有数年，时愈时发。1953年冬，经我父用桂枝芍药知母汤为之治愈后，1956年夏又复发，奇痒难堪。为另处一方：蒺藜31克，生地黄20克，赤芍31克，黄芩10克，炒栀子10克，木通10克，泽泻10克，龙胆草15克。连服三剂，大大见效。20多年来，从未复发。病人亦略有医药常识，她问："为啥你老太爷用的是姜、桂、附，又加麻黄，你用的是养阴平肝泻胆之药，何以都见效？"我说："此中道理一言难尽，反正医好了就算了吧！"按：桂枝芍药知母执法必严，出自《金匮要略》，先父常以此法治疗疮痈，据他的经验，治愈多人，疗效颇高，今移以治阴中奇痒，以其方中桂枝、白芍、附片、知母寒热并用。麻黄、防风散寒、驱风、止痒，白术除湿，生姜温胃，对于风寒湿热，交相鼓扇而作之病，确有特效。《医学心悟》说："妇人隐疾，前阴诸疾也。有阴肿、阴痒、阴疮、阴挺、下脱诸症，其肿也或如菌，如蛇，如带，如鸡冠，种种不一，而推其因，总不外于湿热也。"而施治方剂，不外芦荟丸、丹栀逍遥散、龙胆泻肝汤等。《医学集成》采用芍药蒺藜前，亦从龙胆泻肝汤化裁而来，去当归、车前子，加入蒺藜、赤芍，一以泻肝风而止痒，一以平肝热而去瘀，当更为贴切对症。我用此法加减，治愈不少妇人隐疾。关键在于认清肝胆湿热下陷，善于加减变化，即能取得疗效。上面所述已足于答复当时病人的提问。但我父用桂枝芍药知母汤为隆冬季节，阴寒较重；我用芍药蒺藜煎时，正是盛暑天气，湿热方张。从季节气候考虑用药处方，诚业医者所必知也。

乌头汤

病历节不可屈伸，疼痛，乌头汤主之。

乌头汤方：

川乌25克，麻黄15克，芍药15克，黄芪15克，炙甘草10克。

乌头以蜜400毫升，煎取200毫升，去滓，其余四味，水600毫升，煎取200毫升，去滓，二者合煎服之。

脚气疼痛，不可屈伸，乌头汤主之。

乌头汤证之病理，与桂枝芍药知母汤证相同，但更加严重。故可见关节剧烈疼痛，关节肿大更甚而不可屈伸；更甚者，则可见脚气之症，即其人四肢肿痛顽麻，纵缓不收，水湿下壅，先由脚而后遍及四肢、腹背、头项乃至全身；其极者，则可见四肢瘫痪、麻木不仁，水饮上冲而见气逆上喘，故谓之脚气冲心。

乌头汤之药理：药用比附子之力更宏之乌头，且用量增大，助之麻黄、白芍，使血运畅通，并用黄芪补正气而行水运，用蜜、炙甘草监制乌头之毒性。诸药合用，能药到而病除。

附：名医医案选录

梁某之子，15 岁。因得脚气病返香江，四肢瘫痪，医辈齐集，纷无定见，亟备来迎。患者面色青白，气逆上喘，腿部胫骨疼痛，麻木不仁，脉细小而浮，重按无力，此乃白虎历节重症，《金匮》乌头汤主治。余用其方重用麻黄 15 克，服一剂，麻木、疼痛立减，略能行动。因照前方连服 10 余剂，麻木、疼痛全失，已能举步行动，唯尚觉脚筋微痛，关节屈伸不利，改用芍药甘草汤以养阴血。方中白芍、甘草均用 60 克，连服 8 剂，应手奏效。（程祖培《张仲景方剂学》）

矾石汤

脚气冲心，矾石汤主之。

矾石汤方：

矾石 30 克。

浆水煎三五沸，浸脚良。

本方证之病理，与乌头汤证同。其药理：矾石能燥湿行痰，用以浸脚能使水浊从脚之皮肤毛孔而出。

此外治之法，内服当用乌头汤。

矾石，即明矾，有收敛除湿、消炎防腐之效。煅后失去结晶水者，即为枯矾。《神农本草经》谓其"主寒热泄痢，白沃，阴蚀，恶疮，目痛，坚骨齿"。现代药理研究表明，本品内服，能刺激胃黏膜而引起反射性呕吐，故能用之于涌吐，以去胶黏之痰；本品内服，至小肠则不吸收，能制止肠黏膜之分泌，故能止泻。近代名医胡希恕谓其治霍乱最良，并谓本病给服白矾水时觉甜，可徐徐与之，待觉涩则止后服，可止泻，防止脱水。胡老讲座录音中曾提及用白矾治一霍乱病例。其云："我就用这个治过，白矾这个药非常好。真正的霍乱拉得什么样呢？不是一般，屎是看不到的，就是红水汤啊！那是没完没了，要不这个就这么渴呢？用这个白矾挺好，白矾这东西它起一个收敛作用，它这个东西挺苦挺酸，可是有这个病的人喝下去呀就好了……有一个病人说他不好，我说怎么呢？他说："我霍乱了！"那阵沈阳闹得厉害。这是一两点钟的时候，从外面买药也来不及了，那时候市面上还不很太平，我说怎么办呢？还不敢声张，一声张这一家人就被隔离开了。我说得了，我就去厨房，浓浓地给他弄了一大碗白矾，我说你喝吧。他就喝了，喝完他就好了，你看这个东西，我亲身有体会，白矾这个药最好。"以白矾内服能清热祛痰，故临床又以本药治疗癫痫发狂。《卫生杂兴》之化痰丸，即以本药配细茶研末，炼蜜为丸服，治风痰痫病。现代临床也有以白矾研末内服，每次 3～4.5 克，每日早晚各一次，一般发病 1～2 个月者服药 20 天，半年者服药 1 个月，1 年以上者服药 1～3 个月，有显效。《普济本事方》之白金丸，即以白矾、川郁金二药为丸服，治痰热内郁发为癫狂。白矾能止血，故又用于便血、崩漏、带下等；白矾外用，能燥湿解毒，故又常用于疮疡疥癣、湿疹瘙痒等，如《卫生宝鉴》之二仙散，即以白矾配黄丹各等分为末外敷治肿恶疮。《本草原始》以白矾配熟松香、黄丹等分研末，麻油调涂患处治黄水疱，又配硫黄、雄黄等外用治疥癣、湿疮瘙痒。《圣惠方》之白矾散，以枯矾配朱砂研末，治小儿鹅口疮。枯矾外用，能与蛋白质合成难溶于水的蛋白质化合物沉淀，故又可用于局部创伤出血。

候氏黑散

大风，四肢烦重，心中恶寒不足者，候氏黑散主之。

候氏黑散方：

菊花40份，白术10份，茯苓3份，细辛3份，牡蛎3份，桔梗8份，矾石3份，黄芩5份，人参3份，桂枝3份，川芎3份，当归3份，防风10份，干姜3份。

杵为散，酒服6～9克，日一服，初服二十日，温酒调服，禁一切鱼、肉、大蒜。

候氏黑散证之病理，为血运与水运皆不畅，而见脑缺血之症。其证与风引汤证刚好相反，风引汤证为血运水运亢进，脑充血及痰热水饮上冲；本方则为血运水运不畅，脑缺血及有湿热、水饮。

头部血运、水运不畅，神经不得滋养，水浊积聚，故可见头晕欲倒；积久则可诱发肢体麻木，半身不遂；脑部供血不足，故可见脑中空虚感；血运不畅，水浊内积，故可见四肢烦重；血运不畅，肌表不得营养，故可见恶寒；血瘀既久，故可见郁滞化热。此为高血压病中的一种，即血运、水运不畅，血与津瘀于脉管之中，故可见血管管压增高而见高血压病。

候氏黑散之病理如下。

方中重用菊花（黄菊、杭菊）扩张动脉以降压，兼活血，清血分之热；用黄芩清热利湿；用人参、当归、川芎、桂枝、防风、干姜强心活血运，并助血上升至脑部，活脑部血运水运，濡养脑部神经；用白术、茯苓、细辛、牡蛎、桔梗、矾石（皂矾）行水运，逐痰饮。病程既久，故宜用药散，缓缓见功。

其所以言黑散者，盖皂矾之色为黑色，合用则药散染为黑色，如黑虎丹、黑锡丹之例。其禁鱼、肉、大蒜者，恐其更增湿热，为药力之障碍也。

方中之菊花，因能扩张动脉，活血化瘀，清理血中热毒，故临床又每用于外科之疮疡溃破、热毒仍炽、腐肉腥臭等。

四逆散

少阴病，四逆，其人或咳，或悸，或小便不利，或腹中痛，或泄利下重者，四逆散主之。

四逆散方：

柴胡、枳实、芍药、甘草各 42 克。

捣筛，白饮和，服 2～3 克，日三服。咳者，加五味子 21 克，并主下痢；悸者，加桂枝 21 克；小便不利者，加茯苓 21 克；腹中痛，加炮附子 15 克；泄利下重者，加薤白 15 克。水 1 升煮取 600 毫升去渣，以散 6～9 克，内汤煮取半升，分温再服。

四逆散证之病理，为三焦水道不利，热郁于内而外见四肢厥逆。

三焦水道不利，故或咳，或利，或小便不利；水不利则为血病，血瘀于里，静脉血运不畅，故可见腹部肌肉痉挛而痛，此即芍药甘草汤证；血瘀于内，血盈于此则绌于彼，肌表及手足之血不足，故可见手足厥冷，俗称此为阳厥。情志激变，影响三焦膜膂，致水运不畅，即俗谓之肝气不疏致阳郁不达。小柴胡汤中有见手足冷者，亦是此理。临床宜与血瘀胃肠之白虎、承气汤之热厥证，以及心阳低下、阳微不伸之四逆汤冷厥证细加辨别。

四逆散之药理如下。

方用柴胡通三焦水运，血运因之复常，手足自然温回厥止；用枳实清肠热，除肠结，止痉挛；用芍药活静脉血运，止痉挛，故腹痛止而小便利，枳实与芍药同用，即为枳实芍药散之义；用炙甘草补肠津而缓挛急。用时又可加木通之属利水，黄芩清肺热、活水运，红花、丹参之属活血运。津液足、水运血运正常，自然诸症皆愈。

其加减：咳者，加五味子以敛肺。悸者，加桂枝以强心，助动脉血运。小便不利者，即俗谓之少阴淋病也，临床每见小便不畅、淋沥不尽、尿道灼痛，又每兼见四肢不温、腹痛等症，故加茯苓以利湿行水。临床上恐其力缓，又重加桔梗以行水渗湿，故举凡尿频、尿急，欲出不尽，或闭塞不通，排尿困难，小腹、两胁、腰部或胀或痛或酸者，皆可用此方加减以用之。腹中痛者，加附子强心以助动脉血运，单用白芍促静脉血运不足以活血运而止腹痛也。泄利下重者，加薤白活血行水而止痢疾后重也。《近代名医流派经验选集》中宁波范文甫用四逆散加薤白治泄痢后重，常获良效，即可证之，故凡遇泻利后重或尻脊酸重者，即可辨证加入薤白，以改善后重症状。

本方加乌贼骨、浙贝母、金钱草、郁金为四逆散合乌贝散加金钱草、郁金，为近代名医魏长春的金钱开郁散。主治上腹部间歇作痛，右胁疼痛尤剧，或呕吐苦水，以及胆囊炎、胆石症者。其方义为四逆散疏透肝胆使郁气外达，乌贝散止痛化滞，金钱草、郁金消化积石。

近代名医龚志贤谓本方加味治肠痈（阑尾炎）效果好。他认为，肠痈的病因是由于寒温不适、饮食不节、饱食后急走等原因引致大肠运化痞塞、气血瘀滞，以致湿热内生，积于肠中而发病。用四逆散加味理气活血、清热解湿，无论热重、湿重、气滞三者皆可用之。处方：柴胡18克，白芍6克，炒枳壳18克，甘草6克，广木香9克，黄连6克，炒川楝9克。此方治肠痈无论急性、慢性均可服。急性者服三五剂即可治愈，慢性者服三五剂可见显效，但难以根除。愈后复发时，仍可再服此方。

本方之中，柴胡能解热、活肠部水运而通便，枳实能促进胃肠之收缩而通便，芍药能活肠部血运而使肠部蠕动正常。三者合用能使胃肠得养而蠕动正常，大便得通，故临床又每用于肠结便秘及小儿食积发热、肢厥等。凡见舌质淡白、口干口苦、大便不通，或食积发热、中滞下利、肢厥者，即可用之。后文大柴胡汤中柴胡、枳实、白芍三者同用即此理也，只是其便结更甚而加大黄用之而已。

附：名医医案选录

一、肖某，女，36岁，四川广汉县某小学教员。病史：小便不畅已十余年，重则尿黄窘迫，欲解不出，尿道灼痛，淋沥不尽。经多方检查治疗，疗效不显，1960年8月来诊。诊治：每昼夜小便数十次，量极少，有时仅数滴，涩痛，腰及小腹亦疼痛，下阴糜烂，白带多，四肢不温，舌尖边红，苔白滑。此为少阴阳郁，气机不利。法宜宣通气机，化阴通腑。以四逆散加味主之。处方：柴胡24克，白芍24克，枳实24克，甘草9克，桔梗30克，茯苓30克，四剂。另以自制九成丹涂下阴患

部。服后，小便通利，诸症悉解。下阴糜烂已好转，再以少量丹药涂于患处，半月后获愈。(《范中林六经辨证医案解》)

二、杨某，女，1岁。发热不退已四天。住某医院，曾屡用退热剂，汗出较多，并用青、链霉素等抗菌素仍不退烧。于1963年4月12日请蒲老会诊。白昼发热39℃，至夜间体温多达40℃，时有惊惕，手足反凉，无咳嗽，亦不喘促，食纳不佳，大便日两次，夹不消化物，尿少而短，渴不多饮，面黄舌淡，苔中心秽，脉滑数，右大于左。按：发热而不咳嗽，发汗而热不退，可知非外感表证。治法：当和而兼消。方用四逆以和肝胃，楂、曲、麦以消食积。处方：柴胡八分，白芍一钱，炒枳实一钱，炙甘草五分，竹茹一钱，焦山楂一钱，建曲一钱五分，麦芽一钱五分，莱菔子一钱，淡豆豉三钱，生姜三片。服上方第一剂进，高烧仍在40℃，第二剂发烧即退，大便消化改善，已不一日两次，四末仍微凉，舌苔减退，脉滑而不数。原方去豆豉、莱菔子，续服二剂，诸症悉平而愈。(《蒲辅周医案》)

【按】小儿对饮食缺乏节制意识，感情波动相对较大，而身体机能对疾病的适应能力又相对有限，所以经常出现食积发热的病症。食积则可见腹痛，嗳腐不食，或呕，或利，或咳；热盛则可见惊惕，热势愈高，惊恐更愈；三焦水运不畅，热不得达四肢，则可见手足发凉。四逆散能除热通便，不失为治食滞发热的妙方。若食积较重，可酌加焦三仙、莱菔子、豆豉之类；若病兼表证，可酌加连翘、杏仁、苏叶之属；若病兼见泻利，可酌加滑石、车前子之属；若兼见虫积，又可加槟榔、乌梅、莪术之属。

三、刘某，男，5岁，1954年夏就诊。初诊：近来时于饭后发生食厥，厥则不省人事，肢冷若冰霜，拘急抽动，口唇撮紧，腹部胀满，指甲、口唇青紫，身有低热，常需一小时左右苏醒。前医曾以癫痫处理，服药无效。今余望其舌苔黄厚腻，切其脉滑实有力。脉症合参，诊属食厥，治宜消积导滞、顺接阴阳，拟四逆散加味。处方：柴胡4.5克，枳实3克，白芍4.5克，甘草1克，焦三仙各10克。2剂，水煎服。药后即愈，而后再无发作。按：本例食厥有其典型的发病规律，即每于饭后突然发作，前医曾误以为癫痫，用药无效。殊不知食厥多在饭后出现，癫痫随时均可发作，且伴见的症状也不相同。食厥者，同时伴有脘腹胀闷，气急窒息，舌苔厚腻等；癫痫突然昏厥时，常伴口吐涎沫，两目上视，四肢抽搐，或口中做猪羊叫声，移时苏醒，间歇发作。本证的病机主要是饮食不节，食滞中焦，使气机受阻，阳郁不伸，脘腹痞满，塞闭清窍，阴阳之气不相顺接，故而发生昏厥。治疗当以调理气机，和中导滞为首务。因胃属六腑，以通为用，气贵条达畅通，故宜用解郁透热、调和肝脾、疏利气机的四逆散，加消食导滞之焦山楂、焦神曲、焦麦芽，药到病除，二剂而瘥。(《赵清理郁证调治与医案医话》)

四、赵某，男，36岁，失语近2个月，病由与人争吵之后，怒气填膺，旋即语声不出，继而吞咽也感困难，靠输液补给营养。1967年7月15日抬来就诊。问其所病，则张口伸舌，一声不出，吞咽也难，脉弦舌红。余断其为大怒气逆，心志不遂，舌窍不灵，此乃气滞性失语也，法当理气疏肝、斡旋气机、开通窍道。药用柴胡10克，枳壳10克，赤芍10克，郁金、石菖蒲、当归、桃仁各10克。2剂后语声即出，4剂吞咽亦利。(王怀义《黄河医话》)

五、一周姓中年女老师，患病三年余，曾求治地县、地区医院，服药虽多，其病未愈，不分酷暑严冬，每至天亮发作，腹痛难忍，肠中如雷鸣，急则登厕，大便作泻，泻后舒畅，两胁时胀，舌面无苔，舌质淡红，两脉沉弦有力。脉症合参，此乃肝气郁结，气机不利，横逆犯脾。治宜调和肝脾，宣畅气机，透达郁阳。方以四逆散（改汤）加味。药用柴胡13克，枳实12克，白芍12克，甘草3克，广木香6克。服第一剂后，患者腹痛未作，泄泻止，连服两剂，病告痊愈。按：余数十年来在临床上遇到一些五更泻患者，用四神丸治疗罔效。经细心诊察，发现有些患者除黎明前发作腹痛即泻、肠鸣、肢冷外，还有胸闷胁胀、舌淡红、脉沉弦有力等。这些脉症的出现，与肝脾病变有关。《伤寒论》少阴篇谓："少阴病，四逆，其人或咳，或悸，或小便不利，或腹中痛，或泄利下重者，四逆散主之。"患者五更泻之见症与本条之脉象及厥冷一致。在四个或然症中，五更泻占两个，即腹中痛及泄利下重。二者机制相同，故诊断为肝气不舒，木邪乘土，治宜宣畅郁阳、疏肝理气，方用四逆散（改汤剂）而临床取效。（刘可成《长江医话》）

六、圆通和尚，腹痛下痢，里急后重，痢下赤白，湿热痢疾也。清浊淆乱，升降失常故而。柴胡6克，白芍6克，甘草6克，枳壳6克，薤白30克。二诊：痢下见瘥，四逆散加薤白30克。按：湿热之邪，壅滞肠胃，气机不畅，传导失司，则见腹痛，里急后重；湿热下注，脉络受伤，可见下痢赤白。方用柴胡、枳壳疏肝和脾，理气导滞；白芍、甘草行血和营，缓急止痛；薤白通阳温中，下气化滞，治痢功同大蒜。薤白四逆散配伍精当，用治湿热痢疾，每多获效。（《范文甫专辑》）

四逆散证之前者，皆为他脏影响三焦而为病也；四逆散证则为三焦与他脏同病；小柴胡汤证及以后之方证，则为三焦本病兼影响其他脏器而为病。

小柴胡汤

少阳之为病，口苦，咽干，目眩也。

少阳中风，两耳无所闻，目赤，胸中满而烦者，不可吐下，吐下则悸而惊。

伤寒五六日，中风，往来寒热，胸胁苦满，默默不欲饮食，心烦喜呕，或胸中烦而不呕，或渴，或腹中痛，或胁下痞硬，或心下悸，小便不利，或不渴，身有微热，或咳者，小柴胡汤主之。

小柴胡汤方：

柴胡40克，黄芩15克，人参15克，半夏21克，生姜15克，炙甘草15克，大枣4枚。

若胸中烦而不呕者，去半夏、人参，加瓜蒌实15克；若渴，去半夏，加人参，合前成25克，花粉20克；若腹中痛者，去黄芩，加芍药15克；若胁下痞硬，去大枣，加牡蛎20克；若心下悸，小便不利者，加茯苓20克；若不渴，外有微热者，去人参，加桂枝15克，温覆微汗愈；若咳者，去人参、大枣、生姜，加五味子6克，干姜10克。

血弱气尽，腠理开，邪气因入，与正气相抟，结于胁下。正邪分争，往来寒热，休作有时，默默不欲饮食。脏腑相连，其痛必下，邪高痛下，故使呕也，小柴胡汤主之。

呕而发热者，小柴胡汤主之。

此条所言者，盖为水运不畅致耳聋目赤，甚或双目流泪不止、胸满而烦也。仲景恐医者不明其理，多因其胸满而吐之，吐后见病不得解，又以其目赤发热而下之也，故诫之曰不可吐下也。吐下则伤其津液，故其人必悸而惊。若为医者误治，则当先用牡蛎四逆汤调于前，柴胡桂枝汤补其后。许叔微《普济本事方》于此有记述也。

太阳病，十日以去，脉浮细而嗜卧者，外已解也，设胸满胁病者，与小柴胡汤。脉但浮者，与麻黄汤。

伤寒四五日，身热恶风，颈项强，胁下满，手足温而渴者，小柴胡汤主之。

伤寒五六日，头汗出，微恶寒，手足冷，心下满，口不欲食，大便硬，脉微细者，此为阳微结，必有表复有里也，脉沉亦在里也。汗出为阳微，假令纯阴结，不得复有外证，悉入在里，此为半在里半在表也，脉虽沉紧，不得为少阴病，所以然者，阴不得有汗，今有头汗出，故知非少阴证，可与小柴胡汤，设不了了者，得屎而解。

本条所言者，乃病在三焦，津液不通，故外则病似少阴证，即手足厥冷、脉微细，内则病似阳明证，即大便硬、心下满。以其有头汗出，故知其病非少阴证，以其脉微细，故知其非阳明证，是以当投以小柴胡汤，通其津液而愈。以其为肠部津液不畅所致，故虽见便秘，但其便并不甚干燥，多细而涩，此即俗谓之气郁便秘。临床见便秘兼有口苦咽干、胁胀、心志不畅者，则小柴胡汤证，投之即愈。

阳明病，发潮热，大便溏，小便自可，胸胁满不去者，可与小柴胡汤。

阳明中风，脉弦浮大而短气，腹都满，胁下及心痛，久按之气不通，鼻干，不得汗，嗜卧，一身及目悉黄，小便难，有潮热，时时哕，耳前后肿，刺之小差，外不解，病过十日，脉续浮者，与小柴胡汤。

大便坚，呕不能食，小柴胡汤主之。

伤寒，阳脉涩，阴脉弦，法当腹中急痛，先与小建中汤。不差者，小柴胡汤主之。

妇人中风，发热恶寒，经水适来，得之七八日，热除而脉迟身凉，胸胁下满，如结胸状，谵语者，此为热入血室也，当刺期门，随其实而取之。

妇人伤寒发热，经水适来，昼日明了，暮则谵语，如见鬼状者，此为热入血室。无犯胃气及上二焦，必自愈。

阳明病，下血谵语者，此为热入血室，但头汗出者，当刺期门，随其而泻之，濈然汗出者愈。

热入血室之发作期，期门穴之处或可见静脉怒张，用针刺其静脉排出瘀血，其症即愈。

《医学达变》云：热入血室之证多有谵语如狂，状如阳明胃热者，然有辨焉。血结者身体必重，非若邪在阳明之轻旋便捷，盖阳主轻清，阴主重浊也。今此证血络气脉阻痹，故身体必重，刺期门与小柴胡汤加减酌用。若延误，则上逆包络，胸脘痞痛，即陶氏所谓血结胸也，王海藏出一桂枝红花汤，加海蛤、桃仁，原为表里上下尽解之意。但热入血室证治约略有三，亦当通变。如经水适来，因热邪陷入而搏结不行者，宜破其血结。若经适断，邪乘血室空虚而袭之者，宜养营以清热。若邪热入营，逼血妄行，致经未及期而至者，宜清热安营。人第知妇女有热入血室之证，至男阳明经病有下血谵语，亦是热入血室，人多不识，治法或以犀角地黄及桃仁承气等剂加减酌用，盖男女俱有此冲脉故也。

妇人中风七八日，续得寒热，发作有时，经水适断者，此为热入血室，其血必结，故使如疟状，发作有时，小柴胡汤主之。

诸黄，腹痛而呕者，宜柴胡汤。

伤寒瘥后，更发热，小柴胡汤主之。

伤寒中风，有柴胡汤证，但见一证便是，不必悉具。

伤寒五六日，呕而发热者，柴胡汤证具，而以他药下之，柴胡证仍在者，复与柴胡汤。此虽以下之，不为逆，必蒸蒸而振，却发热汗出而解。

《伤寒一得》云：小柴胡汤对慢性病的治疗只要应用如法，确实能起久病之沉疴。对于急性病，施用得当，同样能起危殆于顷刻。二十世纪三十年代，绍师悬壶于潞安，时值瘟疫大作，染者甚多。初时治邪热久稽，阴津欲竭，正气将败者，悉遵吴氏《温病条辨》下焦温病复脉法，多有偾事者。退而思之，邪热未退，正气先伤，阴液将绝，能不虑阳无所附，而恣用甘寒欲救阴津，助正气而知不足，资邪热则有余，焉能不败。思得仲景小柴胡法固本而祛邪，助气而清热，且热集于表，必寒于里，彼盈则此亏，乃物化之常。生姜之性虽热，但散而不守，用其小量使微温于里而不助邪热，且能防亡阳于未然（若虑其恐有亡阳之变者，又当易为附子），而更重要的是协调阴阳，唤起其自然疗能，犹如重整军威，尚冀背水一战，诚安内攘外之良方。试诸临证，大多如仲景所说，出现"必蒸蒸而振，却复发热汗出而解"的情况。后遇此证，辄用此方，全活甚众。

伤寒发热，口中气勃勃然，头痛目黄，若下之则目闭（小柴胡汤主之）。

伤寒脉阴阳俱紧，恶寒发热……目赤脉多，睛不慧。医复发之，咽中则伤，若复下之，则两目闭（此坏证，须小柴胡汤）。

此二条所言者，盖其证本为小柴胡汤证，而医者不识，误汗、误下伤其津液而致咽伤目闭也，故仍宜用小柴胡汤调和三焦，使津液得通而愈也。此即上文所谓"柴胡汤证仍在者，复与柴胡汤"也。

本太阳病不解，转入少阳者，胁下硬满，干呕不能食，往来寒热，尚未吐下，脉沉紧者，与小柴胡汤。若已吐、下、发汗、温针、谵语，柴胡证罢，此为坏病，知犯何逆，以法治之。

小柴胡汤证之病理，概而言之，乃三焦本病，兼见他脏之病也，故除三焦之专药——柴胡不能去外，他药皆可加减也。论中所言之柴胡证者，即三焦本病之所见证也。

三焦者，即根源于肝，于人体内纵横内外、周布上下之网状油膜，为人体行水（即淋巴液）之道。组织液与血液借此相互渗透，互相影响，此所以血不利则为水，水不利则为血也。张锡纯谓人腹内之膜，以三焦为最大，在下焦为包肾络肠之膜，在中焦为包脾连胃之膜，在上焦为膈膜及联络心肺之膜，此腹中之膜也；身上之膜，即肥肉瘦肉间之膜，为半表半里之膜；与皮肤相连之膜，为在表腠理之膜。此膜皆以三焦为府，即以三焦之膜为源，并以此推之，谓三焦之膜统可名为之膜原也。

若三焦功能不振，水运不畅，人体自起救济，则可见往来寒热；水运不畅，神经不得津液滋润，则可见抑郁不舒、闷闷不乐或疑虑重重等情志之病，故曰默默，曰心烦；水运不畅，肌体缺津则为口渴、咽干；水运不畅，无法从肠中吸取饮食之精微营养，故其人不欲食；水运不畅，则可见小便不利；水运不畅，水郁于全身三焦各处，则可见全身水肿；胸胁腹三处为人体三焦最大之一部分，是以三焦病变最易于此处发现也，故少阳病以胸胁苦满为辨证要点之一。有学者认为，胸胁两旁当臂之处为"柴胡带"；水饮积于胸胁部分，故可见胸胁苦满。心胸部有水饮，水饮上冲于心，故可见心悸；水饮上冲于肺，故可见咳嗽，其咳者多为稀痰、黏涎。水不得入三焦，积于胃肠之中，水饮上逆，故可见时时有呕之意，故曰喜呕；水郁于头部，因头之血运较速，故常为血运所激，而见但头汗出，若水不得出，则头目为之眩晕；眼部因血运水运不畅而热，则充血而红肿热痛；水溢出而积于耳部，则耳前后肿，又可见两侧头痛，俗谓之少阳头痛。水道不运，影响血运，血不能及时将氧气送至身体各处，则人体缺氧，故表现为嗜卧；肠部血运不畅，致肠为之寒，肠功能低下，则燥屎积于其中而为肠滞；血运不畅，又可见手足逆冷。水运不畅，胆汁滞留三焦，随津溢出舌面，则为口苦；其从肠中吸取之胆汁不得运化，滞于三焦之中，则身黄、面目悉黄；胆汁随汗出而染衣衫，则为黄汗。人体之淋巴系统也属水运，水运不畅，淋巴与病菌抗战则积于一处而为淋巴肿大，故颈部、腋下、大腿内侧之鼠蹊部出现硬块、红肿热痛等，又可见胸部淋巴结肿大，致胸闷甚或灼热。

舌诊者，乃观测三焦病变之法。三焦水道与舌相连，故人饮食则津液自出，人死之时，三焦失控则津液自口中汩汩自出，谓之口中白津出。人之三焦水运不畅，其病则反映于舌象。若仅为湿阻，则仅口苦而舌淡胖，若热蒸胆液，随津外溢于舌，则舌苔黄，故三焦病之舌苔多白或兼黄，此其常也。三焦病之典型特异性舌象为偏苔，即以舌部为界，一侧为白苔，一侧为淡黄苔，境界清晰。近代伤寒名家黎少庇云："凡遇此苔当以半表半里论治，因白苔主表，黄苔主里，舌两侧属肝胆部位，今一侧白苔、一侧黄苔，邪在少阳之枢，按少阳病治之。"

以上种种，皆为三焦之病象，或见一、见二、甚或全见，然其本皆为三焦之病。三焦之病则当用其专药——柴胡，故曰有柴胡证，但见一证便是，不必悉具也。

小柴胡汤之药理如下。

其用柴胡者，以柴胡乃三焦之专药。张锡纯谓其茎中虚松，有白瓤通气，像人身三焦之膜网。以柴胡能宣畅三焦之气机，即恢复三焦正常水运之功能，水运正常，血运每每因之正常，故柴胡不仅能愈三焦之种种病象，又有祛瘀之作用。然三焦范围广而水运较慢，欲使其复常，柴胡非重用不可。

其用黄芩者，以其能除肺热口苦而通水道。水道通则肠得津润，故能助肠去积滞。

其用人参者，以其能强心补气，增强血运也。

其用生姜、半夏者，以其能助胃阳，使胃中水饮去而水运加速。

其用大枣者，以其能护胃津，不使水运加速而汗大出。

其用甘草者，以其能安肠补津也。

以柴胡微苦，主升清而散，参、草、枣甘温居中，其性相反，故用时柴胡之量当大于参、草一倍以上，其效方显。

其加减：

烦而不呕，去半夏、人参而加蒌实者，以其人胃中寒饮不多，其呕不剧，故助胃阳促血运之半夏、人参可以不用，而助以宽胸逐水饮之蒌实也。

渴，去半夏加人参、花粉者，以渴为津液不足之象。半夏辛燥，能逐胃饮而耗津液，故去之，而加生津之花粉。其加人参者，以其能促血运，血运速则肌体得津液之养而不渴也。

腹中痛，去黄芩加芍药者，以其人里热不甚，且腹中痛多为腹部静脉血运不畅，其人多见口不苦而腹皮挛急。加芍药即合芍药甘草汤之意，故去清热之黄芩，而加促静脉血运之芍药。

胁下痞硬，去大枣加牡蛎者，以大枣能助胃津而恋湿，则胁下之水瘀更难去，故不用之，而助以逐痰饮、行水运之牡蛎。

外有微热，去人参加桂枝者，以人参虽能强心增血运，然人参亦能固表，使毛孔关闭生热。外有微热为肌表血运不畅，内而三焦水道不利，即少阳与太阳同病。其症多见口苦咽干、恶心呕吐、鼻流浊涕、咳嗽不止，此亦为感冒之常见症，故改用强心增血运之桂枝，使血运趋表，汗出而愈。其表证严重者，当更用附子也。

咳，去人参、生姜、大枣而加干姜、五味子者，以咳为水饮上冲且肺闭。人参能固表闭肺，大枣能恋湿，故不宜用。生姜虽能温胃，然其力不足，故改为干姜，更加五味子以敛肺止咳。

明上述诸药及其加减之理，则小柴胡汤及其加减诸方功用自明。

小柴胡汤及其加减诸方之主要证治，除条文所述之外，另治妇人热入血室者，以其人多兼有阳明证，故当重加生石膏，又常用于治少阳头痛。加花粉、浙贝、青皮、夏枯草等散结药，可治淋巴结红肿热痛；加牡蛎、夏枯草、王不留行、辛夷、苍耳子可治鼻息肉，如《伤寒一得》之疏鼻攻坚汤。其所谓之整体与局部结合治法，实以柴胡汤通畅三焦，并合局部之专药也。临床见病情复杂且有三焦症状者，宜合小柴胡汤以用之。又常合苓桂术甘汤治气胸，气胸者，亦属胸胁苦满、心阳不振之证。又常合小陷胸汤治小柴胡汤证而见痰热之心下痞痛。又常加牛膝、车前子、麝香之属，治耳部流脓。又常加白及以治耳膜破洞，白及黏性极强，凡人体所有功能组织之破洞缺损、溃疡，皆能修补之。又每加牡蛎、陈皮、茯苓之属，以渗湿化滞散结而治兼见湿邪者等。

一、关于人参之用

恽铁樵曰：人参者，助药力者也。凡猛悍之药，走而不守，一发无余。欲其行稍缓、留稍久，与病相得，则用人参。人参能令诸药留久而不减其功用，故曰增药力。是故，无论汗、下、温、清、和，皆可用人参。唯有禁例：（一）表不解者不可用人参，故云：若外有微热，则去人参。《伤寒论》中无麻黄与人参同用者。（二）有湿者不可用人参，故云：渴者去半夏加人参。（三）病在下焦者不用人参，理中丸条中云：腹痛者加人参。理中者，理中焦，若少腹痛则不加人参矣。（四）邪实正实者不可用人参，故白虎汤证腹满、身重、口不仁、面垢者不用人参。用参虽意不在补，然毕竟为补药，若病为邪实正实，则无犯实实之禁也。（五）凡病在上焦则用之，欲药直达下焦则去之，故知人参难留药。因此可推知诸柴胡证之用参，即桂枝证欲令蒸蒸发汗之意（桂枝柴葛同是解肌，柴胡亦发汗，不过较缓，故曰和剂）；诸泻心汤之用参，即白虎汤加人参之意；诸附子、干姜与参并用，即小建中汤用饴糖之意。

综恽氏所言，即人参能强心、补津液之意。盖强心则促血运之行；补津液则能留药而助湿也，此与甘草之补津液则留药助湿之理相同。以人参助血运兼补津液，故能固表而助热，是以祝味菊先生亦云：人参固表，堵壅其邪气发泄之路，故曰闭邪。毒素蕴郁，以外泄为宜，若果率闭锁其表，乃指逆其自然疗能也。故伤寒而正气虚者，宁用附子而不用人参，以附子走而人参守也。至伤寒病而见大汗、大泻、气促、脉微者，急则治标，人参又在当用之例矣。明乎人参之药理，则自能应用自如也。对于表实不能用补津固表之药，近代名医胡希恕也曾针对表实者乱用生地进行说明。他说："所以这个表证，表实者非攻表不可，不能用补药。这个我亲身遇过，有患患温病，他医给予银翘散这类的药，同时加鲜生地8钱。北京早先有个习惯，爱用鲜生地，说解热。但是，其为补药，是强壮性的一种寒性解热药。所以后来这个人病得相当严重，所以针对表实，补药是用不得的。"同时，胡老也针对吴瑭《温病条辨》中提出的"细生地能发血中之表"之说进行驳斥，谓其为"无稽之谈，慎不可信"。

二、关于"柴胡劫肝阴"一说之辨

前贤有"柴胡劫肝阴"一说，其原因有二：其一，古人认为肝主筋，脑神经及全身神经皆为筋之所属。故当人脑及全身神经出现严重病变时，可有以下表现，如运动神经中枢失去控制时，则出现手颤、全身肌肉颤动；司温神经中枢失去控制时，则大汗淋漓、寒热往来；呼吸神经中枢失去控制时，则喘逆、气虚不足以息；心脏神经中枢失去控制时，则怔忡、心脏早搏、纤颤；等等。古人皆谓之肝风内动、元气欲脱，为肝阴不足以制筋所致，其实为脑神经不得血与津液之营养所致。古人以津液为肝阴，因柴胡能行水道布津液，故多谓柴胡入肝。若误认司温神经中枢失去控制之虚汗淋漓、往来寒热症状为三焦病之往来寒热，而投以柴胡，则三焦水运加速，汗出更多而不可止，故诫之曰"柴胡能劫肝阴"。其二，柴胡能疏通三焦而利水运，故津伤者不宜再用，凡症见舌光红无苔者，即不可更用柴胡伤其津液。其实，不仅柴胡不可用之，其他利小便之药，如车前子、泽泻等皆不可用。

综上所述，前贤所谓之"肝阴"，乃指抽象意义上之肝。近代医家多谓柴胡不劫肝阴，且更有护肝之作用者，盖据实验研究所得柴胡能改善肝脏本身之血与津循环，故能护肝。是以近代医家所指之肝，乃指实体之肝，二者不可混为一谈。

附：名医医案选录

一、周某，男，65岁。1994年12月3日初诊。患者自述5天前出现左耳灼痛，初未在意，很快出现耳部带状疱疹，继之又出现左眼不能闭合，畏光流泪，口角歪向右侧。当地医院诊为 Ramsay-Hunt 综合征Ⅱ型，予维生素 B_1、地巴唑口服，并肌注硝酸一叶秋碱、维生素 B_{12}，治疗 3 天未见效果，故投治中医。诊见患者左侧面瘫，左侧外耳道粟粒状疱疹，灼热作痛，伴胸满口苦不欲食，舌淡红，苔薄黄微腻，脉滑微数。证属湿热蕴结，风火上扰，少阳枢机不利，予小柴胡汤加僵蚕、蝉蜕，水煎温服。服药 7 剂，诸症均减。效不更方，继服 7 剂，病告痊愈。1 年后随访，已康复如常。（朱树宽《中医杂志》）

【按】Ramsay-Hunt 综合征，又名带状疱疹膝状神经节综合征，是以面瘫 - 耳痛 - 疱疹三联征为特征的神经系统常见疾病。Ⅰ型为单纯外耳道疱疹，无明显神经系统症状；Ⅱ型为外耳道合并同侧面瘫；Ⅲ型为外耳道疱疹合并面瘫及听力减退；Ⅳ型为外耳道疱疹、面瘫合并前庭功能障碍。据朱树宽先生经验，Ⅰ型用小柴胡汤原方；Ⅱ型加制僵蚕、蝉蜕各 10 克；Ⅲ型加龙胆草 10 克，菊花 15 克；Ⅳ型加钩藤 30 克，竹茹 10 克。并谓柴胡之用量宜大，即 30 克以上，基本为上方原方之量。

二、郝某，32 岁，高城村人。体素虚弱，营养不良，产后四十日伤于寒。症见寒热往来，寒时衣被重重仍战栗不已，热时汗出淋漓致头发尽湿，纳呆恶心，进食少许，顷刻吐出，大便不干，二三日一行，口苦，舌淡红，苔薄白，脉弦无力。脉症相参，属少阳无疑。该村合作医疗所于治民老先生拟：柴胡 9 克，半夏 6 克，黄芩 9 克，党参 6 克，炙甘草 3 克，生姜 3 片，红枣 3 枚。服后症不解。于先生荐余诊治，视其方证相合，何以不效？踌躇良久，方悟产后体虚，气血双亏，正气不足，难以鼓邪外出。譬如作战，宜增兵添将，充实武力装备，则势如泰山压顶，何患匪寇不灭！遂将原方党参改为人参 10 克。仅服一剂，诸症皆失。由此可见，临证必须详察证情，细析病性，丝丝入扣，格格相吻，方能效如桴鼓。（《临证实验录》）

三、梁某，70 岁，唐林村人。急性胆囊炎化脓穿孔，因年迈体衰，刚上手术床便休克，改保守治疗，症状缓解后出院。之后，腹痛反复发作。第三次住院，体温上午37℃，下午39.5℃……予消炎、支持治疗，并服某医生小柴胡汤（去人参）三剂，腹痛不止，发热不退，请余会诊。患者脘腹疼痛，右上腹尤甚，腹肌挛急，手不可近，寒热往来，不欲饮食，恶心呕吐，三日未便，口不苦，不渴，舌淡红润，脉弦数无力。观其脉症，属小柴胡汤证无疑，何以服之不效？从口不苦、不渴、舌淡红润来看，知其里热不盛，且仲圣有腹痛去黄芩加白芍之教，今何不师之？拟：柴胡12克，白芍15克，党参10克，半夏12克，甘草6克，生姜10片，红枣5枚。一剂寒热解，疼痛止，谷道通，饮食进。续服二剂遂出院，后未再疼痛。较前方仅少一味黄芩，多白芍、党参二药，却疗效迥异。经方组织结构之严谨，由此可见一斑。（《临证实验录》）

四、曾治一妇，口苦干呕，寒热往来，四肢肿痛，小便短少，用小柴胡汤加车前子（包煎）、白芍各20克，水煎服，一剂后诸症消失，效如桴鼓。水肿，如热象则加重黄芩用量，无热者去黄芩加茯苓，寒重者去黄芩加桂枝、干姜，气陷者加升麻、人参，气虚者加黄芪，气不虚者去生姜、大枣，尿少者加猪苓、泽泻，腹胀者加厚朴，气滞者加木香，夏月加香薷。唐容川说："凡膨胀浮肿，俱要分阴证、阳证。阴证脉沉涩弦紧，必有寒疾诸症……阳证者脉数口渴、便短、气逆等症，宜小柴胡汤加知母、石膏、防己、丹皮、桃仁、猪苓、茯苓、车前子治之。"均可借鉴。（包明儒《方药妙用》）

五、泥工陈天保，前以工毕夜归，途中大雨滂沱，衣履尽湿，到家易衣即寝。次日微感不适，然以食齿之繁，殊不欲以是而惮劳也，仍勤于工。未几日，突而发热身痛，胸闷咳嗽，口干不渴，二便如常。医用人参败毒散治之，二剂，身疼、咳嗽得稍已，旋又寒热往来，心下胀闷，再改柴胡桂枝汤与之，数投病仍不解。患者由兄弟伴来就诊，切脉弦滑而细，询之，彼谓："口苦咽干，胸胁痞满，往来寒热，心烦不思食。"吾思此少阳证也，服小柴胡汤不效，当另有故。试以手按其心下，则觉痛甚，症之脉滑，又属有痰，此非柴胡桂枝汤证，乃柴胡小陷胸汤之合病。《伤寒论》有："心下痞，按之痛者，小陷胸汤主之。"参合前说，更可确定无疑。因书柴陷汤服之。柴胡七钱，半夏三钱，黄芩、党参各二钱，甘草一钱，蒌实五钱，黄连八分。并谓三帖可愈，不必易方。逾数日，复来云："药后病如失，果如先生言，现唯口乏味，身委顿而已。"按脉和平，属于病后虚弱，疏予归芪异功散加神曲、山药，益气血，补脾胃，以培元气。(《治验回忆录》)

六、刘姓男孩，9岁。感冒，寒热往来，欲呕不得，两侧腮腺肿大，疼痛拒按，食欲不振，苔薄白，脉数。诊为痄腮。治则：祛风清热解毒，软坚消肿。处方：柴胡9克，黄芩9克，法半夏6克，海藻9克，昆布9克，板蓝根12克，金银花12克，连翘9克，夏枯草10克，瓦楞粉9克，两剂。患儿仅服一剂而愈。一般患儿一剂可愈，成人宜适当增大剂量。按：本病是由风温病毒自口鼻而入，壅阻少阳经络，郁而不畅，结于腮颊所致。足少阳之经绕耳而行，故耳下腮颊部漫肿坚硬作痛。少阳居半表半里，故寒热出现。少阳与厥阴相表里，邪毒可传滞于足厥阴肝经，足厥阴之脉绕阴器，故较大患儿或成人可并发睾丸炎。治病必求于本，本固则并发诸症不足为患矣。(钟秀玉《南方医话》)

【按】人之腮腺及耳部前后、大腿内侧、下阴部包括附睾部等处是人体黏膜较为集中的部位，所以三焦的病变常可反映在这些部位，这也是为什么一些人腮腺炎好后即转为睾丸肿痛、阳痿的原因。其续发症之睾丸炎宜用《杂症会心录》之方，即：桔梗、丹皮、当归、玉竹、首乌、甘草，也可合小柴胡汤用之；其治续发症之阳痿，则宜用八珍汤加淫羊藿、鹿角、巴戟天、枸杞子之属。

七、有刘谊者，其妻感症旬月。午后寒热如疟，昼日神清，夜则谵语。迁延数医，方药杂投，未获寸效，举家惶然。继延刘公诊之。刘公闻其状，即言此症必由经水适来而得，问之果然。遂作热入血室治，用小柴胡汤（党参、柴胡、酒黄芩、半夏、甘草、生姜、大枣）服3剂，其症霍然。（《三湘医萃医话》）

服柴胡汤已，渴者属阳明，以法治之。

本条所言者，为病入少阳，服柴胡汤后，表得解而阳热太甚而转入阳明，故当选用阳明方如白虎汤之属。余临床运用，若病见少阳柴胡汤证而兼见高热者，余用小柴胡汤合白虎汤以用之；若太阳少阳合病而见高热者，则用柴胡桂枝汤合白虎汤用之，其效甚佳。

附：名医医案选录

一、罗某，女，18岁，高城村人。发热两月余，每日下午体温波动于39℃～40℃，至夜热减，徘徊于37℃左右。某医用解热之安乃近、抗菌之青霉素治疗月余，汗出热退，继而复热。自服开胸顺气丸4袋，亦不应。验其血、尿常规，均属正常。视其面色潮红，舌质红润少苔。询知寒热往来，热时头汗如蒸，寒时战栗欲被，恶心呕吐，口干口苦，喜冷思饮，渴饮无度，大便不干，小便色黄，脉来滑数无力。观其脉症，病属少阳阳明合病，既无表邪，复有里热，岂能舍里求表？发汗未伤及气阴，开泄未形成结胸、坏病者，正气可支也。如此简单明了之证，治不如法，延二月之久，《伤寒论》一书可不读乎？拟小柴胡汤合白虎汤以和解少阳，兼清阳明。柴胡24克，黄芩10克，半夏10克，人参6克，甘草6克，石膏45克，知母10克，天花粉15克，生姜6片，红枣6枚。一昼夜连进二剂，大便三次，次日寒热解，渴饮止，诸症均失。(《临证实验录》)

二、张某，女，48岁。咽痛数日，发热（39℃～40℃），恶寒，头痛骨楚。注射柴胡，安痛定，静滴青霉素四天，汗不出，热不退，咽喉疼痛非但不减，反增恶心呕吐，噎不容粒，心烦，遂停西药，改求中医。望其面红唇赤，舌质红，苔薄白，咽部乳娥嫩红肿大。询知大便三日未行，口苦思冷。诊得脉象浮滑而数。病在太阳，宜解表散邪，因治法不当，邪不得解，循经内传，步入少阳之域。今表邪甚嚣，宜太阳、少阳同治，庶免邪热内陷益深，拟麻杏石甘汤合小柴胡汤。柴胡24克，黄芩10克，半夏15克，党参10克，甘草6克，麻黄10克，杏仁10克，石膏30克，葛根30克，生姜6片，一剂。二诊：当晚汗出热退，咽痛大减，翌晨大便一次，恶心呕吐亦止。脉仍滑数，知邪尚未全净，仍宜从表而解。拟：麻黄10克，杏仁10克，石膏15克，甘草6克，桔梗15克，二剂。三诊：咽痛止，夜间口干思饮，舌质红，脉沉细，此热邪伤阴证也，拟麦味地黄丸善后。(《临证实验录》)

【按】本案用麻杏石甘汤合小柴胡汤为对的之方，然方中麻黄用量太大，石膏、杏仁用量偏小，致有阴伤之弊。若二诊方中麻黄减为3克，石膏仍为30克，杏仁改为15克，则当无阴伤之弊。余临床亦常遇类似之病，用近似之用量，从未见阴伤之证也。

得病六七日，脉迟浮弱，恶风寒，手足温，医二三下之，不能食而胁下满痛，面目与身黄，颈项强，小便难者，与柴胡汤，后必下重。本渴，饮水而呕者，柴胡不中与也，食谷者哕。

本条所言者，为小柴胡汤之误用也。得病六七日，脉迟浮弱，恶风寒，手足温，脉迟，为里虚寒不足；脉浮弱，为表病虚寒也。表里皆见虚寒，此为桂枝加附子汤证或桂枝新加汤证。

表证未解，本当禁下，然医者不识，病者胃肠本虚寒不足，反二三下之，故其里更加虚寒。胃肠寒则不能食，水运郁则胁下满痛，面目与身皆黄，血虚津伤，故其人颈项强；津液不足兼水运不畅，故小便难；水郁不行而水积于胃脘，津不上承，故渴；水积于胃，故饮水而呕者也。此即为后文"太阳病，外证未除而数下之，遂协热而利，利下不止，心下痞硬，表里不解者，桂枝人参汤主之"，以及"中风发热，六七日不解而烦，有表里证，渴欲饮水，水入即吐者，名曰水逆，五苓散主之"所言者。本条因症兼面目黄、颈项强、小便难、渴、饮水而呕等，故宜用桂枝人参汤合五苓散而用之。然医者又不识此，见其不能食、胁下满痛、呕渴，误认为小柴胡汤证。小柴胡汤虽能活水运，然其药偏寒，病本虚寒不足，又用寒药，故其人肠虚寒更甚，而见"后必下重"，即肛门重坠；胃虚寒更甚，故见"食谷者哕"，即胃寒不能纳谷而呃逆也。此与半夏三泻心汤证出现的"干呕、干噫"、吴茱萸汤证出现的"食谷欲呕者"同理。

小柴胡加芒硝汤

伤寒十三日不解，胸胁满而呕，日晡所发潮热，已而微利。此本柴胡证，下之而不得利，今反利者，知医者以丸药下之，非其治也。潮热者，实也，先以小柴胡汤以解外，后以小柴胡加芒硝汤主之。

小柴胡加芒硝汤方：

柴胡 40 克，黄芩 15 克，人参 15 克，半夏 21 克，生姜 15 克，炙甘草 15 克，大枣 4 枚，芒硝 30 克。

本方证之病理，为病见小柴胡汤证，而肠滞更重者。故先用小柴胡汤解表之潮热；因其肠滞过久，津液虽得入肠，终不能去之，故方更用小柴胡汤加芒硝。芒硝咸寒质重而润下，是以积便得除。

大柴胡汤

太阳病，过经十余日，反二三下之，后四五日，柴胡证仍在者，先与小柴胡汤。呕不止，心下急，郁郁微烦者，为未解也，与大柴胡汤。

大柴胡汤方：

柴胡 40 克，黄芩 15 克，半夏 21 克，生姜 25 克，大枣 4 枚，芍药 15 克，大黄 10 克，枳实 15 克。

伤寒十余日，热结在里，复往来寒热者，与大柴胡汤。

伤寒发热，汗出不解，心中痞硬，呕吐而下利者，大柴胡汤主之。

按之心下满痛者，此为实，当下之，宜大柴胡汤。

伤寒后，脉沉。沉者，内实也，下解之，宜大柴胡汤。

本方证之病理，为病见柴胡汤证，又见肠热之承气汤证者。

病见柴胡汤证，又见承气汤证，故方用小柴胡汤合承气汤之法。即减去能缓攻下之甘草、助热之人参，加滋脾通便之白芍，攻下之大黄、枳实。

汤本氏云：余之经验，凡因暴饮暴食，而致急性胃肠卡他、大肠卡他、赤痢等病者，应用本方之机会极多。陆渊雷云：夫不大便而用下剂，粗工所为，无须诏告，唯下利之可下者，往往迟疑失下，故仲景于此叮咛也。虽然，下利之寒热虚实，于何辨之？一曰辨之于腹，腹硬满拒按，脐下热者，阳证可下；腹不满，或虽满而软，不拒按，脐下清冷者，阴证不可下。二曰辨之于屎，屎色焦黄而热臭，或于稀薄中杂小结块，或下利清水，色纯青者，皆阳证，可下；屎色淡黄，或白，或青黑，或完谷不化，或如米泔水，其气不甚臭，或臭如鱼腥者，皆阴证，不可下。三曰辨之于小便，小便赤涩者，阳证可下；清白不涩者，阴证不可下。更参以脉舌、气息、好恶，虽不能洞垣一方，亦可以十得八九。

近代名医胡希恕云："硝黄合柴胡最能下在上之结热，后世不究《本经》，妄谓柴胡升提，故虽见斯证而不敢用斯药。石膏最能稀释痰涎，于此证候，最不可少。"又云："喘促不宁，痰涎壅滞，右寸实大，为气逆津结上焦之象。通上焦，下津液，和胃气，唯柴胡具此特长，仲景已有明示，故此宜大柴胡汤加芒硝，或更加石膏，宣白承气实无必要……总之，下之不通，多属下之不合法，柴胡以利胸胁之结，甘草以缓大肠之急，此为吾人屡屡经验之事实。硝黄虽能攻下，每为药物配合之失当，而难达所期之效果。余如伍以芩、连、栀子等味，以下结热；伍以桃仁、丹皮、水蛭、虻虫等味，经下瘀血；治结胸则合甘遂、大戟、芫花；治发黄则合茵陈、栀子。只要随证而施，无不投则立验，若执片面脉症，而臆度处方，则未免失之过远。"

附：名医医案选录

一、刘妇新连，性躁善怒，凡事不如意，即情绪索然，抑郁于心，因之肝气不舒，常见胸胁胀痛、噫气不休之症，但服芳香调气药即愈。今秋天候异常，应凉而反热，俨然炎夏，所谓当去不去，非时之候也。妇感时气，前病复作，胸胁益疼，心下痞硬欲呕。医用前药治之不效，邀往会诊。切脉弦数，口苦，舌干燥，胸胃痞胀，尿黄便结。审为肝燥胃热，有类于大柴胡汤证，由于气候失常，燥热为患，凡前芳香燥药，已非所宜，当随证情之异，应用解郁疏肝、清热调胃法。处以大柴胡汤加香附、青皮、郁金、栀仁诸品煎服，顿觉心胸朗爽，须臾大便数行，呕痛顿失。故医者贵察天时之变，审证之宜，方随证变，药以时施，拘圈成规，又乌乎可。古谓医者意也，即圆通权变之谓，临床者审诸。（《治验回忆录》）

二、李某，女性。患胆囊炎，右季肋部有自发痛与压痛感，常有微热，并出现恶心，食欲不振，腹部膨满，鼓肠嗳气，脉弦大。投以大柴胡汤加味：柴胡12克，白芍9克，枳实6克，川军6克，黄芩9克，半夏9克，生姜15克，大枣（擘）4枚，金钱草24克，滑石12克，鸡内金12克。连服七剂，食欲见佳，鼓肠、嗳气均大减。再进原方四剂，胁痛亦轻，唯微热未退，改用小柴胡汤加鳖甲、青蒿、秦艽、郁金治之。（《岳美中医案集》）

三、李某，男，46岁，病案号121641。初诊日期1965年5月31日。既往有慢性前列腺炎史，近一周来，出现头晕头痛，恶寒发热，无汗，身疲乏力，四肢酸软，曾服两剂桑菊饮加减，热不退，因有尿急、尿痛、尿浊，又服八正散加减，诸症不减。今日仍恶寒发热，全身酸楚，有时汗出，尿急、尿痛、尿浊，下午体温38℃，大便如常，小便黄赤。尿常规检查：白细胞成堆，红细胞8～10个/HP。舌质红而有紫斑，舌苔白腻，脉细滑数，寸浮。此证极似湿热下注之意，但已用八正散不效，可知有隐情。故又细问其症，得知有口苦、胸满闷，由《伤寒论》第263条"病人无表里证，发热七八日，脉浮数者，可下之"之句悟出，此证为湿热内结。拟为大柴胡汤合增液承气汤：柴胡四钱，白芍四钱，枳实三钱，半夏三钱，黄芩三钱，生姜三钱，大枣四枚，大黄二钱，炙甘草二钱，生地五钱，麦冬四钱，玄参四钱，生石膏二两。结果：上药服两剂，热退身凉，因仍有尿痛、尿急，改服猪苓汤加大黄，连服六剂，诸症已。

【按】本证病灶、炎症在下，在前列腺，但证候反应却在半表半里及里，且已现津伤，此时如仅用利湿通淋于下，必致津伤更甚，邪更踞于里。正虚里实，津伤热更盛，病情益甚，局部可能化脓，有可能形成"穿裆发"。胡老秉承仲景医论并据临床经验仔细辨证，辨证准确，治疗得当。治从清里及和解半表半里，同时又益津增液，故能使热退身凉，再进一步清理余邪，使病痊愈。

四、冯乃千，身热，心烦喜呕，往来寒热，松馆以小柴胡汤与之，不除。余诊其脉，洪大而实，乃曰：热结在里，小柴胡汤安能去之？仲景曰：伤寒十余日，热结在里，复往来寒热，当与大柴胡汤。松老始则犹曰，读书不可死于字句。后又云，姑随汝处之。果服一帖瘥，三帖愈。(《范文甫专辑》)

柴胡桂枝汤

伤寒六七日，发热，微恶寒，肢节烦疼，微呕，心下支结，外证未去者，柴胡桂枝汤主之。

柴胡桂枝汤方：

柴胡 20 克，黄芩 8 克，人参 8 克，桂枝 8 克，芍药 8 克，生姜 8 克，半夏 9 克，炙甘草 5 克，大枣 2 枚。

发汗多亡阳，谵语者，不可下，与柴胡桂枝汤，和其荣卫，以通津液，后自愈。

心腹卒中痛者，柴胡桂枝汤主之。

柴胡桂枝汤证之病理，为内有三焦水运不畅，又外受风寒所袭而见太阳中风病证，俗称太少合病或少阳感冒。

因其人三焦水运不畅，又受风寒所袭，水运与血运皆郁而不行，故小柴胡汤证与桂枝汤证同时而见，故其人可见头痛、头晕、疲乏、心烦喜呕、脘腹胀痛、胁满痛、口干、心痞、手足厥冷、食欲不振、口苦、微恶寒、发热等症；阳虚不运，水浊积于咽喉之处，故又可见咽痛、痰涎多等症，此即半夏散及汤之证治。

柴胡桂枝汤之药理如下。

本方实为小柴胡汤之变方，为小柴胡汤与桂枝汤之合方。其用柴胡通畅三焦、用人参、桂、芍通畅血运，用生姜、半夏温胃阳、逐水饮、行血运，用炙甘草、大枣补胃肠之液，故其服后多见汗出、小便利而病愈也。

余临床运用，凡遇太阳少阳感冒而发高热者，常用本方合白虎汤而用之，其效极佳。

因该汤能活水运、健血运，临床又每用于肝气窜、脂膜炎之治。

肝气窜者，其人自觉有一股气在周身窜动，或上或下，或左或右。凡气窜之处，则有疼痛、发胀之感，用手拍打痛处则嗳气、打嗝，而其症得以缓解。此病乃因肠中矢气溢入三焦水道所致也。因该方能通水道、行血运、温胃肠，则矢气自逐而病愈也。其与桂枝加桂汤、小建中汤、奔豚汤相比，桂枝加桂汤为矢气溢入动脉之中，小建中汤为矢气溢入静脉之中，柴胡桂枝汤为矢气溢入水道之中，奔豚汤为矢气溢入水道与血管之中也。

脂膜炎者，为脂肪富集之处（如腹部、大腿内侧）皮肤泛红，出现皮下结节、疼痛。急性发作时，可出现发热、怕冷、乏力等全身症状。脂肪密集之处，亦人体三焦之油膜集中之处，血运、水运不畅，即可出现皮下结节。

附：名医医案选录

一、农民谢荆生，年二十五岁。先病感冒未解，寻由大便不利多日，腹不痛不胀。诸医偏听主诉之言，皆斤斤于里证是务，频用大小承气汤。大黄用之半斤，芒硝达乎四两，且有投备急丸者，愈下愈不通，病则日加剧矣。病家惧，因征于余。诊脉浮而略弦，问答不乱，声音正常。据云：口苦胁痛，多日未食，最苦者两便不能耳。细询左右，则谓："患者日有寒热，寒时欲加被，热则呼去之，两月来未曾见汗。头身时痛，常闻呻吟，是外邪尚未尽耶？"吾闻之恍然有悟。是病始由外感未解而便闭，屡下未行，乃因正气足以驱邪，邪不内陷，尚有外出之势，故下愈频而气愈闭，便愈不通，此由邪正之相持也。如医者果能缜密审辨，不难见病知源。从其腹不胀不痛，即知内无燥结，况发热恶寒之表证始终存在，岂可舍表以言里。假使因误下而表邪内陷，仍不免于结胸，或酿成其他之变证，为害曷可胜言。幸其人体力健，抗力强，苟免如此。今当依据现有病情，犹以发汗解表为急，表去则里未有不和者。症见脉弦口苦，胸胁满胀，病属少阳，当用柴胡和解；头身疼痛，寒热无汗，病属太阳，又宜防、桂解表。因拟柴胡桂枝汤加防风。服后温覆汗出，病症显然减轻。再剂两便通行，是即外疏通内畅遂之意。遂进食起行，略事培补，日渐复元。（《治验回忆录》）

二、智某，女，32岁，六家庄人，1986年5月5日初诊。外感咳嗽一周，夜间较甚，痰清稀有白沫，时发热，自汗出，微恶风寒，胃纳不振，恶心呕吐，二便正常，口苦，咽微痛，不思饮，舌淡红润，苔薄白，脉象弦缓。脉症分析：发热、汗出、微恶风寒，为太阳病中风桂枝汤证；不欲饮食、恶心呕吐、口苦脉弦，乃少阳病小柴胡汤证。由是观之，病属太阳少阳合病——柴胡桂枝汤证也。然其咽喉疼痛，又时在五月，桂枝辛温，宜与不宜？察其不思饮、苔白不黄，知热象不显，故不属忌也。遂拟柴胡桂枝汤加味治之：柴胡15克，黄芩10克，半夏15克，党参10克，桂枝10克，白芍10克，杏仁10克，桔梗10克，生姜10片，红枣6枚，炙甘草6克，二剂。仅进一剂，咳嗽即止，二剂后胃纳醒，呕恶止，诸症尽失。（《临证实验录》）

【按】本案所以喉痛者，为喉部血运水运不畅所致也。桂枝、半夏为当用之药，即半夏散也，故无须疑虑。临床余每用上方治本案类似之病，其效极佳。近代名医魏龙骧也有类似之医案：某人发热更甚，至39℃以上，同样为发热必微恶寒，且见左耳后有核累累，大如鸡卵，小如蚕豆，按之亦不甚痛，用上方后，热退汗少而耳后之核也渐消。

三、闫某，40岁。前年病阳痿，讳疾忌医，自买男宝、龟龄集，久服无效，不得已来诊，余用桂枝加龙骨牡蛎汤获愈。今春旧病复萌，或不能举，或举而不久，复来求诊。余未予细察，拟前方付之。服之八剂，毫不见效，执方来询，始知又犯守株待兔之错。诊其脉，沉弦有力。问胸胁苦满否？病前有不快之事否？答曰：然。由是观之，此乃气郁伤肝，肝失条达，疏泄无权，不能淫气于筋，致宗筋弛纵不收也。沈金鳌云："失志之人，抑郁伤肝，肝木不能疏达，亦致阳痿不起。"首次桂枝加龙骨牡蛎汤获愈者，为阴阳俱虚，不能阳固阴守也。今痿于肝郁，源本不一，背痒搔腹，故不效也。遵木郁达之之治，拟柴胡桂枝汤加减：柴胡12克，黄芩10克，苏子15克，党参10克，甘草6克，桂枝10克，白芍10克，马钱子（冲）1克。连服三剂，即见好转，续服三剂，复可卿卿我我矣。（《临证实验录》）

【按】本方用柴胡桂枝汤之理由为胸胁苦满、心情抑郁。盖小柴胡汤为调理神志之首选；血不营筋，致宗弦驰纵，此为选用桂枝汤之理由，以桂枝汤能活动静脉之血运，达到营养宗筋之目的。

柴胡桂枝干姜汤

伤寒五六日，已发汗而复下之，胸胁满微结，小便不利，渴而不呕，但头汗出，往来寒热，心烦者，此为未解也，柴胡桂枝干姜汤主之。

柴胡桂枝干姜汤方：

柴胡 40 克，黄芩 15 克，桂枝 15 克，干姜 10 克，牡蛎 10 克，花粉 20 克，炙甘草 10 克。

疟，寒多，微有热，或但寒不热，柴胡桂枝干姜汤主之。

本汤证之病理为，既有小柴胡汤之症，又见腹泻下利、腹胀、大便溏薄等里寒之表现。

故方仍用小柴胡汤加减，其中，易生姜为干姜者，增强温胃肠之力；加桂枝者，以强心促血运而温里，若其人里寒更重者，则当加附子；加牡蛎者，以逐痰饮，行水运；加花粉者，安肠生津止泻也。其减去半夏、人参者，因其寒饮不多，且已有干姜、桂枝之温里。

此即小柴胡汤合四逆汤之法也，临床症见口苦咽干而腹寒、腹泻者，即可用此方。

附：名医医案选录

张某，女，45 岁，河拱村人。中年丧偶，失伴孤鸿，人生旅途之不幸，养老抚幼之艰辛，招致胸脘胀闷，纳化呆滞，遇事惊悸，夜间不寐等诸多病症附身。某医院诊断为神经衰弱、轻度胃下垂（钡餐），经治不效。患者胸胁苦满，咽中梗塞，如有炙脔，肩背发冷，口干苦，不思饮，不思冷，冷则肠鸣，腹内不适，大便二三日一次，便前腹痛，便后即止，舌淡红，苔薄白，脉弦细。腹诊：心下痞满，腹皮薄弱，无抵抗。观其脉症，知为肝气郁结，犯胃克土，加之体劳心瘁，心脾两虚。肝郁则胸胁苦满，脉象见弦；心虚则心悸少寐，体倦乏力；脾虚则运化维艰，纳谷呆滞。治宜先调肝胃，后补心脾。拟柴胡桂枝干姜汤：柴胡 12 克，桂枝 6 克，干姜 6 克，黄芩 6 克，牡蛎 30 克，天花粉 15 克，甘草 3 克。二诊：脘胀减轻，纳谷增加，大便一日一次，睡眠较前好转，肩冷亦轻。效不更方，原方续服三剂。三诊：脘胀已止，诸症均轻，睡眠仍差，舌淡红，少苔，脉弦细弱。观其脉症，木土已化敌为友，肝脾亦各司其职，补益心脾，时机已熟。拟归脾丸，早晚各服 1 丸（10 克），嘱其调节情绪，豁达宽容。（《临证实验录》）

柴胡加龙骨牡蛎汤

伤寒八九日，下之，胸满烦惊，小便不利，谵语，一身尽重，不可转侧者，柴胡加龙骨牡蛎汤主之。

柴胡加龙骨牡蛎汤方：

柴胡 15 克，人参 6 克，桂枝 6 克，生姜 6 克，半夏 13 克，大枣 2 枚，茯苓 6 克，铅丹 4 克，龙骨 6 克，牡蛎 6 克，大黄（后下）8 克。

伤寒吐下后，发汗，虚烦，脉甚微，八九日心下痞硬，胁下痛，气上冲咽喉，眩冒，经脉动惕者，久而成痿（柴胡加龙骨牡蛎汤主之）。

阳明病，反无汗，而小便利，二三日呕而咳，手足厥者，必苦头痛（柴胡加龙骨牡蛎汤主之）。若不咳不呕，手足不厥者，头不痛。

柴胡加龙骨牡蛎汤证之病理，为柴胡汤证而见内有痰饮、肠滞者。

三焦水运不畅，水积于肤腠，故可见一身尽重，不可转侧，心下痞硬，胁下痛；水饮上冲，故可见气上冲咽喉；水运不畅，神经不得津之濡养，故可见烦惊；痰饮郁于脑，故可见郁冒；痰饮积于全身经脉之处，故久则成痿。

至于本节末句所言者，即俗谓之肝阳头痛。水运不畅，水饮积于上，则可见咳、呕；热积于胃肠则可见肠燥结，故谓之阳明病；血瘀于里，故见手足厥；血瘀不畅，郁于头部，压迫神经，则见头痛。

柴胡加龙骨牡蛎汤之药理：方用小柴胡汤活全身之水运血运，并加茯苓以健脾利湿，加铅丹、龙骨、牡蛎逐痰饮、行水，加大黄以通肠滞，使痰由便而出。铅丹有毒，今多用白芥子、生铁落之属代之。

痰饮郁于脑部，则可为各种精神病。该汤善逐痰饮，故能治神经衰弱、癔症、癫痫等痰饮郁于脑之精神病。

痰饮积于全身经脉，则肌肉不得血与津之滋养，久而成痿，故本汤又每用于痿证之治。

附：名医医案选录

一、许菊秋，年三旬余妇人也。1946年冬顿失所偶，今秋又殇长子，不幸迭遭，悲感逾恒，兼之田畴歉收，以此抑郁寡欢，渐而饮食减少，夜不安眠，甚至达旦不寐，久而神志失守，时清时昧。然所服药，多作癫痫治，其实非是。其阿翁姜老迎往诊视。患者蓬头垢面，骨瘦如柴，茕茕向人作苦笑，或歌或哭，对人有礼貌，而大失常态。诊脉弦细，两目微红，舌苔黄腻，梦中有时乱语，大便数日一行，小便黄短。今从所见分析，是由肝气抑郁，胃气失调。肝郁则气逆神乱，胃滞则内热蒸熏，土木相乘，气血悖逆，神不守舍，诞妄由生，症虽类癫痫而实非癫痫也。其治固以安神定志、清郁调肝为主，但寒热错综，虚实互见，证杂而药不繁，殊不可以常规范之。遂处以柴胡龙骨牡蛎汤去参、桂加生地、石菖蒲、香附、郁金，日进二剂。四日人渐安宁。再三剂，内热已清，神志稍明，仍不时吐清痰，胸痞，间亦噫气，改进调气祛痰之加味温胆汤（柴胡、香附、党参、黄连、甘草、桔梗、陈皮、枳实、大枣、生姜），实与前方相仿佛，不过有轻重之别耳。服此六剂，志定神宁，痰少气顺，人事清楚，肌肉渐生。后用补血益气、清胃安神之养血安神汤（当归、芍药、地黄、川芎、陈皮、茯苓、白术、甘草、黄连、柏子仁、枣仁），调理期月复常。（《治验回忆录》）

二、孙某，男，51岁，农民，2005年11月2日初诊。发作性腹痛一年余，每日发作1～2次，时发时止，发作时痛不可忍，约半小时自止，平时大便不爽，恶心，心悸，倦怠乏力，饮食乏味，X光和B超检查胃肝胆肾无异常，多方求治无效。腹部触诊除有轻微压痛外无明显异常，舌质淡暗苔薄白，脉弦数。此乃肝气郁结，气机不畅，日久生痰，痰气交阻，经气不通所致。处小柴胡加龙骨牡蛎汤加减：柴胡10克，黄芩10克，半夏10克，北沙参10克，大黄6克，茯苓30克，桂枝6克，生龙骨30克，生牡蛎30克，生磁石30克，白芍30克，莱菔子30克，紫苏梗10克，炒枳壳10克，甘草6克，5剂。11月8日二诊：服2剂后疼痛程度减轻，每日发作1次，昨日腹痛未发作，大便顺畅，饮食好转。原方继进5剂，腹痛消失，饮食正常，至今未再发作。体会：痰气交阻的辨证着眼点是发作性腹痛，发作时伴有胸闷、恶心或心悸，不发作时如常人。此型腹痛类似现代医学之腹痛性癫痫，发作持续时间一般为10～30分钟，还可伴见心烦失眠、头痛眩晕等。情绪激动，肝气不舒，受凉劳累常为诱发因素。治疗用柴胡加龙骨牡蛎汤加减……效果不佳者加全虫6克，蜈蚣2条。（《中医临证家珍集要》）

以上柴胡汤类证为三焦阳虚之证，即三焦功能不振，致水浊瘀滞之病变。以下之百合汤证与甘麦大枣汤证，为三焦阴虚之证，即三焦水道水液不足，致全身津液不足，神经不得津液之滋养而见种种病变。

百合汤类

论曰：百合病者，百脉一宗，悉致其病也。意欲食复不能食，常默默，欲卧不能卧，欲行不能行，饮食或有美时，或有不用闻食臭时，如寒无寒，如热无热，口苦，小便赤，诸药不能治，得药则剧吐利，如有神灵者，身形如和，其脉微数。每溺时头痛者，六十日乃愈；若溺时头不痛，淅然者，四十日愈；若溺快然，但头眩者，二十日愈。其证或未病而预见，或病四五日而出，或病二十日，或一月微见者，各随证治之。

百合病，见于阴者，以阳法救之，见于阳者，以阴法救之，见阴攻阳，乃复下之，此为逆，见阳攻阴，复发其汗，此亦为逆。

百合病，不经吐、下、发汗，病形如初者，百合地黄汤主之。

百合地黄汤方：

百合30克，生地黄汁100毫升。

中病，勿更服，大便当如漆。

百合病，发汗后者，百合知母汤主之。

百合知母汤方：

百合30克，知母22克。

百合病，吐之后者，百合鸡子黄汤主之。

百合鸡子黄汤方：

百合30克，鸡子黄1枚。

百合病，下之后者（其人溺时头痛，淅然，头眩者），滑石代赭汤主之。

滑石代赭汤方：

百合 30 克，滑石 22 克，代赭石 8 克。

百合病变发热者，百合滑石散主之。

百合滑石散方：

炙百合 15 克，滑石 22 克。

为散，饮服 6～9 克，日三服，当微利者，止服，热则除。

百合病，一月不解，变成渴者，百合洗方主之。

百合洗方：

百合 1 升。

水一斗，渍之一宿，以洗身。洗已，食煮饼，勿以盐豉也。

百合病，渴不差者，瓜蒌牡蛎散主之。

瓜蒌牡蛎散方：

花粉、牡蛎各等分。

为末，饮服 6～9 克，日三服。

百合汤类方证之病理，为三焦水道津液不足，以及神经因津液不足不得滋润营养，与柴胡汤证相类。盖一为三焦阳虚，即功能性不足；一为三焦阴虚，即物质性不足也。

三焦水液不足，则三焦从小肠吸收营养之功能不振，故"意欲食而不能食，饮食或有美时，或有不闻食臭时"，此为三焦病，而非肠病，若为肠病，则为时时不欲食，而不是"食或有美时"；水液不足，肌体不得津养，则口渴；口需津最多，津不足以上承，则化热而口苦；水液不足，则小便短少而赤；水液不足，血液中之津液亦不足，心脏加速运动，以满足身体之所需，然脉管空虚，故见脉微数；水液不足，而人小便时三焦水液更见不足，下者不足则上者趋之，头部之水液、血液随之而下，则头部神经出现一时性缺血，而见头痛、头眩；腠理中之水液也随之下趋，则人之皮肤不得津液之温养，则可见渐渐然恶寒；三焦水液不足则津液不足，神经不得滋养，则可见抑郁等情志之病，故其人常见默默、神疲乏力、声低言惰，又可见运动方面障碍，欲卧不能卧，欲行不能行；津液不足则颈部肌肉不得津养，颈部不能承受头部之重，故可见头重不欲举，此与阴阳易之头重不欲举之病理同；又可见感觉神经障碍，而见如寒无寒、如热无热、如有神灵者也。因其病为三焦水道津液不足，病状不显，故其人身形如和。

诸药必得入胃肠之后，由血液及三焦水道始能达于全身。今三焦水道津液不足，难于从胃肠中吸取药钅尔，故药钅尔入胃肠之后，或反吐出，或由肠而利下。

以上为百合病之基本病理。

百合汤类方之药理如下。

其用百合者，以其补三焦水道水液之专药。其性甘平而津多，既可补三焦之津液，又可改善肠部津液之吸收，故为主药。门纯德老中医云：百合的量必须大，30 克以上，因为百合是良善之药，量小不行。

其用生地者，以其为补血之专药，其富含铁质为血之所急需，且性凉而能行血。

二者合用，水道、血道津液为之足，行因之复常，神经因之得养，诸症皆除。故病形如初者，用百合地黄汤主之。

若医者辨证不清，或汗，或吐，或下，皆更伤其津液也，则其症更重。阴虚则阳亢，故其人还可见虚热诸症。

若医者误"如寒无寒、如热无热"为表实而汗之，则其人可更增口渴、燥热、心烦、少寐等，故当重用百合以滋三焦之阴液，用知母苦寒，既清其热，又补其液。

若医者误"得药则吐利"为涎壅滞于上而吐之，则其胃津更伤，其人可更增烦热不安、胃气不和、呕吐不止等，故当用百合补三焦之液，以鸡子黄滋养胃液，以补胃阴则呕吐自止。

若医者误"意欲食复不能食"为肠实积滞而下之，苦寒败中，胃肠寒则下利，故三焦之津伤更甚。胃寒则可见呕逆；三焦津伤则可见小便不利、虚热；三焦津伤甚，其人小便时，水位趋下，则头痛、头眩、淅然之症更为明显。故当重用百合以补三焦之水液，用滑石利小便而实大便，小便利则热随溲出，轻用代赭石降胃气之逆而呕逆自止。

若其人但见发热及小便不利，则可用百合、滑石为散而服之。

若其人津伤口渴，外可用百合洗之，使百合之津从毛孔而入三焦水道；内则可更用花粉、牡蛎补津液，行水运而清虚热。

附：名医医案选录

一、一人病昏昏，如热无热，如寒无寒，欲卧不能卧，欲行不能行，虚烦不耐，若有神灵，莫可名状。此病名百合。虽在脉，实在心肺两经，以心合血脉，肺朝百脉故也。故心藏神，肺藏魄，神魄失守，故见此症。良由伤寒邪热，失于汗下和解，致热伏血脉而成。用百合一两，生地汁半钟，煎成两次服。必俟大便如漆乃瘥。（《续名医类案》）

二、姚某，女，42岁。精神恍惚已四年余，间断服用中西药，但效果欠佳。见昏昏欲睡，睡不安宁，忽而言有恶人骂之，忽而言有鬼神捕之，不思饮食，不知热冷，终日单衣露体。查其舌红无苔，乏津，脉细数，此为百合病。乃心肺阴虚，虚火上扰神明所致。处百合地黄汤以观后效。处方：百合30克，焦地黄30克，炒小米（包煎）30克，5剂，水煎服。8月26日复诊：言服上方后心境渐转平静，睡眠好转，已无幻觉，腹泻四次，多有风沫，仍无食欲，舌红苔少，脉细数。上方加黑白芍30克，生麦芽30克，继服6剂。9月30日三诊：神志清晰，自言以前如在梦中，言及病情，悲伤欲哭，自责不已，食欲有增，仍有腹泻，舌红苔少，脉弱，遂于百合地黄汤加宁神之品，调理月余病情愈合。按：百合地黄汤功能润肺清心，益气安神，其为百合病之正方，但临床运用机会不多。本案患病四年之久，以此简单之药而取佳效，确乃出乎意料。由此说明，仲景之方虽药味不繁，但用之得当，效如桴鼓。(《赵清理郁证调治与医案医话》)

三、李俊龙回忆说：1973年我和夫人刘宝玲由甘肃返京探亲，其间有小记一则：6月29日，二人去吕炳奎司令家赴宴。吕且邀魏老、胡（熙明）、张（志坤）及医政司张科长等，因人俱饮酒，故格外笑谈风生。食后，魏老询问刘宝玲："看病有可收获？"刘即答治一便秘且屎细之人，用苓桂术甘汤愈。魏老点头称许，并告诉此病曰"笔管屎"，采自《何廉臣医案》。刘并叙一解放军团长，年四旬以上，病小溲后眩厥，用补法及升提法均未获效。魏则兴奋非常，言其也曾治斯病，用药即愈，且引经据典，故引我二人至其家，旋即翻其医案及治愈患者之感谢信，令观之，并令刘宝玲翻阅《金匮》查百合病篇条下，其语云：其人头痛，小便后渐然，头眩者，用百合滑石代赭石汤。其记载与今人所患之症丝毫没有两样，故用百合汤投之，无不中的。我们惊讶不已，然惊定思之，深怪自己经典学习中大欠学问矣。以后我们凡遇害这样的患者，疏方2副，药仅3味，皆能获效，已成袖中之秘。溺后眩厥，详细说是平常人小便排空后，当站起或者抬头时，突然感到头部眩晕，一片空白，身体失去控制，猛然栽倒，随即清醒，爬起后一如常人。

这种症状如果偶尔发生，也许患者不太在意，但数日内连续发生，则会引起恐惧和留意，也担心栽倒后头部碰伤酿成大祸。这样的"阴阳不相顺接"的一时性眩厥，在《金匮要略·百合狐蜮阴阳毒》篇中并没有明确记载，但其病机却是阴虚阳燥、动静乖违的百合病病机的继续演化。因为仲景叙述了百合病有"每溺时头痛"，"若溺时头不痛，淅然者"和"若溺快然，但头眩者"等较轻浅症状。以仲景所述的"微数"之脉测证，是虚而有热，水不济火所致，而小便时头部或疼或眩者是由于水阴下夺，头部阳气失去滋济而浮动上升使然。如果小便排尽之际，在膀胱"气化"交替的瞬间，人体气血下注而头部之阳虚浮，即可发生短暂的厥逆。待人体体位平伸，阴阳交接，则可恢复常态。因此，在治疗上用主药百合润燥安神；用滑石利尿泄热，通下窍之阳以复阴气；用代赭石镇敛上逆，下潜浮动之气，以助百合完成滋阴镇逆通神之功，眩厥即可停止发作而向愈。(《中国百年百名中医临床家丛书·魏龙骧》)

【按】《中医杂志》1995年第3期中载有郭传安先生家传治尿厥神效方，即用吴茱萸6克煎服。文中谓：吴茱萸单味煎服能调理逆乱气机，使升降复常而阴阳顺接，故排尿性之晕厥自愈。

百合汤证者，为三焦水道本身水液不足，故见三焦本身之病象，以及神经失滋润之种种病象；甘麦大枣汤证者，为胃肠病而津液不得入三焦，致三焦水液不足，故但见神经失滋养之病象。

甘麦大枣汤

妇人脏躁，喜悲伤欲哭，象如神灵所作，数欠伸，甘麦大枣汤主之。

甘麦大枣汤方：

甘草15克，小麦90克，大枣4枚。

甘麦大枣汤证之病理，为胃肠之津液不得入三焦。津液不足则神经不得津之濡养，其影响神志方面，可见神疲乏力、心烦、失眠、多梦甚或梦游、喜悲伤欲哭、或笑不止；影响感觉神经方面，其人像神灵所作；影响运动神经方面，可见坐卧不安、数欠伸；影响三焦方面，可见盗汗也。

甘麦大枣汤之药理：方用甘草安肠补液，用大枣和胃以补胃液之不足，且二药皆有缓解肌肉拘急、神经兴奋及各种疼痛之功，此即古人所谓甘以缓急之功也；更重用小麦以养心阳、安心神，且能生血液以补血液之不足。该方重用甘草，然甘草内含激素，故服药之后，每见面浮，停药数天，便可自然消失。

以该方能补津液而濡养神经，故又每用于小儿夜啼。小儿夜啼多为小儿发育迅速，神经需津最多，若神经不得津养，则可见夜啼。临床运用，每可加龙骨、牡蛎活水运而安神经，其效更著。

《勿误药室方函口诀》云："此方虽主妇人脏躁之药，凡右侧腋下、脐旁拘挛，有结块者，用之有效。又用于小儿啼泣不止者，有速效。又用于成人之痫，病急者皆可食甘以缓之意。"

《腹证奇览》对脏躁之解释为："或喜、或悲、或笑、或泣，如被狐狸迷上之状。"

附：名医医案选录

一、1936年于山东菏泽县医院诊一男子，年30余，中等身材，黄白面色，因患精神病，曾两次去济南精神病院治疗无效而来求诊。查其具有典型的悲伤欲哭，嬉笑无常，不时欠伸，状"似巫婆、似神灵"的脏躁证。遂投以甘麦大枣汤：甘草9克，淮小麦9克，大枣6枚。药尽七剂而愈，追踪3年未发。（《岳美中医案集》）

二、近有一妇人，笑不止，诸药无效。余沉思良久，笑与哭皆病出于心，故与甘麦大枣汤，不日而得愈。（《临床应用汉方处方解说》）

三、施某，男，45岁，患阳痿2年。就诊时，症见腰膝酸软，失眠，心悸不宁，精神苦闷，舌淡苔薄，脉细。以温补肾阳、宁神安志之法治之不效。细究其因，获悉此病系因行房时，猝受惊恐所致，此后每同房则疑虑重重，阳事不举。拟从心肝失调论治。投以百合地黄汤合甘麦大枣汤，药用：百合24克，熟地黄15克，浮小麦30克，粉甘草9克，大枣5枚。服2剂，阳事恢复正常，病获痊愈。（张小如《南方医话》）

师曰：夫脉当取太过不及，阳微阴弦，即胸痹而痛，所以然者，责其极虚也。今阳虚知在上焦，所以胸痹、心痛者，以其阴弦故也。

平人无寒热，短气不足以息者，实也。

胸痹者，为三焦水运不畅，水浊溢出水道，积于胸部腠理及其外而为痰饮。

水运不畅，血运亦因之不畅。上部血运不畅，脉可见寸部脉微，故谓之阳微；痰饮积中，故见尺部脉弦，谓之阴弦。

水运、血运不畅，肠蠕动无力，又缺津之所润，故每见肠有积滞。其轻者，为茯苓杏仁甘草汤证、橘枳姜汤证、桂枝生姜枳实汤证；其稍重者，为瓜蒌薤白汤类证；更重者，为薏苡附子散证、乌头赤石脂丸证、九痛丸证；最重者，为厚朴大黄汤证、大陷胸汤证。

其言"平人无寒热，短气不足以息者，实也"者，盖若其人素无他病，忽见气短喘促，必为留饮阻肺之气机，或宿食留于上脘，压迫肺致气机不畅也，如瓜蒂散证。此与胸痹阳微阴寒（即血瘀水郁）之病理不同，然二者之症状有相似之处，故列于一处，进行对比，使人明其理。

茯苓杏仁甘草汤

胸痹，胸中气塞，短气，茯苓杏仁甘草汤主之。

茯苓杏仁甘草汤方：

茯苓 15 克，杏仁 7 克，甘草 5 克。

茯苓杏仁甘草汤证之病理，为痰饮积于胸部。

痰饮积于胸部，故有胸中气塞之感；痰饮上迫于肺，故可见短气。其主要症状表现为水运不畅，故所用之药亦为治水之药。

茯苓杏仁甘草汤之药理：方用茯苓健脾利湿、除痰饮，用杏仁肃肺、通肠去滞，用甘草安肠补液。三者合用，痰饮及肠滞皆去，自然病可得愈。

橘枳姜汤

胸痹，胸中气塞，短气，橘枳姜汤亦主之。

橘枳姜汤方：

橘皮 120 克，枳实 22 克，生姜 60 克。

胸痹，胸中如满，噫塞，习习如痒，喉中涩，唾燥沫，橘枳姜汤主之。

本方证之病理与茯苓杏仁甘草汤证同。其用橘皮者，以其能燥湿理气，去喉间湿痰，则喉痒涩自止；用枳实者，以其能下气去肠滞，增强胃之收缩以除胃中之水饮；用生姜者，以其能健胃去痰饮。三者合用，痰饮去自然胸满消，胸阳振自然胸痹愈。临床本方用于治疗胸憋，疗效颇佳。

以上二方病理同而药异，故可合用。

附：名医医案选录

何某，男，35 岁。咳嗽五年，经中西医久治未愈……细询咳虽久而并不剧，痰亦不多；其主要证候为入夜胸中似有气上冲至咽喉，呼呼作声，短气，胃脘胸胁及背部隐隐作痛，畏寒，纳减，脉迟而细，苔薄白……乃以橘枳生姜汤加味治之。橘皮四钱，枳实四钱，生姜五钱，姜半夏四钱，茯苓四钱。二诊：服药三剂后，诸症消退，胁背部痛亦止，唯胃脘部尚有隐痛，再拟原方出入。橘皮四钱，枳实三钱，生姜四钱，桂枝二钱，陈薤白三钱，全瓜蒌四钱。三诊：五年宿疾基本痊愈，痛亦缓解，再拟上方去薤、姜、桂枝，加半夏、茯苓、甘草以善其后。

（姚国鑫《中医杂志》）

桂枝生姜枳实汤

心中痞，诸逆心悬痛，桂枝生姜枳实汤主之。

桂枝生姜枳实汤方：

桂枝 15 克，生姜 15 克，枳实 25 克。

本汤证之病理，为胸有痰饮，且肠滞更甚。痰饮积于胃脘，则可见心中痞；水饮上逆，故可见呕逆；胸有痰饮，影响血运，故可见心悬痛。方用桂枝促血运，温胸阳；生姜温胃阳，除痰饮；枳实健胃肠，逐水，除肠滞。数药合用，诸症皆愈。

附：名医医案选录

一男子，患吐水数十日，羸瘦日加，每至黄昏，脐旁有水声，扬腾上迫，心下满痛，吐水数升，至初更必止，饮食如故。先生投以桂枝枳实生姜汤，其夜水虽上行，然遂上吐。翌夜，诸症尽退，五六日痊愈。（《成迹录》）

瓜蒌薤白白酒汤

胸痹之为病，喘息咳唾，胸背痛，短气，寸口脉沉而迟，关上小紧数，瓜蒌薤白白酒汤主之。

瓜蒌薤白白酒汤方：

瓜蒌实 23 克，薤白 20 克，白酒 700 毫升。

瓜蒌薤白白酒汤证之病理，为痰积胸中，胸阳不振。

胸中痰饮上冲于肺，故可见喘息咳唾、短气；血运不畅、胸阳不振，故可见胸背痛。

瓜蒌薤白白酒汤之药理如下。

其药用瓜蒌实者，以瓜蒌实既老，其壳空松，善通胸膈水道之闭塞，又能活血化瘀，行血运而止痛；其仁多油，善通肠滞，痰及肠滞皆可去之。今药肆中所售之全瓜蒌，皆为其未老时采摘曝干，剖为数块而成。因其未老，其力甚薄，故用时宜用蒌皮，或蒌皮、蒌仁分列为二，始能得蒌实之老者。且蒌仁气味恶劣，可令人恶心呕吐，中气虚者不可用之。瓜蒌一药，临床每重用15～30克以上，并合少量活血之红花、生津之甘草以治带状疱疹。带状疱疹俗称蛇丹、蛇串疮，其主症为血水泡成串成簇，晶莹饱满，根脚皮肤潮红，疼痛明显。究其理，也为胸胁部之水运、血运因积热不畅而引起。瓜蒌性凉而能活胸胁之水运、血运，兼能止痛，故临床用之其效甚捷。

其用薤白者，以其味辛苦性温、体滑善降。辛温，故能通胸部之水道；体滑善降，故能去肠中之积滞。

其用白酒者，以其善助动脉之血运也。余临床应用，每不用白酒，而于煎成之药中兑入白醋，其效也颇佳。

以瓜蒌、薤白皆能行气活血，而溃疡病出血之病因多为气郁血滞，郁而不达，内攻成病，故本方也可用之。

附：名医医案选录

病者但言胸背痛，脉之沉而涩，尺至关上紧，虽无喘息咳吐，其为胸痹则确然无疑。问其病因，则为寒夜伛偻制裘，裘成觉胸闷，久仍作痛。予即书瓜蒌薤白白酒汤授之。方用瓜蒌五钱，薤白三钱，高粱酒一小杯。二剂而痛止。（《金匮发微》）

瓜蒌薤白半夏汤

胸痹不得卧，心痛彻背者，瓜蒌薤白半夏汤主之。

瓜蒌薤白半夏汤方：

瓜蒌 15 克，薤白 15 克，半夏 40 克，白酒 600 毫升。

瓜蒌薤白半夏汤证之病理，为瓜蒌薤白白酒汤证更见胃寒者。

胃不和则卧不安，故见不得卧；血运不畅、胸阳不振，故见心痛彻背。故于瓜蒌薤白白酒汤中加半夏以温胃阳，除痰饮。胃肠和则卧安，血运畅、胸阳振则胸痛止。

《医学达变》云：有起病身热胸闷，舌苔黑润，外无险恶形状，此胸脘素有伏痰，不必张惶，但用薤白、瓜蒌、桂枝、制半夏等品一剂，黑苔即退，或不用桂枝，易枳实、陈皮亦可。

附：名医医案选录

刘大昌，年四旬许，某店店员也。每日持筹握算，晷无寸闲。如俯伏时久，则胸极感不舒，濅至微咳吐痰，尚无任何异象。近以年关猬务丛集，收欠付欠，尤多焦劳。初觉胸膈满胀，嗳气时作，继则喘咳痰唾，夜不安眠，甚而胸背牵引作痛，服调气化痰药不效，乃走治于余。诊脉弦滑，舌苔白腻，不渴，喘咳，胸背彻痛不休，并无恶寒肢厥景象。此固《金匮》之胸痹，非调气化痰之所治也。盖胸痹一证，因缘阳气不振，阴寒乘之，浊痰上泛，弥漫胸膈，气机阻滞，上下失调，故前后攻冲，胸背剧痛。如属阴寒剧盛，胸痛彻背，背痛彻心者，则宜辛温大热之乌头赤石脂丸以逐寒邪；如内寒不盛而兼虚者，则当相其轻重用人参汤或大建中汤以为温补。本证则阳未虚甚大而寒亦不盛，既不合前者椒附之大温，亦不宜后者姜参之温补，仅应温阳祛痰，舒展中气，运用瓜蒌薤白半夏枳实桂枝汤调理，可谓方证切合，自当效如桴鼓，三剂可愈。数日病者来告，服药效验如神，果如所期。（《治验回忆录》）

枳实薤白桂枝汤

胸痹心中痞，留气结在胸，胸满，胁下逆抢心，枳实薤白桂枝汤主之。人参汤亦主之。

枳实薤白桂枝汤方：

瓜蒌15克，薤白40克，桂枝5克，枳实20克，厚朴20克。

本方证之病理，为水饮重而肠积多。胸部水饮重，则可见胸满、胁下逆抢心；痰饮积于胃脘，故可见心下痞。故方用瓜蒌、薤白行水通结，厚朴逐水饮、除胸满，枳实逐肠滞、除水饮；桂枝活血运、止胸背之痛。

至于人参汤（即理中汤）乃服上汤后调摄之方，非胸痹之正治也。其理详见理中汤条。

附：名医医案选录

一、患者温某，男，60岁，初诊于1978年10月5日。患者胸闷、胸痛、气短，总感觉有一股气从左胁下向左乳内侧牵拉，似铁钩钩心的感觉，每次发作有濒死感，心悸、失眠，汗出，乏力。心电图显示：心肌缺血。血压18.7/12.0千帕（140/90mmHg）。舌淡苔白腻，脉弦而滑。证属胸痹，方用枳实薤白桂枝汤。方药：枳实15克，薤白15克，厚朴15克，桂枝10克，全瓜蒌30克，三剂，早、晚空腹服。服第一剂后约40分钟，患者肠鸣腹泻，便下黄溏很多，且所便之物烧灼肛门，便后极度乏力。服第三剂第二煎后又便下黄溏，突然胸闷、气短消失，更为可喜的是每日二三次的铁钩钩心之感消失，但乏力较前加重。对于乏力一症用人参汤补中助阳。方药：人参10克，甘草10克，干姜10克，白术30克，三剂，早、晚空腹服，一日一剂。三剂服后，乏力亦减。患者执意停药。20年后与患者相见，患者体健无疾。（《田春礼临床经验集》）

【按】田老多次讲过此病例，他说："患者年过六旬，胸阳必衰，脉弦而滑，为阴乘阳位。"仲景曰："夫脉当取太过不及。阳微阴弦，即胸痹而痛，所以然者，责其虚也。今阳虚知在上焦，所以胸痹、心痛者，以其阴弦故也。"患者感觉有一股气从左胁下向左乳内侧牵拉，有似铁钩钩之感，每次发作有濒死感。仲景曰："胸痹心中痞气，气结留在胸，胸满，胁下逆抢心，枳实薤白桂枝汤主之，人参汤亦主之。"患者胸满，胁下逆抢心，其本为虚，其标为实，痰浊阻滞，气滞不通；此时病势已由胸膺部向下扩展到胃脘、两胁之间，而且胁下之气又逆而上冲。故当急治其标实，宜通阳开结、泄满降逆，先用枳实薤白桂枝汤。方中枳实消痞除满，厚朴宽胸下气，桂枝、薤白通阳宣痹，全瓜蒌开胸中痰结。服后大便黄溏，肛门灼热，邪有去路，痰热湿则从大便而出，故邪逆之气以断根源。然毕竟是气虚之体，所以便后乏力甚，治以补中助阳以培其本。阳气振奋，则阴寒自散，正是仲景言"人参汤亦主之"，患者用人参汤后果然痊愈。实际上凡遇胸痹心中痞气，气结在胸，胸满胁下逆抢心者，先用枳实薤白桂枝汤祛其邪实，后用人参汤补虚固其根本，以绝后患。人参汤实为理中汤。理中者，理其中焦；中焦者，脾胃也；脾胃者，气血生化之源，后天之本。万物土中生，若执中运以达四旁，中焦一生化，大气一运转，何病之有？

二、俞云章，胸痹病，喜按喜暖，四时不温，舌苔淡白，阳气虚故也。当以温药补之。党参9克，生冬术9克，炙甘草9克，炮姜4.5克，淡附子9克，归身9克，生白芍9克。按：本方为《金匮》人参汤加减，用治胸痹偏于虚寒者，是塞因塞用之法。先生仿人参汤法又不泥于人参汤，此师古而不泥也。（《范文甫专辑》）

薏苡附子散

胸痹缓急者，薏苡附子散主之。

薏苡附子散方：

炮附子225克，薏苡仁225克。

杵为散，每服6～9克，日三服。

薏苡附子散证之病理，为寒湿胸痹也。其言缓急者，盖湿痹之为痛，平时痛缓，遇寒则痛急，故谓之缓急。以天气寒冷，则血运更为不畅，故方用附子强心促血运，苡仁健脾利痰湿，且为散服之，乃病不可急攻，缓而进之之意。

李今庸先生认为，"缓急"为胸痹病的临床证候。所谓"缓"，就是"筋脉缓纵不收"；所谓"急"，就是"筋脉拘急不伸"。在临床上，一般情况下，常是筋脉"急"已即"缓"，"缓"过又"急"，是以"缓""急"二字连用而为"缓急"。这种"筋脉或缓或急"之症，亦见于其他疾病，如七物独活汤之治"中风湿缓纵不随"，桂枝加附子汤之治"四肢微急，难以屈伸"。此即天雄治"历节痛拘挛缓急"中的"缓急"之义。《神农本草经》谓薏苡仁主"筋脉拘挛，不可屈伸"，附子主"寒湿，踒躄拘挛，膝痛，不能行走"，二者合方，正是用以治疗胸痹痛伴筋脉缓急之症。

《医方经权》云：身体麻痹，如隔靴搔痒之症，或遍身生疣子之类，与此方有效。

陆渊雷云：遍身生疣子，薏苡仁为特效药，而《本草》不言。

附：名医医案选录

曹某，男，五十岁，工作。患肋间神经痛十余年。1975 年 1 月 4 日夜，因连日劳累，觉胸部胀痛加重，至次晨痛无休止。此后，二十余日来，胸部持续胀痛不止。严重时，常令其子女坐压其胸部，以致寝食俱废，形体衰疲，伴有呕恶感，口唾清涎，畏寒肢冷等症。经西医检查，超声波提示肝大，X 射线为陈旧性胸膜炎，钡餐显示胃小弯有一龛影，其他无阳性发现。曾用西药解热镇痛、扩张血管、制酸、解痉、保肝、利胆及中药活血化瘀、祛痰法，均无效。疼痛严重时，用杜冷丁能控制三四小时。1975 年 1 月 28 日初诊，形症如上，闻及胃部有振水音，脉细弦，舌淡苔白润多水。属寒湿胸痹，宜温阳利湿。先予薏苡附子散：附子五钱，苡仁一两，二剂。1 月 30 日复诊：述服药当晚痛减，可安卧三四小时。翌晨二服，痛又减，饮食转佳。即于前方合理中及瓜蒌半夏汤，三剂。2 月 2 日三诊：疼痛大减，仅胸中隐隐不舒，体力有增，饮食渐趋正常。改拟附子理中汤合小建中汤三剂，胸痛止。又续服十余剂，钡餐透视龛影消失，胸痛未再复发。（《河南中医学院学报》）

乌头赤石脂丸

心中寒者，其人苦病心如啖蒜状，剧者心痛彻背，背痛彻心，譬如蛊虫注。其脉浮者，自吐乃愈。

心痛彻背，背痛彻心，乌头赤石脂丸主之。

乌头赤石脂丸方：

乌头8克，附子8克，干姜15克，川椒15克，赤石脂15克。

末之，和蜜为丸如梧子大，食前服一丸，日三服。

本方证之病理，与薏苡附子散证相同且更甚。

血运不畅，胸阳不振，故可见心痛彻背，背痛彻心；内有寒饮，故可见呕逆；水饮入肠，故可见寒泻。其言如啖蒜者，形容其无可奈何之状也；其言如蛊注者，窜也，即言其背方痛而已窜于心，心方痛而已窜于背，似虫之窜于前后。故方用乌头、附子强心促血运，使胸阳得振；用川椒、干姜温胃逐水饮；用赤石脂温肠止泻。

其言"脉浮者，自吐乃愈"者，盖病见脉浮，则心阳复可知也，心阳复则血运得畅；若见自吐其痰，痰除则水运得畅，血运水运皆畅，阴寒自除，阳微得复，则胸痹自愈。

附：名医医案选录

姜某，男，28岁……患者胃脘疼痛2年余，经常复发，遇冷加重，痛甚时冷汗出，食纳减少，舌淡苔白，脉紧。辨证为寒凝气滞性胃痛。方用：乌头8克，蜀椒30克，干姜30克，附子15克，赤石脂30克。共为细末，炼蜜为丸，如豌豆大，每服 5 丸，日服一次，早饭后服。患者经服上药数日后，症状减轻，疼痛明显缓解。继服一月之后病愈，再未复发。体会：本方为治胸痹证的心痛彻背、背痛彻心之方。考虑本方药为一派辛温之药，且古人将心与胃脘往往联系一起，如胃脘痛常称心口痛等，今患者为寒凝气滞之证，病位在胃脘，故用本方获取全效。(《古方新用》)

九痛丸

治九种心痛，九痛丸主之。

九痛丸方：

炮附子 45 克，人参 15 克，干姜 15 克，吴茱萸 15 克，炙狼牙 15 克，熬巴豆 15 克。

和蜜为丸，如梧子大，酒下。强人初服三丸，日三服，弱者二丸。兼治卒中恶，腹胀痛，口不能言。又连年积冷，流注心胸痛，并冷肿上气，落马坠车血疾等，皆主之。忌口如常法。

本方证之病理，与乌头赤石脂丸证近似。故方用附子、人参促血运，止寒痛；干姜、吴茱萸温胃，逐水饮，止寒痛；狼牙清热燥肠湿；巴豆泻水逐饮。

厚朴大黄汤

支饮胸（腹）满者，厚朴大黄汤主之。

厚朴大黄汤方：

厚朴 15 克，大黄 45 克，枳实 30 克。

本方证之病理，为痰饮与肠积皆重。胸有痰饮，故可见腹、胸胀满而痛；肠有积滞，故可见大便不通。方用厚朴宽肠壁，逐水饮，除胸腹之满，大黄、枳实逐肠中之滞，则便与痰饮皆去，自然诸症皆愈。

木防己汤　木防己去石膏加茯苓芒硝汤

膈间支饮，其人喘满，心下痞坚，面色黧黑，其脉沉紧，得之数十日，医吐下之不愈，木防己汤主之。

木防己汤方：

木防己 24 克，石膏 120 克，桂枝 15 克，人参 30 克。

虚者即愈，实者三日复发，复与不愈者，宜木防己汤去石膏加茯苓芒硝汤主之。

木防己汤去石膏加茯苓芒硝汤方：

木防己 15 克，桂枝 15 克，人参 30 克，茯苓 30 克，芒硝（后下）15 克。

微利则愈。

木防己汤证之病理，为胸有痰饮，且见胃肠积热。嗜酒或胃素蕴热者，多见此证。

水运不利，水浊外溢，积于胸膈之处，故可见心下痞坚；水饮上冲，故可见喘满；水浊积于面部，故可见面色黧黑；胃热上冲，故可见干呕。若医者见其呕，误认为痰饮积于胃脘部，吐之、下之，皆不能愈。

木防己汤之药理如下。

方用防己者，以其外能达肌腠，疏通腠理而为汗，内能泄导水积而通二便；用桂枝、人参者，以其能助血运以利水运；

用石膏者，以其能清胃肠之热。因人参益气、桂枝温阳，能救石膏、防己之偏寒，故该方化痰、利水、清热之功皆备。

赵守真于《治验回忆录》中云：其与小陷胸汤、苓桂术甘汤相比，小陷胸汤能清热化痰而鲜有健脾利水之功，苓桂术甘汤则能温阳燥湿而乏清热之力。

木防己去石膏加茯苓芒硝汤证与木防己汤证相比：木防己汤证仅为胃肠热，肠中无积，故谓之"虚者"，用木防己汤之后，胃肠热平而水道通、水饮除，故曰"虚者即愈"；若胃肠热既久，肠中有积滞，但清其胃热而不去其肠积，则不久病必复发，故曰"实者三日复发"，此时若仍用木防己汤，已方不对证，故用之无效。

其药理，因其胃热已平，故当去清胃热之石膏，加茯苓以健脾除水饮，加芒硝去肠中积滞，故曰"微利则愈"。

若其人胃热未平，则石膏不宜去之，甚者当用木防己汤合承气汤法以治之。

陆渊雷云：二方皆以利小便为治。去石膏加苓硝汤治急性肾炎之尿闭，奇效。肾炎往往引起全身水肿、胸水及胸膜炎。合方药病理证候而考之，此条是慢性胸膜炎及胸水也。其水在胸膜腔内，故吐下而不愈；上迫肺叶，故喘满；下贮于胸膜腔之底，故心下痞坚；其面色黧黑，则为水病通常证候也。

汤本氏云：余用本方治浮肿性脚气及心脏瓣膜病代偿机能障碍性水肿，得捷效。因木防己利水之力极强，且桂枝、人参又能强心促血运，故临床每加川三七、丹参、郁金、蒲黄、木香、白及之属治心脏内膜积水、心脏血压不稳定、三尖瓣脱垂、室中隔缺损等症。

附：名医医案选录

刘翁茂名，年近古稀，酷嗜酒，体肥胖，精神奕奕，以为期颐之寿可至。讵意其长子于1946年秋因经商折阅，忧郁以死，家境日转恶化，胸襟以而不舒，发生咳嗽，每晨须吐痰数口，膈上始宽，但仍嗜酒，借资排遣。日昨饮于邻居，以酒过量而大吐，遂病。胸膈瘥痛，时吐涎沫，医用涤痰汤有时少安，旋又复作，渐至面色黧黑，喘满不宁，形体日瘥，神困饮少，犹能饮，因循数月，始觉不支，饬价邀治。翁于吾为近戚，义不可却，买舟同往，至则鱼更三跃矣。翁见歔歔泣下，娓娓谈往事不休。诊脉沉弦无力，自言膈间胀痛，吐痰略松，已数日未饮酒，食亦不思，夜间口干燥，心烦难寐，如之何而可？吾再三审视，按其心下似痛非痛，遂有痰涎吐出，再从其脉沉弦与胸胀痛而论，实为痰饮弥漫胸胃之间而作痛。又从病理分析，其人嗜酒则湿多，湿停于胃而不化，水冲于肺则发喘，阴不降则阳不升，水势泛滥故面黧，湿以久郁而化热，津不输布故口渴。统而言之，乃脾湿不运，上郁于肺所致。若言水治理，如用小陷胸汤清热化痰，则鲜有健脾利水之功；如用苓桂术甘汤温阳燥湿，则乏清热之力，欲求其化痰利水清热诸作用具备，莫若《金匮》之木防己汤。方中防己转运胸中之水以下行，喘气可平；湿久热郁，则有石膏以清之；又恐胃气之伤，阳气之弱，故配以人参益气，桂枝温阳，以补救石膏、防己之偏寒而助其用，乃一攻补兼施之良法，极切合于本证者。方是：防己、党参各四钱，石膏六钱，桂枝二钱，另加茯苓五钱增强燥脾利水功能而大其效。三剂喘平，夜能成寐，舌现和润，胸膈略舒，痰吐亦少，尚不思食。复于前方中去石膏，增佛手、砂仁、内金调气开胃。又四剂，各症递减，食亦知味，精神转佳，唯膈

间略有不适而已。吾以事不能久留，书给《外台》茯苓饮调理而归。然病愈至斯，嗣后谅无变化，定可逐步而安。(《治验回忆录》)

问曰：病有结胸，有脏结，其状何如？答曰：按之痛，寸脉浮，关脉沉，名曰结胸也。

何谓脏结？答曰：如结胸状，饮食如故，时时下利，寸脉浮，关脉小细沉紧，名曰脏结。舌上白胎滑者，难治。

脏结无阳证，不往来寒热（寒而不静），其人反静，舌上胎滑者，不可攻也。

病胁下素有痞，连在脐旁，痛引少腹，入阴筋者，此名脏结，死。

病发于阳，而反下之，热入因作结胸；病发于阴，而反下之，因作痞也。所以成结胸者，以下之太早故也。

太阳病，二三日，不能卧，但欲起，心下必结，脉微弱者，此本有寒分也。反下之，若利止，必作结胸；未止者，四日复下之，此作协热利也。

结胸证，其脉浮大者，不可下，下之则死。

结胸证悉具，烦躁者亦死。

本节所言者，乃结胸与脏结（痞）、协热利之区别及其成因。

结胸者，或因本属血运不畅、胃肠虚寒之太阳病不应下而下之；或因外有表证、内有肠滞而下之太早，即表未解而先攻里；或因发汗不畅、宿水积浊不得出，胃肠因之热化燥结而成。盖人之三焦内连胃肠，外连肌表，三焦连于胃肠部分因之寒，外连肌腠部分因之热，外热而内寒，则成水浊郁于胸中，即湿热之痰也；水道不行，肠部失润，因之燥结而屎结于其中，故为上有湿热痰瘀、下有燥屎积滞之结胸证也。其言脉浮大不可下者，盖结胸为里热实结结于心胸，其脉当关脉沉也。若虽有结痛而脉犹浮大，则为里尚未实也，故不可下也。太阳篇云：脉浮大，医反下之，此为大逆，即此意也。

脏结者，其人本为阳虚内伤，血运不畅，生温不足而恶寒。医者不察，误以为太阳病而发其汗，本阳虚不足，今又大汗亡其阳，遂致亡阳之变，故其人但寒不热而反静也；又其人阳虚，血运不畅，水道因之不畅，郁于胸部则如结胸状；其人肠无积滞，故饮食如故；胃肠已寒，故可见心下痞及下利等，观泻心汤等证可明也。

协热利者，为里则少阴病，为外则太阳病而误用苦寒攻下，导致外有表热而内则胃肠寒，此桂枝人参汤证也。

大陷胸汤

太阳病，脉浮而动数，浮则为风，数则为热，动则为痛，数则为虚，头痛发热，微盗汗出，而反恶寒者，表未解也。医反下之，动数变迟，膈内拒痛—云头痛即眩，胃中空虚，客气动膈，短气躁烦，心中懊憹，阳气内陷，心下因硬，则为结胸，大陷胸汤主之。若不结胸，但头汗出，余处无汗，剂颈而还，小便不利，身必发黄，大陷胸汤。

大陷胸汤方：

大黄48克，芒硝10克，甘遂0.75克。

先煮大黄，后内芒硝，再内甘遂末，得快利，止后服。

太阳病，重发汗而复下之，不大便五六日，舌上燥而渴，日晡所小有潮热—云日晡所发，心胸大烦，从心下至少腹硬满而痛，不可近者，大陷胸汤主之。

伤寒五六日，呕而发热者，柴胡汤证具，而以他药下之……若心下满而硬痛者，此为结胸也，大陷胸汤主之。但满而不痛者，此为痞，柴胡不中与之，宜半夏泻心汤。

伤寒六七日，结胸热实，脉沉而紧，心下痛，按之石硬者，大陷胸汤主之。

伤寒十余日，热结在里，复往来寒热者，与大柴胡汤。但结胸，无大热者，此为水结在胸胁也。但头微汗出者，大陷胸汤主之。

大陷胸汤证之病理，为上则湿痰塞于胸膈，为下则燥屎结于肠中。

湿痰塞于胸膈乃至腹部的膜腠之中，故虽渴而不欲饮，胸部如塞，按之或痛或胀或硬，喉中有痰声，痰黏而稠，咯之不出；热结水积，其甚者则湿痰塞于三焦，即全身膜腠之中，故可见全身肌肤肿胀而硬；燥屎结于肠中，故见承气汤之所见症，如脉洪大、大热、口干、自汗、右足不得伸、大便多日不行、厥上痛、苔厚腻等。

其言"脉浮而动数"，言其脉流利滑疾为动也，故后文言误下而动数变迟，对比可明也。

其言"微盗汗出，而反恶寒者"，即太阳表证而致盗汗也。肌表血运不畅，人入睡之后，血运奋起抗邪而加速，故见盗汗也。临证不可见盗汗之症，即以内伤杂证之法治之。此种外感盗汗之特点有二：一是盗汗期短，多则三五天，少则一二天，无长期盗汗史；二是有轻微外感症状，如脉浮、苔薄、恶寒、头痛、发热、鼻塞、流涕、咳嗽等。故临床遇外感盗汗，解表发汗，其病自愈。若误下之，即可为结胸证也。

大陷胸汤之药理如下。

其用甘遂者，以胸膈之浊痰，必用甘遂始能去之；其用硝黄者，以大便之燥结，必用硝黄始能逐之。否则，若但用甘遂，则痰饮至肠而不能出，若但用硝黄，则肠结虽去，而湿浊仍据于上，不久大便又将燥结也，且硝黄之苦寒逐下，燥屎去而人也正气大伤也，不可久用。全方合用之，痰涎与结粪始能相偕而出也。

该汤乃取十枣汤之甘遂与承气汤之大黄、芒硝而成。故服后，每见先呕吐痰涎，继而腹中作痛，痛甚则痰涎与屎俱下也。

方中用甘遂之末内服，其力十倍于同量煎服，故若畏其力峻，可三药同时煎服，不分先后，其效亦显，然甘遂之量当略加也。

王修善云：伤寒结胸，或因邪在表误下之，使里气虚，邪热陷入胸中而成者；又有不因下，六七日邪不从表解而结于胸，为实热者。此症不唯伤寒有之，温病亦有之，然有大小之分。小结以小陷胸汤治之，大结以大陷胸汤治之。若结之太甚，满腹坚硬拒按，命在垂危，非反佐甘草不足以为治。盖唯甘草味甘性平，入补药补而不峻，入下药下而不猛，能留中缓中，使药不直趋下出，庶或有济，不然药入直出，有不贻误人命者鲜矣。又云：人只知甘遂、甘草相反，而不知二物实以相使，仲景甘遂半夏汤中甘遂与甘草并用，正此意也。要知甘遂半夏汤中反佐甘草，是激之以猛，今师仲景法，于大陷胸中反佐甘草，以制之以缓。一猛一缓，虽所治之病不同，理则一也。

附：名医医案选录

一、曾治一人伤寒，结胸证具，医用三承气汤之类下之，药下咽，须臾药水下趋而出，再下依然。如此数日，病势转重，神昏谵语。余诊之，脉象沉数而见伏，腹满坚硬拒按，舌干身热，喉咙有痰声，是水结在胸，食停肠胃，非承气之类所能及也。法宜大陷胸汤下之。又虑大陷胸猛于承气多多，服之如再直趋下出，则误事矣。思维再三，唯甘草味甘性平，入补药补而不峻，入下药下而不猛，能留中缓中，使药不直趋下出，庶或有济，于大陷胸汤加甘草予之。大黄12克，芒硝9克，甘遂（研）3克，甘草9克。先煮大黄、甘草，再入芒硝、甘遂，温服，只服一煎。服后安睡五六小时，便黄水和粪，内有脓血，脉息不变。晚上又便二次，一夜安睡，天明清醒，脉静身凉而愈。戒以不敢食厚味，服稀粥一月。（《王修善临证笔记》）

二、师曰：沈家湾陈姓孩年十四，独生子也。其母爱逾掌珠，一日忽得病，邀余出诊。脉洪大，大热，口干，自汗，右足不得伸屈。病属阳明，然口虽渴，终日不欲饮水，胸部如塞，按之似痛，不胀不硬，又类悬饮内痛。大便五日未通。上湿下燥，于此可见。且太阳之湿内入胸膈，与阳明内热同病，不攻其湿痰，燥热焉除？于是遂书大陷胸汤与之。制甘遂一钱五分，大黄三钱，芒硝二钱。返寓后，心殊不安。盖以孩提娇嫩之躯，而予猛烈锐利之剂，倘体不胜任，则咎将谁归？且《伤寒论》中之大陷胸汤证必心下痞硬而自痛，其甚者，或有从心下至少腹硬满而痛不可近为定例。今症并未见痞硬，不过闷极而塞，况又似小儿积滞之证，并非太阳早下失治所致。事后追思，深悔孟浪。至翌日黎明，即亲往询问。据其母曰：服后大便畅通，燥屎与痰涎先后俱下，今已安适矣。其余诸恙，均各霍然。乃复书一清热之方以肃余邪。嗣后余屡用此方治愈胸膈有湿痰、肠胃有热结之证，上下双解，辄收奇效。语云：胆欲大而心欲小，于是益信古人之不予欺也。（《经方实验录》）

三、闫某，男，32岁。腹痛五日，市某医院诊断为急性阑尾炎，注射青霉素四天，发热虽退，疼痛不已，时剧时轻，痛甚时手足厥冷，面惨色变，腹中辘辘水声，清亮可闻，恶心欲吐，三日未得更衣，舌苔黄腻，脉象沉弦有力。审症察脉，病属结胸。结胸一证，为水热互结而成。水热痞阻于中，致升降障碍，传导失司，上湿下燥，因之而成。曹颖甫先生善用仲圣陷胸汤，姑仿效之。拟大陷胸汤原方：川军10克，芒硝6克，甘遂（冲）3克。大陷胸汤果然无敌天下，服后片刻，腹痛大作，暴泻数次，疼痛随之减轻。后投大黄牡丹皮汤五剂，疼痛尽失。三味廉药，得免金刃之苦，诚幸事也。（《临证实验录》）

【按】一般大陷胸汤证之湿阻者，多为湿痰壅阻于胸膈及腹部的膜膜之中。本案仅为湿痰阻于右下腹之膜膜之中，病位稍异，病因相同，故仍用大陷胸汤也。

四、邹某，男，二十八岁，农民，寒热倦怠，前医以解表法不效，继用润下又不下，病势趋重，远道前来求治。至则发病已六日，头痛项微强，热甚气促，不咳。按脘腹痞满而痛，寸脉浮而关脉沉，舌苔黄糙。此为伤寒大结胸证，以仲景之法当之，拟大陷胸汤方：生大黄18克，元明粉12克，甘遂9克，粳米一撮。患者借宿邻近客栈，服第一汁药后约四小时，得畅泻积粪。傍晚其家属来前，容貌喜悦曰：是否继服二汁？余告以再服无害。越二日已能行走，嘱返家稍事休养数日。长春按：结胸，医者多不敢用大陷胸汤等峻剂，此案妙在加一味粳米调剂硝、黄、甘遂之峻性，使其开痞止痛有捷效，保养胃气不受损害。虽仅加一味，却大有深意，其辨证用药的着眼点从寸脉浮而关脉沉，舌苔黄糙，认定是伤寒大结胸证，可用下法，非熟读《伤寒论》，熟记经义者，临证无此胆识。（《中医实践经验录》）

大陷胸丸

结胸者，项亦强，如柔痉状，下之则和，宜大陷胸丸。

大陷胸丸方：

大黄 125 克，芒硝 20 克，葶苈 30 克，杏仁 40 克，甘遂末 1.5 克。

大黄、葶苈先捣筛，内杏仁、芒硝，合研如脂，和散，取如弹丸 1 枚，别捣甘遂，白蜜 40 毫升，水 400 毫升，煮取 200 毫升，温顿服之，一宿乃下，如不下更服，取下为效。

大陷胸丸证之病理与药理与大陷胸汤证相同，但较之稍轻，故用之以丸散。

小陷胸汤

小结胸病，正在心下，按之则痛，小陷胸汤证主之。

小陷胸汤方：

黄连 5 克，半夏 21 克，瓜蒌实 30 克。

太阳少阳并病，而反下之，成结胸，心下硬，下利不止，水浆不下，其人心烦，小陷胸汤主之。

小陷胸汤证之病理，为胃寒肠热，痰热互结。

胃阳不振，胃寒则生水饮，水饮积于胃脘，故曰"小结胸病，正在心下，按之则痛"；肠热则津伤便燥，故肠有积滞。

本处之心下压痛，为小陷胸汤证重要的辨证要点。各种胃炎、胃溃疡及肝胆、胰腺疾病，甚至呼吸系统、泌尿系统、精神系统及妇科和皮肤病等，只要心下出现压痛，即可用小陷胸汤适当加减以治之。近贤张常春先生在其《伤寒论临证杂录》中记录了用小陷胸汤加减治疗皮肤病及睡卧腰痛两例。张先生认为，这种腰痛实为胃痛，其病在胃或十二指肠。盖胃及十二指肠呈袋形，发炎或溃疡等病灶可在其前后和上下、左右，犹如口腔溃疡既可在唇内，也可在两颊，既可在腭部，也可在舌体的边缘和上下。倘若病灶处在胃或十二指肠黏膜的前面，距离腹壁较近，发作时当然表现为上腹痛；倘若病灶处于黏膜的后面，距离腰部较近，发作时可表现为腰痛；同样，如果病灶处在前面的上部，有可能表现为胸痛；而病灶处在后面的上部，则可表现为背痛。其疼痛发作于黎明前，消失在起床后，或因夜间平卧时胃中内容物彻底排空后，失去分泌规律的胃酸浸润刺激病灶所导致，而起床后，胃及十二指肠变成垂直状，胃液下流，难以吸附在病灶表面，疼痛即可缓解。此处张先生所说的腰痛，其实是一种反射性疼痛，此与心痛反射至背部同理。使用小陷胸汤与此种腰痛的病理相合，故而取效。

其言太阳少阳合病者，本当用柴胡桂枝汤通里解外，医者不识，而反以寒药下之，致胃寒而水运不行，水运不行则痰饮积于胃脘部，则心下硬；胃寒则食不得消而入于肠，肠不得不加速蠕动以消化食物，故肠虚热而见心烦；肠虚热不能消化食物，故又可见下利不止、寒痰；胃寒不能消化食物，故又可见水浆不入也。

小陷胸汤之药理如下。

该方重用半夏温胃阳、逐痰饮，轻用黄连清热利湿、消肠之虚热，并用全瓜蒌逐痰、清热、散结。其中蒌皮能清热，去胸部痰饮，散结聚而止痛；蒌仁能清肠热，润肠逐便。故服后，多见大便通畅，排出大量黄色黏液，痰去而热除。

该方之用药与大陷胸汤比较，半夏涤痰与水之功弱于甘遂，黄连清热之力弱于大黄，瓜蒌润下之功不及芒硝，故谓之小陷胸也。

陆渊雷云：此方实治胃炎之多黏液者，黄连所以消炎，半夏所以和胃止呕，瓜蒌实所以涤除黏液。黏液为水饮之一，古书称痰饮、水饮，日医称水毒，时医称痰，其实一而已矣。胃多黏液，往往引起脑症状，为痫，为惊风，时医所谓痰迷心窍者也。黄连与瓜蒌为伍，为胃肠药中峻快之剂，仅亚硝黄，不可不知。

附：名医医案选录

一、欧阳锜老师，幼承家学，医名梓里。建国前夕，一日行经砖瓦窑，窑工心下（胃脘）痛甚而求治。师见其弯腰捧腹，呻吟床褥，按之硬痛，并见其嗳逆酸腐，恶心呕吐，面红唇焦，舌苔黄腻，脉浮而滑。询之，言烧窑数日，火燎口渴，置酒窑侧时供一呷，3日未已，猝发斯疾。酒食蕴蓄胃肠，热盛于里，灼液成痰，痰热互结，结胸证成矣。《伤寒论》曰："小结胸病，正在心下，按之则痛，脉浮滑者，小陷胸汤主之。"师索纸笔处方，奈贫寒窑户，何来文房之物，师遂以火炭书草纸上："瓜蒌实一枚，黄连三钱，半夏三钱"，嘱即购煎服。一剂知，二剂止。窑工视为神方，珍藏之，遇人有斯疾，照抄授予，亦每多效验。嗣后，"火炭草纸神方"于衡阳一带传为佳话。（《三湘医萃医话》）

二、罗某，男，体素健，古稀之年，仍勤于躬耕。1973年10月1日，大雨滂沱，田间遭淋，归来便感不适。翌日心下胀满，烘砖温熨，以求轻快，见食生厌，恶心呕吐，大便溏薄，一日二行，小便黄浊，口干口苦，舌苔黄腻，脉象滑数，皆一派湿热壅结之候。余以手诊腹，心下板硬疼痛。薛生白《湿热病篇》云："湿热病，始恶寒，后但热不寒，汗出，胸痞，苔白，口渴不思饮。"若结于心下，按之痛者，名小结胸。治当清利热邪，遵《素问·至真要大论》"燥胜湿，寒胜热""湿淫所胜，平以苦热，以苦燥之，以淡泄之"之法度。拟小陷胸汤加味。黄连6克，半夏15克，瓜蒌15克，枳实10克，厚朴10克，茯苓10克，泽泻10克，生姜3片，二剂。二诊：胀满大减，纳食增加，按压心下已不觉痛，板硬亦不似先前，舌苔白腻，脉滑不数，原方加苍术15克，二剂。按：结胸一证，出自《伤寒论》，泛指邪气滞于胸胁、脘腹之病证，为湿热互结而成。本案湿重于热，湿为阴邪，得阳则化，故而喜烘砖温熨，不可以此视为中寒而用辛温；口干为湿热中阻，津液不能上承，更不可误为阴虚而以滋润。二者之别，在思饮与否。（《临证实验录》）

三、杨某，女，32岁……患者于初产后两月患急性乳腺炎，经多方治疗无效，遂来求诊。诊病时，右侧乳腺明显肿大，局部红肿发硬，疼痛难忍，脉数。方用：全瓜蒌9克，半夏6克，黄连3克。水煎，分两次服，三剂。二诊：患者服上药后，红肿开始消散，疼痛减轻，但脉仍数。故仍用上方，再服三剂。三诊：服上药后，诸症消失。体会：仲景用本方以治小结胸病正在心下，按之则痛，乳腺炎为胸部红肿热痛之病变，故用本方治之，取其高者陷之之义。（《古方新用》）

三物白散

寒实结胸，无热证者，与三物小陷胸汤，白散亦可服。

三物白散方：

桔梗、贝母各 12 克，巴豆 4 克。

为散，强人服 0.75 克，弱者减之。病在膈上必吐，在膈下必利，不利者，进热粥一杯，利过不止，进冷粥一杯。身热，皮粟不解，欲引衣自覆者，若以水灌之、洗之，益令热郁不得出，当汗而不汗，则烦。假令汗出已，腹中痛，当与芍药 15 克如上法。

咳而胸满，振寒脉数，咽干不渴，时出浊唾腥臭，久久吐脓如米粥者，为肺痈，三物白散主之。

三物白散证之病理与小陷胸汤证基本相同，而症状更重，近于大陷胸汤证。以三物白散之功较小陷胸汤为峻，故文中先言"寒实结胸，无热证者，与小陷胸汤"，若不效，则当用三物白散也。

其所谓"寒实结胸，无热证者"，乃与大陷胸汤相比，其热象不显也。大陷胸汤者，其湿痰积于胸膈部分，故胸部硬结而闷痛；本方者，上为寒痰积于气管、食管之内，下则积于肠中，致肠寒而便秘。故其人上见满口痰涎黏连，下见大便不行、小便自遗。

此种便秘，俗谓之阴结便秘。盖肠寒则不蠕动，屎积于其中而为便秘，故其便不一定为又干又硬，也可为稀而软。此与承气汤证之阳结便秘相反。阴结便秘甚者，当用大剂四逆汤治之。

三物白散之药理如下。

方用桔梗、贝母以驱痰散结，且贝母粉能保护胃黏膜，减少巴豆对胃之刺激；用巴豆泻利以逐大便之滞，使痰涎上则出于口，下则与便俱下也。

泻下之后，症状减轻，但见胸痛、发热、痰饮多，则当用小陷胸汤健胃阳、逐痰饮以治之。

陆渊雷云：桔梗排脓，贝母除痰解结，二者皆治胸咽上焦之药，巴豆吐下最迅烈，合三味治胸咽闭塞之实证也。巴豆生者，有毒甚猛，炒熟则性缓。巴豆须熟用之，是纯由经验而得，颇与当时之学理一致。

巴豆有毒，其常用量为 0.15 ～ 0.3 克。其毒及其泻下作用皆为巴豆油所致也。巴豆油遇碱性肠液，释出巴豆酸，刺激肠黏膜，增加分泌，促进蠕动，从而产生剧烈腹泻、腹痛。巴豆油直接接触咽部、胃部，产生灼热感，甚至起到催吐的作用，因此，巴豆常与其他赋形药同用，以减少对咽、胃之刺激。以巴豆外有硬壳，连壳煎汤则无药理作用也。

附：名医医案选录

郑某，70 余岁，素嗜酒，并有气管炎，咳嗽痰多，其中痰湿恒盛。时在初春某日，大吃酒肉饭后，即入床眠睡，翌日不起，至晚出现昏糊，询之瞠目不知答。因不发热，不气急，第三天始邀余诊。两手脉滑大有力，满口痰涎黏连，舌苔厚腻垢浊，呼之不应，问之不答，两目呆瞪直视，瞳孔反应正常，按压其胸腹部，则患者蹙眉，大便不行，小便自遗，因作寒实结胸论治。用三物小白散五分，嘱服三回，以温开水调和，缓缓灌服。二次药后，呕吐黏腻胶痰，旋即发出长叹息呻吟声。三次服后，腹中鸣响，得泻下二次，患者始觉胸痛，发热，口渴，欲索饮等。继以小陷胸汤二剂而愈。(叶橘泉《江苏中医》)

病转少阴篇

（转归篇之三）

少阴之为病，脉微细，但欲寐也。

少阴病，欲吐不吐，心烦，但欲寐，五六日自利而渴者，属少阴也，虚故引水自救。若小便色白者，少阴病形悉具。小便白者，以下焦虚有寒，不能制水，故令色白也。

病人身大热，反欲得近衣者，热在皮肤，寒在骨髓也；身大寒，反不欲近衣者，寒在皮肤，热在骨髓也。

病人脉阴阳俱紧，反汗出者，亡阳也，此属少阴，法当咽疼，而复吐利。

少阴病，八九日，一身手足尽热者，以热在膀胱，必便血也。

少阴病，下利，脉微涩，呕而汗出，必数更衣，反少者，当温其下，灸之。

少阴病，吐利，手足不逆冷，反发热者，不死。脉不至者，灸少阴七壮。

少阴病，恶寒而蜷，时自烦，欲去衣被者，可治。

少阴病，下利，若利自止，恶寒而蜷卧，手足温者，可治。

少阴病，恶寒，身蜷而利，手足逆冷者，不治。

少阴病，吐利，躁烦，四逆者，死。

少阴病，四逆，恶寒而身蜷，脉不至，不烦而躁者，死。

少阴病，脉微细沉，但欲卧，汗出不烦，自欲吐，至五六日自利，复烦躁，不得卧寐者，死。

少阴病，下利止而头眩，时时自冒者，死。

少阴病，六七日，息高者，死。

寸口脉微而数，微则无气，无气则荣虚，荣虚则血不足，血不足则胸中冷。

夫六腑气绝于外者，手足寒，上气脚缩；五脏气绝于内者，利不禁，下其者，手足不仁。

下利，脉沉弦者，下重也；脉大者，为未止；脉微弱数者，为欲自止，虽发热，不死。

下利，手足厥冷，无脉者，灸之不温，若脉不还，反微喘者，死。少阴负趺阳者，为顺也。

下利后脉绝，手足厥冷，晬时脉还，手足温者，生，脉不还者，死。

下利，有微热而渴，脉弱者，今自愈。

下利，脉数，有微热汗出，今自愈。设复紧，为未解。

下利，脉数而渴者，今自愈。设不差，必清脓血，以有热故也。

下利，寸脉反浮数，尺中自涩者，必清脓血。

下利，脉反弦，发热身自汗者，自愈。

少阴中风，脉阳微阴浮者，为欲愈。

少阴病，脉紧，至七八日，自下利，脉暴微，手足反温，脉紧反去者，为欲解也。虽烦而下利，必自愈。

少阴病欲解时，从子至寅上。

少阴者，病人抵抗不足也。抵抗不足者，乃指整个体力薄弱也。盖人受邪所激之后，若其人素秉虚弱，或因先天不足，或因后天失调，或因于痼疾，或伤于新病，元气既怯，抵抗不足；又若久服寒凉，滥于攻下，发汗太多，生冷不节，亦能使人抵抗不足。简而言之，其因有二：一是素秉虚弱，二是伤于药物。

人之抵抗不足，则整体表现为机能不振，即虚寒之象。其偏于心脏不足、神经不彰者则为论中之少阴病；其偏于胃肠功能不足，则为论中之太阴病。然太阴病之理实与少阴病同，故论中云：太阴病，当温之，宜四逆辈也。

病入少阴，人体机能低微，功用不足，谓之虚寒。

　　心脏虚寒，搏动无力，故血运不畅；四肢为人体血运之末，血不足以达四肢以温煦之，故可见四肢逆冷，甚者可见爪甲皆青；血运不畅，体表不得血之温煦，故可见恶寒身蜷，盖蜷卧可减小体表之面积，以减少体热之挥发也；心脏机能低微，搏动无力，血压不足，则可见脉沉微；心脏机能低微甚者，反可见虚性兴奋，故又有脉七八至者。

　　胃肠虚寒，则其人食入不化、泄利。

　　肾脏虚寒，则精寒水冷，小便频数而色白。

　　肺脏虚寒，则血瘀不行，水运不畅，导致肾功能失控，故可见小便不利或小便反数。

　　血不利则为水，故可见三焦虚寒之水运不畅，导致痰湿种种。

　　血管机能低下，不能统血，则可见衄血、便血，俗称"脾不统血"；肌肉因不得血与津养，则寒凉、消瘦。

　　神经不得血与津养，则可见烦躁、全身痹痛。其剧者，则脑神经失养，失去对人体机能之控制而出现脑危象。如司温中枢失去控制，则可见寒热往来、大汗淋漓；呼吸中枢失去控制，则喘促，气弱不足息；循环中枢失去控制，则怔忡、心脏早搏、心脏纤颤、心跳骤停；肌肉失去控制则角弓反张、全身痹痛、目睛上窜、手脚颤抖，其剧者如撮空理线、循衣摸床、独语如见鬼状等。又脑神经失去控制，有因机能低微者，亦有因热盛津伤不得养者。热盛者，方用承气加羚羊角、犀角之属；寒盛者用桂附干姜加萸肉，萸肉酸温，能安和滋养神经，为救脱之特效药。

　　病入少阴，其人必手足厥冷。盖手足离心最远，血运不足则手足逆冷，然此当与热厥详加鉴别。此即文中"病人身大热，反欲得近衣者，热在皮肤，寒在骨髓也；身大寒，反不欲近衣者，寒在皮肤，热在骨髓也"所言者。其区别如下：

真寒假热者，即病入少阴也。乃全身血运虚寒，逆冷而手足更冷也；亦可因阴盛阳浮，而出现病人身大热而反欲得近衣者。盖人体之血盈于此则亏于彼。若其人阴寒内盛，血被迫停于肌表，可见长期高热、脉数面赤等热象；阴寒里盛，故欲厚衣被而喜热饮也，甚者可见口开舌润、汗冷如膏、目闭身凉之亡阳虚脱证。

真热假寒者，为阳明热厥者。盖人体血液集中于机能亢进之器官中，则手足血少，甚或体表逆冷。以其人体表及手足缺血，故可见身大冷。又因热聚于里，故可见脉洪、口干，便下秽浊，口气臭，身虽冷而不欲厚衣被，反喜冷饮。其甚者，可见牙关紧闭、汗多不黏，乃亡阴虚脱也。

阳盛者，若亡阴不止，阳随汗出，元气散脱，又可变为亡阳也。此时当先救其阳，后方补其阴也。

前贤所谓肾中元气者，亦指人体机能而言也。人体机能之显现者，血运水运二途也。血运水运正常，则人体机能正常也。故前贤以心为手少阴、肾为足少阴，对应而言之。心、肾之别，一重于血运，一重于水运。人体机能低微，抵抗不足，偏于血运不足者，谓之心阳虚；偏于水运不足者，谓之肾阳虚也。然血运与水运，其实为一，血不利则为水，水不利则为血，故其用药也大体相近也。此所以前贤论及少阴病亦每每以肾阳论之。读前贤之书，此不可不察也。

伤寒抵抗不足，其症或轻或重，临证时宜细加辨别，详察体气与证候，始能对症下药。

《伤寒质难》云："一切内服之药，欲其作用于全体者，必先经胃肠之吸收而后能入血运、水运以达全身，所以用药之时，必先考虑胃肠之能力，所谓'量腹节哺啜，慎食之道，循胃而下药，慎补之道'也。伤寒病入少阴者，其胃肠因血运不畅而显虚寒之象，故其人消化机能无不呆滞。若非虚寒甚且胃力甚强者，滋补之药因其能增加胃肠之负担、耗费胃力甚大，故不宜用之。用之反可致胃肠功能即胃力更困也，不唯不能补阴，反令病更进也。又人体之脏器（即生活组织），不外形与气，即物质与能力而已，即所谓阴阳之道也。当人体机能旺盛时，其物质消耗亦多，所谓阳旺阴耗也；物质不足之人，机能每易虚性兴奋，所谓阴虚阳亢也。故治病之时，当详察人之体气。气不足且形不足者，温养与滋补并重；气不足而形有余者，但当温壮其机能即可，甚者兼用热药以鼓舞之；气有余而形有余者，即为壮实之人也；气有余而形不足者，则当滋养其形以补其阳用也。少阴伤寒之人，其体力薄弱，抵抗不足，即为气不足者，故治法当始终用温。形不足者，可佐以滋养，缓不济急者，可辅以注射。又有形之精血难以骤然产生，无形之阳气（即脏器之功能）必须随时回护。故谓血脱益气，气足则血自生也。故形不足者，温之以气。当无形之气不足时，即以温养为补，反之，抑无形之气以清。有形之质不足时，即以滋养为补，即补有形之质以滋，反之，削有形之质以泻。故若其不足在表，宜温以卫之，如桂附、麻附之用；不足在心，温以通之，如四逆之用；不足在脾，温以和之，如四逆加芍药之用；下虚而上盛，温以潜之，如四逆加磁石之用；少气而有障，温以行之，如桂枝加大黄之用。概而言之，形不足者，温之以气，精不足者，温之以味。非温不足以振其衰惫，非温不足以彰其气化，所谓劳者温之，怯者温之也。"

又云："人之心脏，总揽全体之血液，周流往复，循环无端。一方面输送营养成分于各组织，内而脏腑，外而肌腠，莫不由之灌溉。一方面转送代谢产物于各排泄器，以使排泄。如肺之呼碳，肾之醇溺、皮肤之发汗，皆来之血液。若血不上大脑则神明不彰。循环止则呼吸自绝，机能不能离血自用，人体不能离血自存。人受风寒所激之后，肌表血运不畅，正气欲趋势向表，因此心脏不得不奋其勇，努力促血液循环加速，鼓舞汗腺作汗。一方面排泄代谢产物及蕴郁之毒素，一方面减少高热，保持抗体之产生。故病入少阴之后，强心重于增液。若过早用育阴之剂欲增其液，则不单胃脾难于消化，更增加心之负担，坐令阳气日困，心用日衰也。且阴生于阳，气能化为津，命门、心火足则阴液自能把注也，故强心重于增液也。"

桂枝加附子汤

其脉浮，而汗出如流珠者，卫气衰也。

太阳病，发汗，遂漏不止，其人恶风，小便难，四肢微急，难以屈伸者，桂枝加附子汤主之。

桂枝加附子汤方：

桂枝 15 克，芍药 15 克，生姜 15 克，大枣 4 枚，炙甘草 15 克，炮附子 5 克。

桂枝加附子汤证之病理，为过汗亡阳，血瘀津伤也。

因汗出过多，津液缺失，故可见小便难；津伤则不能濡养经筋，故可见四肢微急、难以屈伸；汗多亡阳，则可见体温降低；肌表血运不畅，故可见恶风。

桂枝加附子汤之药理：本方用桂枝汤行血运，更加附子以强心、促血运。血运归表，毛孔得闭，汗液得止，且胃肠功能正常，则津液得补，表虚得固，故诸症自止。

本方为桂枝汤加附子而成，故病见桂枝汤证，且更见阳虚甚者，即可用之，不必认定为救误汗之方也。

又汗出过多，体液丧失，现在可以用静脉输液之法迅速见效。若不输液，只是靠大量饮水，因不能被很快吸收以补充体液，反可见恶心呕吐之症。故治汗出过多，宜温其阳而助人体吸收水分及减少汗出，此前人谓之"阳密则漏汗自止"，"阳回则小便自利、四肢自柔"也。遇此，不可因大量失水而大用滋阴之药，盖失水与阴津不足并非等同。大量用滋阴之药，反可影响阳气之流通，减弱胃肠吸收水分之功能，反不能更好地吸收水分以补体液之不足也。

近代名医陈伯涛云："桂枝加附子汤为素秉不足，表阳偏虚之正治方法；亦有体秉素强，感冒后汗不如法，以致虚其表阳，营卫失和，肌腠空虚，自汗多，恶风寒者；或肌肤凉润，触之身无热象，但体温仍持续38.0℃左右，服发汗药虽得汗，而表热不为汗衰，表邪不在汗解，此桂枝加附子汤之变证。经验所及，凡有表证，不得不用表药，但一味发表出汗，体气暗伤，表证终不得解。唯桂枝加附子汤法，一面调和营卫，发正汗以祛邪汗；一面温壮在表元阳，兼顾体气之虚，治病求本，正胜邪自可却。汗出表解，而发热、恶风寒、自汗出、遂漏不止等症状一并消失矣。"

附：名医医案选录

一、朱君，中学教员。体羸弱，素有遗精病，又不自爱惜，喜酒多嗜好，复多斫丧。平日恶寒特甚，稍劳则喘促气上，其阳气虚微、肾元亏损也明甚。1947年冬赴席邻村，醉酒饱食，深夜始归，不免风寒侵袭。次日感觉不适，不恶寒，微热汗出，身胀，头微痛。自煎服葱豉生姜汤，病未除，精神不振，口淡不思食，舆而来诊。切脉微细乏力，参与前症，则属阳虚感冒，极似《伤寒论》太阳少阴两感证。其麻黄附子细辛汤、麻黄附子甘草汤两方，殊不宜阳虚有汗之本证。以麻黄宣发，细辛温窜，如再发汗，则足以损其阴津，病转恶化，此所当忌。遂改用桂枝加芍药生姜人参新加汤，又增附子，并损益分量，期于恰合证情。党参五钱，桂桂、芍药、甘草各三钱，大枣五枚，附子三钱。嘱服三帖再论。复诊：诸症悉已，食亦略思，精神尚属委顿，脉仍微弱。阳气未复，犹宜温补，处以附子汤加巴戟、枸杞、鹿胶、胡芦巴补肾诸品，调理善后。（《治验回忆录》）

二、褚某，男，20岁，通谓县人，工人，1957年4月18日初诊。患者右小腿腓肠肌部位发生疮疡，经久不愈，不能收口，已有月余，溃疡周围青紫，无红肿，脉沉微。方用桂枝加附子汤：桂枝9克，白芍9克，甘草6克，生姜9克，大枣4枚，附子3克。水煎，分两次服，三剂。二诊：患者服上药后，溃疡由青紫转红，继用上方，再用三剂。三诊：服用上药后，溃疡开始缩小，疮面有肉芽新生。继用上方，服至十剂，疮面愈合，病告痊愈。体会：小腿腓肠肌部位属太阳经脉循行部位。溃疡久不收口、色青紫，为阴证。取桂枝以治太阳经脉之病变，加附片以温阳，共奏调和营卫、温通阳气之功，则病由阴转阳，得阳则生，故病自愈。（《古方新用》）

乌头桂枝汤

其脉数而紧乃弦，状如弓弦，按之不移。脉数弦者，当下其寒；脉紧大而迟者，必心下坚；脉大而紧者，阳中有阴，可下之。

　　恽铁樵先生的《临证笔记》中有治王依仁伤寒一案，其人发热，有汗不解，气急，脉带硬，方用附子补火，当归、白芍、甘草护阴。并解释说："此病所以用附，其标准在脉硬而汗。凡有汗者，脉当缓，纵不缓，亦不硬，硬却是阴证。"其在治金姓妇热病案中说："少阴证脉数，数而硬，硬而忤指者，比比皆是，予以大剂附子，其脉即和，所谓脉阳和之气，即指此也。"

　　寒疝腹中痛，逆冷，手足不仁，若身疼痛，灸、刺、诸药不能治，抵当乌头桂枝汤主之。

　　乌头桂枝汤方：

　　桂枝15克，芍药15克，生姜15克，大枣4枚，炙甘草10克，乌头15克。

　　先以蜜400毫升煎乌头减半，另煎桂枝汤合之。其知者，如醉状，得吐者，为中病。

　　寒疝腹中绞痛，贼风入攻五脏，拘急不得转侧，发作有时，使人阴缩，手足厥逆，乌头桂枝汤主之。

　　本方证之病理与药理，与桂枝加附子汤证同，但阳虚里寒更甚。乌头散寒止痛之功较附子强，故寒极重者，或用附子其效不显者，即当用乌头。

　　近代名医魏龙骧指出，"《金匮要略》治寒疝方有三则，即大乌头煎宜于寒气内结，阳气不得之腹痛肢冷；乌头桂枝汤宜于表里皆寒者；当归生姜羊肉汤宜于血虚寒疝，又治妇人血虚……经云：精不足者补之以味，后世每多以血肉有情之品，故此方用途甚广，非只疝也"。

附：名医医案选录

　　袁素珠，青年农妇，体甚健，经期准，已育子女三四人矣。一日，少腹大痛，筋脉拘急而未稍安，虽按亦不住，服行调气药不止，迁延十余日，病益增剧，迎余治之。其脉沉紧，头身痛，肢厥冷，时有汗出，舌润，口渴，吐清水，不发热恶寒，脐以下痛，痛剧则冷汗出，常觉有冷气向阴户冲出，痛处喜热敷。此由阴气积于内，寒气搏结而不散，脏腑虚弱，风冷邪气相击，则腹痛里急，而成纯阴无阳之寒疝。窃思该妇经期如常，不属血凝气滞，亦非伤冷食积，从其脉紧肢厥而知其为表里俱寒，有类于《金匮》之寒疝。"腹痛脉弦而紧，弦则卫气不行，即恶寒；紧则不欲食，邪正相搏，即为寒疝"。又"寒疝腹中痛，逆冷，手足不仁，若身疼痛，灸、刺、诸药不能治，抵当乌头桂枝汤主之"。本病症状虽与上引《金匮》原文略有出入，但阴寒积痛则属一致。因处以乌头桂枝汤：制乌头四钱，桂枝六钱，芍药四钱，甘草二钱，大枣六枚，生姜三片。水煎，兑蜜服。上药连进二帖，痛减厥回，汗止人安。换方当归四逆加吴茱萸生姜汤：当归五钱，桂枝二钱，细辛一钱，芍药、木通各三钱，甘草、吴茱萸各二钱，生姜三片。因温通经络，清除余寒，病竟愈。（《治验回忆录》）

桂枝加芍药生姜人参新加汤

发汗后，身疼痛，脉沉迟者，桂枝加芍药生姜各一两人参三两新加汤主之。

桂枝加芍药生姜人参新加汤方：

桂枝15克，芍药20克，生姜20克，炙甘草10克，大枣4枚，人参15克。

本方证之病理，为过汗伤阴，损伤营血。

汗血同源，过汗即伤阴损血，血不营筋，神经不得血与津养，故可见身疼痛，脉沉迟。桂枝汤加人参强心，促血运，补津液；增生姜之量，以温胃阳、助血运；增芍药之量，以助静脉之血运，营养阴血。

本方为桂枝汤加人参，增姜、芍而成，故病见桂枝汤证且里虚津伤者，即可用之。

附：名医医案选录

杨某，女，36岁，农民。产后调养不当，患泄泻，消炎、止泻终不见效，业已十六年矣。刻诊：泄泻日行三五次，无脓无血，着凉或多食则泻次尤勤，时有腹痛里急。纳谷呆滞，神疲体倦。寒暑反应均敏感于常人，如每至盛暑，发热多汗，肤起痱疹；至冬则形寒畏冷，厚衣早着。口不苦，不渴，舌淡红润，舌苔薄白。切其脉沉弦细；诊其腹，脐下腹肌挛急。由脉症观之，泄泻为营卫不和，中气虚弱所致。治病必求其本，故需调和营卫，补益中气，不可头痛医头，见泻止泻。拟桂枝加芍药生姜人参新加汤：桂枝10克，白芍15克，炙甘草6克，党参10克，生姜6片，红枣5枚，三剂。二诊：大便一日一次，纳仍差，舌淡红润，脉沉弦细，原方加白术15克，茯苓10克，五剂，以巩固疗效。（《临证实验录》）

桂枝去芍药汤 桂枝去芍药加附子汤

太阳病，下之后，脉促胸满者，桂枝去芍药汤主之。
桂枝去芍药汤方：
桂枝15克，生姜15克，大枣4枚，炙甘草15克。
若微恶寒，桂枝去芍药加附子汤主之。

桂枝去芍药加附子汤方：

桂枝 15 克，生姜 15 克，大枣 4 枚，炙甘草 15 克，炮附子 5 克。

桂枝去芍药汤证与桂枝去芍药加附子汤证之病理，为动脉血运不畅，血瘀胸中。

表虚误下，胸阳不振，血瘀胸中，故可见脉促胸满。脉促者，寸脉独盛。寸脉独盛，其因有三：（一）热盛；（二）阳虚；（三）阳气流通受阻。本处之脉促者，乃阳虚或阳气流通受阻所致，其实乃动脉血运不畅。胸满者，胸闷也，血瘀滞于心主动脉部所致，俗谓"阳气不足"之症。表证仍在，故仍当用桂枝汤解表；以芍药能助静脉回心，增胸满闷之症，故宜减去芍药。其人恶寒，为肌表血运不畅更甚，即阳虚更甚所致，故增附子以强心、促动脉血运。

胸闷去芍药，乃指阳虚气滞者不宜用芍药也。桂枝去芍药加蜀漆牡蛎龙骨救逆汤、桂枝去芍药加麻黄附子细辛汤之所以去芍药者，亦阳气不足之原因。《伤寒论》中用芍药之 35 方，皆无胸满之症，即可反证之。然对于瘀血及其他静脉血运不畅或水滞于胸所致之胸闷，如瘀血心痛胸闷、咳嗽咯痰胸闷等，芍药又为其所必用。

附：名医医案选录

一、刘景熹，30 余岁。冬月伤寒，误服寒泻药而成。身体恶寒，不大便者二日，脉浮大而缓。显系伤见寒证，医家不察，误为阳明腑证，误用大黄、芒硝等药下之……以致寒气凝，上下不通，故不能大便，腹胀大而痛更甚也……用桂枝去芍药加附子汤温行之，则所服硝、黄得阳药运行，而反为我用也。处方：桂枝尖一钱，黑附子一钱，炙甘草五分，生姜一钱，大枣

（去核）二枚。服药后，未及10分钟，即大泻2次，恶寒、腹胀痛均除而瘥。（《重印全国名医验案类编》）

二、王某，男，36岁。自诉胸中发满，有时憋闷难忍，甚或疼痛。每逢冬季则发作更甚，兼见咳嗽、气短、四肢欠温、畏恶风寒等症，脉来浮缓。参合上述脉症，辨为胸阳不振，阴寒不踞，心肺气血不利之证。治当通阳消阴。方用：桂枝9克，生姜9克，炙甘草6克，大枣7枚，附子9克。服五剂，胸满、气短诸症皆愈。（《刘渡舟临证验案精选》）

桂枝甘草汤

发汗过多，其人叉手自冒心，心下悸，欲得按者，桂枝甘草汤主之。

桂枝甘草汤方：

桂枝20克，炙甘草10克。

本方证之病理，为汗多亡阳。汗血同源，发汗过多，心血不足，故可见叉手冒心、心下悸，故方中重用桂枝以助动脉之血运，重用炙甘草以补液也，其甚者，则当加附子用之。

附：名医医案选录

李某，女，54岁。本有干咳凤疾，近复事不遂心，肝气郁结，肝木犯胃，呕吐四日不止，且频繁而剧烈。每呕吐发作，汗水淋漓，头发尽湿，胃液、胆汁尽皆吐尽，犹仍干呕不已。肢体倦软如泥，精神疲惫不支。某医诊为神经性呕吐、中度脱水。补液镇吐三日，呕吐始止。自知神疲少气非一日可复，唯心之动悸难以得忍，下床稍事活动更益筑筑不宁，双手捂按心下以求轻快，不敢稍懈也。观其舌象，淡白润滑，诊得脉来弦细无力，皆一派阳气不足之象。汗为心液，由阳气蒸化津液而成。呕吐剧烈，汗出过多，心阳受损，故悸动不安，喜手捂按。《伤寒论》："发汗过多，其人叉手自冒心，心下悸，欲得探寻得，桂枝甘草汤主之。"桂枝10克，炙甘草5克，一剂。患者疑方药轻简，不能中病。余谓方证相吻，定有奇效，力催速服，已而果然。善后方拟炙甘草汤。(《临证实验录》)

芍药甘草汤

伤寒脉浮，自汗出，小便数，心烦，微恶寒，脚挛急，反与桂枝汤，欲攻其表，此误也。得之便厥，咽中干，烦躁，吐逆者，作甘草干姜汤与之，以复其阳。若厥愈足温者，更作芍药甘草汤与之，其脚即伸。若胃气不和，谵语者，少与调胃承气汤；若重发汗，复加烧针者，四逆汤主之。

芍药甘草汤方：

芍药31克，炙甘草31克。

问曰：证象阳旦，按法治之增剧，厥逆，咽中干，两胫拘急而谵语。

师曰：夜半手足当温，两脚当伸，后如师言何以知此？答曰：寸口脉浮而大，浮为风，大为虚，风则生微热，虚则两胫挛，病形象桂枝，因加附子参其间，增桂令汗出，附子温经，亡阳故也。厥逆，咽中干，烦躁，阳明内结，谵语烦乱，更饮甘草干姜汤，夜半阳气还，两足当热，胫尚微拘急，重与芍药甘草汤，尔乃胫伸，以承气汤微溏，则止其谵语，故知病可愈。

　　阳脉浮，阴脉弱者，则血虚，血虚则筋急也。

　　芍药甘草汤证之病理，为脚部血运，特别是静脉血运不畅所致，故可见脚挛急，寒冷而疼痛。

　　其药理为：芍药能活静脉之血运，使血归心脏，参与流通，血不瘀滞则挛急、寒冷、疼痛自止。据实验结果所得，白芍与甘草的比例为 2:1 时，止痛效果最佳。

　　此处之"阳脉浮，阴脉弱"者，与桂枝汤证之阳浮阴弱之脉象相同。对于病如桂枝汤证，又见脚挛急者，刘绍武先生以为一开始即当用芍药甘草汤治之。因为脚挛急痛，病之所激，则心烦汗出。汗出之时，脉可小浮；汗出之后，又可见微恶寒。本病脉阴阳皆虚弱，浮弱之脉极易误认为桂枝证脉，汗出之时，可能微有发热，再加上轻微恶寒，所以极易误为桂枝汤证，故仲景反复告诫不可攻表。其治当用芍药甘草汤除挛急，止疼痛。挛除痛止，则诸症自愈。

　　因芍药能活静脉之血运，故凡跌仆损伤之恶血瘀滞，以及其他静脉血运不畅所致之疼痛、痉挛，此汤皆可愈之。治胸胁疼痛之四逆散、大柴胡汤，治腹中疼痛之枳实芍药散、当归芍药散、小建中汤，治上焦喘咳之小青龙汤，治下焦小便不利之真武汤等，亦此理也。

　　临床运用，若恐芍药甘草汤之力不逮者，可更加助动脉血运之药。轻者，可但加桂枝，如桂枝汤；重者，则可加附子，如芍药甘草附子汤；偏于人之上半身者，可加红花、香附；偏于腰腿者，可加牛膝、木瓜；属于近代外科手术后肠粘连之疼痛难忍者，则加归尾、桃仁、银花、连翘、败酱草、红藤之属。此陈伯涛先生之经验。又每加牡蛎、川芎、白芷、萸肉之属，治因血运不畅致神经、肌肉挛急、疼痛之三叉神经痛；又每用以治赤白痢少腹绞痛、后重者，白芍宜用 30 克以上，甘草宜用

15 克以上。

《医学心悟》云：本方治腹痛如神。脉迟为寒，加干姜；脉洪为热，加黄连。余则常用此方治小儿阵发性里热腹痛，药煎成后兑入蜂蜜，痛甚者，则加枳实用之，往往一剂即愈。门纯德老中医则常用此方治胃痉挛疼痛，疼痛时四肢发冷、痛势难忍者，可加全蝎 3 克。

附：名医医案选录

一、四嫂，十一月十三日。足遇多行走时则肿痛而色紫，始则右足，继乃痛及左足，天寒不可向火，见火则痛剧。故虽甚恶寒，必得耐冷。然天气过冷，则又痛。眠睡至浃晨而肿痛止，至夜则痛如故。按：历节病，足亦肿，但肿常不退，今有时退者，非历节也。唯痛甚时痉挛，先用芍药甘草汤以舒筋。赤白芍各一两，生甘草八钱。二剂愈。（《经方实验录》）

二、李某，女，3 岁，1988 年 3 月 14 日初诊。其父代诉，患儿 1 岁刚学走路时发现右足外翻，无扭伤史，随着生长发育，外翻愈加明显。诊见：站立时右足外翻70°，走路颠簸不稳。检查：发育中等，右足跗骨和关节无异常，舌质正常，苔薄白，脉细。诊后难以处方，但病家疗病心切，恳求出方治疗，思《伤寒论》芍药甘草汤治"脚挛急"，即处此方嘱其一试。白芍20 克，甘草 3 克，木瓜 6 克，水煎服，5 剂。4 月 8 日其父来告，上方服 5 剂后病情无明显变化，遵原方复取 5 剂。4 月 14 日三诊：足外翻程度较前减轻，再取 5 剂。4 月 20 日四诊：右足外翻恢复如常，站立、行走一如常人。（《中医临证家诊集要》）

三、姬某，女，50 岁。曾病阴虚血崩，经余治愈。今尿频、尿急月余。稍有尿意需临厕，略迟则失禁，尿时不痛，亦不灼，腰不痛，纳后化迟，大便一日一行。舌淡红，苔白微腻，脉弦细弱。腹诊：腹皮薄弱，无压痛，唯腹肌紧张耳。以脉症观之，此乃阴血不足，肝木失养，疏泄太过也。治当柔肝缓急，《伤寒论》芍药甘草汤首选方也。拟：芍药 15 克，甘草 15 克。二诊：尿频、尿急明显减轻，纳化仍差，于原方加鸡内金 10 克，三剂。三诊：小便失禁之状再未发生。患者惧病复发，求再服三剂。余欣然授之。（《临证实验录》）

【按】由本案余等可知腹诊之重要也。

四、昔师在长治行医时，有师兄马云亭者，一日出诊归来，偶问及所视何病？马曰："南沟一崔姓油匠，患伤寒十余日，汗下之后，其病已愈。今忽复发，发热恶寒虽微，而自汗出，脉浮弱皆有，桂枝汤证俱，我已开桂枝汤矣。所可怪者，其人小腿肚抽筋，疼痛难当，抱腿翻滚，呻吟不绝，其烦痛之状殊属少见。"师遽曰："误矣，此正《伤寒论》29 条之芍药甘草汤证，宜急往易之，若误服桂枝，恐生他变。"马顿悟，遂急往。至病家则药已撮就，整壶待煎。病家讶其自至。马曰："向开之方，终未惬意，途中熟思，得一良方，今为汝易之，当大效。"遂改用芍药甘草各一两（约合今 37 克）。药后约 3 小时，痛止症除，其病若失，一帖即瘳。（《伤寒一得》）

芍药甘草附子汤

发汗，病不解，反恶寒者，虚故也，属芍药甘草附子汤。

芍药甘草附子汤方：

芍药 15 克，炙甘草 15 克，炮附子 5 克。

本方证之病理为阳虚血瘀。因过汗伤阴，阴损及阳，表阳虚则肌表血运不畅，故可见恶寒。是以本方之病理与桂枝新加汤证相近，只是表阳虚更甚，故方用附子补阳固表，用芍药、甘草滋阴补里。

因附子能强心、促动脉血运，白芍活静脉血运而消静脉瘀血，二者合用，能活全身之血运，故凡气血不流通致血瘀而痛者，本汤皆能愈之，是以古人谓此方为止痛妙方。

余常用此方治脚扭伤，以及因跌仆所致之肌体局部青紫瘀肿，甚或经久不消者。临床用时常增白芍至30克以上，其效颇佳。又用以治腓肠肌入夜痛甚且遇火加剧者，其效亦佳。

附：名医医案选录

许某，女，65岁，住城内周家巷。暑天大热，饮冷过多，病头痛发热（体温39℃）。自服APC4片，致大汗淋漓，热虽解，而汗出不止，神疲乏力。因循迁延20余日始找予就诊。患者面色萎黄，倦怠头晕，汗出如泉，拭之复涌，身不热，体不痛，畏寒，唇冷若冰霜，手足不温，胃纳呆钝，口渴欲饮，二便如常，舌淡红润，脉沉细略数。综观此病，既非太阳中风证，亦非太阳少阴两感证，有似太阳病漏下不止之桂枝加附子汤证，其实亦非，乃汗多伤阴，阴损及阳之芍药甘草附子证也。拟：白芍10克，附子10克，炙甘草10克。一剂症减，二剂痊愈。按：发热、汗出、恶风、脉象浮缓，为太阳病中风营卫不和也；太阳少阴两感证，以脉微细、但欲寐、无汗恶寒为主症，绝无汗出不止、口渴思饮；桂枝加附子汤证，为太阳病过汗后，遂漏不止，表邪未解而阳气已伤。三证异于本证，皆有表邪也。本案为过汗后表邪已解，阳气不固、津液大伤之阴阳两虚证，故遵《伤寒论》"发汗后恶寒者，虚故也，芍药甘草附子汤主之"之旨，用之果验。（《临证实验录》）

黄芪桂枝五物汤

夫风之为病，当半身不遂，或但臂不遂者，此为痹。脉微而数，中风使然。

寸口脉浮而紧，紧则为寒，浮则为虚，寒虚相搏，邪在皮肤。浮者血虚，络脉空虚，贼邪不泻，或左或右，邪气反缓，正气即急，正气引邪，㖞僻不遂。

问曰：血痹病从何得之？

师曰：夫尊荣人，骨弱肌肤盛，重因疲劳汗出，卧不时动摇，加被微风，遂得之。但以脉自微涩，在寸口、关上小紧，宜针引导阳气，令脉和紧去则愈。

血痹，阴阳俱微，寸口关上微，尺中小紧，外证身体不仁，如风痹状，黄芪桂枝五物汤主之。

黄芪桂枝五物汤方：

黄芪 15 克，桂枝 15 克，芍药 15 克，生姜 30 克，大枣 4 枚。

黄芪桂枝五物汤证之病理，为人体本虚，又受风寒所袭，局部血瘀不通。

血瘀不通，血与津不能营养肌肉神经，故可见局部肌肤麻木不仁，或兼有酸痛，或有蚁行之感，天气寒冷或入夜则加重，稍加运动则可减轻。

黄芪桂枝五物汤之药理：本方用黄芪补气实表，增强全身细胞之活力；用桂枝、白芍活血运，解肌表之寒郁；用生姜助胃阳而助血运；用大枣补胃液而助血之营养，故病可得愈。

临床使用本方时，血虚者可更增当归之属，寒重血运不畅甚者可更增炮附子之属，病于下肢者可更增牛膝，筋软难以屈伸者可加木瓜之属。

附：名医医案选录

一、一人四十余，患右臂及从肩膀至手指麻木而痛，恶寒脉微，属周痹，以加味黄芪五物汤五剂而愈。生黄芪15克，桂枝、白芍、片姜黄、生姜各6克，木瓜3克，附子、红花各2克，大枣2枚为引，水煎服。（《王修善临证笔记》）

二、周某，女，52岁，瓷业工人。右侧下腿麻木不仁，步行困难，得病经年，经服西药并进行针灸，不得取效。近来两手指亦麻，尤以小指头麻痹较甚，每遇寒冷则加剧，得温暖则缓解。西医诊断为雷诺病。舌质淡白，苔薄白润，脉细而带涩。揆证论法，当按血痹论治。仿仲景黄芪桂枝五物汤为主方。炙黄芪12克，炒桂枝9克，炒白芍9克，全当归9克，鸡血藤12克，仙灵脾12克，生晒参9克，生姜5片，大枣5枚，以酒为引（适量）。6剂，日服2剂。再诊：麻木大减，步行较灵活，舌象如前，脉细而不涩，唯自觉出现心跳，此为气血未充之故。原方进步。炙黄芪12克，全当归9克，野祁术9克，炒白芍9克，生晒参9克，川桂枝3克，鸡血藤12克，生姜3片，大枣4枚，炙甘草3克。6剂，每日1剂。归脾丸12克分吞。三诊：麻木消失，余症亦除，活动自如，嘱服全鹿丸培本善后。按：血痹为病，由于营卫之气不足，卫外功能不固，故不胜寒冷。黄坤载说："血痹者，血闭痹而不引也。"气为血之帅，气行则血行。方中黄芪配桂枝益气通阳，加入当归、鸡血藤又可养血活血，芍药敛阴和血而缓解痉挛。终使阳气得复，四末得以温煦，麻木自愈。继以健脾温肾以善后，从根本医治，肾为阳气之本，脾为生血之源，本固则枝荣。（《张了然医话医案选》）

【按】余曾用本方 8 剂治愈家母之大腿内侧局部麻木不仁。

头风摩散

头风摩散方。

炮附子 20 克，盐 20 克。

为散，沐了，以 6 ～ 9 克，已摩疾上，令药力行。

其病理与黄芪桂枝五物汤证同。然黄芪桂枝五物汤为内服方剂，本方为外用药散。

"头风"乃指头皮之血瘀不行，遇风寒即酸痛。方用附子温阳行血，解肌表之血瘀；用青盐咸寒以制附子之辛热。本方临床应用，并不限于头部，凡身体各处顽麻疼痛者，皆可用之。方中盐当用青盐或食盐，且与炮附子皆宜研极细末，又可佐细辛、白芥子之属。本病内服，可用黄芪桂枝五物汤。

附：名医医案选录

王某，男，56 岁。中风后偏瘫两年余，经治疗后肢体功能恢复，但左侧头皮经常麻木，曾用补气活血通络方无效，改为头风摩散外用。附子 30 克，青盐 30 克，共研极细末。嘱剪短头发，先用热水浴头或毛巾热敷局部，然后置药于手心在患部反复搓摩，5 分钟后，局部肌肤有热辣疼痛感，继续搓摩少顷，辣痛消失，仅感局部发热。共用 3 次，头皮麻木、疼痛消失，未再发作。（侯恒太《河南中医》）

当归四逆汤 当归四逆加吴茱萸生姜汤

手足厥寒，脉细欲绝者，当归四逆汤主之。

当归四逆汤方：

当归 15 克，桂枝 15 克，白芍 15 克，大枣 8 枚，炙甘草 10 克，细辛 15 克，通草 10 克。

下利脉大者，虚也，以强下之故也。设脉浮革，因尔肠鸣者，属当归四逆汤。

若其人内有久寒者，宜当归四逆加吴茱萸生姜汤主之。

当归四逆加吴茱萸生姜汤方：

当归 15 克，桂枝 15 克，白芍 15 克，大枣 8 枚，炙甘草 10 克，细辛 15 克，通草 10 克，吴茱萸 20 克，生姜 24 克。

清酒与水对半煎药。

当归四逆汤证与当归四逆加吴茱萸生姜汤证之病理，为胃肠虚寒，肌表阳虚，血瘀不畅。

胃肠虚寒，血运不畅，故可见腹部寒冷而痛（冷结关元）、痛经、疝气、夹寒下痢、血虚发热。临床所见，若其人午后至夜间发热，则多为血虚发热。盖午后至夜间，人身体平息，血归其常，若血虚不足，人体血运奋起救济，故每见发热之症。

若其人胃寒严重，即论中所谓"内有久寒者"，则易生水饮；血运不畅，脑神经不得津与血养。故可见呕逆及头痛等，即吴黄汤证。

血运不畅则肌表阳虚，四肢居人体之末端，最易缺血，故可见四肢厥冷，手足指端苍白、青紫、寒麻刺痛而痒，生冻疮，甚或溃烂；又可见下肢静脉曲张或两脚发胀，或天气一冷即全身发痒，此均为血液循环不畅、血流缓慢所致；又可见天气一暖则双手流汗不止，此血虚不足所致。

当归四逆汤与当归四逆加吴茱萸生姜汤之药理如下。

因其病理为胃肠虚寒、肌表阳虚、血运不畅，故方用桂枝汤加味。桂枝不足，则助之以当归，且当归更有补血虚之功；若阳虚更甚，则当助附子；血运不畅，血不利则为水，故助之以细辛、通草，并清酒煎药以助血运。若病见胃寒更甚，则当加吴茱萸、生姜以温胃阳。

当归四逆汤加百合又可用于阴阳易。阴阳易者，乃气血虚衰之人与患外感之配偶房劳过度，受风寒而得病。《伤寒论》原文云："伤寒，阴阳易之为病，其人身体重，少气，少腹里急，或引阴中拘挛，热上冲胸，头重不欲举，眼中生花，膝胫拘急。"又云："小便即利，阴头微肿，则愈。"

气血虚衰之人，其人本血运、水运不足，房劳过度时，受风寒所袭，血运、水运不畅，故可见少腹里急，或引阴中拘挛、膝胫拘急等虚寒证的表现；水运不畅，津液不足以滋养，故可见身体重、少气（此与栀子甘草汤证之少气症同）、头重不欲举（此与百合汤证之头重不欲举同）、小便不利；血运、水运不畅，神经不得血与津养，故可见眼中生花；人体血运、水运奋起抗争，故可见热上冲胸，此与苓桂术甘汤证之水气上冲之病理同。

因其病理为血虚津伤、血运水运不畅，故方用当归四逆汤加百合，以活血运、水运，兼补血与津。服药后，若见小便得利，则可知其血运、水运得利，故知其病可愈。

《餐英馆疗治杂话》云，"一切少腹痛有效。《卫生宝鉴》中当归四逆汤类应用附子，对顽固之疝痛有效，又对头痛、脑门冷、背恶寒症有奇验，引为谦斋之要诀也。厥阴之头痛乃巅项痛，牵制头痛而手足冷，引方有效，其他头痛则无效"。又云，"此方证以热手按腹部时，则发蛙鸣声，又病人自觉腹中或左或右有冷处，或自腰至股处，或者从躯体向左足有冷感者，为用此方之标准。此等症有经历五年、十年，久而不愈者，时发时止，数年之疾病，虽形体起居不衰，已难操业谋生矣。"

附：名医医案选录

一、赵某，男性，30 余岁，滦县人。1946 年严冬之季，天降大雪，当时国民党军队以清乡为名，大肆骚扰，当地居民被迫逃亡，流离失所，栖身无处，死亡甚多。赵南奔至渤海芦丛中，风雪交加，冻仆于地，爬行数里，僵卧于地待毙，邻近人发现后，抬回村中，其状亟危。结合病情，以其手足厥逆，卧难转侧，遂急投与仲景当归四逆汤。当归 9 克，桂枝 9 克，芍药 9 克，细辛 3 克，木通 3 克，炙甘草 6 克，大枣 2 枚。嘱连服数剂，以厥回体温为度。4 剂药后，遍身起大紫泡如核桃，数日后即能转动，月余而大愈。(《岳美中医案集》)

二、魏妇，45 岁，邮亭圩人。1958 年冬，天气严寒，日在田间劳作，汗出解衣，因而受寒。归家即觉不适，晚餐未竟便睡，极畏寒，夜半抖颤不已，双被不温，旋现肢厥，屈伸不利，少腹拘痛，恶心欲呕，约半时许，阴户出现收缩，拘紧内引，小便时出，汗出如洗，自觉阴户空洞，时有冷气冲出，不安之至。清晨，夫来迎诊，切脉细微，舌苔白润，神倦身疲，言食如常，余症若上述。据此辨证，病属虚寒，由于肝肾亏损，遂被贼风侵袭，气血寒凝，经络拘急，颇类三阴直中之象；又其所患部位，与男子缩阴证同，治法谅也无异。不过俗传妇人缩阴多指乳房缩入，至于阴户抽搐牵引则少见也。其治，当以温经祛寒为法，因投以当归四逆加吴茱萸生姜汤，祛风寒，温肝肾，经血得养，其病自已。该汤日进三大剂，遂告痉安，未另

服药。(《治验回忆录》)

三、1958 年，曾遇一妇人，双手脱皮，手指及手掌、手背似剥皮之兔肉，其色鲜红，微痛，无肿，不痒，罹疾五月，衣着梳妆不能自理。时遇炎夏，水不可触，痛苦难言，四方求医，中西两法，针药俱进，内外同施，莫能奏效。参阅原方，有清热泻炎之剂，有凉血解表之方，或投以清热祛湿之药，或外用杀虫之膏，凡此种种，立法之广，方药之众，何以罔效？慎思之，投药不应，别有其因，必伏其所主，先其所因。详询其情，谓身无他疾，唯素体弱多寒，近二年每次行经量多色淡，切其脉细而肢凉。至此，其因昭然：患者双手虽红而不肿，非毒所伤；疼而不痒，非虫所致；肢凉不热，非热邪所羁。药之与症，犹水火之难容，焉能收效？此乃因阳气不足，经多血虚，血不养肢，四肢为诸阳之本，阳气不足，不能温养四末。法当温经、养血、通脉，当归四逆汤加阿胶主之。方中桂枝、细辛、木通温经通脉；桂枝、芍药、甘草、生姜、大枣调和营卫，营卫和而血脉通、阳气畅；阿胶为血肉有情之品，合当归补血和营。用上法两旬，患者瘥之七八，后辄细辛，为时一月而痊愈。(刘炳钧《长江医话》)

赤　丸

寒气厥逆，赤丸主之。

赤丸方：

炮乌头 30 克，茯苓 60 克，半夏 60 克，细辛 15 克。

炼蜜为丸，朱砂为衣，如麻子大，先食酒饮下三丸，日再夜一服，不知，稍增之，以知为度。

本方证之病理，为胃肠虚寒、阳虚水郁。胃肠虚寒，则腹可见寒痛而有痰饮；阳虚水郁，四肢阳气不达，故可见厥逆。故曰："寒气厥逆。"

其药理：方用乌头强心、促血运以散寒止痛；用茯苓健脾利湿；用半夏温胃、逐水饮；用细辛助水运而散寒止痛；用朱砂为衣者，镇静护心以制乌头之毒。

附：名医医案选录

周姓，男，28岁。患者白天因天气炎热，口渴，饮大量河水，晚餐又食酸腐食物，夜宿露天乘凉，半夜突然出现心腹绞痛，呕吐饮食，四肢厥冷，脉象沉迟，舌淡苔白。寒湿内伤，中焦阳虚。治当温中散寒，降逆化湿，仿仲景理中赤丸方：制乌头（先煎）、甘草各4克，细辛2克，半夏、苍术各6克，太子参、茯苓各10克，生姜汁（冲服）5滴。煎200毫升，分两次服。1剂痛解呕平，再服1剂病愈。（《安徽中医学院学报》）

薏苡附子败酱散

师曰：诸浮脉数，应当发热，而反洒淅恶寒，若有痛处，当发其痈。

师曰：诸痈肿，欲知有脓无脓，以手掩肿上，热者为有脓，不热者为无脓。

《中医实践经验录》云："外痈，发于外，尚有外形可见，唯内痈，更宜留心。故无论胸胁腰背，皆要按其痛处。若按之知痛，每夜发寒热，要防内痈，以其外不现形，最能误人。故知咳嗽、胸痛之肺痈，胁痛、寒热之肝胆痈，能食、胃痛、夜间寒热之胃痛，腹痛、脚不能伸之肠痛，还有身痛寒热、将发流注、腿痛、内溃之附骨疽等，皆须细心辨证，防生内痈。辨之明确，治以温通气血，忌用寒凉药遏伏。"

肠痈之为病，其身甲错，腹皮急，按之濡，如肿状，腹无积聚，身无热，脉数，此为腹内有痈脓，薏苡附子败酱散主之。

薏苡附子败酱散方：

薏苡仁10份，附子2份，败酱草5份。

杵为末，取6～9克，水400毫升，煎200毫升，顿服。

薏苡附子败酱散证之病理，与大黄牡丹汤证之病理刚好相反。大黄牡丹汤证之病理，为肠热出血，致血瘀于肠，久而为肠痈；本证则为肠虚寒而出血，血瘀于肠而为肠痈。本病证每见于患阑尾炎之后，久服寒凉之药致肠出血而瘀于肠部成痈也。

薏苡附子败酱散之药理：方用附子促血运以温肠，用薏苡仁排脓利湿，用败酱草辛苦微寒行肠静脉之血运、清肠之虚热，并行瘀排脓。

胡希恕先生根据皮肤甲错及痈脓之条，活用本方，以治手掌红肿、皲裂、含脓之重症鹅掌风，其效颇佳。

附：名医医案选录

一、胡某，女，60岁。患慢性阑尾炎五六年，右少腹疼痛，每遇饮食不当或受寒、劳累即加重，反复发作，缠绵不愈。经运用青、链霉素等消炎治疗，效果不佳，建议手术治疗。因患者考虑年老体衰，而要求服中药治疗。切诊时呈慢性病容，精神欠佳，形体瘦弱，恶寒喜热，手足厥冷，右少腹阑尾点压痛明显，舌淡苔白，脉沉弱。患者平素阳虚寒甚，患阑尾炎后，数年来久服寒凉之药，使阳虚衰而寒愈甚，致成沉疴痼疾，因于阴寒，治宜温化为方。处方：熟附子15克，薏苡仁30克，

鲜败酱全草 15 根。水煎服，共服 6 剂，腹痛消失。随访 2 年，概未复发。(《经方发挥》)

二、林廷玉，右侧小腹疼痛，右脚不能屈伸，扪之灼热，按之痛甚，身无热，舌质红，脉沉涩。肠痈已成。淡附子 6 克，米仁 30 克，败酱草 30 克，枳壳 3 克，生大黄 9 克，桃仁 9 克，冬瓜仁 24 克。二诊：泻下多次，腹痛减轻。败酱草 3 克，淡附子 3 克，生米仁 30 克，归尾 9 克，枳壳 3 克。三诊：已瘥多。皂刺 60 克，禾米一杯。四诊：将愈。党参 9 克，赤、白芍各 9 克，冬瓜子 15 克，甘草 3 克，半夏 9 克，陈皮 3 克，茯苓 9 克，枳壳 6 克。按：肠痈包括今之阑尾炎、阑尾脓肿等。《金匮要略》大黄牡丹皮汤、薏苡附子败酱散均为先生治肠痈之常用方。薏苡附子败酱散偏于排脓消肿，多治肠痈脓已成者；大黄牡丹汤偏于泻热破瘀散结，多治肠痈未成者。民间有皂刺 60 克，煮糯米为粥，食之，用治肠痈，也有良效。(《范文甫专辑》)

温经汤

妇人之病，因虚、积冷、结气，为诸经水断绝，至有历年，血寒积结胞门，寒伤经络。凝坚在上，呕吐涎唾，久成肺痈，形体损分；在中盘结，绕脐寒疝，或两胁疼痛，与脏相连；或结热中，痛在关元，脉数无疮，肌若鱼鳞，时着男子，非止女身。在下未多，经候不匀，冷阴掣痛，少腹恶寒；或引腰脊，下根气街，气冲急痛，膝胫疼烦，奄忽眩冒，状如厥癫，或有忧惨，悲伤多嗔，此皆带下，非有鬼神，久则羸瘦，脉虚多寒。三十六病，千变万端。审脉阴阳，虚实紧弦；行其针药，治危得安，其虽同病，脉各异源。

问曰：妇人年五十所，病下利，数十日不止，暮即发热，少腹里急，腹满，手掌烦热，唇口干燥，何也?

师曰：此病属带下，何以故？曾经半产，瘀血在少腹不去。何以知之？其证唇口干燥，故知之，当温经汤主之。

温经汤方：

桂枝 10 克，当归 10 克，川芎 10 克，人参 10 克，芍药 10 克，丹皮 10 克，生姜 10 克，半夏 21 克，吴茱萸 15 克，麦冬 30 克，甘草 10 克，阿胶 10 克。

亦主妇人少腹寒，久不受胎，兼取崩中去血，或月水来过多，及至期不来。

温经汤证之病理，为血运不畅，血虚不足，血瘀于内。

血运不畅、血瘀于内，故可见少腹拘急冷痛，淋沥下血，数十日不止，色暗或有血块；血虚不足，故可见午后低热，手足心烦热；午后胃肠功能增强，机体奋起自救，血运加速，故可见低热，手足心烦热。

温经汤之药理如下。

本方仍为桂枝汤加味，桂枝不足则助之以当归、川芎、人参；芍药不足则助之以丹皮；生姜不足则助之以半夏、吴茱萸；大枣不足则助之以麦冬；甘草不足则助之以阿胶。

该方能活血运补血液、活水运补津液，是以能治血虚血瘀、血燥津枯，又兼有胃肠虚寒等证。

近代有学者认为，本方能参与调节神经及内分泌系统、子宫血液循环及子宫机能等多个环节，既能治月水过多，又治至期不来，具有双向调整作用，故多用来治疗更年期功能性子宫出血。

药理研究表明，本方具有促进性腺激素对催乳素的敏感性，促进性成熟，促进排卵，提高机体机能，改善子宫血液循环，调整内分泌等功能。是以有学者认为，本方为"子宫发育促进剂""子宫机能衰弱振奋剂"，故又常加鹿角胶治疗少女闭经、经少。

曹颖甫先生云：此为调经之总方。凡久不受胎，经来先期后期，或经行腹痛，或见紫黑，或淡如黄浊之水，施治无不愈者。尝治十年不孕之妇，服此得子者六七家，此其成效也。

近代名医陈伯涛云：此证当是年属七七，适逢更年期月经不调，乃至崩漏下血。古人泛指腰带以下妇科疾患为带下病，非近世所谓赤白带下之意。温经汤治冲任虚损，虚中夹实之月事不调，所以温养气血，调摄冲任，治病求本，颇有卓效。

附：名医医案选录

一、黄某，女，52 岁。年过大衍，天癸应去而不去。今年来，经行淋沥不尽，少则 10 天，多则 20 多天，这次经来 1 月未止。有认为血热而用固经丸，有认为血虚而用胶艾汤，有认为脾虚而用归脾汤。诸药不能止，怀疑肿瘤，经妇科检查，诊断为子宫出血。宜服中药治疗，因来门诊求治。望其面色红润，形体丰满。问其症，经来 32 天，淋沥不尽，色暗紫，有时夹有血块，腹中隐痛拘急不舒，脉来迟滞不利，舌中有紫斑。病瘀血内阻，欲行不畅，非血热、虚寒引起，故用清热、收涩、补虚诸法治疗无效。治当活血化瘀，但年纪将老，气血渐衰，不任攻破。信《金匮》温经汤法。因为血瘀遇热则行，遇冷则凝，故用温经汤以行其瘀。处方：吴萸 5 克，桂枝 8 克，当归、阿胶（水化服）、白芍各 10 克，桃仁 5 克，红花 5 克，党参 10 克，甘草 5 克，艾叶 5 克。嘱服药 3 剂。说明药后漏血可能会更多，切勿惊怕。因为瘀血必须排泄，瘀尽血自止。药后果然出血比前时多，并有血块，乃瘀血外泄佳象。遂按前方去桃仁、红花，再服 3 剂。漏下停止，腹痛方解。后用八珍汤调理。下次月经来，预服温经汤 2 剂，3 日经尽。以后月经渐少而断，病告痊愈。（张谷才《辽宁中医杂志》）

二、陈某，28 岁。患痛经多年，经期先后无定，色暗有块，又兼久有胃病。切其脉弦细而涩，其面色甚为憔悴，又瘦又黄，食欲减少。乃就平日习用之温经汤作三剂试之。越三日，适经水来而腹不痛，妇甚为异，又延予治，得与原方改党参为红参服三剂，而胃病亦不发。予仍以原方嘱每月经来时服一剂。年终来信鸣谢，并告已生一男矣。（《湖北中医医案选集》）

三、患者 32 岁。结婚五年未孕，婚后经期日趋错后，妇科检查为子宫小。用性激素治疗未效。现已 6 个月未潮，焦思忧虑，饮食日减，精神萎靡，面色枯白，舌淡嫩无苔，脉沉细。证属先天肾气不足，继发心脾亏损，胞虚经闭。治以温肾养心健脾，用大温经汤加减。连服 30 剂，经水来潮，经量亦趋增加，饮食日增。2 个月后经闭，经妇科检查，已然怀孕。（邵文虎《天津中医》）

当归生姜羊肉汤

寒疝，腹中痛及胁痛里急者，当归生姜羊肉汤主之。
当归生姜羊肉汤方：
当归 15 克，生姜 25 克，羊肉 90 克。
若寒多者，加生姜成 90 克；痛多而呕者，加橘皮 10 克，白术 5 克。
产后腹中疠痛，当归生姜羊肉汤主之。并治腹中寒疝，虚劳不足，当归生姜羊肉汤主之。

本方证之病理为血运不畅而偏于里者，故方用当归补血行血，生姜温胃助血运，羊肉补气生血，此为食疗兼药疗之妙方。

其痛多而呕者，多为胃寒有水饮，故加陈皮以温胃除水饮，故呕自止。

附：名医医案选录

周某内人，冬日产后，少腹绞痛，诸医称为儿枕之患，去瘀之药，屡投屡重，乃至手不可触，痛甚则呕，二便紧急，欲解不畅，且更引腰胁俱痛，势颇迫切。急延二医相商，咸议当用峻攻，庶几通则不痛。余曰：形羸气馁，何用攻击？乃临产胎下，寒入阴中，攻触作痛，故亦拒按，与中寒腹痛无异。然表里俱虚，脉象浮大，法当托里散邪，但气短不续，表药既不可用，而腹痛拒按，补剂亦难遽投。信仲景寒疝例，与当归生姜羊肉汤，因兼呕吐，略加陈皮、葱白，一服微汗而愈。（《谢映庐医案》）

芎归胶艾汤

师曰：妇人有漏下者，有半产后因续下血都不绝者，有妊娠下血者。假令妊娠腹中痛，为胞阻，胶艾汤主之。

芎归胶艾汤方：

川芎10克，当归15克，芍药20克，艾叶15克，生地25克，阿胶（烊服）10克，甘草10克。

清酒合水煎，不差，更作。

芎归胶艾汤证之病理，为血虚不足，血运不畅所致的出血证。

胃肠虚寒，血运不畅，故可见腹中痛；血运不畅，血不归经，故可见下血。故方用川芎、当归、芍药活血；艾叶温里止血，若艾叶之力不足，则当更加干姜温里止血；生地、阿胶补血行血；甘草补液，此治其血不足也。本方中当归与白芍的比例为 3:4，据实验证明为最佳比例。

因本方能治各种虚寒性出血，以及内有瘀血且见贫血者，故临床每用于子宫出血、痔出血、外伤后内出血、更年期出血、尿血等虚寒性出血。因其能温化寒湿，和营止痛，故李时珍谓其治虚痢有奇效。

本方与当归芍药散相比，血分药较多，而当归芍药散利水药较多，临证时宜依证择方。

艾叶一药，性温而有收敛止涩的作用，对于虚寒性崩漏所致之腹中隐痛最为适宜。若腹中胀痛，当与化瘀之品同用以清通之；若崩漏属血热妄行，则可与黄芩同用；又可配槟榔以治虚痢；配附子、肉桂、炮姜之属，治脾肾阳虚之腹寒泄泻；配桂枝、苏叶、神曲之属，治外受寒邪、内停食滞之泄泻；配阿胶、侧柏之属，治胃肠出血或呕血；配干姜、附子、肉桂、当归、吴萸、半夏之属，治胃寒痛甚或痛剧致呕者。

附：名医医案选录

于某，女，40 岁，1993 年 11 月 29 日初诊。患者素来月经量多，近月余淋沥不断，某医院诊为功能性子宫出血。经色鲜红，质稀，头晕乏力，腰酸腿沉，口渴，口苦，便干，舌体胖大、边有齿痕、苔白，脉沉、按之无力。此证属于气血两虚夹有虚热。古人云：冲为血海，任主胞胎。今冲任不固，阴血不能内守，而成漏经。治当养血止血，益气养阴调经，方用《金匮》之胶艾汤加味。阿胶珠（烊化）12 克，炒艾叶炭 10 克，川芎 10 克，当归 15 克，白芍 15 克，生地 20 克，麦冬 20 克，太子参 18 克，炙甘草 10 克。服 7 剂而血量大减，仍口苦，腰酸，大便两日一行。于上方中加火麻仁 12 克，又服 7 剂，诸症皆安。（《刘渡舟临证验案精选》）

当归芍药散

妇人怀娠，腹中疙痛，当归芍药散主之。

当归芍药散方：

当归 45 克，川芎 125 克，芍药 250 克，茯苓 60 克，泽泻 125 克，白术 60 克。

上六味，杵为散，取 6～9 克，酒和，日三服。

妇人腹中诸疾痛，当归芍药散主之。

本方证之病理，为血瘀不畅，兼见内有水饮。

胃肠虚寒，血瘀不畅，故可见腹痛绵绵，腹中拘急不适，纳呆不食等；内有水饮，故可见小便不利，足跗浮肿等。

方用当归、川芎行动脉之血运，芍药行静脉之血运，茯苓、泽泻、白术健脾利湿通水道。

临床运用，若症见血与水皆病者，即可用之。临床每用于妇女因月经不调导致之黄褐斑、黑眼袋、晨起面部浮肿、下午下肢浮肿、脱发等。

附：名医医案选录

邵某、眭某二位女同志，均患少腹作痛。邵腹痛，白带多，头晕，诊断为慢性盆腔炎。予以当归芍药散作汤：当归 9 克，白芍 18 克，川芎 6 克，白术 9 克，茯苓 9 克，泽泻 12 克，用数剂后，腹痛与头晕基本消失，白带见少。眭某长期腹痛，小

腹重坠，白带多，头目眩晕。投以当归芍药散作汤用。三诊：腹痛、白带均减，改用少腹逐瘀汤治其白带症。(《岳美中医案集》)

当归散

妇人妊娠，宜常服当归散主之。

当归散方：

当归 250 克，川芎 250 克，黄芩 250 克，芍药 250 克，白术 125 克。

杵为散，酒饮服 6 ～ 9 克，日二服。

妊娠常服即易产，胎无疾苦，产后百病悉主之。

本方证之病理与当归芍药散近，且有肺郁化热。肺郁化热、水道不通，故可见口苦、溲黄。是以方用当归、川芎、芍药活血，黄芩去肺热、行水运，白术健脾利湿。

附：名医医案选录

一妇女三十余，或经住，或成形未具，其胎必坠。察其性急多怒，色黑气实，此相火太盛，不能生气化胎，反食气伤精故也。因令住经第二月，用黄芩、白术、当归、甘草，服至三月尽，止药，后生一子。(《古今医案按》)

白术散

妊娠养胎，白术散主之。

白术散方：

白术 16 克，牡蛎 8 克，川芎 16 克，蜀椒（去汗）12 克。

杵为散，酒服 1.5 克，日三服，夜一服。但苦痛，加芍药 16 克；心下毒痛，倍加川芎；心烦吐痛，不能食饮，加细辛 15 克，半夏 8 克。服之后，更以醋浆水服之。若呕，以醋浆水服之，复不解者，小麦汁服之。已后渴者，大麦汁服之，病虽愈，服之勿置。

本方证之病理，为血瘀不畅，内有水饮。故方用白术健脾利湿，牡蛎逐痰饮、除湿、利水，川芎活血运，蜀椒温中散寒、助血运也。

其加减：但苦痛加芍药者，以其腹痛属静脉血运不畅；心下毒痛倍川芎者，以其动脉血运不畅而瘀于胸中；心烦吐痛、不能食饮加细辛、半夏者，以其痰饮重而积于胸中；用浆水者，以其能调中止呕；用小麦汁者，以其能和胃止呕；用大麦汁者，以其能调中补脾生津液。

其言"病愈服之勿置"者，乃指大麦汁而言，非指白术散也。

麻黄醇酒汤

治黄疸，麻黄醇酒汤主之。

麻黄醇酒汤方：

麻黄 45 克。

上一味，以美清酒 1 升，煮取半升，顿服尽，冬月用酒，春月用水煮之。

本方与阳明篇治诸黄之方相比，彼等为阳明反抗太过，发热血瘀，使血与水皆不行而成黄疸；本方所主者，则为机体机能不振，致血寒水郁而为黄疸也。故本方用麻黄、清酒促血运、行水运，血运、水运畅通，自然黄疸得愈。

甘草麻黄汤

里（皮）水，越婢加术汤主之，甘草麻黄汤亦主之。

甘草麻黄汤方：

麻黄 20 克，甘草 10 克。

重覆汗出，不汗，再服，慎风寒。

其言"里水"者，当为"皮水"之误也。

本方证之病理，为水运不行，郁而成水肿。水湿不行，故可见眼睑肿胀，甚或下垂而致视物困难。方重用麻黄，以活水运、发汗利小便，使水道畅通而水郁自去。

临床每加法夏，甚者更加附子、细辛之属。

麻黄杏子汤

水之为病，其脉沉小，属少阴；浮者为风；无水，虚胀者，为气。水，发其汗即已。脉沉者，宜麻黄附子汤；浮者，宜杏子汤。

麻黄杏子方：

麻黄 15 克，杏仁 15 克，甘草 10 克。

本方证之病理与麻黄甘草汤证近，然偏于肌表水运不畅，故脉浮也。以二者病理相近，故用药亦相近也。

麻黄附子甘草汤

少阴病，得之二三日，麻黄附子甘草汤发微汗。以二三日无证，故微发汗也。

麻黄附子甘草汤方：

麻黄 10 克，炮附子 5 克，炙甘草 10 克。

水之为病，其脉沉小，属少阴；浮者为风，无水，虚胀者，为气。水，发其汗即已。脉沉者，宜麻黄附子甘草汤；浮者，宜杏子汤。

麻黄附子甘草汤证之病理，为表闭而里怯，为麻黄汤之更进一层，即俗谓之阳虚外感。

其言"少阴病"者，即言其人脉微细，但欲寐。其人里虚寒，故脉微细；表因寒而闭，毛孔无法协助肺吸入氧气，故可见嗜睡，此与麻黄汤证之嗜睡同理。血运不畅，不能达表，故可见肢厥；血运、水运不畅，则水肿，此与麻黄汤证之不肿同理。是以明乎麻黄汤证之病理，即可明麻黄附子甘草汤证之病理。以其人表闭怯，故虽见感冒症状而多不发热，且脉见沉迟而缓，与麻黄汤证刚好相反。

麻黄附子甘草汤之药理：本方与麻黄汤相比，以里怯更甚，用桂枝已不足以温之，故改用附子也。是以方用麻黄强心、开肺气以解表，附子强心、促血运以温里，两解表里之血运不畅；用甘草安肠补液。血运、水运既畅，则肢冷、喘促、但欲寐、头痛等症皆愈；血运、水运皆畅，自然汗出而小便利，故水肿自除。

以该汤能强心、活血、行水，是以陈潮祖教授谓其为阳虚寒凝之主治。常用此方治阳虚不足（里怯）之人，受寒袭之后所见之暴哑喉痛、外感耳聋、受寒暴盲、鼻塞流涕、喘咳胸闷等。临床也有合真武汤用之。

本汤与真武汤相比，真武汤为阳虚水郁，本方则为阳虚寒凝。

附：名医医案选录

佐景曰：余尝治上海电报局高鲁瞻君之公子，年五岁，身无热，亦不恶寒，二便如常，但欲寐，强呼之醒，与之食，食已，又呼呼睡去。按其脉，微细无力。余曰：此仲景先圣所谓之少阴之为病，脉微细，但欲寐也。顾余知治之之方，尚不敢必治之验，请另乞诊于高明。高君自明西医医理，能注射强心针，顾又知强心针功能取效于一时，非根本之图，强请立方。余不获已，书：熟附片八分，净麻黄一钱，炙甘草一钱。与之，又恐其食而不化，略加六神曲、炒麦芽等消食健脾之品。次日复诊，脉略起，睡时略减。当与原方加减。五日而痧疹出，微汗与俱，疹密布周身，稠逾其他痧孩。痧布达五日之久，而胸闷不除，大热不减，当与麻杏石甘汤重剂，始获痊愈。一月后，高公子又以微感风寒，复发嗜寐之恙，脉转微细，与前度仿佛。此时，余已成竹在胸，不虞其变，依然以麻黄附子甘草汤轻剂与之，四日而瘥。（《经方实验录》）

麻黄附子细辛汤

少阴病，始得之，反发热，脉沉者，麻黄附子细辛汤主之。

麻黄附子细辛汤方：

麻黄 10 克，炮附子 5 克，细辛 10 克。

麻黄附子细辛汤证之病理，为表闭里怯而有寒饮。

本病见麻黄附子甘草汤证，即脉微细、肢冷、但欲寐；又见痰多，或睡时口中有痰涌出等内有寒饮证。故方用麻黄附子汤加辛温升散，能涤三焦寒饮之细辛。用时若恐细辛辛升太过，可减其量，而加生姜、半夏之属。

喉部血运、水运不畅，故可见咽痛痰多、吞咽如有阻塞之少阴喉痹证，前人谓此为"口内少实火"，即虚火上炎。虚火郁结于喉，甚者寒凝气滞，壅于颈侧而为瘿，宜用本方加肉桂以治之。若误投以寒凉，则邪聚益甚。

条文虽言"反发热，脉沉者"，但临床所见，此类阳虚感冒者，虽外感表证具备，但多不发热也。赵明锐先生运用本方时，多去麻黄，而加白术、炙甘草，且谓应手即效。

本方与桂枝加附子汤比较，本方为治表闭里怯者，其人多表闭无汗；桂枝加附子汤为治表虚里怯者，其人多表虚有汗。

本方与理阴煎比较。虚人感冒，表闭里怯，津伤不甚者，宜用麻黄附子甘草汤或麻黄附子细辛汤；若津伤甚者，当用理阴煎。

张景岳曰：真阴不足或素多劳倦之辈，因而忽感寒邪不能解散，或发热，或头身疼痛，或面赤舌焦，或虽渴不喜冷冻饮料，或背心肢体畏寒，但脉见无力者，悉是假热之证……宜速用此汤，照后加减，以温补阴分，托散表邪。方用：熟地9～21克或30～60克，当归6～9克或15～21克，炙甘草3～6克，干姜（炒黄色）3～9克，或加肉桂3～6克。加减如下：命门火衰，阴中无阳，加附子、人参；外感风寒，邪未深入，但见发热身痛，加柴胡6克；寒凝阴盛而邪气难解，加麻黄6克；阴盛之体，外感寒邪，恶寒脉细，加细辛3～6克，甚者再加附子3～6克，或并加柴胡以助之；阴虚内热，宜去姜、桂，单用三味，或加人参；脾肾两虚，水泛为痰，或呕或胀，加茯苓4.5克，或加白芥子1.5克；泄泻不止，少用当归或去之，加山药、扁豆、吴茱萸、补骨脂、肉豆蔻、附子之属；腰腹疼痛，加杜仲、枸杞；腹胀疼痛，加陈皮、木香、砂仁之属。

理阴煎其实为麻附细辛汤加减，以其血与津伤，故加当归、熟地以补津血。

附：名医医案选录

一、友人周巨中君之二女公子，处年三龄，患恙沉迷不醒，手足微厥。余诊之，脉微细，承告平日痰多，常有厥意，必剧吐而后快。余曰：诺，疏麻黄附子细辛汤，加半夏、生姜与之。嘱服一剂再商。及次日，周君睹孩精神振作，不复沉迷。又值大雨滂沱，遂勿复邀诊，仍与原方一剂。三日往诊，手足悉温，唇口干燥，由阴证转为阳证。余曰：无妨矣，与葛根、花粉、桑叶、菊花轻剂，连服二日瘥愈。以后余逢小儿患但欲寐者多人，悉以本法加减与之，无不速愈。人见本方药味之少，窃窃以为怪，是皆未读经书、未从名师之故也。（《经方实验录》）

二、1973年夏，余带教于门诊，有锅炉工蒋某求治。自诉午夜上班，高温操作，大汗淋漓，周身湿透。工余小憩，先以冷水冲渍，后卧车间门通风处，但求快意。讵料突感身冷汗收，乃急入车间，继续操作，遂周身不适，困顿不支。自此之后，每逢午夜，即觉畏寒，其寒似从骨髓而出，虽加衣被，亦无济于事，必持续一二小时，始自转温。即令熟睡，亦必于此际冻醒，针药迭进，历时1月，症状未曾消失。余细思之，畏寒起于午夜，且定时而作，得毋与体内阴阳循行有关耶？《素问·金匮真言论》曰：平旦至日中，天之阳，阳中之阳也；日中至黄昏，天之阳，阳中之阴也；合夜至鸡鸣，天之阴，阴中之阴也；鸡鸣至平旦，天之阴，阴中之阳也。故人亦应之。其病初发，适逢午夜，三阴将尽，一阳欲萌，突被水渍，又感寒风，以阴遇阴，阴气更盛，阳为阴伏，欲萌难伸，故畏寒依时而作矣。因疏以麻黄附子细辛汤，取麻黄发散表邪，使一阳畅达；佐以附子、细辛温经入里，更散三阴之寒。嘱服3剂，试观效果。半月后追访，药服1剂，畏寒即减，病者知其有效，继服2剂，竟得康复。(《三湘医萃医话》)

三、高某，男，46岁，汪湛村农民，1973年12月5日初诊。病史：自认其牙痛奇怪，特殊，有时非常严重。痛时右部同侧的耳朵伴偏头及颜面皆痛，坐卧奔走，无法求对，彻夜不能睡眠，饮食均停，二便皆火，时轻时重，但重时多轻时少，如急躁生气马上病情加重。经县、社医院数医多方医治而未根治，今又剧痛一昼夜，深恐复旧加重，前来就诊。患者心情急躁，动作自如，身材中等，色萎消瘦，舌苔稍腻不干，思想负担很重，怕病情发展，语言轻微，时而叹气，脉象微数而带弦，宗他人经验处以麻黄附子细辛汤加味。方药：麻黄10克，附子10克，细辛10克，生石膏16克（左侧痛加龙胆草16克，右侧痛加生石膏16克）。水煎服。当日服一煎，夜能入睡。二日服一煎，疼痛未作而告痊愈。讨论：一般牙痛局部内外易肿，牙龈容易化脓。本病例波及面大，参看前医处方有的方法很好，为何疗效不满意？回忆自己见过一例顽固性三叉神经痛患者吴某，经济有为，交际有人，择药选医皆便，后到太原大医院治疗，经日本医生切断三叉神经，花了很多钱也未能彻底治好。此例与高某之病大致相同，余也按三叉神经痛治之，果验。方中细辛10克已超过3钱，服者无恙，现代报道细辛亦有用至15克者，可见古人云"细辛不过钱"之说欠妥。（《名老中医阎镛疑难病医案医话》）

四、李某，男性，年龄四十二岁。病水肿症三个月，曾先后经五皮、五苓、羌活、防风散，车前、木通等利尿药多剂，均未获效，乃延业师颜芝馨诊治。时患者忌盐已久，胃不思纳，精神疲惫不振，动则气促，目眶浮肿似卧蚕状，腹鼓膨大，按之软而不胀，两足浮肿，大便溏薄，小溲短少。察其面容苍白，舌质淡白而苔薄白，诊脉沉迟。询其起病原因，常因工作栉风沐雨，卧于湿地，兼常食冷菜冷饭。颜师根据上述情况，认为病因脾胃受困，寒湿内闭，胸痹气郁失于运行。肺失清肃，故小便少；脾失健运，故腹膨。治当温通元阳，以麻黄附子细辛汤并治太阳、少阴。处方：生麻黄6克，厚附子9克，细辛1.5克。二剂后汗出，溲长，气促稍平，脉迟，舌淡苔退，改用当归补血汤调元神培气血，真武汤暖肾脏去寒湿。处方：生黄芪30克，当归、厚附子各6克，茯苓12克，生白术、炒白芍各9克，干姜3克。连进五剂，肿退，腹鼓消失，痊愈。颜师曰：此病腹鼓膨大，病虽严重，幸按之尚软，若坚硬而起青筋，则为肝脏络瘀不通，非此方所以奏效。（《中医实践经验录》）

白通汤

下利，脉沉而迟，其人面少赤，身有微热，下利清谷者，必郁冒，汗出而解，病人必微厥。所以然者，其面戴阳，下虚故也。

少阴病，下利，白通汤主之。

白通汤方：

生附子8克，干姜8克，葱白4茎。

本方证之病理为里寒表郁。胃肠虚寒，故见下利、脉沉迟；血运不畅，故见四肢厥冷；外有表郁，故见身有微热、面少赤。方用生附、干姜温里除寒，葱白发汗解表。

葱白能解表发汗，即俗谓"葱白通阳"者，谓其能通津液以发汗通阳，是以本方谓之"白通汤"。日常治感冒时，常用葱白、生姜煎浓汤发汗，即此理也。

条文云：少阴病，脉微者，不可发汗。本方用葱白发汗，故其人之脉必不微，且外有表证。此与下文少阴病下利，脉微而误用白通汤，致病转为通脉四逆汤加猪胆汁汤证比较可明。

后文通脉四逆汤中，面赤加葱白者，也因葱白有通阳发汗之功。其所以"面赤"者，为表受寒而气血不通，气血郁于面部，故见面赤。此与桂枝麻黄各半汤证中所谓"面色反有热色者，未欲解也"及"设面色缘缘正赤者，阳气怫郁在表，当解之、熏之"之面赤同。

附：名医医案选录

一、患者姜某，男，49岁，1976年11月18日初诊。患者下痢已三载，服中药近百副，但效果欠佳。下痢色青，腹痛即便，便后舒畅，西医谓其结肠过敏所致，但治之亦乏良效。查其舌淡苔白，有齿痕，脉沉细。此为脾肾阳虚、阴寒偏盛之证。投以白通汤原方治之，以观后效。处方：干姜12克，附片（先煎）10克，葱白6根，3剂，水煎服。三日后复诊，下痢大减，便色转黄，舌淡苔白，脉缓。上方加灶心土30克，继服3剂。11月26日三诊：言服上方后下痢已止，腹亦不痛，唯增口渴、烦躁之症，遂予上方去附片，加炒白芍15克，继服4剂巩固疗效。12月2日四诊：下痢一直未作，口渴、烦躁亦不明显，嘱其长用人参健脾丸以资善后。按：白通汤功擅破阴回阳，宣通上下，药专力大。本方名曰白通，谓葱白能通阳气故也。该方贵通阳之气，治少阴虚寒下痢，用之得当，确有良效。（《赵清理郁证调治与医案医话》）

二、刘某，男，12岁，学生。每晨起头痛绵绵，自汗，精神倦怠，畏寒喜热，舌淡苔白，脉沉细无力，至中午不治则自愈。请某中医诊治，按气虚头痛，屡治无效，严重影响学习。笔者按阳虚头痛，用白通汤加炙甘草，两剂而愈。处方：熟附子6克，干姜4.5克，炙甘草4.5克，葱白2枚。（刘宇《山东中医药大学学报》）

三、余在临证当中遇阳虚寒凝而便闭不通者，用白通汤（附子30克，干姜10克，葱白4寸）治疗，其效甚捷。盖白通汤主少阴病下利，但临床实践亦确能温通泻下。此乃变法。（《中医杂志》）

甘草干姜汤

肺痿，吐涎沫而不咳者，其人不渴，必遗尿，小便数。所以然者，以上虚不能制下故也。此为肺中冷，必眩，多涎唾，甘草干姜汤以温之。若服汤已渴者，属消渴。

甘草干姜汤方：

甘草（炙）31克，干姜（炮）15克。

甘草干姜汤证之病理，为血运不畅，脏器功能低下，即偏重于脏器虚寒。

肺脏虚寒，肺部血瘀，则可致水运不行、水道失调，故可见眩而多涎唾；肾脏虚寒，则小便失去控制，故可见遗尿、小便数；脾胃及肠虚寒，故可见泄泻；脾虚寒，不能统血，故可见衄血、便血。

甘草干姜汤之药理：其用干姜者，以干姜味辛性热，能兴奋人体脏器之机能，消除机能之麻痹，使其恢复正常；其用炙甘草且双倍于干姜者，以机能兴奋，活动加速，耗津则多，故宜重用炙甘草补津，且甘草又能使干姜之热力更为持久。

服药之后，肺肾得温则血运、水运得畅，故眩、涎唾自止，小便自常；脾、胃、肠得温，则泄泻、衄血、便血自止。以上等等，皆热药之功也。本节所举甘草干姜汤治肺痿仅为其作用之一也。

其言"服汤已渴者，属消渴"者，盖甘草干姜汤为热药，若其人为虚寒者，自然药到病除，即有渴者，亦较为轻微；若其人胃肠素热，医者辨证失误而更服热药，其人必胃热更甚而见燥渴也，故曰属"消渴"，其治当以白虎汤之属清其胃肠之热。

附：名医医案选录

一、聂某，女性，45 岁。1951 年春，产后失调，体渐瘦羸，面色苍白，头眩晕，时唾白沫，咽干口淡，夜不安卧，舌无苔少津液。前医误认为血亏阴伤，曾以大剂养血滋阴，佐以化痰之剂，治疗旬余而病不减，唾沫增剧，神疲体乏。余诊其两脉细缓，右寸且弱，证属肺痿，遵仲景法，投以甘草干姜汤，暖中摄液。处方：干姜 6 克，甘草 15 克。晨进一剂，日方午唾大减。再进一剂，唾沫停止，安然入睡，翌日方醒，续进滋肺补气之剂，调养数日而愈。（张应瑞《江西中医药》）

二、刘君，30 岁，小学教师。患遗尿甚久，日则时有遗出，夜则数遗无间，良以为苦。医咸认为肾气虚损，或温肾滋水而用桂附地黄丸，或补肾温涩而用固阴煎，或以脾胃虚寒而用黄芪建中汤、补中益气汤，其他鹿茸、紫河车、天生磺之类，均曾尝试，有效有不效，久则依然无法治。吾见前服诸方，于证未尝不合，何以投之罔效？细诊其脉，右部寸关皆弱，舌白润无苔，口淡，咳唾涎，口纳略减，小便清长而不时遗，夜为甚，大便溏薄。审系肺脾肾三脏之病，便补肾温脾之药，服之屡矣，所未服者，肺经药耳。复思消渴一证，肺为水之高源，水不从气化，下注于肾，肺虚不能制约，则关门洞开，是以治肺为首要，而本证亦何独不然。景岳云："小水虽利于肾，而肾上连肺。若肺气无权，则肾水终不能摄，故治水者必须治气，治肾者必须治肺。"本证病缘于肾，因知有温肺以化水之治法，又甘草干姜汤原有治遗尿之说，更为借用有力之依据。遂疏予甘草干姜汤。处方：炙甘草 24 克，干姜（炮透）9 克。3 日后，遗尿大减，涎沫亦稀，再服 5 日，而诸症尽除。然以 8 日服药 16 帖，竟愈此难治之症，诚百始料所

及。（赵守真《新中医》）

三、阎某，男性，21岁。素患鼻衄，初未介意。因长途出车，车生故障，修理三日始归家，当晚六时许开始衄血，势如泉涌，历五个多小时不止，家属惶急无策，深夜叩诊。往视之，见患者头倾枕侧，鼻血仍滴沥不止，炕下盛以铜盆，血盈其半，患者面如白纸，近之则冷气袭人，抚之不温，问之不语，脉若有若无，神志已失。急疏甘草干姜汤：甘草9克，炮干姜9克，即煎令服。二小时后手足转温，神志渐清，脉渐出，能出语，衄亦遂止。翌晨更与阿胶12克，水煎，日服二次。后追访，未复发。（《岳美中医案集》）

干姜附子汤

下之后，复发汗，昼日烦躁不得眠，夜而安静，不呕，不渴，无表证，脉沉微，身无大热者，干姜附子汤主之。

干姜附子汤方：

干姜15克，生附子15克。

顿服。

干姜附子汤证之病理，为血运不畅，脏器功能低下。其与甘草干姜汤证相比，血运不畅更甚。

血运不畅，血与津不足以营养全身，神经不得血与津之养，故其人可见烦躁。昼日因肢体需血较多，脑神经不得养程度更重，故可见昼日烦躁；夜安静者，以人体休息，肌体所需之血相对昼日较少，脑神经得血与津养较多而略为安静也。血运不畅，脑部神经不得血养，故可见头痛，即前人所谓之"阳虚头痛"，此类头痛多喜热敷，且兼见阳虚之证。血运不畅，故可见四肢厥冷、脉微细而沉、但欲寐之少阴证。脏器功能低下，胃肠虚寒，故可见下利。胃寒而胃肌痉挛，故可见干呕。

干姜附子汤之药理：方用附子强心、促血运，干姜温脏器、助血运。血运得畅，脏器得温，则诸症皆愈。

附：名医医案选录

李东垣治一人，恶热目赤，烦渴引饮，脉七八至，按之则散，此无根之火也。与姜附加人参，服之愈。（《名医类案》）

四逆汤类

少阴病，脉沉者，急温之，宜四逆汤。

四逆汤方：

生附子8克，干姜12克，炙甘草15克。

大汗出，热不去，内拘急，四肢疼，又下利厥逆而恶寒者，属四逆汤证。

大汗，若大下利而厥冷者，四逆汤主之。

霍乱呕吐，下利清谷，手足厥冷，脉沉而迟者，四逆汤主之。

吐利汗出，发热恶寒，四肢拘急，手足厥冷者，四逆汤主之。

既吐且利，小便复利，而大汗出，下利清谷，内寒外热，脉微细欲绝者，四逆汤主之。

呕而脉弱，小便复利，身有微热，见厥者难治，四逆汤主之。

病发热头痛，脉反沉，若不差，身体疼痛，当救其里，宜四逆汤。

少阴病，饮食入口则吐，心中温温欲吐，复不能吐，始得之，手足寒，脉弦迟者，此胸中实，不可下也，当吐之。若膈上有寒饮，干呕者，不可吐也，当温之，宜四逆汤。

伤寒，医下之，续得下利，清谷不止，身疼痛者，急当救里；后身疼痛，清便自调者，急当救表。救里宜四逆汤，救表宜桂枝汤。

下利腹胀满，身体疼痛者，先温其里，乃攻其表。温里宜四逆汤，攻表宜桂枝汤。

恶寒，脉微而复利，利止亡血者，四逆加人参汤主之。

四逆加人参汤方：

生附子8克，干姜12克，炙甘草15克，人参8克。

发汗，若下之，病仍不解，烦躁者，茯苓四逆汤主之。

茯苓四逆汤方：

生附子8克，干姜12克，炙甘草15克，人参8克，茯苓30克。

少阴病，下利清谷，里寒外热，手足厥逆，脉微欲绝，身反不恶寒，其人面色赤，或腹痛，或干呕，或咽痛，或利止，脉不出者，通脉四逆汤主之。

通脉四逆汤方：

生附子13克，干姜24克（强人可至30克），炙甘草10克。

其脉即出者，愈。面色赤者，加葱9茎；腹中痛者，加芍药15克；呕者，加生姜15克；咽痛者，加桔梗8克；利止脉不出者，加人参15克。

下利清谷，里寒外热，汗出而厥者，通脉四逆汤主之。

少阴病，脉细沉数，病为在里，不可发汗。

少阴病，脉微，不可发汗，亡阳故也。阳已虚，尺脉弱涩者，复不可下之。

少阴病，咳而下利谵语者，被火气劫故也，小便必难，以强责少阴汗也。

少阴病，但厥无汗，而强发之，必动其血，未知从何道出，或从口鼻，或从目出，是名下厥上竭，为难治。

下利气者，当利其小便。

下利清谷，不可攻表，汗出，必胀满。

少阴病，下利，脉微者，与白通汤。利不止，厥逆无脉，干呕烦者，白通加猪胆汁汤（通脉四逆汤加猪胆汁汤）主之。

通脉四逆汤加猪胆汁汤方：

生附子13克，干姜24克（强人可至30克），炙甘草10克，人尿10毫升，猪胆汁10毫升。

服汤，脉暴出者死，微续者生。

本条《伤寒论》原文所用之方为白通加猪胆汁汤方。然从条文来看，其人之脉本微，《伤寒论》少阴篇云："少阴病脉微，不可发汗。"本证见下利、脉微，故不能用白通汤发汗。若误用白通汤，则其人可因血运赴表误汗而里更加虚寒，故见下利；胃肠虚寒极则可见呕，胃寒则神经不得津养而烦，此与吴茱萸汤证之呕而烦同理；汗血同源，误汗则血伤且虚寒更甚，故又可见厥逆无脉也。是以文中所言"利不止，厥逆无脉，干呕烦"等皆误汗所致也。因其为误汗而致里极阴寒，故宜用通脉四逆加猪胆汁急救也。

此近代医家胡希恕先生之考证。

吐已下断，汗出而厥，四肢拘急不解，脉微欲绝者，通脉四逆加猪胆汁汤主之。服后其脉即来。无猪胆，以羊胆代之。

四逆汤证之病理，为脏器（尤其是心脏）功能低微。其主要表现有：

一、心脏功用不足，血运不畅，四肢得血少则厥逆、疼痛、拘急，其剧者爪甲皆青；肌肉、皮肤血运不畅则身疼痛；心脏虚寒不足，可见心动悸，即心慌心跳、惊悸不安；心衰之后，心阳一虚，可出现背恶寒，甚至在高热情况下，出现背恶寒，即背后发冷，范围局限在后心处，必须用参附温心阳；心衰之后，肺部瘀血，组织缺氧，故见短气不足；心脏功用不足，则脉可见微细。

二、胃肠寒即胃肠机能低微，则朝食暮吐、下利泄泻，其剧者二便不通、胸膈痞满、饮食不下、时时欲呕，此即俗谓之"阴结"，常用四逆汤加半夏、硫黄（半硫丸）以止呕、温肠通便。其大便闭、胸膈满、时欲呕之症与大承气汤证近，然大承气汤证者，多小便数而消食善饥也。

三、血管功能低下，则吐血、衄血、大便下血。

四、神经不得血与津养则精神萎靡、懒于言语、烦躁，中枢神经失养则可见种种脑危象。

以上种种，皆人体机能低微所致。

至末三节所言者，明言少阴里病而无表证者，不可发汗也。若医者不知，强发其汗，则可见种种变证，如小便难、口鼻眼或身体他处出血，此时宜用通脉四逆汤加猪胆汁汤救其急。若医者仅见其下利而不见脉微，用白通汤发其汗，利不得止而津更伤，故可见厥逆而无脉、干呕而烦，故用通脉四逆汤救阳而补津液。

四逆汤之药理如下。

本方用干姜甘草汤振奋脏器机能，更加附子强心、促血运。脏器功能正常，血运得畅，肌肤及神经得养，则诸症均愈。

其加减：加葱白者，以体表受寒，气血流通不畅，血瘀于上（即阳格于上）而面色赤，似热象；加芍药者，以腹中静脉血运不畅而腹痛；加生姜者，以胃寒生水饮而呕，其甚者当更加半夏；加桔梗者，以痰饮积于咽部而咽痛；加人参者，以血与津不足所致利止脉不出、利止亡血，人参能大补真阴，补充体液，强心救脱，此与白虎汤加人参之理同，然必无表证者方可用之；加猪胆汁者，以体液大伤而致四肢拘急不解，然而甘草之力缓，猪胆汁之成分与人的体液相近，故加之急补其液，今则可输液以补其不足；又若心脏虚性兴奋，一息七八至，则当加磁石，因磁石能镇静，与附子同用，强壮心脏之功仍在而心脏虚性兴奋得止；若出现脑危象，则当加滋养神经之特效药——萸肉。

四逆汤能强心、促血运，故临床又常合生脉饮、白及之属，治老年斑及各种心脏病，如心脏衰竭、休克、心肌梗死、心室缺损等。

四逆加人参汤，王修善老中医以"四味回阳饮"名之，并以之治缩阳证。《王修善临证笔记》中另载有治缩阳证之针法，现录之备考。其法：用针刺左足拇趾泉纹中心，出血一点即安，再不复发。

症有轻重。轻者，用干姜甘草汤、干姜附子汤；重者为四逆汤、四逆加人参汤、白通汤、通脉四逆汤、通脉四逆加人参汤；若其人体液大伤，则用通脉四逆加猪胆汁汤。

茯苓四逆汤证为四逆加人参汤证误治之救误法。盖其证本为四逆加人参汤证，医者见病者恶寒，误阳虚为表实而汗之，汗多亡阳则手足厥冷、脉微而复利。医者见病不解，犹误其证为肠热极下利，如大承气汤之少阴急下证，而更下之，则更伤津。苦寒攻下则脏器功用低微，血运不畅，神经不得血与津养，则烦躁；水运不畅，则小便不利。故方用四逆加人参汤峻补其阳以生津，更加茯苓健脾、行水运、补阴津而止烦躁。故就治"汗多亡阳"而论，通脉四逆汤之功不及茯苓四逆汤。临床每可合两汤而用之。

茯苓四逆汤证所见之烦躁，为阳虚烦躁，与大青龙汤证、大承气汤证等因实热津伤所致之烦躁不同。虽同为因津伤而神经不得养所致，然起因不同，治法亦不同。不能误投苦寒清心之药，抑制动脉血运，即俗谓"阳气"；亦不能投养阴宁静之药，即重镇安神之药，阻滞动脉血运。本处重用茯苓，与酸枣仁汤之用茯苓相同，为补津安神、滋润神经之意。神经得滋养则烦躁自止，用人参亦强心、补津而止烦躁。

以茯苓四逆汤功能温里行水，通阳渗湿，故临床又每用于四逆汤证又兼见水肿者，即阳虚水肿也。

附子一药，辛温有毒，故用附子时，多和生姜同用（易上火者，须配牛膝以引火下行），且须先煎。陈潮祖教授的经验为每10克先煎20分钟，先煎时间随药量而增减。这是因为乌头类植物的有毒成分为乌头碱，口服0.2mg即能使人中毒，口服3～5mg即可致死。乌头碱经煎煮后，水解成较弱的苯酰乌头原碱和乙酸，苯酰乌头原碱又可进一步分解为毒性极低微的乌头原碱和苯甲酸，故煎煮时间越长，毒性越低，经3～4小时的煎煮，乌头碱基本被完全破坏，故炮制得法，方可大量用之。又附子无姜不燥，阳虚阴盛未至四逆，舌质虽淡不甚、苔虽白而不厚者，干姜可酌情少用，反之可加至与附子等量。甘草之用量则以不超过附子之一半，大体与干姜相等为度。又阳虚阴盛之人，初服辛温大热之药，常有心中烦躁，鼻出黑血，喉干，目涩或赤，咳嗽痰多，面目及周身浮肿，或腹痛泻泄，或更加困倦等症。此等皆非药误，乃药力运行之身体反应也。其最理想之反应当为周身暖和，舌质、面色均现红润。

附子之种类甚多，其用有别。祝味菊先生云：温扶元阳首推黄附，沉寒固冷可用生附，麻醉心痛则乌头最灵，峻热回阳则天雄可取。附子制法虽属不同，其区别亦不外烈性之轻重有差耳。服用各类附子，必须先以热水煎煮至半小时以上，再纳他药同煎，则附子之麻味消失，虽温而勿僭矣。川产黄附片为盐卤所制，其性纯正，故称佳品。

附子之用，在于强心、促血运，在于振起器官功能之衰沉，此为用附子之必要条件。若病人无任何器官功能之衰减，则无用附子之必要，勉强用之，其祸立至，故治出血证时尤当注意。仲景黄土汤治先便后血，并治吐血、衄血，此方虽有炮附子，但配伍之药为生地、阿胶、黄芩、甘草、白术、黄土等，与附子调剂，不为祸害也。是以血证用附子者，当遵黄土汤之方义也。又乌头中毒的症状多为心律失常及其他一系列症状，以其毒为热毒，故《步入中医之门》中有提及以双黄连注射液抢救，其效极佳。双黄连注射液之主要成分为金银花、黄芩之属，以寒治热也。

附：名医医案选录

一、一人缩阳，日久不愈，以四味回阳饮一剂愈。党参15或30克，附子、炮姜各6克，炙甘草5克。水煎服。(《王修善临证笔记》)

二、王某，男，14岁，兰州市人，兰州医学院职工家属。1977年11月4日初诊。患者自小尿床，经久不愈，多方治疗无效。别无不适之感，尿床时也不做梦，脉平。方用：附子3克，干姜8克，炙甘草6克，党参9克。水煎，分二次服，三剂。二诊：患者服上药三剂后，已不尿床，故再未及时来诊治。但从1978年元月开始，近几日来又有尿床发生，仍用上方三剂。之后，再未发生尿床现象。体会：肾司二阴，而肾阳司开合。患者无梦尿床为肾阳虚，阳虚则开合不得，故在夜间阴盛时阳更显其虚而出现尿床现象。用本方以温肾阳，加党参以其尿床日久而气阴两虚之故。本方治无梦尿床甚多，也屡用屡效，特举一例说明之。（《古方新用》）

三、吴某，男，新生儿，55天，成都某厂职工之子。1957年7月来诊。患者足月顺产，初生即周身发黄。现已55天，体重1.5公斤，身长30多厘米。身面长满黄色绒毛，长约1厘米，皮肤晦黄不退，精神萎靡，四肢不温，皮肤干涩，头发稀疏、黄糙，生殖器肿大。虽值炎夏，还须棉花厚裹。稍受微风或惊动，皆易引起呕吐。某医院诊为先天不足，未予治疗。范老认为临床罕见，殊难入手。其母再三恳求，方同意试治。询知其妊娠期间身体状况，得知怀孕后，嗜饮大量浓茶，每日约5～6磅，连茶叶均嚼食之。故脾阳受伤，湿从内生，湿邪久羁，遗于胞胎，致新生儿先天亏损，脾肾阳气衰微，气亏血败，经遂受阻，胆液浸淫，溢于全身肌肤，故发为胎黄，日久不退。精神萎靡，四肢不温，头发稀疏而黄糙，亦显为少阴阴盛阳微之征。法宜破阴回阳，通脉四逆汤加味主之，配以针砂散祛脾胃之温浊。处方一：制附片（久煎）15克，干姜15克，甘草10克，辽细辛1克，葱白30克。处方二：针砂散：针砂、硼砂、绿矾、白矾、神曲、麦芽、木通、广香、甘草各10克，共为细末。每日晨用米汤灌服0.6克，连服20日。月余后，患儿身黄退，体重略增，逗之能笑。遂停药，嘱细心调养，此后逐渐健康成长。1978年12月18日追访：患儿已长成人，参加工作，体重110斤，身高1.64米，喜爱体育运动，在中学时为业余足球运动员。（《范中林六经辨证医案选》）

四、40年前，吾曾在经坊煤矿遇到一少年患者，表现为头项强痛，发热恶寒，一派太阳病证。似觉辨证容易，遂用辛凉解表药。3剂后，热象增重，体温不减，引起我的思索。观其证是太阳病，为何用治太阳病的方剂无效呢？再详细观察，始见患者两眼瞳孔散大至角膜边缘，这是真阳外现的假太阳病。瞳孔散大指出判断路线，随即用四逆汤加山萸肉2两。方用：附子10克，干姜15克，甘草10克，山萸肉60克。1剂脉静身凉，后服3剂而愈。此病例提示我们，三阳皆热，三阴皆寒是一般规律，亦有三阴之热的特殊现象，必须认真分辨。三阳皆热是邪热，三阴之热是真阳外越的现象。（《刘绍武三部六病传讲录》）

【按】刘老认为，病人有三个危险证候：脑死、心死、肺绝，均不容忽视。瞳孔散大是脑死先兆，脉微欲绝是心死之象，呼吸短促是肺绝之候，这都关乎病人的生死存亡，必须认真诊治，否则祸不旋踵。

五、谭长春，男，45岁。患疟疾，经治多日痊愈。曾几何时，又突发热不休，但口不渴，喜拥被卧，神疲不欲动。此类病久正虚之证，治宜温补。无如医者不察脉证虚实、病情真假，只拘泥于翕翕发热而用麻桂妄汗之，遂致漏汗不止，身不厥而外热更炽，唯踡卧恶寒，厚被自温。病家仓皇无计，由族兄某建议邀吾。至时，人已不能言，汗犹淋漓，诊脉数大无力，面赤，身壮热，舌白润无苔，不渴不呕。审系阴寒内盛，阳气外格，属诸戴阳一证。治宜回阳抑阴，阳回则阴和，阴阳和则汗敛也。因思《伤寒论》中之通脉四逆汤及茯苓四逆汤皆回阳刚剂，若以汗多亡阳论，则通脉四逆汤又不如茯苓四逆汤回阳止汗之力大，遂用大剂茯苓四逆汤以图挽救。茯苓八钱，生附六钱，干姜五钱，野参（另蒸兑）四钱，炙甘草三钱，煎好，另加童便半杯冲服。上方实系通脉四逆、茯苓四逆两方化裁而合用之。一日夜进药三帖，午夜发生烦躁，刹那即止，渐次热退汗停，按脉渐和有神。次晨口能言一二句，声音低微，气不相续，此时阳气虽回，气血犹虚，改进十全大补汤（桂枝易肉桂）温补气血。后又随加补骨脂、益智仁、巴戟、杜仲等温养肾元，服药半月，病体全复。（《治验回忆录》）

大乌头煎

腹痛，脉弦而紧，弦则卫气不行，即恶寒，紧则不欲食，邪正相搏，即为寒疝。绕脐痛，若发，则自汗出，手足厥冷，其脉沉弦者，大乌头煎主之。

大乌头煎方：

乌头 30 克。

水 600 毫升，煮取 200 毫升，去渣，内蜜 400 毫升，煎令水气尽。强人服 140 毫升，弱人服 100 毫升，不差，明日更服，不可日再服。

乌头为附子之母，其功近附子而强心、促血运、散寒止痛之力更强。故用附子难取效者，当选用乌头也。

其言"若发，则自汗出"者，盖里虚寒疼痛之极，则每因胃痉挛收缩压迫水运而汗出，此与后文吴茱萸汤证之自汗出同理。李今庸先生也认为，此处之"自汗"即"魄汗""迫汗"。鲍彪云："自汗，不缘暑而汗也。"即指自汗不因暑热而出，因他故相迫而使汗出也。本处所指者，乃指因痛甚所致，故称之为"自汗出"。

后文中的"自津出"，同样应该理解为"迫津出"。

附：名医医案选录

沈某，50余岁。有多年宿恙，为阵发性腹痛。因旧病复发，自外地来京住我院，诊为胃神经官能症。自述每发皆与寒凉、疲劳有关。症见腹痛频作，痛无定位，唯多在绕脐周围一带，喜温可按，痛甚以致大汗出。查舌质淡，苔薄腻而滑，脉沉弦。证为寒气内结，阳气不运。曾投理中汤，药力尚轻，不能胜病，非大乌头煎不可。故先小其量以消息之。乌头用4.5克，以药房无蜜，权以黑豆、甘草代之。2剂后，腹痛未作，知药证相符，乌头加至9克。4剂后复诊，腹痛未复发，只腹部微有不适，腻苔已化，舌转嫩红，弦脉缓和，知沉寒痼冷得乌头大热之品，焕然冰释矣。病者月余痊愈出院。（魏龙骧《中医杂志》）

病人面无血色，无寒热，脉沉弦者，衄；浮弱，手按之绝者，下血；烦咳者，必吐血。

夫吐血，咳逆上气，其脉数而有热，不得卧者，死。

夫酒客咳者，必致吐血，此因极饮过度所致也。

陆渊雷先生云：纵饮而致吐血，粗工必用甘凉，畏忌热药矣，而陈氏用理中汤、干姜甘草汤。黄元御《金匮悬解》亦云：酒后烦渴，饮冷食凉，久而脾阳伤败，必病寒湿。庸工以为积热伤阴，最误天下。谓酒性热者，非酒体自热，乃人体于酒后发生热象耳（凡言药性寒热者，理亦如此）。然热象既生，随即蒸发耗散。故纵饮之人，平日耗散体热已多，其体气遂不热而寒。陈氏、黄氏之主张极有理，唯治病处方仍当视其证候，不可执酒后而概与理中、干姜耳。

师曰：尺脉浮，目睛晕黄，衄未止；晕黄去，目睛慧了，知衄今止。

陆渊雷先生云：衄家目睛晕黄是事实，无非头面充血之故。旧注多以目黄为肝热，以尺浮为肾火，盖治衄宜芍药、地黄等物，以芍药平肝、地黄凉肾故也。

柏叶汤

吐血不止者，柏叶汤主之。

柏叶汤方：

柏叶 23 克，干姜 25 克，艾叶 15 克。

煎成后兑入童便 60 毫升。

本方证之病理，为中气虚寒，阴血失守。其病每见于受寒饮酒，致血上溢而吐血不止。方用柏叶、童便清降止血，干姜、艾叶温阳守中、摄血止血。

陆渊雷先生云：此即治血第一步止血之方耳。后人治血习用凉药，遂不敢用此方。又以其出于仲景书，又不敢非难，遂以吐血寒证为说，不知柏叶、艾叶、干姜、马通，《本草经》皆明言止血，本条经方亦云"吐血不止"，可知意在止血，无寒热之意存焉。唯吐血热证显著者，本方有所不宜，则葛可久花蕊石散（花蕊石研细，童便冲服）、十灰散（大蓟、小蓟、茅根、棕皮、侧柏、大黄、丹皮、荷叶、茜草、栀子等份为炭）之类，亦可用也。

本方原用马通汁，即马粪以水化开，以布滤汁，澄清而成也。以今已少用，故用童便代之。

附：名医医案选录

一、段某，男，38岁，干部，1960年10月1日初诊。旧有胃溃疡病，并有胃出血史。近二十日大便检查潜血阳性。因过度疲劳，加之公出逢大雨受冷，饮葡萄酒一杯后，突然发生吐血不止，精神萎靡。急送某医院检查为胃出血，经住院治疗两日后，大口吐血仍不止，恐导致胃穿孔，决定立即施行手术，迟则将失去手术机会。患者家属不同意，半夜请蒲老处一方止血。蒲老曰："吐血已两昼夜，若未穿也，尚可服药止之。"询其原因，由受寒饮酒致血上溢，未可以凉药止血，宜用《金匮要略》侧柏叶汤以温通胃阳，消瘀止血。处方：侧柏叶三钱，炮干姜二钱，艾叶二钱。浓煎取汁，兑童便60毫升，频频服之。次晨往诊，吐血渐止，脉沉细涩，舌质淡，无苔。原方再进，加西洋参四钱益气摄血，三七（研末吞）二钱止血消瘀，频频服之。次日复诊，血止，神安欲寐，知饥思食，并转矢气，脉两寸微，关尺沉弱，舌质淡无苔。此乃气弱血虚之象，但在大失血之后，脉证相符为吉。治宜温运脾阳，并养荣血，佐以消瘀，主以理中汤，加归、芍补血，佐以三七消瘀。服后微有头晕耳鸣，脉细数，此为虚热上冲所致，于前方中加入地骨皮二钱，藕节二钱，浓煎取汁，仍兑童便60毫升续服。复诊：诸症悉平，脉亦缓和，纳谷增加，但转矢气而无大便，继宜益气补血，养阴润燥兼消瘀之剂。处方：白人参三钱，柏子仁二钱，肉苁蓉四钱，火麻仁（打）四钱，甜当归二钱，藕节五钱，新会皮一钱，山楂肉一钱。浓煎取汁，清阿胶（烊化）四钱，童便60毫升兑入，分四次温服。服后宿粪渐下，食眠俱佳，大便检查潜血阴性，嘱其停药，以饮食调养，逐渐恢复健康。（《蒲辅周医案》）

二、先父在四川高师工作时，曾闻工友谈一止鼻衄奇效方，即用干姜烧黑，煎水急服，父即笔录之以待验证。一九一三年，先父因探望叔父去中江。叔友孙某，长期患鼻衄，反复发作，经服清热止血药，愈服愈烈。当时突然暴出不止，血色暗黄，面色苍白，手足厥冷，诊得脉细而迟，舌淡而紫，病属垂危，以为气寒血凝，血不循经而妄行，溢出上窍而发之鼻衄重症。因思工友所告之止衄验方，正合此种证型，乃令急煎炮姜炭五钱以暖气摄血。服后鼻衄顿减。先父由此而悟及《金匮》所云"吐血不止者，柏叶汤主之"。其方由干姜、艾叶、柏叶组成。此虽为气寒吐血而设，然此类吐衄均为气寒，血出上窍，故可通用。复诊时乃用干姜、艾叶炒黑，以增强温摄之力。此证虚寒已极，重点在温，故未用柏叶而加用附片。又仿《千金方》柏叶汤加入阿胶以养血调理，再加红参以补气摄血。服此方数剂后即鼻衄全止，未再复发。后先父以此方活人甚多，皆得力的群众验方之启示。(《名老中医之路·李斯炽教授治学纪要》)

黄土汤

下血，先便后血，此远血也，黄土汤主之。

黄土汤方：

炮附子25克，甘草25克，生地25克，阿胶25克，黄芩25克，白术25克，灶中黄土60克。

亦主吐血、衄血。

黄土汤证之病理为肠部虚寒出血且出血已久。肠部出血，故可见先便后血，血色暗滞或如柏油状，并伴有脘腹疼痛、喜温喜按、面色苍白、肢冷身倦等症。

黄土汤之药理：因其为肠虚寒出血，故方用附子促血运以温里，生地、阿胶补血行血，白术、灶黄土健脾、利水运，黄芩行肠部静脉之血运而兼制附子之热，甘草安肠补液。

以本汤性温，又能行血止血，故又可治因寒而吐血、衄血者。

陆渊雷先生云：下血，有因上半身脏器之出血，血液流入肠内而致者。又有乳儿吮损伤乳房，误吞母血而致者。此等皆下血不多。下血多者，必为肠出血。《金鉴》以远血为血在胃者，沿医书通例，指小肠为胃故也。若胃出血，则必与吐血并发。肠出血除伤寒之并发病，肠结核、肠癌肿顿出大量血液外，较吐衄为易治，预后亦较良。徐氏所谓势顺不逆，病不在气。唯本条及下条，以便血之先后分远血近血，而异其方治，则绝不可凭信。余初学治病，过信《伤寒论》《金匮要略》之文，以为字字金科玉律，然所遇下血证，有血液与粪便混合者，又有下纯粹血液，不杂些许粪便者。若是者将谓之先便后血欤，先血后便欤，或谓近血色鲜红，远色暗黑。考之病理，亦殊不尔，何则？出血在直肠者，当属近血，然大便秘结时，所出之血被阻既久，色亦暗黑。出血在小肠者，当为远血，然肠蠕动亢盛时，所出之血随出随下，色亦鲜红。要之，直肠出血，血与便常分离；小肠出血，血与便常混合。小肠之下部出血，血常包粪便之表面。若其人兼下利，则无论何部出血，血与便皆混合而不可判别矣。至血色之鲜暗，由血留肠内之久暂而异。血便之后先，由肠管有无积粪而异。出血虽在小肠，而出血部以下无积粪时，亦得为先血后便。出血虽在直肠，而出血部以下有积粪时，亦得为先便后血。是血色之鲜暗与血、便之先后，皆不足以证出血部之远近也。不宁唯是，黄土汤何以知治小肠出血，赤小豆当归散何以知其治直肠出血，是不特远血近血不足凭，其用药亦不可信矣。今以病理、药理考之，黄土汤乃治多量之下血，为下血证之止血专药，犹柏叶汤为吐衄证之止血专药。经方当云：下血不止者，黄土汤主之。其有下血不多，所下如赤豆汁或带少许脓者，赤小豆当归散所主，具详方解。以此施治，虽未能十全，亦不失八九。前贤注解，既不敢破经文，又矜秘其心得。余为中医之学术前途计，敢以临证之实验，剖析言之，不足去补充经文之缺失，借以助诊病者之实际考证耳。

附：名医医案选录

一、毛某，男，18岁。胃脘痛已十载，每逢冬春发作。一周来胃脘痛，夜间较剧，泛酸泛恶，便血色黑，苔白质淡，脉细。脾虚生寒不能摄血，肝虚生热不能藏血，统藏失职，血不归经，下渗大肠而为便血。拟《金匮》黄土汤刚柔温清，调和肝脾以止血。处方：党参12克，炒白术9克，熟附片（先煎）9克，熟地12克，炒黄芩9克，阿胶（烊冲）9克，仙鹤草30克，灶心土（包）30克。服四剂，大便隐血阴性。（《张伯臾医案》）

二、黄某，男，38岁。患鼻出血十多年，每年总有数次发作，每发作一次连续出血四五天，每日流量20～30毫升，经服凉血、止血药即愈。近二年来病势略有加重，病发作后再服前药，或效或不效，后改为止血针剂，如安络血、仙鹤草素等，当时止血，尔后仍不断复发。1969年秋天的一次鼻出血，血量很多，曾用各种止血药都止不住。当时患者面色苍白，手足厥逆，消化迟滞，脉沉迟无力，舌胖而淡。诊断为中气虚寒，统摄无权。投以黄土汤，一剂后血减少，三剂全止。后用此方加减配制丸药服两三个月，数年来未见复发。（《经方发挥》）

以上诸方治疗心阳不足者，即心功能不足，搏动能力不强，致血运不畅而见病象。以下之酸枣仁汤、炙甘草汤与防己地黄汤皆治疗心阴不足者，即血液不足所见病象也。血液不足，其轻者，则为脏器与神经不得血养之酸枣仁汤证，重者则可见脉结代之炙甘草汤证，更重者则可见如狂妄行、独语不休之防己地黄汤证。

邪哭，使魂魄不安者，血气少也。血气少者属于心，心气虚者，其人则畏，合目欲眠，梦远行而精神离散，魂魄妄行。阴气衰者为癫，阳气衰者为狂。

本段为心阴不足之总纲。心阴不足，即血液不足，血与津液不足以滋养脏器、神经。脑得不到血与津养，则可见善畏、神魂不宁、合目则欲眠、梦远行而精神离散、妄行等，概而言之，即多梦纷纭、神魂不安。

其言阴气衰者为癫，即下文防己地黄汤证，为心血不足之甚，脑不得血养之极。阴气衰者，言血液少也。其言阳气衰者为狂，为瘀血内结之抵当汤证或肠胃燥结之大承气汤证。阳气衰者，言其功能虚也。对于本条，李今庸先生认为，此处之"衰"通"襄"，即"襄衣"，泛指重叠。阴气衰者为癫，阳气衰者为狂，即重阴者癫，重阳者狂之义。

酸枣仁汤

虚劳虚烦不得眠，酸枣汤主之。

酸枣汤（酸枣仁汤）方：

酸枣仁30克，川芎10克，知母10克，茯苓10克，甘草5克。

酸枣仁汤证之病理，为心血与津液皆见不足。

心血与津液不足，神经不得血与津液滋养，故可见虚烦不得眠、心悸、眩晕、多梦纷纭、神魂不安，即俗谓之阴虚不寐；血与津不足，津不上承，故可见口干、口渴、舌红少苔；血与津不足，脏器、肌肉失养，故可见形容消瘦、食欲不振。以病为血与津皆见不足，故曰虚劳虚烦。

酸枣仁汤之药理：方中重用酸枣仁强心补血，既补心阳又补心阴，既能补血又能活血。茯苓滋养和缓，能活水运，又能滋养阴液、和缓神经，为活水运、补津液之要药。茯苓为治失眠要药，然因其力和缓，须重用方效。川芎功近桂枝，更能使血上升至头部以滋养头部神经。知母能清热、活水运，兼能补液。甘草能安肠补液。

数药合用，能使血运、水运畅通，血液、水液皆足，神经、脏器得养，诸症皆除。

心血与津液不足之虚烦不得眠与胃寒、胃热之胃不和则卧不安相比，外症相似而病机不同。心血与津液不足者，其人每见面色苍白、形容消瘦等；胃寒、胃热者，其人每见胃肠之症状，如呕吐、下利等。临证时宜细加辨别。

附：名医医案选录

何某，女，32岁。1936年仲冬，久患失眠，诸药不效。形容消瘦，神气衰减，心烦不寐，多梦纷纭，神魂不安，忽忽如有所失，头晕目眩，食欲不振，舌绛，脉象弦细，两颧微赤。此乃素禀阴虚，营血不足，营虚无以养心，血虚无以养肝，心虚神不内守，肝虚魂失依附，更加虚阳上升，热扰清宫所致。议用养心宁神法，以酸枣仁汤加入人参、珍珠母、百合花、白芍、夜交藤，水煎；另用老虎目睛（现用狗目代）五分研末冲服。连服13剂，便能酣卧，精神内守，诸症豁然。（《蒲辅周医案》）

炙甘草汤

脉按之来缓，时一止复来者，名曰结。又脉来动而中止，更来小数，中有还者反动，名曰结，阴也。脉来动而中止，不能自还，因而复动者，名曰代，阴也。得此脉者，必难治。

伤寒，脉结代，心动悸，炙甘草汤主之（一名复脉汤）。

炙甘草汤方：

生地85克，阿胶（烊服）10克，炙甘草20克，麦冬15克，大枣4枚，桂枝15克，人参10克，生姜15克，麻仁15克。

上九味，以清酒470毫升，水530毫升，煎取200毫升，纳阿胶烊服，日三次。

虚劳不足，汗出而闷，脉结悸，行动如常，不出百日，危急者，十一日死。炙甘草汤主之。

肺痿涎唾多，心中温温液液者，炙甘草汤主之。

炙甘草汤证之病理，为心血与津液不足更甚。

血不足以供心搏动，故脉可见成比例歇止或弱小之搏动，此谓之结代。结者，脉搏时有一止，为无规律之终止；代者，脉搏时有一止，为有规律之终止也。血管中血少，故其脉多不任按，初按之，觉其脉尚明朗可辨，约一分钟之后，其脉竟遁去不见，重按以觅之，依然无有，必释其脉，稍待再切，则其脉方至。

心血不足，心脏为之虚性兴奋，故可见心动悸，即其人自觉心房处怦怦自跃，不能自已；胆气较平时为虚，不胜意外之惊恐，亦不堪重厉之呼叫，夜半或不能成寐。

心血不足，不能营养全身，故可见盗汗、头眩、经事不调。

心血不足，肌肉、脏器不得营养，故可见消瘦。

心血不足，脏器虚寒。胃虚寒，故可见不欲食；肠虚寒则蠕动慢，故可见大便不畅或便秘。

心血不足，若见汗出，其血液更为不足，故见汗出而胸闷。

心血不足，肺中之血即不足，故因之成痿，可见涎唾多而心中温温液液。

以上种种，即为虚劳不足。

炙甘草汤之药理：该方重用生地、阿胶以补血液之不足，重用炙甘草以补肠液之不足，重用麦冬、大枣以补胃液之不足；恐血液、津液峻补，人不能运化之，而反趋下利或见胀闷，故用桂枝、人参、黄酒强心、促血运，生姜温胃阳；血虚津伤，肠部虚寒，则其人多有肠滞，故佐以麻仁去肠中积滞。若肠积滞重者，可更增大黄；其轻者或反见下利者，则麻仁当减去不用。

本方以补血为主，促血运为辅，故曰"阴药七而阳药三"。若病见心血不足之炙甘草汤证，又见心阳不振之四逆汤证，则又宜加附子、干姜之属以强心、促血运。

柯雪帆教授认为，该方所治之脉结代、心动悸，是外感病所引起者，非泛指一切原因所致之脉结代、心动悸。即该方治病毒性心肌炎后遗症之心律不齐，疗效最佳，对于其他引起之心律不齐，则疗效较差，此即条文前所以冠"伤寒"二字之意。

刘绍武老中医则云："临床遇到结代脉，要慎重加以鉴别。例如，不过十岁小儿有蛔虫症者，常见脉结代；抵当汤证者，也有结代脉。但二者均无心动悸。故有无心动悸，是鉴别施用复脉汤的要点。"

附：名医医案选录

一、师曰：律师姚建，现住小西门外大兴街，尝来请诊。眠食无恙，按其脉结代，十余至一停，或二三十至一停不等，又以事繁，心常跳跃不安。此仲师所谓"心动悸，脉结代，炙甘草汤主之"之证是也。因书经方与之，服十余剂而瘥。炙甘草四钱，生姜三钱，桂枝三钱，潞党参二钱，生地一两，真阿胶（烊冲）二钱，麦冬四钱，麻仁四钱，大枣四枚。（《经方实验录》）

二、常熟西弄徐姓，金陵人，年五十余。因子不肖，动怒兼郁，咳嗽吐痰，延某医治之，进以木香、厚朴、豆豉、牛蒡等，咳更甚，面红，痰沫频吐，起坐不安。前医见其面红烦躁，进以鲜生地、鲜石斛、栀、翘、芩、连等，更甚。吾友仲鸣徐君，偕余往诊之，脉虚大无力，烦躁面赤，舌白底绛，频频吐痰，满地白腻如米饮，虽臭不甚。余曰：燥伤肺金，再进苦寒，中阳阻遏不能，肺无肃化之权，清阳不能上升，肺将痿矣。即用《千金》炙甘草汤原方，取姜、桂之辛散，开中宫阻隔之阳，引酸咸柔润之药下行，化津液，救上之燥；取参、草、枣培土壮气，使土气可以生金；麦冬、麻仁润肺而柔阳明燥金；加薏仁泄上蓄之水下行。肺气清肃下降，津液方能上承。此方为《千金》治肺痿屡效之方，故补入《金匮》。后人用此方，每去姜、桂，畏其辛热也，不知大雨雪之前，必先微温，一派柔腻阴药，赖辛甘之味可能通阳，藉其蒸化之权，下焦津液上腾，肺之精也自可下降去蒸雨施，始有效耳。照方服两帖，痰沫已尽，咳嗽亦止，后服甘凉清润，生黄芪、北沙参、百合、玉竹、川贝枇杷膏、甘草壮气润肺清热，十余剂而痊愈。今已五六年，强健逾昔。古人之方，不耽后学，人言将古方治今病，如拆旧屋造新房，使后人拟古酌今，非使后学不用古方也。(《诊余集》)

三、一妇人，两目皆红而肿，不能见亮光，且痛不可忍，眼科治疗半月不愈。余曰：盖虚极，真阳上越也。以炙甘草汤全方，内中用安桂3克，5帖而瘥，50帖而愈。按：本例目疾红肿，即是"赤痛如邪"，与一般急性外障目疾不同。此目赤而痛，乃虚火上越所致，故用炙甘草汤滋水涵木，引火归原，刚柔既济，涵义甚深。(《范文甫专辑》)

防己地黄汤

防己地黄汤治病如狂状，妄行，独语不休，无寒热，其脉浮。

防己地黄汤方：

生地150克，桂枝9克，防己3克，防风9克，甘草3克。

防己地黄汤证之病理，为心血不足更甚，故主要表现为脑神经不得养之病变。

血不足以营养脑神经，故可见如狂状、独语不休、心神不定、入夜不寐、多言善惊、双目直视、如痴如醉等；以其为血虚致热，故脉多浮数无力，兼见舌红少津、无苔。

防己地黄汤之药理：因其血分严重不足，故该方重用生地以补血、补津，轻用桂枝、防风、防己之属活血运、水运，以行生地之滞。

因其为血少而神经不得养，与因血热熏灼神经之大承气汤证相比，症状略近而成因迥异。因其人无寒热，故特曰"无寒热"。

生地一药，功在补血补津，故仅退阴虚之热，即退因血虚或津液不足而发热，绝非石膏、黄芩、黄连之退实热可比。例如：阳明腑病，见唇焦齿黑、便闭谵语、神昏耳聋等，必大剂寒下，佐以竹沥，方威而不猛，釜底抽薪，以救将绝之阴，而退燎原之热。设以生地一派塞责，求其甘寒增液，何异于扬汤止沸。若温病初起，即为大剂滋腻，胶阻于内，其表热虽不甚，但起伏间作，绵绵不止，生气索然，以至于毙。是故，生地不能解病中实热也，若退病后虚热，则为其所长。温病之后，脉细数，舌尖红或舌光无苔，精神萎靡，肌肤甲错者宜之。温病热退后，肌表余热似灼者宜之，然必与芳香淡渗药同用，则滋而不腻。

至于熟地之用，全在滋阴养肾。《内经》谓肾藏精，又言肾为作强之官，其充在骨，其华在发，其窍在耳。近世凡精神萎靡、须发枯燥、腰脊酸楚、耳目不聪者，无不责之肾亏，其中尤以荒淫嗜色者，更多上述现象。于是熟地之大用者，乃熟地中含铁质，具补血滋养之故，此与生地同也。妇人崩漏不止，熟地150克，党参30克，浓煎予服，可以转危为安；用脑过度，致头晕眩仆者，用熟地60～90克煎服亦效；青年嗜色，至老年常发哮喘，用普通定喘剂无效，必以熟地、肉桂同投，其势始杀，此即前人谓之纳气归肾之法也。

附：名医医案选录

刘君肃一，年二旬。其父叔皆大贾，雄于赀，不幸于1943

年次第殂谢，丧停未葬。君因自省休学归，店务猬集，不谙经营，业大败。折阅不知凡几，以致债台高筑，索债者络绎于门，苦孰甚焉！乃只身走湘潭收旧欠，又兴讼，不得直，愤而归。因之忧郁在心，肝气不展，气血暗耗，神志失常，时而抚掌大笑，时而歌哭无端，妄言错语，似有所见，俄而正性复萌，深为赧然，一日数潮而已。医以为癫也，进加味温胆汤，并吞白金丸，曾吐涎少许，症状未少减。吾以事至零陵，君为故人，顺道往访，渠见吾述家事刺刺不休，状若恒人，顷而大哭，继而高歌。其家人恳为治之，此义不容辞也。俟其静，用好言慰解，诊脉细数，舌绛无苔，胸中痞闷，夜不安卧，小便黄短。是为志怫郁而不伸，气横逆而不降，心神耗损，肾水亏乏，火气妄凌，痰涎泛溢，有癫之意不若癫之甚，所谓心风证也。治以益血滋阴安神调气为主。拟《金匮》防己地黄汤加味：生地（捣汁兑）二两，甘草二钱，防己二钱，桂枝一钱，加香附三钱，首乌、竹沥各五钱，兼吞安神丸四钱，日服二剂。三日复诊，神志渐清，潮发减少，随进滋阴安神汤（生地、芍药、川芎、党参、白术、茯神、远志、南星、枣仁、甘草、黄连）。服后略觉头胀心闷，微现不宁，审由余热未清，难任参术之补，故症情微加。乃改弦更张，趋重清心养神略佐涤痰，早晨服清神汤（黄连、黄芩、柏子仁、远志、菖蒲、枣仁、甘草、姜汁、竹沥），晚进二阴煎（生地、麦冬、枣仁、元参、茯苓、木通、黄连、甘草、灯心、竹叶），每日各一剂。如是者四日，遂热不再潮，人事清晰，诊脉细数而有神，余热似尽，而参术之补现犹所忌，尚有余焰复燃之虑，处以天王补心丹，以丹易汤（生地、人参改洋参、元参、丹参、茯神、桔梗、远志、天冬、麦冬、枣仁、柏子仁、五味、当归），送服磁朱丸补心滋血，安神和胃。嗣即精神健好，食纳增进，又调理半月，改用栀麦归脾

汤，仍吞服磁朱丸善后补养，再一月而身健复元。吾临归，彼不胜依依之感。(《治验回忆录》)

八味肾气丸

虚劳腰痛，少腹拘急，小便不利者，八味肾气丸主之。

八味肾气丸方：

生地 125 克，山茱萸 60 克，薯蓣 60 克，泽泻 45 克，茯苓 45 克，丹皮 45 克，桂枝 15 克，炮附子 15 克。

夫短气有微饮，当从小便去之，苓桂术甘汤主之，肾气丸亦主之。

崔氏八味丸治脚气上入，少腹不仁。

趺阳脉浮而数，浮即为气，数即为消谷而大坚，气盛则溲数，溲数即坚，坚数相搏，即为消渴。

男子消渴，小便反多，以饮一斗，小便一斗，肾气丸主之。

问曰：妇人病，饮食如故，烦热不得卧，而反倚息者，何也？

师曰：此名转胞，不得溺也。以胞系了戾，故致此病，但利小便则愈，宜肾气丸主之。

肾气丸证之病理，为血与津不足，兼见血运、水运不畅。

血液与津液不足，血运与水运不畅，故可见小便不利、短气有微饮，甚或倚息、消渴；血运、水运不畅，肌肉、神经不得养，故可见虚劳腰痛、少腹拘急而冷痛，甚或脚气上入少腹而见少腹不仁。

小便之出，古人以为肾气所主，即肾功能正常则小便正常，故谓之肾气丸。

肾气丸之药理：该方用生地补血，山药补液；桂枝、附子助动脉血运，少用取阴中求阳、微阳生火之义。即以补血补津为主，兼用桂附强心活血不使其滞泥，其用法与防己地黄汤中用防己、桂枝、防风同理。丹皮助静脉血运，泽泻、茯苓行水利湿，萸肉温养神经而止痛。

数药合用，则血与津皆得补，且血运、水运畅通，肌肉、神经得以温养，自然小便通利，而疼痛、拘急皆止也。

临床所见，有寒热错杂者，即阳衰于下，火炎于上，其实为血运、水运不畅，见虚寒之证，又见胃热之证，故用上方合人参白虎汤以治之。

因该汤能补血行血、补津行水、温养神经、补虚止痛，故临床应用广泛。

附：名医医案选录

一、肾虚齿痛，入暮则发，非风非火，清散无益，加减八味丸，每服三钱，盐花汤送下。(《增评柳选四家医案·静香楼医案》)

【按】临床余亦用六味地黄丸治牙痛，效果显著。

二、曾治乔姓女患者，产后4个月，喜吃咸食超常人，每餐必佐食咸菜一大盘而不嫌其咸，难以控制，否则不能进食。食后口渴不多饮，饮多则面见浮肿，渐感耳鸣，腰酸，膝软，不能操持家务。在当地求治无效，来我院就医。症见：患者面色苍白，颜面浮肿，神倦懒言，语声低微，舌淡，苔白，脉沉缓，两尺按之犹弱。此下元虚损，命门火衰所致。治宜温补肾阳法，方用金匮肾气汤加减。熟地黄20克，山药20克，茯苓15克，泽泻15克，五味子15克，肉桂10克，附子10克，山茱萸15克。5剂，水煎服。服药后，患者食咸菜量已减，每餐可控制在一小盘左右，口渴，饮水量稍增亦未见浮肿，仍腰酸、肢冷，舌淡苔薄白，脉沉缓。效不更方，原方加用附子15克，肉桂15克，以增强温补之力。3剂后，患者自诉食咸菜之量较常人稍多，肢渐转温，耳鸣、腰酸明显好转。查其舌质淡无苔，脉缓，两尺稍有力。再将前方配成料药，炼蜜为丸，嘱早晚各服9克，淡盐水送服。后追访该患者病未复发，能操持家务，吃咸食之量一如常人。按：该患者早婚数产，肾气已属不足，此次产后，房事不节，再伤其肾。肾为先天之本，肾阳衰微，命门火衰，失于温养，故腰酸、耳鸣、肢冷、足膝无力、小便清长，诸症丛生。《素问·五脏生成篇》曰："色味当五脏……黑当肾咸。"根据五味归属五脏规律，咸味多入肾经，在肾气蒸化下供应机体需要。本例患者，肾阳衰微，蒸腾汽化之力必减，咸味食入虽多，亦不能转输利用，同气相求以补其不足，故嗜咸而又不嫌其咸。究其病因病机，总因肾气虚损所致。故用金匮肾气丸益火之源，补命门不足，助蒸腾运化之力。命门火旺，诸症消退而收效。此类疾病笔者临证尚未遇到，查考手中书籍，亦未见记载，暂自拟为"嗜咸症"。（刘永铭《北方医话》）

三、孟河巢沛三先生，治一横桥开肉铺者，身上流痰十余块，久溃不愈，色紫黑而肉僵硬，不知痛痒，无脓流水，肌肉皆削，胃气索然。患者曰：我戒口多时，胃气愈败，不知能稍食荤腥否？沛三先生曰：思食，胃气尚旺，肉鸭亦可食之。患者曰：若能开荤，死亦瞑目。看其病情，系多服寒凉，气血凝结所致。投以金匮肾气汤，月余，肌肉转红，渐软作痒。至两月后，先生再至横桥，有一人体肥貌丰，叩谢。先生茫然，几不识其人，问其原委，从开荤之后，胃日健旺，一方服六十余剂，疮平肌复矣。所以外症以胃气为本，胃以食所喜为补。若各物禁之，再以寒凉克伐戕胃，或温补壅塞助火。孟子云：尽信书，则不如无书。临证变能，方为上工。余至琴川，有张姓，身上数十孔，大如钱，色暗肉僵，流水无腥秽味，不知痛痒，肌肉削瘦。人皆谓杨梅疮，余曰：寒凉凝结。出前医之方，俱苦参、黄柏、木通、翘、栀、芩、连、土茯苓等类。因戒口极尽，胃气呆钝。余令其开荤，从先生金匮肾气法，十余剂后，服温通气血之品，二十余剂而痊。后遇此者数症，莫不应手，皆食先生之德，故记于此，聊志感仰之意。（《诊余集》）

四、一中年男子，患烦渴引饮，几乎口不能离水，一日夜尽数十碗，小便亦极多，食欲差，进食少，皮枯肌瘦。原来认为是阴虚火盛之消渴症，屡用养阴生津之方无效。先叔父曰："患者舌相不红不光，无易饥多食之象，而脉象沉细，尺脉尤弱，虽有烦渴引饮之症，但非阴虚消渴之病。是宜舍症从脉，改用温肾法。盖肾气虚不能调摄水分，故溺多；肾阳虚不能蒸腾津液，故烦渴；肾火衰则脾运弱，故食少、肌瘦而肤枯。方用金匮肾气丸改作汤剂，再加人参、鹿角胶、覆盆子。十日之后，症状趋向缓和。（《名老中医之路·习医回忆》）

瓜蒌瞿麦丸

小便不利者，有水气，其人苦渴，瓜蒌瞿麦丸主之。

瓜蒌瞿麦丸方：

瓜蒌根30克，薯蓣45克，茯苓45克，瞿麦15克，炮附子15克。

末之，炼蜜丸，以小便利，腹中温为知。

瓜蒌瞿麦丸证之病理，与肾气丸证相近，且重在津伤水郁。血运与水运不畅，故可见小腹冷痛；津伤水郁，故可见口渴；水运不畅，故可见小便不利。

瓜蒌瞿麦丸之药理：方用花粉、山药补液生津，改善肠部吸收水分之功能，此治其津液之入；用茯苓、瞿麦助水运之行，则小便通利，此治其水浊之出；助以附子强心、助血运，血运、水运皆畅，故小腹可温。

赤石脂禹余粮汤

伤寒，服汤药，下利不止，心下痞硬，服泻心汤已，复以他药下之，利不止。医以理中与之，利益甚。理中者，理中焦，此利在下焦，赤石脂禹余粮主之。复不止者，当利其小便。

赤石脂禹余粮汤方：

赤石脂90克，禹余粮90克。

赤石脂禹余粮汤证之病理，为肠虚寒已极，失其功能常态而呈虚脱之象。

肠虚寒极，故可见滑脱不禁，甚或肛门脱出，或下利日久不愈，杂见黏液脓血，故曰其"利在下焦"。

赤石脂禹余粮汤之药理：肠寒极而虚脱，则用药宜直达至肠温之、涩之。是以方用赤石脂、禹余粮，两药皆质重而性温，兼能涩肠。肠得温则功能正常，得涩则滑脱自止。

其所以用理中汤不效者，以肠寒极而滑脱，药入胃肠后直趋而出，不能吸收，故欲以理中汤之类治之，则当重加涩肠、温肠之药。

附：名医医案选录

陈某，男，67岁，1960年诊。病者年近古稀，曾患泄泻，屡进温补脾肾诸药，缠绵日久，泄泻不止。症见形瘦面憔，懒言短气，脉息细弱，舌淡苔白。病根系久泻滑脱，治应固涩。方用赤石脂禹余粮汤合四神丸、五味异功散加减。处方：赤石脂24克，禹余粮18克，肉豆蔻9克，党参15克，白术9克，茯苓9克，陈皮3克，炙甘草3克，巴戟天9克。上方服5剂显效，续服5剂，诸恙均撤。后予参苓白术散15剂，嘱隔日1剂，恢复正常。（《医案选编》）

桃花汤

少阴病，下利，便脓血者，桃花汤主之。

桃花汤方：

赤石脂45克，干姜5克，粳米15克。

三药煎汤，送服赤石脂末6～9克。

少阴病，二三日至四五日，腹痛，小便不利，下利不止，便脓血者，桃花汤主之。

本方证之病理为久利而下焦虚脱。故方用干姜温阳以摄血；用赤石脂收涩止血、生肌固脱、厚肠胃，疗溃疡不敛，该药不仅能制酸，而且能保护消化道黏膜，止胃肠出血，且为末服用能直达肠部；粳米和胃，能缓解赤石脂对胃之刺激。临床每可合瓦楞子、鸡蛋壳、牡蛎之属。

本方证与白头翁汤证相比，同见下利脓血，然一为寒利，一为热利，临证宜细加辨别。

《汉方诊疗之实际》曰："此方虽能用于下黏液和血便，但多用于发病后，日久炎症大部分消失，唯有肠缠绵不愈，长期下利不止者，同时又无里急后重，不发热，腹部软弱者。《百百汉阴》用于血利热解大半，下部缠绵不愈，且难治者有效。40
岁尼姑，患血利，经久治不愈，昼夜七八行，肠已处于虚脱之
状，用之获得奇效。"

附：名医医案选录

倪某，男，51岁，1959年9月3日诊。患者下痢已久，便
下白垢，清澈不多，有时随矢气而出，难以自禁，精神倦怠，
里急后重不甚，舌苔白，脉细。拟温中固涩法，投以桃花汤。
处方：赤石脂30克，干姜9克，粳米1撮，诃子肉（煨）3枚。
服2剂痢止，后以异功散调理治愈。（倪少恒《江西医药杂志》）

诃梨勒散

气利，诃梨勒散主之。

诃梨勒散方：

诃梨勒（煨）10枚。

为散，粥饮和，顿服。

本方证之病理与桃花汤证近，故临证每合用之。

其药理：诃梨勒性温味涩，善敛肺涩肠、止利固脱；其和
粥饮者，以粥能益胃气。

陆渊雷先生云：诃梨勒治气利，唐以前医书无所见。苏颂
《本草图经》称张仲景乃在《金匮要略》既出，之后即据《金
匮要略》为说，故林亿等疑本方非仲景方也。此药主消痰下气，
乃通利药，《近效方》云大便涩，《广济方》云利多减服，明其
有微利之效。今人以为收涩药，殆非。据实验所得，其主成分
为没食子酸及单宁酸，入胃能凝固胃蛋白酶及胃中之蛋白质，

又能收缩胃黏膜而减少其分泌，此即所谓消痰矣；入肠能收缩肠黏膜及其微血管，使分泌减而下利瘥，又以其通利之力，排除肠中容物，使不至停留发酵，此所以治气利数。

附：名医医案选录

杨某，男，38 岁。1957 年秋，患痢疾已三天，小腹疼痛，里急后重，每次多排出少量粉冻样肠垢，纯白无血，有时则虚坐努责，便之不出，自觉肛门嵌顿重坠，昼夜不已。前医曾予芍药汤加减，一剂后病情加剧。邀诊：舌苔白滑，脉沉带紧，询之知发病后未见寒热现象，似属气利。乃试用《金匮》诃梨勒散：诃子（煨）十枚，剥去核研末，用米粥汤一次送服。约隔一小时许，当肛门窘迫难忍之时，经用力努挣，大便迅即直射外出，从此肛部如去重负，顿觉舒适，后服调理脾胃之方而康复。(《浙江中医药杂志》)

病转太阴篇

（转归篇之四）

太阴之为病，腹满而吐，食不下，自利益甚，时腹自痛。若下之，必胸下结硬。

寸口脉弦者，即胁下拘急而痛，其人啬啬恶寒也。

夫中寒家，喜欠，其人清涕出，发热色和者，善嚏。

中寒，其人下利，以里虚也，欲嚏不能，此人肚中寒。

寸口脉弱而迟，弱者卫气微，迟者荣中寒。荣为血，血寒则发热；卫为气，气微者心内饥，饥而虚满，不能食也。

太阳病，当恶寒发热，今自汗出，反不恶寒发热，关上脉细数者，以医吐之过也。一二日吐之者，腹中饥，口不能食；三四日吐之者，不喜糜粥，欲食冷食，朝食暮吐，以医吐之所致也，此为小逆。

太阳病吐之，但太阳病当恶寒，今反不恶寒，不欲近衣，此为吐之内烦也。

病人脉数，数为热，当消谷引食，而反吐者，此以发汗，令阳气微，膈气虚，脉乃数也。数为客热，不能消谷，以胃中虚冷，故吐也。

阳明病，若能食，名中风；不能食，名中寒。

阳明中风，口苦咽干，腹满微喘，发热恶寒，脉浮而紧，若下之，则腹满、小便难也。

阳明病，若中寒者，不能食，小便不利，手足濈然汗出，此欲作固瘕，必大便初硬后溏。所以然者，以胃中冷，水谷不别故也。

阳明病，不能食，攻其热必哕。所以然者，胃中虚冷故也，以其人本虚，故攻其热必哕。

阳明病，脉迟，食难用饱，饱则微烦，头眩，必小便难，此欲作谷疸，虽下之，腹满如故。所以然者，脉迟故也。

伤寒发汗已，身目为黄。所以然者，以寒湿在里不解故也，以为不可下也，于寒湿中求之。

伤寒脉浮而缓，手足自温者，系在太阴。太阴当发身黄，若小便自利者，不能发黄，至七八日，虽暴烦，下利日十余行，必自止，以脾家实，腐秽当去也。

本节所言者，为寒湿发黄之理，即俗谓之阴黄也。其言"脾家实，腐秽当去"者，指其人下利之后，反觉身体有劲，不似病下利之后神疲无力也。临床所见，多为肠胃虚寒者在暴饮暴食后，胃肠蠕动无力，致上不得吐，下不得下，腹胀发热，苔白厚腻，治宜三仁汤宣化畅中，清利湿热，通其胃肠，得下利后而自止也。方用半夏15克，厚朴6克，蔻仁8克，杏仁15克，薏苡仁18克，滑石18克，通草6克，竹叶6克。

伤寒大吐大下之，极虚，复极汗者，其人外气怫郁，复与之水，以发其汗，因得哕。所以然者，胃中寒冷故也。

病人欲吐者，不可下之。

伤寒呕多，虽有阳明证，不可攻之。

若胃中虚冷，不能食者，饮水则哕。

伤寒哕而腹满，视其前后，知何部不利，利之即愈。

脉弦者，虚也，胃气无余，朝食暮吐，变为胃反。寒在于上，医反下之，令脉反弦，故名曰虚。

夫瘦人绕脐痛，必有风冷，谷气不行，而反下之，其气必冲。不冲者，心下则痞。

病者腹满，按之不痛为虚，痛者为实，可下之。舌黄未下者，下之黄自去。

此言腹满虚实之辨也。腹满实证者，当投以大承气汤；腹满虚证者，当投以四逆汤之属。临床所见，也有腹满虚证投以四逆汤之属，愈后，又见大承气汤证者。其虚实之辨，详见于四逆汤条、三物白散条与大承气汤条。

腹满时减，复如故，此为寒，当与温药。

跌阳脉浮而涩，少阴脉如经也，其病在脾，法当下利。何以知之？若脉浮大者，气实血虚也。今跌阳脉浮而涩，故知脾气不足，胃气虚也。以少阴脉弦而浮—作沉，才见此为调脉，故称如经也。若反滑而数者，故知当屎脓也。

跌阳脉迟而缓，胃气如经也。

跌阳脉浮而数，浮则伤胃，数则动脾，此非本病，医特下之所为也。荣卫内陷，其数先微，脉反但浮，其人必大便硬，气噫而除，何以言之？本以数脉动脾，其数先微，故知脾气不治，大便硬，气噫而除。今脉反浮，其数改微，邪气独留，心中则饥，邪热不杀谷，潮热发渴，数脉当迟缓，脉因前后度数如法，病者则饥。数脉不时，则生恶疮也。

跌阳脉大而紧者，当即下利，为难治。

跌阳脉紧而浮，浮为气，紧为寒。浮为腹满，紧为绞痛。浮紧相搏，肠鸣而转，转即气动，膈气乃下。少阴脉不出，其阴肿大而虚也。

跌阳脉沉而数，沉为实，数消谷。紧者，病难治。

跌阳脉微而紧，紧则为寒，微则为虚，微紧相搏，则为短气。

跌阳脉浮而芤，浮者卫气衰，芤者荣气伤，其身体瘦，肌肉甲错，浮芤相搏，宗气衰微，四属断绝。

本条所言者，盖肌表阳气不足，故脉乃浮；血液虚耗，故脉乃芤；内失荣养，故身体消瘦；外无润泽，故肌肉甲错也；血与津少且不行，四肢不得荣养，故曰四属断绝；血运、水运不畅，左心室搏动不力，故古人谓之宗气衰微（即左心房搏动之处以应宗气之强弱，测气血循行）。

跌阳脉不出，脾不上下，身冷肤硬。

太阴病，脉浮者，可发汗，宜桂枝汤。

自利不渴者，属太阴，以其脏有寒故也。当温之，宜四逆辈。

病者萎黄，躁而不渴，胸中寒实而利不止者，死。

吐利发汗，脉平，小烦者，以新虚不胜谷气故也。

病人脉已解，而日暮微烦，以病新差，人强与谷，脾胃气尚弱，不能消谷，故令微烦，损谷则愈。

下利后，当便硬，硬则能食者愈，今反不能食，到后经中，颇能食，复过一经能食，过之一日，当愈，不愈者，不属阳明也。

太阴中风，四肢烦疼，阳微阴涩而长者，为欲愈。

太阴病欲解时，从亥至丑上。

太阴病者，实为少阴病中之一部分，只是重点表现为脾胃虚寒证，故其所用之药与少阴病之药相近。是以文中明言，治太阴病当以温药，宜四逆辈，并禁苦寒攻下，下之则变生种种病证也。

桂枝加桂汤

师曰：病奔豚，有吐脓，有惊怖，有火邪，此四部病，皆从惊发得之。

师曰：奔豚病，从少腹起，上冲咽喉，发作欲死，复还止，皆从惊恐得之。

太阳伤寒者，加温针，必惊也。

人之胃肠功能低下，饮食入胃则难以消化，其残渣积于肠中发酵而为矢气，积于肠胃之中则可见腹胀大、心下痞。初期者，可见肠虚性亢进，即肠热胃寒之泻心汤类证。泻心汤类证不治或治不得法，随之亦见虚寒之证。此时其人可见食不得下，下则不能消化，且见腹胀泄泻。肠中矢气既多，若又受惊，则矢气每可溢入动脉、水道之中，而为奔豚，即桂枝加桂汤证或奔豚汤证。然桂枝加桂汤证偏重于血运，奔豚汤证则偏重于水运也。溢入静脉之中而为寒气下迫证，即小建中汤证。其同时溢入血管与水道者，又可见肝气走窜，即柴胡桂枝汤证也。

发汗后，烧针令其汗，针处被寒，核起而赤者，必发奔豚，气从少腹上至心，灸其核上各一壮，与桂枝加桂汤主之，更加桂二两也。

桂枝加桂汤方：

肉桂 10 克，桂枝 15 克，芍药 15 克，炙甘草 10 克，生姜 15 克，大枣 4 枚。

桂枝加桂汤证之病理，为胃肠虚寒，矢气积多，溢入动脉。

胃肠虚寒，食入不消，食物于肠中发酵成矢气，矢气越积越多，溢入动脉之中，逆血流而上，故可见气从少腹上冲心。至心脏时，因心脏收缩，血从心中喷出之力甚大，上冲之矢气受冲击，于是消失或下退至原处，故每至心而杳，且一日可数度发。矢气上冲，血运因之上逆，津从口出，故觉气自少腹上冲至心时，每见口中有津液汩汩而出。

桂枝加桂汤之药理：当用桂枝汤促血运，温胃肠，更加肉桂以温肠除矢气，使矢气不能上冲，则病可愈。服药之后，气上冲止，肠中矢气排出，则腹胀自消也。本方可用肉桂为末，另行冲服，效果更佳。以肉桂为末冲服，能直达肠部，增强肠部的蠕动而将矢气排出。余平素经验，以肉桂为末，可治因肠寒致矢气积于其中而见胀痛，甚则二便不通之症。

该汤可加半夏温胃阳治其本，厚朴宽肠壁助矢气出，则其效当更捷。

日人雉间焕云：生平头痛有时发，苦之一二日或四五日，其甚则昏迷吐逆，绝饮食，恶药气者，每发服此，则速起；或每天阴欲雨头痛者，亦当服之，能免其患也。

治疗虚寒痛经，按常规则用温经汤，大多能奏效，但也有无效者。近代名医叶熙春则用桂枝加肉桂汤加减，疗效较温经汤显著而巩固。其用二桂者，意在助阳补益，逐寒活血，为寒者热之之法。

本方原书中是加桂枝二两，即合桂枝成五两，然其病理实为肠中矢气较多而溢入血中，欲治肠部之寒胀当用肉桂，其效方捷，故本方之加桂当为加肉桂，而非桂枝。

附：名医医案选录

一、周右，住浦东。初诊：气从少腹上冲心，一日四五度发，发则白津出，此作奔豚论。肉桂心一钱，川桂枝三钱，大白芍三钱，炙甘草二钱，生姜三片，大红枣八枚。二诊：投桂枝加桂汤后，气上冲减为日二三度发，白津之出亦渐稀。下得矢气，此为邪之去路，佳。肉桂心一钱半，川桂枝三钱，大白芍三钱，炙甘草三钱，生姜三片，红枣十枚，厚朴钱半，半夏三钱。三诊：气上冲、白津出悉渐除，盖矢气得畅行故也。今固其本，宜厚朴生姜甘草半夏人参汤加桂。厚朴三钱，生姜四钱，半夏四钱，甘草三钱，党参三钱，桂心一钱，桂枝二钱。（《经方实验录》）

二、赵姓，女。病后体虚受寒，时有白带，及到产后三日，劳作于菜圃中，疲极坐地，因之感寒腹痛，气由少腹上冲，时聚时散，医以恶露未净治之，不效。发则气上冲心，粗如小臂，咬牙闭目，肢厥如冰，旋又自行消散。先试以桂枝汤加桂枝

（即桂枝汤原方加重桂枝用量），不效，再以桂枝汤加肉桂，一剂知，二剂已，三剂全平。所加肉桂须选取上品，即顶上肉桂五分，嘱令将肉桂另行炖冲与服。此案一服后大减，而脘腹之积气四散，时时嗳气，或行浊气；继服二剂，其病若失。余以实际经验证明，桂枝加桂汤当加肉桂，盖桂枝气味微薄，表散力大，肉桂则气味俱厚，温里之力为大，此属经验之谈。(《名老中医之路·余无言先生的治学及其学术经验》)

三、程某，女，26岁。2月，上海。经水每每逾期而来，色淡量少，少腹冷痛，得温则舒，四肢不暖，面色苍白，脉来涩迟。证属冲任虚寒，气滞血阻，仿长沙法。桂心（研粉，饭和丸，吞）2.4克，炙桂枝5克，炒白芍9克，炮姜5克，红枣5只，炙甘草5克，炙艾叶（包）5克，酒炒当归12克，炒川芎5克，酒炒丹参15克，制香附9克，郁金5克，制川断9克。二诊：前方服后，腹痛减轻，肢冷转暖，脉象迟缓，苔薄白，前方既效，仍守原法出入。桂心（研粉，饭和丸，吞）2.1克，炙桂枝5克，炒白芍9克，炮姜5克，炙艾叶（包）5克，酒炒当归12克，炒川芎5克，酒炒丹参15克，制香附9克，郁金5克，制川断9克，益母草9克。三诊：两进温通行血，胞宫寒凝，得暖而散，腹痛若杳，脉缓苔白，再拟益气养血。炙桂枝3克，炒白芍6克，红枣5只，炙甘草6克，炙当归9克，炙川芎5克，熟地黄18克，砂仁（拌）2.4克，制香附9克，郁金9克，制川断9克，炙黄芪9克，米炒上潞参9克。按：《金匮》云："妇人之病，因虚积冷结气，为诸经水断绝。"以上三者，均能形成经水之不调。本例患者，为寒客胞宫，血因冷而滞行，以致经来逾期，寒气郁于下焦，故见少腹冷痛。方用桂枝汤复加肉桂，意在助阳逐阴，调和营卫，为寒者热之之法。叶老以此法治虚寒痛经，颇见获效，此举其一也。

（《叶熙春专辑》）

奔豚汤

奔豚，气上冲胸，腹痛，往来寒热，奔豚汤主之。

奔豚汤方：

川芎8克，当归8克，芍药8克，甘李根皮20克，生姜16克，半夏16克，甘草8克，黄芩8克，葛根20克。

该方证之病理，为肠虚热而矢气溢入动脉兼水道之中。其病当发生于泻心汤类证之后，桂枝加桂汤证之前。

矢气于肠中越积越多，溢入水道，影响三焦水运，故可见气上冲胸、往来寒热；肠虚性亢进，故可见腹痛、口渴。故方中川芎、当归、芍药、甘李根皮（每用川楝子代之）助血运；生姜、半夏温胃，助水运血运；黄芩清肺肠之热，行水运；葛根清肠热，补津液。血运、水运畅通，自然病愈。

附：名医医案选录

肾水上逆之奔豚，见之最多，以桂枝加桂与之，百发百中。唯肝火上逆之奔豚，患者极少。一日，有妇人前来，云其媳患腹痛，口苦咽干，寒热往来。余曰：可取方往，不必临诊，意谓必小柴胡汤证也。其妇要求过诊，询之痛从少腹上冲胸及咽喉，顷之即止，已而复发如初，脉之弦数，舌苔白。谓曰：此幸临视，否则方虽无妨碍，病必不除。此乃肝火上逆之奔豚，为生平罕见，当用《金匮》奔豚汤，即疏方与之，一剂知，三剂已。（《遁园医案》）

桂枝加芍药汤 桂枝加大黄汤

本太阳病，医反下之，因而腹满时痛者，属太阴也，桂枝加芍药汤主之。

桂枝加芍药汤方：

桂枝15克，芍药30克，生姜15克，炙甘草10克，大枣4枚。

大实痛者，桂枝加大黄汤主之。

桂枝加大黄汤方：

桂枝15克，芍药30克，生姜15克，炙甘草10克，大枣4枚，大黄5克。

太阴为病，脉弱，其人续自便利，设当行大黄、芍药者，宜减之，以其人胃气弱，易动故也。

桂枝加芍药汤证之病理，为肠部虚寒，瘀血而痛。病本为桂枝汤证，医者反以苦寒之药攻下之，寒凉败胃，胃肠功能不健，故可见腹满、下利；肠寒瘀血，故可见腹痛发作有时，即芍药甘草汤证。故方用桂枝汤以促血运、温肠胃，更加芍药以助肠之静脉血运。瘀血得行，腹满时痛自愈。本方实为桂枝汤合芍药甘草汤。

若其人肠虚既久，屎积于肠中，故可见大实痛，是以更加大黄去其肠滞，是为桂枝加大黄汤。

然大黄、芍药皆为苦寒之药，恐其寒凉败中，故诫之曰：胃气弱者，设当用大黄、芍药者，宜减之。

附：名医医案选录

一、黄某，女，64岁。腹满时痛四年余，久治不愈，今春在省城某医院就诊，经肠镜检查诊为溃疡性结肠炎、肠息肉。病理检查息肉有恶化之兆，行手术切除。术后满痛依旧，多发生于夜间，痛时喜按，或蜷卧亦可得减。胃纳不香，口不干、不苦，不思饮，不泛酸，微嗳逆。大便一二日一行，鸭溏不畅。望其面色萎黄不华，鼻头微青，形体消瘦，舌润微暗，苔白腻。腹诊：腹皮薄弱，腹肌挛急，关元穴处压痛明显。脉来沉弦细弱。证属脾胃虚弱，寒凝血滞。治当温经化瘀，缓急止痛。拟桂枝加芍药汤加味：桂枝10克，白芍20克，炙甘草10克，莪术10克，三棱10克，生姜10片，红枣12枚。三剂，每日一剂，且须重视饮食治疗。二诊：疼痛明显减轻，口中和，多唾涎，此虚寒证也。《沈氏尊生书》"凡痛必温散，切不可补气，以气旺不通，则反甚之"，系指寒实疼痛而言。虚寒疼痛者，舍温补何以为治？拟原方加吴萸10克，黄芪15克，三剂。三诊：疼痛止，胃纳增，大便一日一行，仍溏不畅，嘱守方续服七剂，隔日一剂。四诊：疼痛再未发作，精神大好，纳化一如病前，大便已成形，舌淡红，苔薄白微腻，脉弦细。改服参苓白术散善后。（《临证实验录》）

二、庆孙，七月二十七日。起病由于暴感风寒，大便不行，头项痛，此为太阳阳明同病。自服救命丹，大便行，而头痛稍愈。今表证未尽，里证也未尽，脉浮缓，身常有汗，宜桂枝加大黄汤。川桂枝三钱，生白芍三钱，生草一钱，生川军三钱，生姜三片，红枣三枚。（《经方实验录》）

三、1970年春，诊60岁老妇徐氏，患"瘕症"。始于播种时横骨上缘生一硬物，初未介意，而自下向上发展甚速，5月至脐，7月至鸠尾，直径约3cm，目视之、手触之，均如木棍竖埋于皮中，俯腰不得，如厕颇艰，兼觉腹中如有虫走，似麻非麻，似痒非痒，胃中堵塞，纳少，便结如羊屎。经外科医师与解剖学教师会诊，认为病居肌层，究属何物不详。余曰：痃积。《医宗金鉴·妇科心法要诀》所谓"突起如弦痃症名"是也。乃痰食气血与寒气相搏而成。治以消积软坚、温经理气之法，投桂枝加大黄汤加减。药用桂枝15克，白芍50克，大黄15克，芒硝5克，三棱20克，莪术20克，姜黄15克，莱菔子10克，生姜25克，大枣10克，甘草10克。先后加减出入，患者服27剂，肿物消失，别无不适。追访15年，未见异常。余青襟业医，今已垂暮，本病亲经目睹者仅此1例，近世医学刊物亦未见报道。唐代《外台秘要》载"悬于腹，近脐左右，有一条筋脉杠起，大者如臂如筒，小者如笔如指如弦"，即指此症。以此症绝少，余故录之，以备研讨。（陈景河《北方医话》）

小建中汤 黄芪建中汤 当归建中汤

伤寒，阳脉涩，阴脉弦，法当腹中急痛，先与小建中汤。不差者，与小柴胡汤主之。

小建中汤方：

桂枝15克，芍药30克，炙甘草10克，生姜15克，大枣4枚，饴糖30克。

上六味，以水450毫升，煮取200毫升，去滓，内胶饴，更上微火消解，温服。

伤寒二三日，心中悸而烦者，小建中汤主之。

虚劳里急，悸，衄，腹中痛，梦失精，四肢酸疼，手足烦热，咽干口燥，小建中汤主之。

男子虚劳，小便自利，当与小建中汤。

妇人腹中痛，小建中汤主之。

虚劳里急，诸不足者，黄芪建中汤主之。

黄芪建中汤方：

桂枝 15 克，芍药 30 克，炙甘草 10 克，生姜 15 克，大枣 4 枚，饴糖 30 克，黄芪 8 克。

气短胸满者，加生姜；腹满者去枣，加茯苓 8 克，及疗肺虚损不足；补气加半夏 15 克。

妇人产后虚羸不足，腹中刺痛不止，吸吸少气，或苦少腹中急，摩痛引腰脊，不能食饮。产后一月日，得服四五剂为善，令人强壮，宜当归建中汤主之。

当归建中汤方：

当归 20 克，桂枝 15 克，芍药 30 克，生姜 15 克，甘草 10 克，大枣 4 枚。

若大虚，加饴糖 30 克，汤成内之，于火上暖，令饴消。若去血过多，崩伤内衄不止，加地黄 30 克，阿胶 10 克，合 8 味，汤成内阿胶。若无当归，以川芎代之；若无生姜，以干姜代之。

呕家不可用建中汤，以甜故也。

小建中汤证之病理，与桂枝加芍药汤证同，且腹痛更甚。

其言"阳脉涩、阴脉弦"者，盖涩主气血窒滞，弦主郁结不通，阳涩为表而所滞，阴弦为里有所结，故知其为肌表血运不畅且腹中有急痛。若其血运已通而腹痛不止者，其人必水运不通，故更投以小柴胡汤以行其水运也。

其药理：因病见桂枝加芍药汤证，且腹痛更甚，故重加饴糖甘温补虚、缓急止痛。

因该汤有活血补血温中之功，故能治虚劳里急、虚劳萎黄、妇人里虚、腹中急痛之症，又能止腹中痛兼见寒气下迫之证。盖若肠中矢气溢入静脉之中，逆血流而行，则其人自觉有寒气下迫也，重加芍药助静脉之血流自然可愈。

黄芪建中汤者，更加黄芪以补身体元气，使细胞活跃，机能更旺，故能治虚劳里急诸不足，如肺虚损不足等。

当归建中汤证之病理与小建中汤证同，且更见血虚不足，故加当归以补血活血。其加减：失血多者，加生地、阿胶以补血行血。其言"无当归，以川芎代之"者，川芎与当归功用相近。

附：名医医案选录

一、杨某，男，32岁，东北人，西北铝加工工厂工人，1975年4月6日初诊。患者左胁疼痛半年余。疼痛为阵发性，每日发作数次，无明显诱因，也不向其他部位放射。间歇期间，无不适之感，而疼痛发作时则剧痛难忍。西医曾作肝胆系B超检查，无阳性发现。舌淡红苔薄白，脉细无力。辨证为荣虚作痛。方用：桂枝9克，甘草6克，白芍18克，生姜9克，大枣4枚，饴糖（烊化）24克。水煎，分二次服，三剂。患者服上药三剂后，疼痛缓解，脉转为有力。停药观察数日，再未发作。数月后随访，其病未再复发。(《古方新用》)

二、王右，腹痛，喜按，痛时自觉有寒气自上下迫，脉虚弦，微恶寒，此为肝乘脾，小建中汤主之。川桂枝三钱，大白芍六钱，生草二钱，生姜五片，大枣十二枚，饴糖一两。佐景按：唯吾师以本汤治此寒气下迫之证而兼腹痛者，其效如神。(《经方实验录》)

三、顾右，十月二十六日，产后，月事每四十日一行，饭后则心下胀痛，日来行经，腹及少腹俱痛，病必大下，下后忽然中止，或至明日午再痛，痛则经水又来，又中止，至明日却又来又去，两脉俱弦。此为肝胆乘脾脏之虚，宜小建中加柴芩。桂枝三钱，生白芍五钱，炙甘草二钱，软柴胡三钱，酒芩一钱，台乌药钱半，生姜五片，红枣十二枚，饴糖三两。佐景按：余初疑本证当用温经汤加楂、曲之属，而吴兄凝轩则力赞本方之得。师曰：大论云："伤寒，阳脉涩，阴脉弦，法当腹中急痛，先与小建中汤，若不差者，小柴胡汤主之。"我今不待其不差，先其时加柴、芩以治之，不亦可乎？况妇人之病多属柴胡主治，尔侪察诸云云。翌日据报，病向愈矣。（《经方实验录》）

【按】 曹颖甫先生本处加柴胡、黄芩，其实即为柴胡桂枝汤法。柴胡桂枝汤条下有"心腹卒中痛者，柴胡桂枝汤主之"一说，即为此理。临床运用，对于虚寒腹痛，一般用香砂六君子汤，若用之无效，则当用黄芪建中汤，若用之亦无效，则当用柴胡桂枝汤加减也。

四、杨某，女，20 岁。病者来诊前 1 年余即发热，全身关节疼痛，并出现皮下结节，偶见散在性红斑。曾在当地某院按"急性风湿病"治疗无效，后经成都某医院疑诊为"红斑性狼疮"，用激素治疗，其发热、关节痛曾暂时缓解，但旋又复发，服药无效，乃回乐山治疗。余（江尔逊）诊时，症见寒战高热（39℃～40℃），间日一发，如疟状（未查见疟原虫），关节疼痛，数小时后，汗出热退，舌质红，苔黄厚而粗。初以小柴胡汤、龙胆泻肝汤、青蒿鳖甲汤等和解少阳、清泻肝火、养阴透热，终乏效验。揆度良久，始有所悟。此症迁延年余，邪正相搏，旷日持久，难免两败俱伤，而药饵杂投，全不中病，徒伤正气。是正虚为本，邪恋为标矣。其舌红苔厚而粗者，恐为邪恋之证，而非实热之象也。遂宗仲景"阴阳和者必自愈"之旨，改用调和营卫、气血、阴阳之法，而投桂枝汤加味方——小建

中汤。连服3剂，寒战、高热竟不复作，黄厚而粗之苔亦消退。乃以此方化裁，调理旬日，其关节疼痛亦瘥。（《经方大师传教录》）

【按】《经方大师传教录》中，江尔逊老先生提及数例小建中汤治间日疟之案例，其实，此数个病例皆为虚劳而非疟疾也。陈修园《时方妙用》中云："其症倦怠少食，或常畏寒，或常发热，或寒热往来，气色日见憔悴，肌肉日见消瘦，即将入痨证之门。"又云："痨字从火，未有痨证而不发热者。世医以苦寒为戒，谓滋阴一法最为妥当，而不知此证多是阴盛为病，滋阴是益其病也。人皆曰阴虚则火动，吾独曰阴盛则火动。"又云："以下诸法，皆退热之良法，学者须当细玩。一仲景法，以小建中汤为主，方中桂枝、生姜宣胸中之阳，即所以除阴火也。后人识见不及古人，虑姜桂之热，只用温补之品。"江老先生之病案，其实即为虚劳病之寒热往来，并非间日疟，故用治疟之方无效，而用治虚劳之小建中汤一方中的。

五、常某，男，38岁，农民，1993年2月9日初诊。脘腹疼痛两年余，加重十余日，多痛于饥饿之际。近十余日，每至子夜痛而醒，喜温喜压，得食可缓，纳食一般，二便正常，不嗳逆，不吞酸。观其面色萎黄少华，舌淡微红，知其气血失充；闻其语声低微，亦系不足之候；诊其腹，无所苦，六脉弦缓无力，皆一派虚寒证候。《金匮要略·血痹虚劳病脉证并治》云："虚劳里急，诸不足，黄芪建中汤主之。"而夜间疼痛，有瘀滞也。《沈氏尊生书》云："胃病有虚实，总以按痛止者为虚……按之痛者为实。"由是观之，本案虚实相兼，而以虚寒为主，瘀滞次之也。拟黄芪建中汤加味。黄芪30克，桂枝10克，赤白芍各20克，炙甘草10克，灵脂10克，香附10克，饴糖30克，生姜10片，红枣5枚，三剂。二诊：疼痛止，胃纳增，

要求再服，以冀根治。与原方三剂，唯去灵脂耳。(《临证实验录》)

六、宗嫂，十一月十七日，月事将行，必先腹痛，脉左三部虚，此血亏也。宜当归建中汤。全当归四钱，川桂枝三钱，赤白芍各三钱，生甘草钱半，生姜三片，红枣七枚，饴糖二两（冲服）。(《经方实验录》)

七、张康甫妇，新产患虚证，治之者反以攻表出之，犯虚虚之禁。今见舌胀大而色淡，虚证一；脉洪无力，不耐重取，虚证二；大便不通，无气推下，虚证三；口噤，是牙关硬，不能大开，非咬牙之比，其虚证四；遍体麻木，血失濡养之权，气失温煦之力，其虚证五；头痛亦是虚阳上冲。全是虚证，而反以攻表之剂投之，宜可？故愈医愈剧也。不得已，姑救之。桂枝 4.5 克，白芍 12 克，炙甘草 4.5 克，当归身 9 克，生姜 6 克，红枣 8 枚，化龙骨 9 克，饴糖 2 匙，真阿胶 6 克。(《范文甫专辑》)

厚朴七物汤

病腹满，发热十日，脉浮而数，饮食如故，厚朴七物汤主之。

厚朴七物汤方：

桂枝 10 克，生姜 25 克，厚朴 10 克，大黄 15 克，枳实 20 克，甘草 15 克。

呕者，加半夏 21 克；下利者，去大黄；寒多者，加生姜至40 克。

本方证为桂枝加大黄汤证之进一步。其所主者，外有表寒之桂枝汤证，故可见发热、脉浮而数；内则有屎与矢气积于肠中之小承气汤证，故可见腹满、饮食如故。方用桂枝汤合小承气汤，即俗谓之表里双解法。

本方亦可理解为桂枝加大黄汤去芍药，加逐肠积之枳实、厚朴，强化其攻下之力。故若病下利，则当减去大黄；若胃寒水饮多而呕者，则当加生姜、半夏以温胃阳，逐水饮；若兼见腹痛，则仍当加芍药。

附：名医医案选录

一、潘某，男，43岁。先因劳动汗出受凉，又以晚餐过饮伤食，致发热恶寒，头痛身重，脘闷恶心。单位卫生科给以藿香正气丸一包，不应；又给保和丸三包，亦无效。仍发热头痛，汗出恶风，腹满而痛，大便三日未解，舌苔黄腻，脉浮而滑。此表邪未尽，里实已成，治以表里双解为法。用厚朴七物汤：厚朴10克，枳实6克，大黄10克，桂枝10克，甘草3克，生姜3片，大枣3枚，加白芍10克。嘱服二剂，得畅下后即止服，糜粥自养，上症悉除。(《金匮要略浅述》)

二、关某，男，3个月，患者其父代诉：日前不明阵发性哭闹，当时腹胀，可能有腹痛，三日不大便，吐奶不止，以后吐出黄色如大便样物，此间未曾进食，症状日益加剧。曾经两个医院诊治，检查腹部可见肠影，腹壁紧张而拒按，经X光腹部单透，发现有液平面6～7个，并充满气体，确诊为完全性肠梗阻。经灌肠下胃管及对症治疗，不见好转，终于决定手术疗法，患者家属考虑小儿只三个月，不同意手术，而来中医处诊治。1974年4月5日来诊，患儿面色苍白，精神萎靡，时出冷汗，腹胀拒按，大便不通，脉微，舌苔灰白，系脾阳不运，积滞内停所致。治以行气泄满，温中散寒，厚朴七物汤治之。

厚朴 10 克，桂枝 7.5 克，甘草 10 克，枳实 10 克，川军 2.5 克，生姜 5 克。按上方服一次即效，服药后 1～2 小时内，排出脓块样大便，以后两小时内，共排出三次稀便，随之腹胀消失，腹痛减轻。经十余日，逐渐好转，与健康婴儿无异。（《老中医医案选编》）

大黄附子汤

胁下偏痛，发热，其脉紧弦，此寒也，以温药下之，宜大黄附子汤。

大黄附子汤方：

炮附子 15 克，细辛 10 克，大黄 15 克。

大黄附子汤证之病理，为胃肠寒而肠燥结。胃肠寒，故可见腹部寒痛；肠燥结，故可见大便秘结。

大黄附子汤之药理：方用附子者，以附子能强心促血运，温阳逐寒除痛；用细辛者，以其能温活水运，温里逐寒止痛；用大黄者，以其能逐肠之积滞。故三者同用，为温通之剂。

临床所见，凡生冷油腻胶结肠间、神疲面黄、脉迟苔垢者，阴寒痼冷凝阻下焦而成痞成瘕者，以及年老或体衰而见大便燥难、脉细、手微厥冷者，皆宜用大黄附子汤也。近代名医门纯德运用此方时，其经验为：若服药后出现腹痛加重，则加白芍 12 克，以减轻由于大黄加强肠蠕动而引起的剧烈疼痛；并谓此方对麻痹性肠梗阻或功能性肠梗阻效果更好，机械性肠梗阻一般用大承气汤；应谨记用本方时，不能画蛇添足地加入枳实、厚朴等药。

《皇汉医学》载：此方实能治偏痛，然不特偏痛已也，亦能治寒疝，胸腹绞痛及心胸腰脚、阴囊㿗肿，腹中时有水声，而恶寒甚大者。若拘挛剧者，合芍药甘草汤。赵明锐先生于《经方发挥》中云：按《金匮要略》载，此方治疗"肋下偏痛，发热脉弦紧，此寒也"，但除此以外，凡是右肋下缘以下的疼痛（包括腹直肌挛急），投此方大都有效。又云：此方在临床上的运用范围以治疗右肋下疼痛的效果明显，包括现代医学的胆囊炎及胆道的一部分功能性疾患。

本方实为四逆汤合承气汤法，为厚朴七物汤之进一步。用时宜与四逆汤之阴结证、大承气汤之阳结证相辨别。

附：名医医案选录

一、钟大满，腹痛有年，理中四逆辈皆已服之，间或可止，但痛发不常，或一月数发，或两月一发，每痛多为饮食寒冷之所诱致。自常以胡椒末用姜汤冲服，痛得暂解。一日，彼晤余家，谈其痼疾之异，乞为诊之。脉沉而弦紧，舌白润无苔，按其腹有微痛，痛时牵及腰胁，大便间日一次，少而不畅，小便如常。吾曰："君病属阴寒积聚，非温不能已其寒，非下不能荡其积，是宜湿下并行，而前服理中辈无功者，仅祛寒而逐积耳。依吾法两剂可愈。"彼曰："吾固知先生善治异疾，倘得愈，感且不忘。"即书大黄附子汤：大黄四钱，乌附三钱，细辛钱半。并曰："此为《金匮》成方，屡用有效，不可为外言所惑也。"后半年相晤，据云：果二剂而瘥。噫！经方之可贵如是。（《治验回忆录》）

二、我院盛药师，病已数年，不但四肢厥逆，而且遍体无温，怯寒特甚，虽盛夏炎暑必着棉衣，秋则更甚，终日卧床厚被覆之。食甚少，食后腹胀满不适。长期服中药，求医殆遍，处方多以温补，诸如桂、附、参、芪、干姜之类而无效，乃就诊于余。诊其舌苔薄白，脉象迟弱。以四逆汤合承气汤与之。服 1 剂后患者前来复诊，得大便 3 次，精神尚佳。故再以前方 2 剂与之。服后告余曰："每剂服后各得大便三四次，昨晚食油炒饭一大碗，腹已不胀满，手足渐温，怯寒已减。"便以前方减承气之半，服 2 剂后尽除恶寒之病，服十余剂而病愈矣。或曰：厥阴病焉有下法，且未闻有厥阴与阳明并病者。曰：肢逆身冷非厥阴病乎？胃家实非阳明病乎？盖厥阴病复伤于食，结而为实，故食少而满也。胃实则气机受阻而不能输布于身而为热。身寒愈甚而胃结愈固，故虽以温热之药而亦不能减其寒也。下之则阳明通而郁热解，阳气得以敷布，再用四逆之辛温助之，其病自愈矣。（边正方《长江医话》）

【按】以上之案，虽不用大黄附子汤，然其病理与大黄附子汤证同，若用大黄附子汤亦当取效。然就所用之药而论，四逆汤合承气汤之药力当较大黄附子汤为强，若用大黄附子汤之力不逮者，即可选用四逆汤合承气汤法。

三、王某，男，12 岁。患儿患腹胀，起初是午后胀，以后即整日胀，约 1 个多月以后，伴发阵发性的右肋下疼痛。该父是医师，曾给予对症治疗，症状毫无改善。后腹胀、肋痛继续增重，患儿体质也日渐衰弱。以后经历了省、市的各大医院及中医研究所等 8 家医院的治疗，诊断意见不能统一。有的医院考虑为肝炎、或肝脓疡、或肝癌，有的医院考虑为胆囊结石或腹膜炎等，经服药打针治疗 2 个月，俱不见效。患儿就诊时已是发病以后将近 3 个多月，腹胀经市中医研究所服中药治疗已好转（药物不详），唯右肋痛增剧，部位在乳根下距腹中线五分，平均每数十分钟发作一次，日夜数十次发作，剧痛难忍，满床打滚，汗出淋漓，面色口唇白，两三分钟以后即自行缓解，每于发作以后精神更加疲惫不堪，脉浮数无力，舌淡，苔薄，胃纳尚可，二便正常。投以大黄附子汤2剂。附子6克，细辛3克，大黄10克。服药以后其病若失，观察数月概未发作。

按：本例患者，患右肋下疼痛及腹胀，为时已3个多月，经过多方诊治，意见不能统一。当患儿就诊时，按痛点在乳根下距腹中线五分处，结合当时的脉症及详询患儿，得知平素饮食不节，嗜食生冷，考虑为寒实内结。经云："冲脉丽于阳明。"因之胃和冲脉关系至为密切，无不互相影响。饮食寒温失常，日久则寒凝冲脉，阻其经气正常运行，因而发生剧烈疼痛。既为寒实之邪内结，必当温热攻下，以大黄附子汤治之，既能除实，还能祛寒，因之服2剂即愈。

根据笔者（赵明锐）的经验，本方治疗右肋下痛应当以以下三条为运用标准：①疼痛的部位必须是以肋缘下距腹中线五分处为疼痛的中心点，而且有明显的压痛。②不因咳嗽和深呼吸而引起疼痛加剧。③疼痛发作时拒按。凡符合以下条件者，不论病之新久，刺痛、钝痛、钻顶痛，以及隐痛者，以此方治之，大部分患者可以获效。以上所指肋下痛之病因病机，必须是寒热实结者为适应证。由其他原因引起的肋下痛不为本方所治范围。(《经方发挥》)

【按】右肋下痛用大黄附子细辛汤，左胁下痛则用黄连汤（左金丸）。此两者皆可视为特效方。近代名医阎镛云："20世纪30年代，师张襄甫先生年轻时在汉口，忽患左胁作痛，从胳肢窝下到腰上有肋骨的地方疼痛，便排队候名医诊治。诊后先生处以左金丸，当时不信，以为简单，服后病愈才觉方之神奇。"又云："经云寒是疼痛的主要原因，方中用吴萸逐风寒、温中散寒，取其辛温之用，合情合理，为什么又用黄连之苦寒？李时珍曰：两药一热一冷，一阴一阳，寒热并用而无偏胜之害。足见中医药独特的治病思想。"

四、一男子膝肿刺痛，经三四年不愈，与本方愈，此当是坐骨神经痛。（陈慎吾《金匮要略讲义》）

五、许君，寒包火乳蛾，苦喉痛，喉已白烂，脉紧，舌淡红，苔白。此外有风寒，内有郁热，寒不散则火不去也。淡附子3克，生大黄9克，元明粉9克，半夏9克，生甘草3克，细辛0.9克。二诊：好多了。淡附子3克，生大黄9克，元明粉9克，半夏9克，生甘草3克，细辛0.9克，牛膝9克，板蓝根24克。按：乳蛾即扁桃体炎，常见单侧或双侧扁桃体红肿、化脓，高热不退。一般认为，本病多因肺胃之火上升，风热之邪外乘，风火相搏；或是情志内伤，肝胆之火上攻，痰瘀凝滞所致。治疗常用清火泄热，利咽解毒之法。先生则认为，本病不尽属于热毒火盛，而寒包火亦不少。自拟大黄附子细辛汤以治之，名曰"家方"，用治苔白、舌质不红、脉紧之乳蛾，每一二剂即收佳效。（《范文甫专辑》）

【按】临床治扁桃体发炎，余则喜用麻杏石甘汤加味，常二剂而愈。

厚朴生姜半夏甘草人参汤

发汗后，腹胀满者，厚朴生姜半夏甘草人参汤主之。

厚朴生姜半夏甘草人参汤方：

厚朴40克，生姜40克，半夏40克，人参5克，炙甘草10克。

厚朴生姜半夏甘草人参汤证之病理，为胃肠虚寒而腹胀。胃肠虚寒、食积不消则生矢气，矢气积于胃肠之中，故可见腹胀满。方用厚朴宽肠壁兼温肠，助肠之蠕动以逐矢气；用生姜、半夏温胃阳；用人参强心、促血运，兼助胃肠之阳。

该方为胃肠虚寒治本之方，用时宜加桂枝、肉桂促血运、助肠之蠕动，故服后每见矢气连发而腹胀消。

本方重在促进胃肠蠕动而消胀，故厚朴、半夏、生姜宜重用；人参、甘草者为助正气而用，以二者皆能补气助胀，故宜少用。是以前人谓此为"补三消七"之法，用此方时当注意各药之比例。

附：名医医案选录

一、马某，男，43岁，农民。病结核性胸膜炎，服雷米封等抗结核药治疗。近一周腹胀呕吐，粒米不进。乡村某医不察证之虚实，不顾"呕多虽有阳明病，不可攻之"之训，认定通则不胀，胀则不通，予以攻下，然泻后腹胀如故，至此，本应接受教训，改弦易辙，另辟蹊径，反认为病重药轻，未泻彻底，又令服酚酞25片，憋胀益剧。不得已，乘马车进城就诊。患者面色萎黄，形容憔悴，舌质淡红，舌苔白腻，两手捧腹，口称憋胀欲裂，呕吐清水，口干不欲饮，更不欲食。诊其腹，腹胀如鼓，无压痛，无移动性浊音。切其脉，细缓无力。由脉症观之，此乃脾胃虚弱，运化无力，湿浊之气凝聚不散，痞塞升降之路，故而为胀为呕。从脉象细缓，喜手捧腹看，便知其胀属虚，而非实滞，故屡屡攻下，胀不唯不减反益甚也。治当补中健脾，消胀化湿，待脾运一复，弥漫之浊气自然无存。拟：厚朴15克，生姜10片，半夏10克，炙甘草6克，党参15克，茯苓15克，二剂。二诊：药后自觉气向下行，虽未解便而腹胀已轻，呕吐亦再未发生。继服三剂，腹胀全消，改拟六君子汤调之。（《临证实验录》）

二、尹某，男性，患腹胀症，自述心下胀满，日夜有不适感，是属虚胀症。投以厚朴生姜半夏甘草人参汤：厚朴 12 克，生姜 9 克，半夏 9 克，甘草（炙）6 克，党参 4.5 克。经复诊 1 次，未易方而愈。按：腹胀一症，有实有虚，实者坚硬，拒按而痛，舌苔黄厚或滑腻，是食积或秽滞，宜小陷胸汤或消导、攻下剂。虚者腹虽胀而按之柔软，且喜按压，按下去也不作痛，即痛也很轻微，舌无苔或稍有薄白苔，是胃机能衰弱，致使食物有所残留、分解、产气，壅塞于胃中而作胀。这个病例主诉腹胀满，且按之不痛，是属虚胀，故投以此汤即迅速收到效果。（《岳美中医案集》）

旋覆代赭汤

伤寒发汗，若吐，若下，解后，心下痞硬，噫气不除者，旋覆代赭汤主之。

旋覆代赭汤方：

生姜 25 克，半夏 21 克，人参 10 克，代赭石 5 克，旋覆花 15 克，大枣 4 枚，炙甘草 15 克。

旋覆代赭汤证之病理，为胃肠虚寒而兼见痰饮。胃肠虚寒则生矢气与痰饮，矢气积则心下痞硬，痰饮与气上冲则噫气不除。故用生姜、半夏、人参温胃肠之阳以治其本，代赭石降痰除肠滞及旋覆花消痰理气以治其标，数药合用，自然心下痞与噫气皆除。

代赭石少用则化痰降胃气，大量用则降逆通便。本处治胃虚痰阻，故其量仅为旋覆花之三分之一。若用于治膈肌痉挛引起之呃逆不止，则宜多用，用量宜大于旋覆花。又因旋覆花极轻，布包后放在药锅里常常浮在水面上，不利于有效成分的析出，是以施今墨主张旋覆花和代赭石同包同煎。

本汤证与半夏泻心汤类证相比，本汤证胃肠皆寒，半夏泻心汤证则为胃寒肠热。

近代名医陈伯涛云：凡遇旋覆代赭汤证用本方时，必用人参（或以太子参、潞党参代之）藉以扶胃降逆，疗效较好，否则胃弱者多嘈杂不堪，胃气健者虽无大碍，然疗效则较差。人参与旋覆花、代赭石三者同用，不但增强疗效，且可避免药物若干不良反应。

《治疗杂话》云：此方亦治心下痞硬，大便秘，噫气不除者。然三黄泻心汤治热秘，此方治虚秘，须当切记。至于反胃噎膈，则属不治之证，当及其元气尚未大虚用顺气和中加牡蛎。若因大便久秘，用大黄甘草通之，虽一时宽快，反伤元气。其大便秘而吐食者，因胃大虚，虚气聚于心下也，此时不宜与大黄剂。若取快一进，反促命期，宜用此方。此非余之创论，周扬俊曰："此方治反胃噎食，气逆不降者，神效。"余历试数人，果得小效，然毕竟不治。《伤寒论》云："噫气不除。""不除"字妙，意谓已用生姜泻心汤，而噫气不除者，为虚气之逆，宜用此方镇坠之。古人用字，一字不苟如此。

代赭石一药，色赤而性微凉，能生血、凉血、行血运，兼能活水运、去痰滞，临床每用于因血热、血瘀、水郁、痰滞等引起之病症，故张锡纯谓其有镇逆气、降痰涎、通燥结、止呕吐、除眩晕、止经漏等之功。究其理，盖代赭石凉而活脑部、胃肠及全身之血运、水运。盖脑部血运、水运得活，则血瘀、血热及水浊自去，眩晕、呕吐等症自止，故临床有重投缓服，以治脑震荡、脑挫伤所致之眩晕、呕吐及脑充血、失眠；胃热得平则呕吐、逆气等自止；肠热得平则燥结自去；胃肠正常则痰涎自除；血运、水运正常则经漏淋沥自止。以上种种，皆代赭石之功。因其为石药，质重且性微凉，故宜重用方效。其与石膏相比，皆能凉血运，然代赭石更兼有生血、活水运之功。

附：名医医案选录

因气生痰，痰凝气滞，而中焦之道路塞矣。由是饮食不得下行，津液不得四布，不饥不食，口燥便坚，心悸头晕，经二月不愈。以法通调中气，庶无噎膈、腹满之虑。旋覆代赭汤加石菖蒲、枳实、陈皮。（《柳选四家医案·静香楼医案》）

附子粳米汤

腹中寒气，雷鸣切痛，胸胁逆满，呕吐，附子粳米汤主之。

附子粳米汤方：

炮附子5克，半夏21克，甘草5克，大枣3枚，粳米15克。

本方证之病理，为胃寒而痰饮多。胃寒则水饮积于胃脘，故见腹中寒气、雷鸣切痛、胸胁逆满；胃寒则痉挛，故见呕吐痰涎。方用附子强心、促血运，半夏温胃阳以活血运、行水运、逐水饮，甘草、大枣、粳米补胃肠之液。

附：名医医案选录

彭君德初夜半来谓："家母晚餐后腹内痛，呕吐不止。煎服姜艾汤，呕痛未少减，且加剧焉，请处方治之。"吾思年老腹痛而呕，多属虚寒所致，处以砂半理中汤。黎明彭君仓促入，谓服药痛如故，四肢且厥，势甚急迫，恳速往。同诣其家，见伊母呻吟床第，辗转不宁，呕吐时作，痰涎遍地，唇白面惨，四肢微厥，神疲懒言，舌质白胖，按脉沉而紧。伊谓："腹中雷鸣剧痛，胸膈逆满，呕吐不止，尿清长。"凭症而论，则为腹中寒气奔迫，上攻胸胁，胃中停水，逆而作呕，阴盛阳衰之候。《内经》五邪篇云："邪在脾胃……阳气不足，阴气有余，则寒中肠鸣腹痛。"又《金匮》叙列证治更切，"腹中寒气，雷鸣切痛，胸胁逆满，呕吐，附子粳米汤主之"。尤在泾对此亦有精辟论述，"下焦浊阴之气，不特肆于阴部，而且逆于阳位，中虚而堤防撤矣。故以附子补阳驱阴，半夏降逆止呕，而尤赖粳米、甘草培令土厚，而合敛阴也"。其阐明病理，绎释方药，更令人有明确之认识。彭母之恰切附子粳米汤，可以无疑矣。但尚恐该汤力过薄弱，再加干姜、茯苓之温中利水以宏其用。服两帖痛呕均减，再二帖痊愈。改给姜附六君汤从事温补脾肾，调养十余日，即健复如初。(《治验回忆录》)

大建中汤

心胸中大寒痛，呕不能饮食，腹中寒，上冲皮起，出见有头足，上下痛而不可触近，大建中汤主之。

大建中汤方：

川椒 5 克，干姜 30 克，人参 15 克。

水 400 毫升，煮取 200 毫升，去滓，内胶饴 100 毫升，煮取 150 毫升。如一食顷，可饮粥二升，后更服，当一日食糜，温覆之。

大建中汤证之病理，为胃肠寒而痉挛，或因蛔虫扰动引起的四肢厥冷。方用生姜、川椒辛热温胃阳，止呕吐；人参强心，促血运，助胃阳，逐寒气；饴糖甘温补血，助血运。

　　因川椒能杀虫，饴糖味甜能安蛔，故该方又可治蛔厥之证。前贤谓"上冲皮起，出见有头足，上下痛不可触近"者，乃腹中蛔虫因触扰而动，故痛不可触近，即今所谓之"蛔虫性肠梗阻"；并谓"心胸大寒痛，呕不能饮食"者，为今所谓之"胆道蛔虫病"，以其病位与主症特点极为相似。

　　本方证与附子粳米汤证相比，同为脾胃虚寒，但附子粳米汤证偏于水湿内停，症见腹中雷鸣，故重用半夏以化水湿；本方证则偏于寒甚，症见寒气攻冲，故重用干姜以温中散寒。在治疗虚寒性腹痛时，附子不如干姜；治疗虚寒性呕吐时，半夏不如川椒；温养脾胃时，甘草、粳米不如人参、饴糖也。

附：名医医案选录

　　一、韦某，男，40岁，农民。1964年10月15日诊。患者下午在农田劳动，当时天气较寒冷，又在地里吃煮熟的凉红薯，傍晚即发腹痛，以致未干完活儿即被迫回家，但腹痛仍未停止。自用热敷及喝姜糖水，痛曾稍减，但至夜间21点，腹痛更甚，遂急召余至其家诊治。见患者正在炕上来回翻滚，呻吟不止，地上并有呕吐物。余遂令解衣，检查腹部，见其胃脘部及脐周时有条状凸起及蠕动，触之痛甚，患者以手护其腹，拒绝再按。诊其脉弦紧而迟大，舌淡润苔白腻。当时因距医院较远，且正在夜间，患者又要求迅速止痛，来不及取药，因思《金匮》云："心胸中大寒痛，呕不能饮食，腹中寒，上冲皮起，出见有头足，上下痛而不可触近，大建中汤主之。"盖此方恰与本证相应，且患者为体壮农民，方中人参可以不用，余药均可就地取材，遂拟：花椒10克，干姜10克，水煎取汁200毫升，冲入红糖30克，顿服。患者服药后20分钟，腹痛见轻，凸起于腹皮的条索状物

消失，又过 10 分钟，腹痛完全消失，患者喝热稀粥一碗，痛未再发。(《刘保和教授医案》)

二、杨某，男，6 岁。患蛔虫性肠梗阻，脐腹疼痛，呕吐不能食，吐出蛔虫一条。其父正拟护送进城就医，适我自省城归里，转而邀我诊视。患儿面色萎黄而有虫斑，身体瘦弱，手足清冷，按其腹部有一肿块如绳团状，舌苔薄白，脉象沉细。此中气虚寒，蛔虫内阻。治以温中散寒，驱蛔止痛，用大建中汤加味：党参 10 克，川椒 3 克，干姜 3 克，饴糖 30 克，槟榔 10 克，使君子 10 克。嘱服二剂。因患儿哭闹不休，进城买药，缓不济急，乃先用青葱、老姜切碎捣烂，加胡椒末拌匀，白酒炒热，布包揉熨腹部，冷则加热再熨，肠鸣转气，腹痛渐减。此时药已买到，急煎成汤，分小量多次服一剂，呕吐已止。再剂腹痛消失，并排出蛔虫一百多条。后用当归生姜羊肉汤，加盐少许佐餐，治其贫血。(《金匮要略浅述》)

问曰：病有霍乱者何？答曰：呕吐而利，此名霍乱。

师曰：霍乱属太阴，霍乱必吐利，吐利不尽霍乱。霍乱者，由寒热杂乱于中也。热气上逆，故吐；寒气下注，故利。其有饮食不节，壅滞于中，上者竟上则吐，下者竟下则利，此名吐利，非霍乱也。

问曰：病发热，头痛，身疼，恶寒，吐利，此属何病？答曰：此名霍乱。霍乱自吐下，又利止，复更发热也。

伤寒，其脉微涩，本是霍乱，今是伤寒，却四五日至阴经上，转入阴必利，本呕下利者，不可治也。欲似大便，而反失气，仍不利者，此属阳明也，便必硬，十三日愈。所以然者，经尽故也。

理中丸（汤）

霍乱，头痛，发热，身疼痛，热多饮水者，五苓散主之。寒多不用水者，理中丸主之。

理中丸方：

人参45克，干姜45克，炙甘草45克，白术45克。

捣筛，蜜和为丸，如鸡子黄大，以沸汤数合，和一丸，研碎，温服之，日三四夜二服。腹中未热，益至三四丸，然不及汤。汤法：以四物各15克，日三服。若脐上筑者，肾气动也，去术，加桂20克；吐多者，去术，加生姜15克；下多者，还用术；悸者，加茯苓10克；渴欲得水者，加术，足前成25克；腹中痛者，加人参，足前成25克；寒者，加干姜，足前成25克；腹满者，去术，加附子5克。服汤后，如食顷，饮热粥，微自温，勿发揭衣被。

霍乱证，有虚实，因其人本有虚实，证随本变故也。虚者脉濡而弱，宜理中汤；实者脉急而促，宜葛根黄连黄芩甘草汤。

大病差后，喜唾，久不了了，胸上有寒，当以丸药温之，宜理中丸。

胸痹，心中痞，留气结在胸，胁下逆抢心，枳实薤白桂枝汤主之，人参汤（理中汤）亦主之。

理中汤证之病理为脾胃虚寒。前贤所谓之脾胃者，即人体之消化系统也。

脾胃虚寒则水饮不化，水饮上冲则可见吐、喜唾、胁下逆抢心；水饮入肠则可见下利；水饮入而不化，水从小便出，故见小便增多，甚则饮一尿一也；人不得津养而渴，甚者可为消渴。

肠胃虚寒，矢气不除则可见心下痞胀；胃肠不温，血运不畅则可见腹痛、手足不温、倦怠无力。

胃中不温，血运不畅，胸部不得血与津温养，故可见胸部疼痛。此为虚痛，与枳实薤白桂枝汤证及痰饮滞于胸膈致胸阳不振之胸痹不同，一为虚寒，一为实痛也。临床宜细加辨别。

理中汤之药理：方用人参、干姜促血运、温脾胃，白术健脾利湿，炙甘草安肠补液。

其加减：寒多者，增干姜之量；血运不畅者，加人参、桂枝、附子；水饮多而悸者，加茯苓；脾虚水液不运化而渴者，增白术之量。以上种种，皆随症加减也。名医曹仁伯在《继志堂医案》论理中汤之加减变换时云："理中太阴极妙之方，如以中宫之阳气不舒用干姜者，取其散；少腹之阳气下陷用炮者，取其守。其变换在大便之溏与不溏。湿甚而无汗者，用茅术；湿轻而中虚者，用冬术。其变换在舌苔之浊与不浊。此本方之变换也。设脾家当用理中，而胃家有火，则古人早定连理一方矣！设气机塞滞，古人早定治中一方矣！设脾当用理中，而其人真阴亏者，景岳早有理阴煎矣！其肾中真阳衰者，加附子固然矣，其衰之甚者，古人又有启峻一方矣！此外，加木瓜则名和中，必兼肝病，加枳实、茯苓治胃虚夹食。古人成方，苟能方方如此用法，何患不成名医。"

其药服后，血运已畅者，当觉腹中发热；服药而未取效者，若辨证不误，则当增加服药之次数及用量。

王修善云：霍乱一证，因风寒暑饮而成。卒然挥霍缭乱，阴阳乖隔。邪在上，但吐而不利；邪在下，便利而不吐；邪在中，吐利交作。吐而不利，无大热者，以藿香正气散主之。利而不吐，暑热者，以六一散或五苓散去桂加黄连、滑石主之。

如上吐下泻，均按藿香正气散加苍术、车前子健脾而利湿。又有阴寒霍乱，四肢厥逆，或吐或泻，或肚腹疼痛，大汗淋漓，脉见无力者，急以加味附子理中汤主之，迟则不及救矣。此经久辄效。

《王修善临证笔记》载有一法云：余当年外出，途中遇几位学生挽一青年，约十八九岁，肚腹疼痛，吐泻大作，不能行走。问有补救否？余曰：随身不带针药，无如之何。适逢一肩挑贸易者至，余问有针否？答曰：有。遂出缝纫针一包，余拈取一根，急向患者左手中指二间横纹中轻轻一刺，挤出黄水如豌豆粒一点，须臾而安。此法得一老者相传，男左手，女右手，试之甚验，故录之。

附：名医医案选录

一、王患，男，7个月，1990年9月18日初诊。代述：患腹泻一周余，病起于喂养不当，始见呕吐一次，继则下利，大便稀薄，日行五六次。外院诊断：小儿腹泻。住院治疗一周，病情未见缓解，自动要求出院，前来中医门诊求治。现症：腹泻频作，稀水便中夹有不消化之物，时有粪水从肛门流出，两目微陷，面色苍白，手足清冷，形体消瘦，神疲倦怠，腹软，时时欲睡，指纹淡而不显，苔薄白，舌质淡，心、肺未闻异常。证属脾肾阳虚，固摄失司而致腹泻。治以温中散寒止利。方用：党参8克，炒白术8克，干姜2克，炙甘草3克，炒薏仁10克，神曲10克，茯苓10克。水煎服，进药三剂，诸症皆减。二诊守方治疗一周，大便正常。追访一年，未见复发。（《伤寒论与临证》）

二、余在青年时期，一次因食生冷而致脾寒作泻，乃就医于某老中医。诊毕授以理中丸，嘱曰：白天服3丸，夜间服2

丸。余服药一日，下利依旧，腹中仍疼胀，乃问于老医，故不效耶？曰：腹犹未热？答：未觉。曰：第服之，俟腹热则病愈矣。后果然腹中发热而病愈。当时颇奇其术之神，后学《伤寒论》理中丸的方后注，方知出仲景之手，而更叹老医学识之博。（《伤寒论十四讲》）

三、宋某，患胸膺痛数年，延余诊治。六脉沉弱，两尺尤甚。予曰：此为虚痛，胸中为阳气所居，经云上焦如雾，然上天之源，在于地下，今下焦虚过时，两尺沉弱而迟，在若有若无之间，生阳不振，不能化水为气，是以上焦失其如雾之常，虚滞作痛。治此病宜摆脱气病套方，破气之药固在所禁，顺导之品亦非所宜。盖导气始服初有效，久服愈导愈虚，多服一剂，即多加虚痛。胸膺为阳位，胸痛多属心阳不宣，阴邪上犯。脉弦，气上抢心，胸中痛，仲景用瓜蒌薤白汤泄其痞满，降其喘逆，以治阴邪有余之证。此证六脉沉弱，无阴邪盛之弦脉。胸膺作痛非气上撞心，胸中痛之剧烈，与寻常膺痛迥别。病在上焦，病源在下焦，治法宜求之中焦。盖执中可以运两头，且得谷者为后天之谷气充，斯先天之精气足，而化源有所资生。拟理中汤加附子，一启下焦生气；加吴茱萸，一振东土颓阳。服十剂后，脉渐敦厚，痛渐止，去吴萸，减附子，又服二十余剂而愈，数月不发。次春赴乡扫墓，因外感牵动又作，体质素弱，真气未能内充，扶之不定，而况加以外邪，嗣后再发，再治再愈，治法如前，与时消息，或温下以启化源，或温上以宣化机，或温中以生生之本，又或申引宣发，合下下而进退之。究之时仍微发，未能除根，盖年逾八八，肾气就衰，未能直养无害，经进一步筹划，觉理中加附子虽曰对症，而参、术呆钝，徒滞中焦，桂、附刚烈，反伤阴液，因借鉴虚劳而悟仲景小建中汤刚中之柔，孙处士复脉汤柔中之刚，纯在凌空处斡旋，不以阳

求阳，而以阴求阳，直于阴中生出阳来。丸剂常铒，带病延年。克享遐龄，于此盖不无帮助。(《冉雪峰医案》)

桂枝人参汤

太阳病，外证未除，而数下之，遂协热而利，利下不止，心下痞硬，表里不解者，属桂枝人参汤。

桂枝人参汤方：

桂枝 20 克，人参 15 克，干姜 15 克，白术 15 克，炙甘草 20 克。

本汤证之病理为表里血运不畅。故表有桂枝汤证，症如恶寒、发热、肢冷、头痛等；里有理中汤证，症如腹痛、下利、心下痞硬等。方用理中汤加桂枝，使表里血运皆畅而病愈。

因其为表未解而苦寒攻下，则表发热未解，而又见里虚寒下利，故谓之协热而下利。此乃寒利，非热利，临证时宜与葛根芩连汤之热利细加辨别。

附：名医医案选录

1959 年，余带领学生到揭阳县防治麻疹，设简易病床数十张，收治病情较重之病孩。内有一女孩，3 岁许，疹子已收，身热不退，体温 39℃，头痛恶寒与否不得而知，下利日十余次，俱为黄色粪水，脉数无歇止，舌质尚正常。遂诊断为疹后热毒不净作利。与葛根芩连汤加石榴皮。服后体温反升至 39.5℃，仍下利不止。嗅其粪味无恶臭气，沉思再三，观病孩颇有倦容，乃毅然改用桂枝人参汤，仍加石榴皮，一服热利俱减，再服热退利止。(沈炎南《新中医》)

吴茱萸汤

食谷欲呕者，属阳明也，吴茱萸汤主之。得汤反剧者，属上焦也。

吴茱萸汤方：

吴茱萸（洗）15克，人参15克，生姜30克，大枣4枚。

干呕，吐涎沫，头痛者，吴茱萸汤主之。

呕而胸满者，吴茱萸汤主之。

少阴病，吐利，手足逆冷，烦躁欲死者，吴茱萸汤主之。

若胃中虚冷，不能食者，饮水则哕，吴茱萸汤主之。

趺阳脉微弦，法当腹满，不满者，必便难，两胠疼痛，此虚寒也，当温之（吴茱萸汤主之）。

病人脉阴阳俱紧，反汗出者，亡阳也，此属少阴，法当咽痛，而复吐利（吴茱萸汤主之）。

吴茱萸汤证之病理，为胃寒极而水饮盛。

趺阳脉在足背上五寸骨间动脉处（即冲阳穴），为胃脉之根。其脉当滑大而和，若见微而弦，微为血运不畅，弦为水运不畅，则胃寒血虚水郁自明也。条文所言之"属阳明也"，其阳明仅指胃而言也，与前文葛根汤条所言之"太阳与阳明合病"之"阳明"同义。程郊倩《伤寒论后条辨》云："食谷欲呕者，纳不能纳之象，属胃气虚寒，不能使谷下行也。曰阳明者，别其少阳喜呕之兼半表、太阳干呕之属表者不同，温中降逆为主。"

胃寒极则食不得消，水饮不化且多，故腹满；不消化之食物遗入肠中，故见便难、下利；水郁不行，故两胠疼痛（胠，古腋字，腋下胸胁两旁当臂之处，此处乃人体三焦筋膜集中之处，为水运之要地，有学者称之为"柴胡带"，其理详见柴胡篇）；胃寒则痉挛，故呕，水饮随之而出，故曰"干呕、吐涎沫"；水饮上冲于肺则咳，故曰"呕而咳"；水饮积于胸则满，故曰"呕而胸满"；胃肠寒则下利，故曰吐利；胃寒痉挛，压迫三焦，故可见遍身絷絷汗出，此与胃热之蒸蒸汗出之病理相反。

胃寒津伤则咽不得津养，故咽痛；胃寒极则血运不畅，脑神经不得养，故曰"烦躁欲死、头痛"。其头眩晕、烦躁、头痛等症多于夜间发作，前人谓此为虚寒痰凝头痛，与胃热致头晕、胀痛、烦躁者相反，与少阴病之重病临死、无力呼叫之烦躁大不相同，与瘀血头痛及血虚头痛见症亦大不同，临床宜细加辨别。

胃寒极则血运不畅，手足缺血，故曰"手足逆冷、手足厥、少阴病"。

临床所见，以上所言之症状，或见一，或见二，甚或全部见之。凡谂知其为胃寒之极者，即可投以吴茱萸汤。

吴茱萸汤之药理：该方用吴茱萸苦温、生姜辛温以温胃阳，人参助血运，大枣补胃液。若兼见肠有热象者，可酌加黄连，如黄连汤（即左金丸）之用法，临床若病见左胁作痛，即从胳肢窝下到腰上有肋骨的地方疼痛，用黄连汤即可见捷效；若兼见水郁不通致胸满胁痛、咳喘等，则又可合四逆散、桔梗汤等以治之；如胃痉挛或神经痉挛、支气管痉挛所致之喘息，此与延年半夏汤之方义相近。

余临床运用本方治胃极寒之头晕、呕吐、遍身絷絷汗出时，又每合桂枝汤或小半夏汤用之。且使用本方时，人参每用红参，其与党参相比，效果更佳。

吴茱萸一药，味苦辛辣，能刺激胃黏膜，使其运动、分泌、吸收功能亢进，即能大温胃阳而止胃痉挛，故可治胃寒致呕或胸满等。是以岳美中先生云：吴茱萸一药，在临床经验上，其治咽头至胃之黏液样白沫壅盛，有殊效。

因吴茱萸过于燥烈，用时宜先用开水洗七遍以减其燥烈之性，且只宜暂用，不可久用。病见好转后当改用半夏、干姜之属调治之。吴茱萸极苦，若药煎成后乘热而服，胃受刺激则每可致呕吐也，是以余临床运用，吴茱萸每仅用6～12克，且嘱其药煎成后候稍冷方服。

又吴茱萸一药，研末醋调外敷涌泉穴，降逆止呕之功极佳。呕剧不能进汤药者，以之外敷，即可见捷效也。又有报道，谓本药醋调外敷涌泉穴能治高血压病及口舌生疮，亦有谓本药研末置神阙穴（肚脐）治高血压及小儿腹泻。

附：名医医案选录

一、刘翁镜人，年古稀，体癯铄，有卢同癖，时时吐清涎，每届天候转变，遂发头痛，而以巅顶为烈，服温药则愈。近因家务烦劳，头痛较增，咳剧涎多，不热不渴，畏寒特甚，杂服诸药罔效。昨来迎诊，切脉细滑，舌润无苔，口淡乏味，症同上述。若从其头痛、吐涎、畏寒等象观测，由于阳气不振，浊阴引动肝气上逆之所致。正如《伤寒论》所谓："干呕吐涎沫，头痛者，吴茱萸汤主之。"且其年高体胖，嗜茶增湿，胃寒失化，水泛成痰，外表虽健，而内则虚寒痰凝也。治以吴茱萸汤温中补虚，降逆行痰，颇为证情适合。党参八钱，吴茱萸二钱，生姜五钱，大枣五枚。连进三帖，头痛、吐涎渐减，而小便清长较昔为多，此缘阴寒下降，阳气上升，中焦得运，决渎复常耳。药既见效，原方再进四帖，诸症尽失。改用六君子汤加干姜、砂仁温脾益气，善后调理。（《治验回忆录》）

二、周某室，38 岁。体质素弱，曾患血崩，平日常至余处治疗。此次腹部不舒，就近请某医诊治。服药后腹泻，病即陡变，晕厥瞑若死。如是者半日许，其家已备后事，因族人以其身尚微温，拒入殓，且争执不休，周不获已，托其邻居来我处请往视以解纠纷，当偕往。病人目瞑齿露，死气沉沉，但以手触体，身冷未僵，扪其胸膈，心下微温，恍惚有跳动意，按其寸口，在若有若无间，此为心体未全静止，脉息未全绝之症。族人苦求处方，姑拟参附汤：人参 3 克，附子 3 克，煎浓汁，以小匙微微灌之，而嘱就榻上加被。越二时许，诊其寸口，脉虽极弱极微，亦较先时明晰。予曰：真怪事，此病可救乎？及予扶其手自肩部向上诊察时，见其欲以手扪头而不能，因问："病人未昏厥时曾云头痛否？"家人曰："痛甚。"因思仲景头痛欲绝者，吴茱萸汤主之。又思前曾患血崩，此次又腹泻，气血不能上达巅顶，宜温宣冲动，因拟吴茱萸汤一方：吴茱萸三钱，人参钱半，生姜三钱，大枣四枚。越日复诊，神识渐清，于前方减吴茱萸之半，加人参至三钱。一周后病大减，合内补当归建中汤、炙甘草汤等收功。（《冉雪峰医案》）

以上诸方均为胃阳不足者而设，以下麦门冬汤则为胃阴不足者而设也。

麦门冬汤

火逆上气，咽喉不利，麦门冬汤主之。

麦门冬汤方：

麦门冬 140 克，甘草 5 克，粳米 20 克，大枣 2 枚，半夏

21克，人参8克。

麦门冬汤证之病理，为胃阴不足，津液大伤。

火逆者，为阳盛劫阴，胃中津液大亏，胃津少则胃功能虚性亢进，故见干呕、口干渴、欲得凉饮。

胃之阴液不足则全身之津液不足，身体需津最多之处则可见以下各种病态：肺津液不足，肺不得津养，故可见久咳而咯痰不爽、呛咳；咽部津液不足，故可见咽喉干燥不利、咽中堵闷；肠部津液不足，故可见尿黄、便秘；胃津伤则不纳食，久则肌肉萎缩而羸瘦。

麦门冬汤之药理：本方重用麦冬滋肺胃之阴液，更佐以大枣、粳米、甘草补胃肠之津液；又重用滋阴之药，恐胃难以运化，故加半夏温胃阳，人参增强心助血运，以助津液之运化。此即俗谓之肺胃同治之法。

麦冬一药，养肺胃之阴而生津，通过生津而又润肺。《成方切用》云"一身洪肿者，麦门冬汤主之"，即单用一味麦冬滋阴润肺，使肺功能得以恢复，从而使人体之水液得以正常敷布，则因津伤引起的口干唇燥自除，因水运不畅引起的水肿也随着水道的畅通自消。同理，本方为肺胃津液极为不足者而设，故麦冬非重用之不效。

文中之"咽喉不利"，包括今所谓之喉头炎、声带发炎、慢性气管炎等，故麦门冬汤又每用于声音沙哑、喉咙生茧等。

附：名医医案选录

杨某，女，44岁。素患"慢性咽炎"。近2个月来，咽中堵闷，干燥不利，咯痰不爽，口干欲得凉润，尿黄便秘，脉细略滑数，舌质嫩红有裂纹，苔薄黄，中心无苔，曾服养阴清热剂如玉女煎、增液汤而效不佳。证属肺胃阴伤，虚火上炎，宜麦门冬汤。处方：麦冬 70 克，清半夏 10 克，党参 12 克，山药 15 克，生甘草 10 克，大枣 12 枚。服 3 剂，诸症悉减，再 3 剂缓解。以麦冬泡水代茶饮，巩固疗效。（《张仲景方剂学》）

薯蓣丸

虚劳诸不足，风气百疾，薯蓣丸主之。

薯蓣丸方：

薯蓣 30 份，麦门冬 7 份，大枣（为膏）100 枚，生地 10 份，阿胶 7 份，甘草 28 份，神曲 10 份，豆黄卷 10 份，白术 6 份，茯苓 5 份，柴胡 5 份，杏仁 6 份，桔梗 5 份，人参 7 份，防风 6 份，桂枝 10 份，当归 10 份，川芎 6 份，白蔹 2 份，芍药 6 份，干姜 3 份。

末之，炼蜜为丸，如弹子大，空腹酒服一丸，一百丸为剂。

本方证之病理，为血与津不足，血运、水运不畅。

该方重用山药、麦冬、大枣补胃液，甘草、蜂蜜补肠液，生地、阿胶补血液，神曲、豆黄卷、白术、茯苓健脾利湿消食，柴胡、杏仁、桔梗活三焦水运、去三焦水滞，人参、防风、桂枝、当归、川芎活动脉之血运，芍药、白蔹（白蔹味苦辛，性微寒，能通血络壅塞，清热解毒，善活静脉血运以排泄瘀血，故临床每用于治痈疽疮肿、敛疮口、止痛等）活静脉之血运，干姜温脏器之寒而活血运。全方为蜜丸而缓治之，使胃肠渐健，血与津渐足，血运、水运渐通而虚劳自愈也。

附：名医医案选录

冯某，女，36 岁，教师。患心悸、失眠、头晕、目眩数年，耳鸣，潮热盗汗，心神恍惚，多悲善感，健忘，食少纳呆，食不知味，食稍不适即肠鸣腹泻，有时大便燥结，精神倦怠，月经愆期，白带绵绵，且易外感，每感冒后即缠绵难愈。已经不能再坚持工作，病休在家，数年来治疗从未间断，经几处医院皆诊断为神经官能症。患者病势日见增重，当时面色白，少华，消瘦憔悴，脉缓无力，舌淡胖而光滑无苔。综合以上脉症，颇符合诸虚百损之虚劳证，投以薯蓣丸，治疗3个月之久，共服200丸，诸症消除而康复。(《经方发挥》)

病转厥阴篇

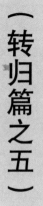

（转归篇之五）

凡厥者，阴阳气不相顺接，便为厥。厥者，手足逆冷是也。

伤寒先厥，后发热而利者，必自止，见厥复利。

病者手足厥冷，言我不结胸，小腹满，按之痛者，此冷结在膀胱关元也。

伤寒，热少厥微，指头寒，默默不欲食，烦躁，数日小便利，色白者，此热除也，欲得食，其病为愈。若厥而呕，胸胁烦满者，其后必便血。

诸四逆厥者，不可下之，虚家亦然。

伤寒发热，下利，厥逆，躁不得卧者，死。

伤寒发热，下利至甚，厥不止者，死。

伤寒五六日，不结胸，腹濡，脉虚，复厥者，不可下。此为亡血，下之死。

伤寒六七日，不利，便发热而利，其人汗出不止者，死。有阴无阳故也。

伤寒脉促，手足厥逆，可灸之。

伤寒六七日，脉微，手足厥冷，烦躁，灸厥阴。厥不还者，死。

发热而厥，七日下利者，为难治。

伤寒，脉微而厥，至七八日肤冷，其人躁，无暂安时者，此为脏厥，非蛔厥也。蛔厥者，其人当吐蛔。今病者静，而复时烦者，此为脏寒。

临床所见，脉微肢厥、面色苍白者为血厥，属血虚不足以温里外。血不足以温肌表则肌厥。血不足以滋养脑部神经则可见晕仆而厥、移时方苏，此即《内经》云"上虚则脑鸣眩仆"之血虚致厥之理。其与痫证之晕仆相比，痫证当口吐涎沫且脉多弦滑也。血厥之治当以许叔微《本事方》之成方白薇汤：白薇 10 克，当归 18 克，党参 15 克，甘草 10 克。十数剂可愈，且不复发也。

伤寒脉迟六七日，而反与黄芩汤彻其热。脉迟为寒，今与黄芩汤，复除其热，腹中应冷，当不能食，今反能食，此名除中，必死。

微则为咳，咳则吐涎，下之则咳止，而利因不休。利不休，则胸中如虫啮，粥入则出，小便不利，两胁拘急，喘息为难，颈背相引，臂则不仁，极寒反汗出，身冷若冰，眼睛不慧，语言不休，而谷气多入，此为除中。口虽欲言，舌不得前。

师曰：病人脉微而涩者，此为医所病也。大发其汗，又数大下之，其人亡血，病当恶寒，后乃发热，无休止时。夏月盛热，欲著复衣；冬月盛寒，欲裸其身。所以然者，阳微则恶寒，阴弱则发热。此医者发其汗，令阳气微，又大下之，令阴气弱。五月之时，阳气在表，胃中虚冷，以阳气内微，不能胜冷，故欲著复衣。十一月之时，阳气在里，胃中烦热，以阴气内弱，不能胜热，故欲裸其身。又阴脉迟涩，故知亡血也。

此节所言者，即总论篇所言之"春夏养阳、秋冬养阴"之义，此所以疾病之理同。

问曰：病有战而汗出，因得解者，何也？

答曰：脉浮而紧，按之反芤，此为本虚，故当战而汗出也。其人本虚，是以发战。以脉浮，故当汗出而解也。若脉浮而数，按之不芤，此人本不虚，若欲自解，但汗出耳，不发战也。

问曰：病有不战而汗出解者，何也？

答曰：脉大而浮数，故知不战汗出而解也。

问曰：病有不战、不汗出而解者，何也？

答曰：其脉自微，此以曾经发汗、若吐、若下、若亡血，以内无津液，此阴阳自和，必自愈，故不战、不汗出而解也。

脉浮而迟，面热赤而战惕者，六七日当汗出而解，反发热者，差迟，迟为无阳，不能作汗，其身必痒也。

此节言表证汗解之时，有战或不战之别，可先凭脉以决之。盖战汗为阴阳相争，亦为邪正之胜负须以其人体质之虚与不虚来卜。盖脉浮且紧，本是寒邪在表之脉，法当得汗而表解。若轻按浮紧，重按则芤，是其人营血不旺，虽欲作汗，正邪相持，不能无形制胜，所以正与邪争，必发战而后汗出乃解。若脉本浮数，重按亦复有神，而不空芤，或且大而浮数，则皆正气自盛，邪不能与之争，故自然作汗，必不发战。此发战之先，所以必有脉伏肢青、神情倦怠等可骇之状，即是邪正相争、胜负未决之态。谓之战，确有彼此角逐之情，不独形容其战栗瑟缩而已也。迫战而得汗，则正已胜而邪已退，其病必解。若战而仍不得汗，则邪得胜而正气更馁，吉少凶多也。

其言"脉浮而迟"者，以其人阳气不足，即其人本虚也。本当战而得汗，其表乃解，反面热色赤者，乃阳气怫郁于表之征也。其言"无阳"者，即言其阳气不充，不能一鼓作气以驱邪外出也。其人必身痒也，因邪正争于肌腠而汗郁于其中。此即太阳篇之麻桂合剂所以治之者也。

凡得时气病，至五六日而渴欲饮水，饮不能多，不当与也，何者？以腹中热尚少，不能消之，便更与人作病也。至七八日，大渴欲饮水者，犹当依证与之。与之常令不足，勿极意也，言能饮一斗，与五升。若饮而腹满，小便不利，若喘若哕，不可与之也。忽然大汗出，是为自愈也。

凡得病，反能饮水，此为欲愈之病。其不晓病者，但闻病饮水自愈，小渴者乃强与饮水，因成其祸，不可复数也。

问曰：经云"厥阳独行"，何谓也？

师曰：此为有阳无阴，故称厥阳。

脉浮而洪，身汗如油，喘而不休，水浆不下，体形不仁，乍静乍乱，此为命绝也。又未知何脏先受其灾，若汗出发润，喘不休者，此为肺先绝也。阳反独留，形体如烟熏，直视摇头者，此心绝也。唇吻反青，四肢漐习者，此为肝绝也。环口黧黑，柔汗发黄者，此为脾绝也。溲便遗失、狂言、目反直视者，此为肾绝也。又未知何脏阴阳前绝。若阳气前绝，阴气后竭者，其人死，身色必青；阴气前绝，阳气后竭者，其人死，身色必赤，腋下温，心下热也。

脉浮而滑，浮为阳，滑为实，阳实相抟，其脉数疾，卫气失度。浮滑之脉数疾，发热汗出者，此为不治。

此节所言者，非曰脉浮而洪、脉浮而滑为不治之脉也，乃言其病势、病证为有表无里，又兼此等脉象者，方为不治之证也。

问曰：寸脉沉大而滑，沉则为实，滑则为气，实气相搏，血气入脏即死，入腑即愈，此为卒厥，何谓也？

师曰：唇口青，身冷，为入脏即死；如身和，汗自出，为入腑即愈。

问曰：脉脱入脏即死，入腑即愈，何谓也？

师曰：非为一病，百病皆然。譬如浸淫疮，从口起流向四肢者，可治；从四肢流来入口者，不可治。病在外者可治，入里者死。

近代名医魏长春在其所著《中医实践经验录》中曾专门讨论过本条文。书谓："疥疮"即古书谓之"浸淫疮"，系内脏湿热从皮毛而出，必须内外并治。内服药以清肺化湿火为主，因肺脏有湿火热毒，若不清肃内脏，只知用药外敷，使毒气内攻，急则成喘促，缓则成肺痨，莫道疥疮小病亦能成心腹大患，其言深合古人"善者治皮毛"之理。又云：因此知病邪必须使外达，不可遏之内伏也。袁随园曰："良医之所以不治疥癣，以其无伤大体故也。如必攻治之，恐转为心腹之忧也。"并在其后附一毒药敷疥病致死之案例以证"入里者即死"之言，案云："己卯秋，一男孩患疥疮，自以俗方水银、硫黄、斑蝥、蜈蚣等药敷身。疥虽见效，而内病起矣，症见遍体浮肿、气促热炽，病日益重，治之不效而殇。盖肺主皮毛，脾主肌肉，疥虽小恙，实属湿热之为患，今复以燥热毒烈之药外敷，以助其虐，使湿热无从透达，内窜于肺，故喘促；转入于脾则浮肿，从皮肤、肌肉而进入内脏，遂死。"同时，在《中医实践经验录》中魏长春老中医又提出了相应的补救措施：因血分蕴有瘀热湿毒，外发疥疮，误用毒药外敷，疮隐毒陷，毒药被吸入内，伤及于肾，使肾脏发炎，全身浮肿，小便癃闭，气促，舌红苔黄黏，脉象沉弦，以麻黄连翘赤小豆汤治之。生麻黄6克，连翘9克，杜赤小豆15克，苦杏仁9克，桑白皮15克，生甘草3克，生姜6克，红枣4枚。

　　事实上，隋代巢元方《诸病源候论·疮病诸候》云："浸淫疮，是心家有风热，发于肌肤。初生甚小，先痒后痛而成疮，汁出，浸渍肌肉，浸淫渐阔及遍体。其疮若从口出，流散四肢者，则轻；若从四肢生，然后入口者，则重。以其渐渐增长，因名浸淫也。"《金匮要略·疮痈肠痈浸淫病脉证并治》提出，"浸淫疮，从口流向四肢者，可治；从四肢流来入口者，不可治。浸淫疮，黄连粉主之"。所以浸淫疮当是指因湿热邪毒而引发的肌肤浸淫成疮，故方用黄连清热燥湿、甘草清热补津兼修复溃疡也。魏老指出，"浸淫疮是疥疮"只是一家之言，不过，魏老所言者，却是医学之至理。

　　寸脉下不至关，为阳绝；尺脉上不至关，为阴绝。此皆不治，决死也。若计其余命死生之期，期以月节克之也。

　　厥阴中风，脉微浮，为欲愈，不浮，为未愈。

厥阴病，渴欲饮水者，少少与之，愈。

厥阴病，欲解时，从丑至卯上。

厥阴者，最后之抵抗也，乃病入少阴或太阴后，不治或误治而致之也。其所见之战斗动态，谓之逆转也。逆转者，元气掀转之兆。逆者，顺之反也。转者，掀转之谓也。逆转者，逆极而转也。疾病至于极处，转换另一趋势，谓之逆转。逆转之方式不一，因人而殊，或为战汗，或为厥逆，戴眼反折，或发疹，躁乱烦懑，或发高热，谵妄痉挛。一切证候，由沉寂见发扬，此为逆转之兆，亦即生死关头，逆而转者生，逆而不转者死。譬如战汗，战而汗不出者多死，此力不足也。其一战不达，再战不彻，三战汗大出，随之以脱，此力不济也。亦有因于药误，势欲作战而不能者，或虽汗而汗出不彻者，此处治不当也。须知厥阴逆转不过有回生之望，非谓一厥可愈也。故病至厥阴，掀转之机，死生系之。盖正邪相争，抵抗不足危，毫无抵抗死，发愤图强，奋起而为最后抵抗，病势虽险，已露生命曙光。故其逆转太阳者，不药而能自愈；其逆转阳明者，得凉则安；其逆转少阳者，得助则生，失助则死；其逆转少阴、太阴者，病为渐轻，其逆而不转者死，既转而治疗不当者亦死。故厥阴去路六条，生死参半，医疗之道，如持权衡，稍有偏倾，即成坏证。

其逆转太阳者，正气来复，重入新生之道。此时一切紧张症状依次平息，体工自为适度调整，汗出溱溱，煸热渐退，苔垢剥落，神志安静，纳欲初启，思饮汤粥，啜汤而汗出，通身轻快，病人遂知厌恶药物，一番煊烂复归于平淡，此可勿药而愈也。若欲治之，只是平淡温和之品，佐以食养疗法，则体力恢复甚速。

其逆转阳明者，其人体力未伤，因于疲药郁极而扬。药误愈久，暴动愈厉，不转则已，转则气亢而热张，如虎出柙，如马脱缰，嚣狂猛乱，遏制无从。于此予羚、知、膏，如冷水灌顶，顿时清凉，可恢复原来之理智，从事正常之抵抗，则病可愈。时医惯于敷衍，轻清到底，阴伤则风动，气逆则厥冒。此时用三甲复脉，亦有一药而效者，盖厥阴逆转阳明之类也。医见轻清日久，仍以峻寒收功，遂谓温病始终是热，濒死虚脱亦不敢任用温药，卒之所谓热入心包者，泰半不救，亦可悯也。夫厥阴逆转阳明，失凉则死者，亢则害也；得凉则生者，承乃制也。亢热已和，仍用清凉，则是胜利之后，又逢大灾，虽不即死，真元大伤矣。每见伤寒病后多有骨销形毁，毛瘁发落，瘦怯莫能自支，经年累月而犹弱不禁风者，厥阴逆转之后处理不当之咎也。

其逆转少阳者，病经逆转而宿障未去也。伤寒逆极发厥，厥后郁未散则烦乱不解，积垢未下则晡热不休，胸有痰饮，络有凝瘀，皆是妨碍调节。是故热甚而衄，有因血散而解者；滞壅成热，有因攻下而愈者；痰阻成痞，服疏即解；积瘀成痈，因毒溃而消。病之当愈不愈者，余障未除也，障去则愈也。

其逆转少阴、太阴者，病为渐轻，其人血运不畅、脏器虚寒，故仍宜用四逆汤辈以温之也。

附：个人常用方

鼻不闻香臭方：茯苓 30 克，桂枝 12 克，白术 15 克，桑白皮 10 克，甘草 3 克。

肠寒胀痛方：肉桂为末，开水冲服。

方义：肉桂温肠行气，善治肠寒泄泻、胀满不舒，甚则二便不通。

齿龈肿痛方：石膏 30 克，知母 15 克，生地 15 克，牛膝 15 克，甘草 5 克。

方义：本方为玉女煎变方，若因过服冷药致腹泻者，宜合理中汤。

除口臭方：麻黄 6 克，杏仁 15 克，石膏 40 克，桑白皮 12 克，枇杷叶 12 克，夏枯草 15 克，黄芩 15 克，枳实 12 克，双钩藤 15 克，山楂 15 克，甘草 5 克。

方义：口臭者，多为肺胃热盛。本方为麻杏石甘汤合祛燥汤加减而成。方用麻杏石甘汤清肺胃之热，更加山楂消食，枳实、钩藤通便行气消胀，夏枯草清肝热，黄芩清肺热，枇杷叶清肺胃热兼和胃降气，且山楂及麻黄又有活血去瘀之功效（王清任认为口臭与体内有瘀血有关），杏仁也有行水通便之效，故其效甚佳。若小便黄赤、舌尖红者，可更加黄连 5 克以清肠热，或合导赤散用之，也可酌加茅根。

疮口不敛方：北芪 100 克，煎汤代茶。

方义：北芪大补肌肤，能生肌肉。黄芪一药，治黄汗其效极佳，曾治身出黄汗而染衣黄者，数剂而愈。

盗汗方：霜桑叶，研末，开水或粥汤送服。后续用玉屏风散巩固。

方义：本方治盗汗效极佳，多次皆验。

跌打损伤方：白芍30克，制附5克，甘草15克，数剂而愈。

方义：身体各部挫伤、扭伤、肿胀、有硬块，以及酸痛等，皆可用。本方加木瓜15克，改附子为10克，可广泛用于足抽筋及各种身体不明原因的疼痛、酸痛。疾病初期用本方，其效当佳，若久用无效，当改用黄芪桂枝五物汤合二陈汤。

喉痛及肺热咳嗽方：麻黄6克，杏仁18克，石膏40克，牛蒡子12克，枇杷叶12克，桑白皮12克，甘草6克。

风寒泻方：桂枝15克，白芍15克，葛根30克，双勾藤15克，茯苓30克，红枣6枚，生姜3片，甘草5克。

方义：本方为桂枝汤加葛根汤，更加双勾藤、茯苓而成。若泻极出现便血，则加阿胶10克烊服以止血。

挂影方：枸杞15克，菟丝子15克，青葙子15克，决明子15克，女贞子15克，沙苑子15克，桑叶15克，杭菊10克，密蒙花10克，甘草5克。

红眼病方：葛根30克，黄芩10克，桂枝10克，茯苓30克，白术15克，杭菊10克，枸杞10克，甘草6克。

方义：本方为葛根芩连汤合苓桂术甘汤，并加菊花、枸杞而成。若热盛，更加石膏、大黄之类。

肩背酸痛方：柴胡20克，黄芩10克，桂枝10克，白芍10克，葛根30克，党参15克，姜夏15克，红枣6克，生姜3片，甘草5克。

方义：本方为柴胡桂枝汤加葛根而成。

肩痹方：北芪 10 克，桂枝 15 克，白芍 15 克，丹参 30 克，当归 15 克，乳没 12 克，生姜 3 片，甘草 5 克。

方义：本方为黄芪桂枝五物汤合活络效灵丹而成。此为基本方，临证宜随症加入必要的药物，如兼肩背痛则加柴胡、葛根，痰多则加茯苓、苍术，痛剧则加白芷、元胡等，也可适当加入鸡血藤、威灵仙之品，增强其活血行痹的功效。

面热如醉方：大黄 10 克，开水泡 10 分钟服。

方义：服药后多排出大量黄热小便及黏滞大便，面热渐消，其效神奇。大黄能清胃肠之热，故凡因胃肠热引起的呕吐、胸痞、胃痛、胃出血及齿龈肿痛、红眼病、喉痛（扁桃体发炎、脓肿）等皆可用之。大黄又能活血化瘀，故又能用于疮毒、瘀血积聚引起的小腹青筋等。

内热头痛口臭方：黄芩 30 克，柴胡 15 克，葛根 40 克，石膏 40 克，知母 15 克，白芍 30 克，生地 30 克，枇杷叶 12 克，桑白皮 12 克，玉竹 12 克，枳实 12 克，甘草 6 克。

方义：本方为黄芩柴胡汤加减。以头痛口渴，故加葛根；大便干结，故加生地、白芍、枳实，且枳实与知母同用最善清肠热；以口臭，故加枇杷叶、桑白皮。

腮腺炎方：柴胡 15 克，枳实 12 克，白芍 15 克，桔梗 6 克，板蓝根 20 克，银花 15 克，黄芩 10 克，甘草 5 克。

方义：本方为四逆散合排脓散，并加板蓝根、黄芩而成。

失眠方：炒枣仁 30 克，茯苓 40 克，姜半夏 20 克，知母 15 克，当归 15 克，川芎 10 克，白术 15 克，甘草 5 克。

方义：本方为酸枣仁汤加减而成。若热盛者，加入石膏；便秘者，加入生地、白芍；咳嗽者，加入杏仁。

水滞梅核气方：茯苓 30 克，桂枝 10 克，白术 15 克，泽泻

30 克，甘草 3 克。

方义：本方为苓桂术甘汤加泽泻而成，治疗症见喉部不舒、痰咳不尽、咳嗽不甚、痰白而黏、舌胖大而有齿痕者。

太阳病如疟方：葛根 15 克，麻黄 6 克，桂枝 8 克，白芍 8 克，杏仁 10 克，石膏 30 克，牛蒡子 12 克，桑白皮 12 克，红枣 6 克，生姜 3 片，甘草 5 克。

方义：本方为越婢汤加葛根而成。

新定痛风方：苍术 20 克，黄柏 15 克，牛膝 20 克，苡仁 50 克，土茯苓 50 克，银花藤 50 克，蒲公英 30 克，威灵仙 30 克，茅根 30 克，防己 15 克，白芍 30 克。

方义：方用四妙散加治痛风专药，更加防己以行湿消肿，加白芍活静脉血运以消肿止痛。曾以为苦寒药过多，加附子 5 克以防护其阳，然而效果不佳，反阻其清热除湿之功。曾以其痛剧而加乳没。因夜间痛剧，病在血分，加乳没即为此意，即合活络效灵丹之意。因甘草恋湿，故不加甘草。因药量较多，以水五碗煎成两碗，分二次服用，一天一剂，共服六次。

胃寒致呕方：吴萸 8 克，红参 6 克，姜半夏 20 克，泽泻 30 克，白术 15 克，红枣 6 克，生姜 3 片，甘草 6 克。

方义：本方为吴茱萸汤合泽泻汤而成。若汗出过多而恶寒者加制附片 10 克，若头痛者加白芷 10 克。

栀子枳实汤：栀子 10 克，淡豆豉 10 克，枳实 10 克。

方义：心中烦躁，虽饥而不欲食，此胃寒肠热，可用此方。

胸痹方：桂枝 15 克，蒌皮 15 克，薤白 15 克，枳实 10 克，姜半夏 15 克，茯苓 30 克，杏仁 15 克，丹参 30 克，陈皮 20 克，生姜 3 片，甘草 6 克。药煎成后兑入低度高粱酒服入。

方义：本方由瓜蒌薤白半夏汤合茯苓杏仁汤、橘皮汤而成。若口渴津伤则加葛根。

胸闷痛方：桂枝 20 克，甘草 10 克。

腰酸如折白带增多方：海螵蛸 12 克，茜草 10 克，龙骨 20 克，牡蛎 20 克，鹿角霜 15 克，茯苓 30 克，苍术 15 克，杜仲 15 克，甘草 5 克。

方义：本方为张锡纯之清带汤减去山药，加入茯苓、苍术、杜仲，其效更佳。临床宜随症加减，以达到兼治的效果。如便秘，加入生地、白芍各 30 克。

阴虚阳亢方：熟地 60 克，元参 30 克，麦冬 30 克，沙参 30 克，黄连 3 克，肉桂 3 克。

右侧卧则咳嗽方：百部 12 克，杏仁 18 克，蒌皮 15 克，桑白皮 12 克，枇杷叶 12 克，枳实 10 克，丹参 30 克，甘草 3 克。

方义：仰卧及左侧卧不咳，右侧卧则咳，当是压迫影响气机所致，故方用降肺气、止咳及活血之药畅通气机而愈。本方服后矢气连连，乃气机畅通之象。后读方书，谓血府逐瘀汤加前胡、杏仁、五味子也可治此，然当症见短气而舌青紫方可用之。

瘀血头痛方：桃仁 15 克，红花 12 克，当归 12 克，川芎 30 克，白芍 15 克，生地 20 克，柴胡 15 克，枳壳 15 克，牛膝 12 克，天麻 15 克，丹参 30 克，元胡 10 克，白芷 10 克，地龙 10 克，甘草 6 克。

方义：方用血府逐瘀汤，重用川芎，加入元胡、白芷引经止痛，丹参活血止痛，地龙通络止痛。白芷功近麝香，可代之。

治噫气声声不绝方：柴胡 15 克，枳实 15 克，白芍 15 克，赭石 30 克，枇杷叶 12 克，黄芩 15 克，姜半夏 15 克，生姜 3 片，甘草 5 克。

方义：本方为四逆散合旋覆代赭汤、半夏泻心汤加减而成，其效甚佳。加枇杷叶为降胃气，若里热盛可加黄连 5 克，逆

气甚可加旋覆花 15 克，气虚可加党参 15 克，大便硬可加生地
30 克。

坐骨神经痛方：白芍 30 克，双勾藤 30 克，全蝎 6 克，僵
蚕 9 克，天麻 6 克，黑木耳 25 克，柴胡 10 克，白芷 10 克，元
胡 10 克，木瓜 15 克，牛膝 15 克，乳没各 10 克，制附 10 克，
甘草 6 克。

方义：本方实为芍药甘草附子汤，加入双勾藤解痉，全蝎、
僵蚕、天麻、木耳、木瓜舒筋止痛，白芷、元胡活血止痛，牛
膝引药下行，以痛在少阳经，故加入柴胡。若便秘加郁李仁 6
克，痛剧则合活络效灵丹。

肝木撞肺方：乌梅 12 克，牡蛎 20 克，当归 12 克，白芍
15 克，黄芩 18 克，茯苓 30 克，甘草 5 克。

方义：本方为尤在泾原方换黄连为黄芩而成。肝木撞肺者，
其实为津液失调，溢入气管致咳者。其肝主津液，故谓之肝木
撞肺。其症见干咳无痰，日间正常活动则咳嗽少，夜间平卧则
咳嗽剧烈，这是由于平卧则痰液溢入气管所致，与平素水入气
管所致呛咳同理。方用茯苓、牡蛎行水，当归、白芍活血，乌
梅收敛安肠，黄芩清热，共活血运、水运，使水道通调而咳嗽
自愈。

后 记

在所有注解《伤寒杂病论》的书中，给我启迪最大的是《经方实验录》和《伤寒质难》二书。在《伤寒质难》一书的最后，陈苏生先生曾向祝味菊先生提出一个请求，他说："中医医理晦涩难明，格于俗解，湮没不彰，夫子补苴罅漏，张皇幽眇，阐说新义，不计毁谤，是诚中医之功臣也。窃谓五段学理，乃伤寒总论之解说。中医治疗之习惯，恒以证候为主体。若能别立伤寒证治各论，分析其每个症状之原理，每个症状之疗法，何者为病理变化，何者为生理反应，何者为太过，何者为不足，何者为当然之旺盛，何者为非要之兴奋，某种证候在何时为善意，在何时为不良，伴发证候何者为特发，何者为续发，何药作用于体力，何药作用于证候，何种证候必须祛除，何种证候必须扶持，一一说明，不嫌烦琐，俾后之学者，一目了然，按图索骥，则五段学说内容充实，可以证诸实验，可以会之公式，诚所谓之国门而无惭，传诸万世而不惑也。夫之以为如何？"事实上，学习《伤寒论》和《金匮要略》这么多年，陈苏生先生的愿望也是我的愿望，我写这本《经方直解》就是按照这个想法，以祝味菊先生的五段学说为经，以姜佐景先生的研究方法为纬。书中很多内容也都取之于这两本书，我的工作只能算是对这两本书的一个不成熟的延续。

《经方直解》一书，集不同证而同一方治之条文于一处，且偏重于言其病理、病因、药理、药证者，其因有二：（一）前人有同病异治、异病同治一说。其所言之病者，乃以症状命名之病也，故病名同，而病理、病因不同者，当用不同之方药以治之；病名不同，而病理、病因相同者，当以相同之方药治之也。（二）前人又言治病当求其本，本者，为真实之病理、病因也，故欲求其至平至易，当明其证治之本也。

现今刊行之《伤寒论》《金匮要略》二书中，尚有不少条文、方证未收入《经方直解》一书，其因有二：（一）未收录之条文、方证，或为后人补入，或为错简，或为散佚不全，或为医理不明，因不明其所以然，故不敢收录而妄加按语也；（二）未收录之方证，如烧裈散、蜘蛛散、蛇床子散、王不留行散、矾石丸、甘草粉蜜汤、狼牙汤、胶姜汤、小儿疳虫蚀齿方等，或为散佚不全，或后世医家虽多治验，然其病理、药理不明其所以，或其所用之药今已不用、少用，或其所治者今已有更为简捷之法，于今之医疗意义不大，故不收录之。

知其要者，一言而终，不知其要者，流散无穷，是谓之要言不烦也。人身之脏器，其所以养者，血与津也。人之所以病者，皆血运与水运之病也，故医者当明了于心者有二：（一）当明人体之解剖，明血运、水运、脏器、神经、筋肉之构造、功用，明人体之生理、病理，明疾病形成之因果等，临证时方知病位之所在、证候形成之因、体气变化之理也；（二）当明药物之成分，明其作用于人体何部，或收缩血管而促血运、升血压，或放宽血管而缓血运、降血压，或行动脉之血，或行静脉之血，或行三焦水运，或补三焦水液，或专于此脏器而惠及他脏，或作用于此处而功及他部，如此等等，皆当明了于心，临证时方能对证下药也。明乎生理、病理、药理，则《伤寒杂病论》之大旨微言自明也。

前贤论医，每喜用五行之说进行阐释。其所谓肝木者，实指人之神经系统也。盖古人谓肝主筋，神经亦筋之一种也，所谓肝阳亢盛、肝藏魂等，皆指神经症状而言也。其所谓脾土者，实指人之消化系统也。前人所谓肝木侮脾、肝气犯胃者，实人之消化系统受神经影响所见之病变也。其所谓肾水者，实指人体之水运也。所谓滋水涵木者，实通过改善人体之水运，使神经得血与津之滋养也。其所谓肺金者，实指人体血液之小循环也。所谓提壶揭盖者，实通过改善人体小循环之血运，使经肾之血液加速，以达到利小便之目的也。其所谓心火者，实指人体之血运也，所谓补火以疏土者，实通过改善人体之血运，促进消化系统亢奋，以达到助消化之目的也。其余之五行学说，皆可以此而类推也。

前辈医家章次公先生云："学问极则在舍似存真。"是以读书临证，当心存舍似存真之念，积极求索，方有所得也。

林盛进

2016 年 3 月 12 日

主要参考书目

1. 张仲景. 伤寒论. 北京：中医古籍出版社，1997.

2. 张仲景. 金匮要略. 北京：中医古籍出版社，1997.

3. 曹颖甫. 经方实验录. 福州：福建科学技术出版社，2004.

4. 祝味菊. 伤寒质难. 福州：福建科学技术出版社，2005.

5. 张山雷. 脉学正义. 福州：福建科学技术出版社，2006.

6. 曹颖甫. 曹氏伤寒发微. 福州：福建科学技术出版社，2007.

7. 曹颖甫. 金匮发微. 福州：福建科学技术出版社，2007.

8. 恽铁樵. 恽铁樵伤寒金匮研究. 福州：福建科学技术出版社，2008.

9. 张锡纯. 医学衷中参西录. 第2版. 石家庄：河北科学技术出版社，2002.

10. 闫云科. 临证实验录. 北京：中国中医药出版社，2005.

11. 李可. 李可老中医急危重症疑难病经验专辑. 太原：山西科学技术出版社，2006.

12. 张步桃. 小中药大功效. 北京：北京科学技术出版社，2006.

13. 岳美中. 岳美中医案集. 北京：人民卫生出版社，2005.

14. 岳美中. 岳美中论医集. 北京：人民卫生出版社，2005.

15. 吕志杰 . 张仲景方剂学 . 北京：中国中医药出版社，2005.

16. 彭鑫，王洪蓓 . 张仲景方剂实验研究 . 北京：中国医药科技出版社，2005.

17. 李克光 . 金匮要略译释 . 上海：上海科学技术出版社，1993.

18. 范学文，徐长卿 . 范中林六经辨证医案选 . 北京：学苑出版社，2011.

19. 梁颂名 . 中药方剂学 . 广州：广东科技出版社，1991.

20. 刘渡舟 . 伤寒论临证指要 . 太原：山西科学技术出版社，2003.

21. 赵守真 . 治验回忆录 . 北京：人民卫生出版社，2008.

22. 许叔微 . 普济本事方 . 上海：上海科学技术出版社，1978.

23. 郝万山 . 郝万山伤寒论讲稿 . 北京：人民卫生出版社，2008.

24. 胡连玺 . 伤寒一得 . 太原：山西科学技术出版社，2008.

25. 陆渊雷 . 金匮要略今释 . 北京：学苑出版社，2009.

26. 陆渊雷 . 伤寒论今释 . 北京：学苑出版社，2009.

27. 矢数道明 . 临床应用汉方处方解说 . 北京：学苑出版社，2008.

28. 权依经 . 古方新用 . 北京：人民军医出版社，2009.

29. 马文辉 . 刘绍武三部六病传讲录 . 北京：科学出版社，2011.